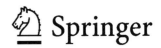

经肛微创手术（TAMIS）和经肛全直肠系膜切除术（taTME）

主　编　（美）Sam Atallah（萨姆·阿塔拉）
主　译　丁克峰　张忠涛　王锡山
副主译　李　军　康　亮　池　畔　姚宏伟　何金杰

辽宁科学技术出版社
·沈阳·

First published in English under the title
Transanal Minimally Invasive Surgery (TAMIS) and Transanal Total Mesorectal
Excision (taTME)
edited by Sam Atallah
Copyright © Springer Nature Switzerland AG, 2019
This edition has been translated and published under licence from
Springer Nature Switzerland AG.

© 2021 辽宁科学技术出版社
著作权合同登记号：第 06-2020-116 号。

图书在版编目（CIP）数据

经肛微创手术（TAMIS）和经肛全直肠系膜切除术（taTME）/
（美）萨姆·阿塔拉 (Sam Atallah) 主编；丁克峰，张忠涛，王锡山
主译. — 沈阳：辽宁科学技术出版社，2021.10
　　ISBN 978-7-5591-2202-5

　　Ⅰ．①经… Ⅱ．①萨… ②丁… ③张… ④王… Ⅲ．①直肠癌—
外科手术 Ⅳ．① R735.305.6

　　中国版本图书馆 CIP 数据核字（2021）第 171948 号

出版发行：辽宁科学技术出版社
　　　　　（地址：沈阳市和平区十一纬路25号 邮编：110003）
印 刷 者：辽宁鼎籍数码科技有限公司
经 销 者：各地新华书店
幅面尺寸：185mm × 260mm
印　　张：26.5
插　　页：4
字　　数：600千字
出版时间：2021年10月第1版
印刷时间：2021年10月第1次印刷
责任编辑：郭敬斌
封面设计：图格设计
版式设计：袁　舒
责任校对：王春茹

书　　号：ISBN 978-7-5591-2202-5
定　　价：298.00元
邮购热线：024-23284502
编辑电话：024-23284363
邮　　箱：guojingbin@126.com

推荐序

闻丁克峰教授组织国内一批中青年专家翻译美国 Sam Atallah 的《经肛微创手术（TAMIS）和经肛全直肠系膜切除术（taTME）》，且约我写几句，我欣然命笔。原因有二：第一，国内开展经肛微创手术逐渐升温，开展的医院不少，引进国外经验，必有参考价值；第二，克峰教授在这领域有丰富的经验和影响力，我也愿意与他一起推动经肛微创手术的开展及规范化。

Sam Atallah 是推动经肛微创手术的重要人员之一。作为结直肠外科医生，将腔镜应用于经肛微创手术，无疑是微创中极致的追求，与内镜医生用软镜处理病灶有异曲同工之妙。而他在既往 TEM 和 TEO 等费用昂贵的设备上另辟蹊径，发明一次性经肛操作平台，与普通腔镜结合，实现结直肠外科医生经自然腔道手术的愿望。这种开拓性的工作，值得每一位外科医生借鉴。

我们正是在与国内外和 Sam Atallah、Patricia Sylla 等一批外科同道交流的基础上，开展了国内的经肛全直肠系膜切除等一系列手术。近 10 年来，经肛腔镜下手术已悄然成为国内外结直肠外科学界交流的热点，部分解决了以往经腹操作"骨盆狭窄"情况下中低位直肠癌的手术难点。随着时代进步，更有先行者将机器人应用其中，且大大拓展了该类型手术的适应证，俨然有将建成经肛腔镜外科体系之势。

Sam Atallah 联系了国际上众多有经验的专家写成此书，国内同行在丁克峰教授的带领下以较快的速度翻译了该书，我拜读翻译稿，整篇文稿文字流畅，通顺切题，字里行间反映出译者们对中英文掌握纯熟，运用自如，也让我颇感欣慰。

我相信有了国内中青年外科医生这种与时俱进、敏而好学、以开阔的视野和胸怀去向世界先进的同行经验学习的精神促进下，我们国内的结直肠外科界势必会得到迅猛的发展。

如此，幸甚！

2021 盛夏于羊城

译者序

外科医生既是一群严谨的工匠，也是一群不安分的创新者。一代代的外科医生不断赓续着学习、传承和创新，把一个又一个奇思妙想演绎成为医学殿堂的精品，惠及千万患者。他们享受着这种快乐，让无数后人崇拜和效仿。但创新是要付出代价的。现代医学已经不容许过多的患者利益伤害，来换取医学的进步。因此，外科新技术的规范化推广应用，成为渴望新技术且不安分的外科医生在拓展自我过程中的重要扶手。

本译著旨在成为结直肠外科医生开展经肛手术的重要扶手和助手。

结直肠癌是严重威胁人类健康的高发恶性肿瘤。在郑树教授等老一辈医学家的带领下，我国结直肠癌防治事业近 40 年来取得了显著的进步，结直肠癌患者总体长期生存率明显提高。我国结直肠癌发病的特点是直肠癌构成比高。外科手术是阻断直肠癌前病变和根治直肠癌最为有效的治疗手段。针对盆腔狭窄、肥胖和高龄前列腺肥大的低位直肠癌患者，克服解剖困难、保肛、实施高质量手术是外科医生面临的巨大挑战。

经肛腔镜手术是近 10 年来结直肠肿瘤外科领域涌现的新技术。经肛腔镜手术巧妙地通过肛门解剖，解决了经腹手术难以暴露的难题，使早期肿瘤患者有可能免于经腹手术，使众多直肠癌患者得以完整切除全直肠系膜甚至保留肛门。随着机器人系统的应用，可以预期经肛腔镜外科将成为未来结直肠肿瘤外科领域重要的组成部分。经肛腔镜手术是经自然腔道的单孔腔镜手术，解剖方向与传统经腹相反，因此学习曲线陡峭，在早期实践过程中出现了较高的并发症发生率和远期生存劣效的报道，目前存在较大争议。可以说，经肛腔镜手术是优点和缺点并存的新技术。作为外科医生，应发挥主观能动性，主动掌握该技术，发挥其优势，避免其不足之处。国外已建立了系统的经肛腔镜外科培训体系。但是，其培训周期长、学员人手有限且费用高昂。我国幅员辽阔，仅有限的医疗中心可提供该类培训。因此，迫切需要相关专题教材帮助我国结直肠外科医生学习该类手术。

由美国医生 Sam Atallah（萨姆·阿塔拉）主编的《经肛微创手术（TAMIS）和经肛全直肠系膜切除术（taTME）》是首本针对 TAMIS 和 taTME 的专题

手术著作。本书作者汇集了全球直肠肿瘤外科领域的顶尖专家，系统论述了经肛腔镜外科的历史由来、手术细节和发展趋势，是经肛腔镜手术的经典著作。同时，本书并未局限于经肛手术的技术，对盆腔的解剖、肿瘤局部切除的远期预后、患者的生活质量和设备发展趋势均做了系统性阐述，也是一本系统学习直肠肿瘤外科治疗知识的佳作。

本书的翻译工作以浙江大学医学院附属第二医院大肠外科为主体，得到了张忠涛教授和王锡山教授等全国结直肠肿瘤外科领域的众多专家的大力支持，本书也凝聚了我国一批志同道合的中青年结直肠外科医生的心血和热情。辽宁科学技术出版社在本书版权引进和翻译校对过程中给予了巨大帮助。浙江省抗癌协会大肠癌专业委员会提供了宝贵资助。在此一并深表感谢。

自 2020 年秋季翻译工作启动后，来自全国专家经历两轮翻译和交叉审稿以及多次校对通读，终于将于 2021 年秋季前付梓。在翻译过程中，我们发现原文存在一些瑕疵，同时本书文字量较大，工作由多中心协作完成，一些专有名词国内尚无统一翻译标准，虽经多次校对，恐仍难以完全避免纰漏或前后翻译不统一。期待全国同道多提宝贵意见，共同提高我国直肠肿瘤外科治疗水平，助力健康中国梦！

丁克峰

浙江大学医学院附属第二医院大肠外科

中国抗癌协会大肠癌专业委员会

浙江省抗癌协会大肠癌专业委员会

原书序

本书为经肛微创手术领域的首部教材，巧妙整合了近 10 年来经肛微创外科的全新进展。10 年的时光转瞬即逝，但经肛微创手术和经肛全直肠系膜切除术已深刻影响了我们的临床实践。本书使用经肛微创手术和经肛全直肠系膜切除术的首字母缩略词——TAMIS 和 taTME 作为标题。这些名字在 2009 年前尚不为人知，而今天，已成为业界广为人知的技术。2009 年 6 月 30 日，我在休斯敦完成了我的结直肠专科培训。两年之后，我在一个不起眼的社区医院狭小的手术室里完成了第一次 TAMIS 手术。彼时我仅是一名刚结束专科培训的年轻外科医生，我对此颇为惊喜。就在那一刻，我意识到我开创了全新的术式。

当然，当时这个术式未被命名。我还记得那个下午，Sergio、Matt 和我坐在佛罗里达州温特帕克公园的一家土耳其餐厅里，拿着几张白纸和一支笔，绞尽脑汁地想该怎么命名我们刚刚发明的这个“东西”。在划掉了约有 100 个备选的名字后，我们认为，这项术式的核心是一种微创手术（MIS）技术，而这必须是它的关键标识。我们将选择范围缩小在微创经肛手术（minimally invasive transanal surgery, MITA）和经肛微创手术（transanal minimally invasive surgery, TA–MIS）这两个名字之间。最终，我们选定了后者，去掉了连接符，最终采用了经肛微创手术（TAMIS）这个名词。

创新往往为形势所趋，需求是促进 TAMIS 问世的推动力。由于我所在的地方医院系统负担不起建立经肛内镜显微手术平台的前期资金需求，这迫使我们考虑其他选择，在此基础上稍加匠心，为不经意发明的 TAMIS 铺平道路。正是在这种背景下，在 TAMIS 出现之初，许多人称之为“穷人的经肛内镜显微手术”。这是第一次，难度较高的经肛手术可以由我这样仅具备微创外科手术技能、取得手术资质的普通结直肠外科医生来主刀。虽然我们手头只有 6 个 TAMIS 病例，但我们坚信它将成为下一个大事件。

诚然，该技术对直肠肿瘤的高质量局部切除术具有立竿见影的效果。如今人们可以为 TAMIS 设想更为广泛的应用空间，但当时我对如何实现这一设想毫无头绪。好在没过多久，自 taTME 问世后，这些困惑就迎刃而解了。这两种不同的技术很快就合二为一，如事先编排的剧本一样，描述TAMIS 的原始文章与首例运用后来被称为 taTME（transanal total mesorectal excision）的病例报道，在同一周同时刊登在《Surgical Endoscopy（外科内镜检查）》（2010 年 2 月）这本学术期刊上。这个首次在人体进行 taTME 的手术是由 Sylla、Lacy 及其同事在巴塞罗那完成的。我认为这两篇报道的同台登刊不仅仅是两种技术的堆砌，更重要的是将那些先驱和创新者们（他们中的绝大多数是本书作者）聚集在了一起，并把 TAMIS 和 taTME 塑造成了今天的样子。事实上，TAMIS 和 taTME 的结合标志着经肛手术迎来了新时代的曙光，也标志着这一领域的巨大飞跃。

在过去的 40 年里，直肠癌外科发展蒸蒸日上，而现代 taTME 手术就是这些发展汇聚而成的和谐复合体。具体来说，经肛全直肠系膜切除术是Heald 的 TME、Marks 的 TATA、Buess 在 1984 年发明的 TEM 以及 Franklin 提出的经自然腔道标本取出术（NOSE）这些概念的统一。此外，taTME 技术还建立在 NOTES 发展的基础上，由此创建了单端口通道、锁孔手术，并最终造就了 TAMIS 的问世。随着这些术式合而为一，我们逐渐认识到 taTME 的新价值。因该入路可进入直肠最难操作的部位和骨盆深部，不仅为浸润性直肠癌提供了施行更高质量手术的可能，对良性肿瘤和癌前病变也是如此。

除了技术上的复杂性，TAMIS 和 taTME 在一定程度上是比较抽象的。这两种术式激发了我们的想象力，并激发了我们通过创新实现更多可能性的热情。我们不仅仅是跳出框架来思考问题，更是把框架踢到一边，从而带来新思想的复兴和对非传统手术策略的考量。经肛手术曾经是一个鲜为人知的领域，而 TAMIS 和 taTME 具有真正的变革性作用，它们成功地将临床上主流的热情吸引到曾经仅极少数医生才可掌握的复杂的经肛手术中来。

正是这种探索新入路的热情确立了这些技术的中心地位，并推动了直肠癌手术辅助技术的进步，其中就包括机器人辅助经肛全直肠系膜切除术，许多新一代机器人平台均可适用于各种经肛手术。我们还见证了生物荧光技术在灌注分析和结构定位方面的应用，以及在 taTME 手术导航方面的应用。

这些技术共同代表了复杂盆腔手术数字化和人工智能融入手术算法的关键性步骤。现在我们正站在技术飞速发展的浪尖，被引导着去实现以前从未想象过的诸多可能性。

随着 TAMIS 和 taTME 的风靡，业界亟须具有针对性的教学手段以适应教育需求。它刺激了素材软件、模块和手术直播等教学模式的开展。这些模式设计精巧，并可在全球范围内作为从零开始培训 taTME 学员的教案和指导计划的辅助工具。此外，我们还建立了跨洲注册管理制度，以确保教学活动能可靠安全地进行。

本书涵盖了一个新知识体系的基础内容。全球 TAMIS 和 taTME 的领军人物将这些知识汇聚在一起，确保了内容的普遍代表性。书中的高屋建瓴应归功于这些来自世界的四个大洲：亚洲、欧洲、大洋洲和北美洲的行业先驱。

2030 年指日可待，我们也即将踏上新的征程。在前进的路途中，会有哪些新的挑战与发现在等着我们呢？在当下有限而宝贵的时间里，我们乐于见到之前共同的努力能以此形式保留下来，并希望为未来的发展提供某些启发。我感到十分荣幸自己能够作为塑造外科手术未来的先驱者中的一员，能够乘上这场史诗般的创新浪潮之巅，是我们一直以来的梦想。

Sam Atallah

美国佛罗里达州奥兰多

（金天，陈海燕，丁克峰　译）

前　言

距 Sam Atallah 首次发表经肛微创直肠癌全系膜切除术（TAMIS TME）为主题的文章，已经过去 5 年多了。当时，应《Techniques in Coloproctology（肛肠病技术）》编辑的邀请，我写道："我相信 2013 年将是内镜下经肛入路进行低位直肠癌根治性切除和吻合手术蓬勃发展的一年。"其实我当时应该说是未来 5 年，或者 10 年！我一直高度关注斯特拉斯堡的 Jacques Marescaux、Joel Leroy 和他们同事的经自然腔道内镜手术（nature orifice transluminal endoscopic surgery, NOTES）的研究进展，并认识到了人体自然腔道具有尚未开发的潜力。

彼时，我受到了致力于在欧洲发展和推广经肛全直肠系膜切除术（TME）的 Antonio Lacy 的邀请并分享我的经验。他创建了一个专注于"外科学进展"（advances in surgery, AIS）的网络学习平台，让那些难以接触到该领域先驱的偏远地区的外科医生们也能了解最前沿的外科学进展。

在我于南美和各地的多次访问中，也不断认识到这个平台对全世界外科手术实践的影响。

涉及该领域的临床医生都会发现，本书中的文献资料和技术细节能为他们的临床实践提供理论依据，并帮助我们规避盆腔深部手术中的风险。

20 年前，已故的 Takahashi 教授和我在东京共同召开了首届直肠侧韧带国际会议。"侧韧带"这个术语足以看出当时业界对真骨盆下段 1/3 区域的真实解剖结构的认识普遍不足。怎样才是从下腹下丛和神经血管束中解剖出直肠系膜的最佳方式——是从上方入路还是下方入路？ 20 世纪至今人们对这方面的认识仍较局限，该问题仍是当今外科手术所面临的主要挑战。此外，腹会阴联合切除术中，如何避免会阴体的损伤也是一个巨大挑战。这两大难点决定了经肛微创手术（transanal minimally invasive surgery, TAMIS）重要的现实意义。

在过去的几年中，我一直在关注深部骨盆中后盆腔手术的进展：无论是从上面进行的还是从下面进行的手术，抑或是开腹手术、腹腔镜手术、机器人手术。首先是"上方入路术式"和"经肛微创手术"这两者之间的比较：

在吻合方面，后者有着绝对优势。对于无论何种形式的微创手术，尽管尝试了改良器械角度等一系列措施，但从上方放置切割闭合器的角度和位置总不理想，并且有时会切除比所需清除范围更长的直肠。而在经肛微创手术中，只要足够小心地避免肿瘤细胞种植，术者就可以更精确地选择吻合口的位置，以优化保留的肛门直肠区域。保留该肠段的神经支配、减少放疗损伤组织可为患者带来功能获益，因此是外科医生的关注重点。对于功能有可能受损的超低位的吻合而言，上述操作尤为关键。

在本书付印之时，哪种入路可以更快地在术野中暴露"盆腔功能"相关的神经和肌肉，如何更好地优化直肠癌手术的肿瘤学安全性等问题仍无定论。当前，"功能"方面的问题可能是最重要的，而并发症和肿瘤转移将迅速成为最终的前沿研究领域。施行并观摩了成千上万次不同入路的经肛全直肠系膜切除术之后，我深刻认识到，每一个重要步骤都需要适当的牵引力和反牵引力，在适当的功率下用电刀进行轻柔的操作，我的朋友 Amjad Parvaiz 把这个过程比喻为"绘画"。

得益于 21 世纪的科技发展，4K 及以上的高清视野使得外科术式及本书中众多技术领域成为可能。但是为了能够充分利用当今视野的进步，外科医生必须对人体骨盆和腹膜后筋膜层的解剖结构有一个全面的了解。

当谈及盆腔内自主神经系统的显露和功能保护的优劣，腹部微创手术（尤其是机器人手术）和经肛微创手术之间仍有争议。这些争论并不完全对立，因为绝大多数 TAMIS 拥趸需借助腹腔镜下的上方入路。实际上，这是一个关于上方入路或下方入路对骨盆深处关键部位的解剖的优劣问题、哪个操作团队作为主导，以及是否所有的操作都能经上方入路完美完成等问题的争论。我们需要从最有利于找到正确手术平面的角度来进行分析，从而比较不同的手术方法。

胚胎学上定义的组织包膜具有外科和磁共振成像可确定的边缘和可识别的光泽表面。对于精于解剖的术者，膜解剖可为患者提高根治机会，膜结构的存在提示了肿瘤学的特征，癌细胞的原发性扩散通常局限在这些包膜内。

磁共振影像上这类结构是我们临床实践中术式决策或当今放疗范围的选择中重要的参照物。此外，在外科手术和放射疗法中，我们应重视各层次的结构，加深对解剖结构的认识，提高肿瘤治愈率，注重保留周围神经丛以保存重要生理功能。最需要注意的区域正是曾被我们误认为"侧韧带"的区域以及男性骨盆深部的前方平面。

直肠系膜和壁层筋膜之间的两层额外膜层——Denonvillier 筋膜和 Waldeyer 筋膜——在骨盆解剖中具有至关重要的意义。在选择经肛入路时，我们必须非常谨慎并避免突破 Waldeyer 筋膜的外侧——否则将造成严重后果，甚至影响经肛手术的成败。

这本书中所呈现的伟大前辈们的经验和技能，开创了一门从本质上来说几乎是全新的亚专科——经肛微创手术。

Pelican 癌症基金会下属的一个国际数据库密切关注着本学科的每一步进展。在接下去的 10 年里，又将有多少手术是经肛完成的呢？在阅读本书后不妨分享您的展望。不过，可以肯定的是，在未来的几年里，技术、仪器和手术技巧将会像现在的这本书一样令人着迷。

Bill Heald

英国贝辛斯托克医院 Pelican 中心

（金天，陈海燕，丁克峰　译）

译者名单

主译

丁克峰　张忠涛　王锡山

副主译

李　军　康　亮　池　畔　姚宏伟　何金杰

参译人员（按姓氏笔画排序）

浙江大学医学院附属第二医院大肠外科

丁克峰　王　达　王建伟　孔祥兴[*]　叶　峋　孙立峰　孙芳芳　李　军[*]
李昕琳　肖　乾[*]　何金杰[*]　余　峰　宋永茂　张丽娜　张建堃　陆　玮
陈　超　陈海燕　金　天　周　钦　周欣毅　徐　栋　凌立勉　梅彦侠
曹鸿峰[*]　焦裕荣[*]　谢海艇　廖秀军　戴思奇

首都医科大学附属北京友谊医院普通外科 / 胃肠外科

安勇博　张忠涛　姚宏伟　高加勒

中国医学科学院肿瘤医院结直肠外科

王锡山　吕靖芳　庄　孟　刘　正　刘　骞　关　旭　张明光　张筱倩
陈佳楠　赵志勋　胡茜玥

四川大学华西医院胃肠外科

王自强　朱昱州　杨　盈　吴清彬　孟文建

海军军医大学长海医院肛肠外科

王　颢　施赟杰

福建医科大学附属协和医院结直肠外科

池　畔　孙艳武　陈致奋　郑志芳　黄　颖　黄胜辉

北京协和医院基本外科

李昀昊　林国乐

复旦大学附属肿瘤医院大肠外科

李心翔　杨雨菲　骆大葵

中国医科大学附属盛京医院结直肠肿瘤外科

孙华屹　张　宏

北京大学肿瘤医院胃肠肿瘤中心

刘一博　武爱文

浙江大学医学院附属邵逸夫医院肛肠外科

宋章法　黄学锋

中国台北医学大学附设医院大肠直肠外科

郭立人

中国科学院大学附属肿瘤医院结直肠外科

马德宁　朱玉萍　罗　军　鞠海星

陆军军医大学大坪医院普通外科

肖国栋　郑恢超　童卫东

中山大学附属第六医院结直肠肛门外科

刘华山　徐　维　康　亮　曾子威

中国科学院大学宁波华美医院肛肠外科

戴晓宇

北京大学人民医院胃肠外科

刘　凡　侯　森　郭　鹏

说明：译者名单内标注 * 的 6 位译者，多次通读、校对全文书稿，对本书翻译工作作出较多贡献，特此表示感谢。

 参考文献查询码

目录

第一篇

经肛微创手术
（TAMIS）

历史观点及理论基础

Sergio W. Larach, Beatriz Martín-Pérez

引言

　　直肠病变，无论组织学是良性还是恶性，对外科医生来说都是一个特殊的挑战，因为进入盆腔暴露直肠存在一定的困难。传统的经肛手术技术，如 Parks 经肛切除术（Parks transanal excision, Parks TAE），存在较高的局部复发率，因而需要寻找更好的手术方式。在内镜技术迅速发展的时代，经肛内镜显微手术（transanal endoscopic microsurgery, TEM）代表了直肠切除手术的一个里程碑。因为该技术不仅可以以微创的方式应用于上段直肠手术，而且可能提高获得阴性切缘的可能性，拥有更好的切除质量，从而降低局部复发率，提高患者无病生存率。这一切都源于微创技术在可及性、手术视野暴露和解剖质量方面的优势。尽管如此，TEM 仍然存在局限性，主要体现在学习曲线陡峭、手术设置复杂、仪器费用昂贵等方面。经肛门微创手术（transanal minimally invasive surgery, TAMIS）正是在此背景下应运而生，该技术在 TEM 原则上应用了传统的腹腔镜仪器，为经过培训的结直肠微创外科医生提供了一个新选择。

从 Miles 切除术到 Parks 切除术

　　直肠病变的外科治疗对结直肠外科医生来说是一个挑战。在 20 世纪，直肠癌的治疗已经从侵入性根治切除术发展到保留器官的技术。Jacques Lisfranc de St.Martin（1790—1847）开创了经肛直肠癌切除术。1826 年，他报道了经会阴切除肛门和直肠并进行会阴结肠造口的手术[1]。1875 年，Kocher 和 Verneuil 尝试改良直肠手术入路，报道了后侧入路，其中包括了经骶尾部入路的直肠手术。此后，Paul Kraske（1851—1930）又对该技术进行了改良[2]。1908 年，Ernest Miles 报道了直肠癌腹会阴联合切除术（abdominoperineal resection, APR），将局部复发率从 100% 降低到 30%[3]。然而，APR 相关并发症的发生率仍较高，从 15% 到 61% 不等[4-7]。

　　外科医生一直在寻找更微创的方法来治疗直肠癌，尤其是位于直肠远端 1/3 的肿瘤。期望能研发出可以保留肛门括约肌的外科技术，使患者在免于 APR 手术及高并发症率的同时仍能保证良好的肿瘤学结局。比如对于原位癌及癌前病变，肿瘤局部切除手术具有显著的优势，因为这种微创手术既保证了肿瘤学结局，又避免了根治性手术带来的并发症。

在 20 世纪早期，检查手段和内镜下治疗技术远不如现在发达，直肠良性肿瘤或 T1 期肿瘤患者也不得不接受根治性手术、永久性结肠造口术及其带来的高并发症发生率。尽管进行了根治性手术，这些早期肿瘤患者的局部复发率仍然很高 [4,6]。在治疗方案不断优化的过程中，直肠病变的局部切除术作为一种保留器官的手术方式就应运而生了。

早期直肠癌的治疗模式类似早期乳腺癌的治疗模式，即采用保乳手术和放疗或单纯根治性乳房切除术 [8]。癌前病变和早期直肠癌的局部切除主要通过 Parks 经肛切除术（Parks TAE 手术），通过避免造口和维持正常的肠道及泌尿生殖功能，从而提高患者的生活质量，获得与根治性切除术相似的无病生存率和治愈率。Parks 手术采用肛门拉钩对直肠术野进行暴露（图 1.1），采用电灼和常规手术器械完成直肠肿瘤的局部切除后，全层缝合封闭手术创面。然而，直肠肠腔和手术视野由于受照明灯光的限制（头灯也只能适度地提高视觉效果，很难引导和保持目标视野），只有低位直肠的病变（即可触及的病变、病灶上缘距肛缘＜ 7cm）才可采用该入路，而且由于暴露受限，获得完整切除、切缘阴性的标本相当困难。

尽管有这些局限性，从 20 世纪 70 年代开始的早期系列研究足以证明，早期直肠癌的局部切除具有良好的组织病理学特征，与根治性切除术相比具有同等的肿瘤学结局。在 Morson 等学者报道的一项具有里程碑意义的研究中，局部切除的失败率即局部复发率

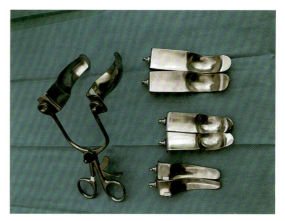

图 1.1　Parks 肛门拉钩

仅为 8.4%，这样相对较低的比率可以让人接受这种手术方式了 [9]。

20 世纪 90 年代，癌症 / 白血病协作组 B（Cancer and Leukemia Group B，CALGB）的一项前瞻性、多中心研究结果肯定了早期直肠癌进行局部切除和保留器官的理念 [10]。该研究中，T1 组 59 例患者行单纯局部切除，T2 组 51 例行局部切除及辅助放疗（局部切除采用传统 Parks TAE 手术）。这种治疗方案的 6 年总生存率为 85%，无病生存率为 78%，与前 TME 手术时代的标准肿瘤切除术后 20% ~ 30% 的失败率相比，这一结果令人鼓舞 [5,6]，得到了外科界的好评，这也导致肿瘤局部切除作为一种新的治疗方式被广泛采用 [11]。不幸的是，随后的一系列研究，虽然同样选择 T1 期患者，T1 病变的局部复发率从 8% 增加到 18%。更令人担忧的是，以这种方式治疗的 T2 期肿瘤的局部复发率从 18% 增加到 37% [12-14]。与此同时，根治性手术技术也在不断发展，在 Heald 教授的领导下，全直肠系膜切除术（total mesorectal excision，TME）正在全球范围内开展，通过对 TME 膜性平面进行锐性解剖，Ⅰ 期直肠

癌的局部复发率可降至 7.1%[15]。相比之下，TME 手术的肿瘤学结局优于 Parks TAE 手术[12,16]。外科医生认识到局部切除和保留器官手术来改善患者的生活质量是以牺牲肿瘤学结局为代价后，局部切除在治疗侵袭性直肠癌中的应用便减少了[17]。

经肛内镜显微手术（TEM）

外科手术的发展在很大程度上受到器械发展的影响，而经肛局部切除技术的进步受益于对这些器械进步的创造性应用。1865 年，Destremeaux 发明了第一个刚性内镜，1957 年又演变为第一个柔性光学纤维内镜[18]，这开启了腹腔镜和微创外科的新纪元，在 20 世纪 80 年代后期逐渐运用于多种腹部常规手术[18-20]。

与传统 Parks 手术相比，经肛手术平台使用的内镜和腔镜手术器械，使直肠肠腔获得了更好的可视性以及直肠近端病变的可及性，而这些是传统 Parks 手术无法达到的。

在首例腹腔镜胆囊切除术之前的 1983 年，Gerhard Buess 设计了经肛内镜显微手术（TEM）（图 1.2）。这是第一个应用于中上段直肠良性肿瘤切除的手术平台[21]，该平台允许对直肠腔内进行充气，设计有 3 个工作通道，1 个放置摄像头，另外 2 个放置操作设备进行烧灼、抽吸或缝合等操作。最初，Buess 设计 TEM 的初衷并不是为了进行更高质量的手术，而只是用于常规经肛手术无法达到的非恶性病变的局部切除，以解决 Parks 切除术的局限性，但气动扩张后的直肠以及立体放大的手术视野，使得手术的精细化程

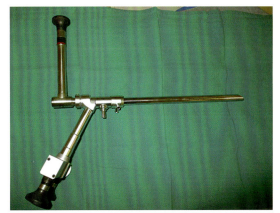

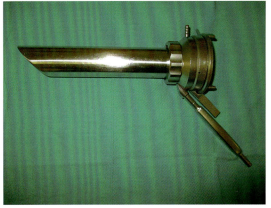

图 1.2 经肛内镜显微手术（TEM）操作设备。1983 年，由 Gerhard Buess 设计，应用于中上段直肠局部切除的手术平台

度明显提高。因此，该平台很快被用于直肠各部位病变和早期恶性病变的切除[22]。

目前 TEM 已经被证明可以进行高质量的手术切除，其术后复发率比标准的经肛局部切除术更低[23-29]。Winde 等报道了经 TEM 局部切除的 T1 期直肠癌患者的无病生存率和总体生存率与根治性切除术无明显差异。另一项单中心研究发现，70 名 T1 期直肠癌患者行 TEM，手术后 10 年的局部复发率为 8.5%[30]。此外，还有临床研究表明，对于 T1N0M0 期患者，通过传统的（Parks）方法进行局部切除的 5 年生存率低于接受直肠前切除术者；而用 TEM 对 T1 期病灶进行局部

切除者获得了与肿瘤根治术等效的肿瘤学结局 [16,31,32]。

在长达 25 年的时间里，TEM 是唯一可用的高级经肛操作平台。然而，这类平台需要特殊的仪器（成本较高），人机工程学方面存在的困难，即使是经验丰富的培训对象，也需要跨越陡峭的学习曲线 [33,34]。医疗系统对成本进行控制的经济压力也限制了 TEM 的推广，只有极少的机构能够担负 TEM 设备的购置费，因为需要大量病例来分摊设备平台的投入 [20]。这些原因限制了 TEM 的广泛开展，因此采用 TEM 进行局部切除至今仍然是一种仅在少数大型医疗中心才能开展的手术 [35,36]。几十年来，这个系统的设计并没有得到明显改进，甚至自 Gerhard Buess 开发以来基本上没有改变。经肛内镜手术（transanal endoscopic operation, TEO）是一个类似 TEM 的平台（图 1.3），其原理、适应证和结果与 TEM 基本一致 [37]。TEO 和 TEM 均被认为是高级的经肛操作平台，能够进行高质量的直肠肿瘤切除术，通常被称为"刚性平台"。大多数专家认为 TEM 和 TEO 的手术切除质量是一样的。

经肛微创手术（TAMIS）

21 世纪初，腹腔镜与开腹手术一样也有了不同程度的发展。2004 年经自然腔道内镜手术（natural orifice transluminal endoscopic surgery，NOTES）的理念被提出，随后出现了将多个腹腔镜套管针合并成单个经脐（胚胎形成的自然腔道）通道的想法。因此，"单孔"的诞生是基于减少腹壁损伤和经胚胎期

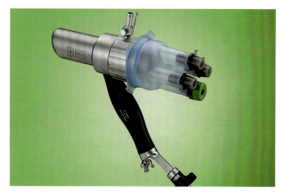

图 1.3　经肛内镜手术（TEO）平台（经 Karl Storz 公司授权使用）

自然腔道进行微创治疗。虽然早在 1992 年 Pelosi 等就报道了单孔微创手术的概念，即阑尾切除术的经脐入路 [38]，但直到 2005 年左右，在 NOTES 概念引导下，单孔才被开发出来，随后逐渐应用于腹部各种手术中，包括结肠切除术 [39,40]。

虽然单孔最初在设计上并非针对经肛入路手术，但后来却被发现是经肛入路的理想选择。2009 年单孔首次应用于直肠手术，由此催生了一种新的直肠手术方式。这一新方法将对结直肠外科医生如何在直肠内进行手术产生了深远影响。这种技术被其创始人 S.Atalah、M.Albert 和 SW.Larach 称为经肛微创手术（transanal minimally invasive surgery，TAMIS）[41]。

俗话说，需求是发明之母。TAMIS 不需要高度专业化且昂贵的 TEM 系统，为外科医生提供了另一种高级的经肛平台的选择。毕竟，TAMIS 的设置很简单，仅依赖于传统的腹腔镜设备以及常规的腹腔镜技术。此外，TAMIS 似乎没有很长的学习曲线，不需要像 TEM 手术一样接受特殊的训练 [41]。TAMIS 为外科医生提供了更好的视觉效果和

操作空间。简言之，它允许结直肠外科医生将他们熟悉的腹腔镜技术应用于经肛手术，这是TAMIS技术迅速得到广泛应用的重要原因[42]。

第一个被应用和报道的经肛TAMIS手术平台是SILS Port平台（Covidien, Mansfield, MA）（图1.4）。虽然该平台可用于建立经肛通道，但此平台及其他单孔操作平台均非针对经肛通道操作而设计，因此需要进行改进。SILS Port平台最主要的不足是进出肠腔时需要完整移除平台，其他不足包括当时套管直径局限在5mm。

根据实施TAMIS外科医生的意见改进后的第一个经肛平台，也是目前使用最广泛的，是GelPOINT通道平台（Applied Medical, Inc., Rancho Santa Margarita, CA）。GelPOINT通道平台通常被简单地称为"TAMIS平台"（图1.5），采用了一次性使用的柔性材料，由两个主要部分组成，1个操作通道和1个可移动的盖子。3个10mm的套管，1个用于摄像头，2个放置操作器械，均可使用标准的腹腔镜设备。TAMIS平台非常通用，甚至可以应用于机器人手术——这项技术被称为机器人TAMIS或机器人经肛手术（robotic transanal surgery, RTS）[43-45]。

由于TAMIS平台的可及性和外科医生培训课程的数量不断增加，TAMIS技术已经在世界范围内迅速应用。自2009年以来，越来越多相关的出版物和引文也反映了这一全球应用的趋势[36,42,46-60]。

TAMIS的未来

TAMIS仍将不断发展，并不会维持现状。随着外科医生不断探索新的技术，未来TAMIS可能会有新的应用场景。到目前为止，TAMIS已经实现了更多的除局部切除以外的手术应用。最值得注意的是，TAMIS成了目前经肛全直肠系膜切除术（transanal total mesorectal excision, taTME）的标准入路。从技术角度来看，设备和平台的进步将有助于TAMIS的发展。下一代柔性机器人经肛手术系统将成为TAMIS未来发展的一部分。图

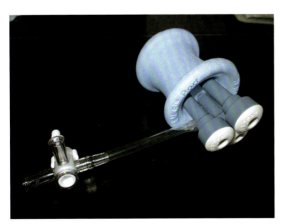

图1.4 单孔腹腔镜手术（SILS）通道。尽管并非为经肛手术而设计，但却被用于发展TAMIS手术，均早于后期研发的TAMIS专用通道。最初发表的系列TAMIS病例报道均使用SILS通道

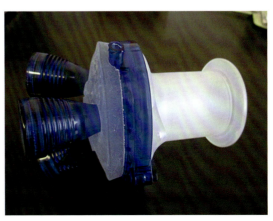

图1.5 TAMIS平台。这是在外科医生的协助下，专为经肛手术而设计研发的设备

直肠手术的进步及里程碑

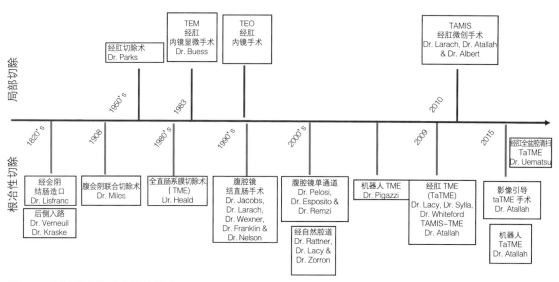

图 1.6 直肠手术的进步及里程碑

1.6 显示了直肠外科的发展及里程碑。

结语

TAMIS 的出现是偶然的，它创新性地融合了腹腔镜、单孔手术、NOTES 和 TEM 各种技术。其发展的动力是改善直肠腔可及性，从而为 TEM 提供了一种切实有效的替代方法。

（安勇博，张忠涛　译）

Uma R.Phatak, Justin A. Maykel

引言

2010 年，经肛微创手术（TAMIS）作为经自然腔道手术的一种技术被首次报道[1]。它的经济性特征使其很快成为自 20 世纪 80 年代即开始使用的经肛内镜显微手术（transanal endoscopic microsurgery, TEM）的替代方案[2]。TAMIS 的主要优势与 TEM 相似，能够高质量地切除直肠局部病灶，从而避免行腹盆腔手术。与传统的经肛切除手术相比，TAMIS 具有更优的阴性切缘率，并保证了手术标本的完整性。基于上述优势，早期直肠癌患者采用 TAMIS 行局部切除，其局部复发率较传统经肛切除的患者更低[3,4]。区别于 TEM，TAMIS 的其他优势在于其所用器械更加常规化，组装更快，且潜在降低了大便失禁的风险[5]——因为与 TEM 内镜的 40mm 刚性经肛通道不同，TAMIS 采用 34mm 的柔性经肛通道。TAMIS 与 TEM 对术者的要求基本类似或是更高，需要术者具备先进的腹腔镜技术，以便在狭小的手术视野中进行直线器械操作。TAMIS 是一种经肛切除的替代方法，故其适应证与 TEM 相似。在某些情况下，TAMIS 适用性更为广泛，能够看到并处理超出直肠瓣、骶骨角或位于直肠乙状结肠交界处的病灶，而在 TEM 中这些病灶无法通过操纵长且相对较宽的刚性内镜抵达。

适应证

TAMIS 的适应证范围从良性到恶性疾病均有涵盖，且参照了传统经肛切除术及 TEM 的适应证。传统的经肛切除适应证为病灶位于肛缘 8cm 以内、直径小于 3cm 以及占直肠肠腔周径小于 40%[2,6]。这些均是实用性参数，受制于当时所用的器械。然而，外科医生现已拓展了 TEM 和 TAMIS 的使用限制，远超传统经肛手术的适用范畴。TAMIS 最适用于切除无法通过内镜切除的可活动性直肠良性病灶，尤其是当病灶位于直肠近端，以至于无法通过经肛切除（Parks）时。传统观念认为，应用 TAMIS 进行局部切除的靶病灶直径相对较小，不应超过直肠肠腔周径的 40%。然而曾有报道，操作经验丰富的外科医生实现了环周病灶的切除术[7]。当发生穿透肠壁进入腹腔时极少需要中转经腹入路来充分关闭肠壁缺损以及排除其他脏器损伤。另外，对于无须全层切除的直肠近端良性息肉可以采用 TAMIS 通过黏膜下平面剥离进行切除。对于距离肛缘 ≥ 10cm 的良性肿物（尤其是位于肠腔前壁的良性肿物），是否采取此种方式需要谨慎选择。

其他直肠肿瘤如神经内分泌肿瘤及胃肠间质瘤，同样也可以采用 TAMIS 进行切除。局部切除特别适用于该类肿瘤，因为它们并不通过淋巴管道转移扩散。因此，无须担心残留淋巴结转移病灶。传统认为，切除此类肿瘤的适应证为直径 < 2cm 的可活动病灶且没有远处转移的证据。当术者拥有丰富的经验和专项技能，可通过 TAMIS 路入切除更大的病灶。但是，对于直径 > 2cm 的神经内分泌肿瘤，仍然推荐进行根治性切除[4,8,9]。

尽管 TAMIS 适用于所有良性直肠肿瘤的局部切除，包括直肠上、中、下三段的肠壁部分或全层切除，但是即使是已经过严格选择的早期直肠癌患者，是否选择应用 TAMIS 来实现根治性切除仍需谨慎对待。选择适合的直肠癌患者进行局部切除取决于多个因素，需要对患者进行全面检查及多学科专家评估，而评估的中心环节在于判断淋巴结转移的危险度。能否采用 TAMIS 进行手术切除的技术重点在于其能否获得阴性切缘。对于具有侵袭性的直肠癌，局部切除想要获得阴性切缘，通常需要保证切缘距离肿瘤边缘大于 1cm。另一方面，基底切缘阴性是确保直肠癌局部切除根治性的重要指标，因此对肿瘤侵袭深度的判断是非常必要的。通常可以采用直肠 3T MRI 或直肠超声内镜（endorectal ultrasound, ERUS）对患者进行术前分期，从而评估肿瘤侵袭的深度以及是否存在淋巴结转移。直肠癌患者进行局部切除的最佳适应

证是 cT1N0 分期且没有组织学高危特征者。尽管 ERUS 或直肠 3T MRI 可能无法显示淋巴结转移病灶，但是其所显示的肿瘤侵袭深度可作为预测淋巴结是否发生转移的一个指标。对于已经外侵的直肠癌（例如 cT3、cT4 分期），其淋巴结转移的概率升高，因此不推荐采用 TAMIS（或 TEM）行根治性局部切除治疗。而 T1 期恶性肿瘤发生淋巴结转移和局部复发的可能性最低，这类肿瘤将采用 Kikuchi 分类系统进一步进行肿瘤复发危险分类[10]。它将 T1 期肿瘤分为 3 类：轻度黏膜下层侵袭（侵袭深度超过黏膜肌层 200 ~ 300μm，sm1），中度黏膜下层侵袭（sm2）和黏膜下层腺癌侵袭深度接近固有肌层（sm3）。T1 sm3 期肿瘤的生物学行为更类似于 T2 期肿瘤，其淋巴结转移率相似，分别为 12% ~ 25% 和 23.1%[11,12]。正是由于这个原因，T1 sm3 期及 T2 期肿瘤患者不推荐进行单纯的局部切除。淋巴结是否发生转移的另外一个预测指标是肿瘤组织学类型。分化良好且没有脉管侵袭、非黏液性、无肿瘤出芽及无神经侵犯的肿瘤发生淋巴结转移的概率低，因此更适合行局部切除治疗[11,13,14]。

评估直肠肿瘤局部复发的危险性和可能性是选择患者接受局部切除的重要因素。除了肿瘤的浸润深度、脉管侵犯与否以及肿瘤组织学分化是否良好以外，肿瘤大小同样可以预测局部复发的风险。肿瘤最大径 < 3cm 且没有脉管转移者 3 年局部复发危险性 < 5%[14]。另一个可以评估淋巴结转移的风险因素是肿瘤位于直肠的部位。肿瘤位于直肠远端 1/3 者，淋巴结转移率为 34%；肿瘤

位于直肠上段者，淋巴结转移率为8%[15]。

　　某些患者为避免永久性造口从而选择经肛手术，同时也可以避免进行消化道重建所引起的并发症。在这种情况下，部分组织学分化不好的T1期肿瘤或T2期肿瘤患者可能会选择局部切除来代替推荐的根治性切除和整块切除的手术方法。对于这类患者，可以联合局部切除及体外放射治疗作为其治疗方案。除此之外，当进展期恶性肿瘤患者无法耐受大手术或者因出血等局部症状需要进行姑息手术时，可通过TAMIS进行病灶切除，当然也可能再联合化疗或放疗进行治疗。

　　除了可以对直肠肿瘤进行切除外，TAMIS技术也可以被应用到治疗及处理其他直肠疾病。有学者报道应用TAMIS修复前列腺癌冷冻治疗后造成的直肠尿道瘘、结扎直肠Dieulafoy病、取出乙状结肠异物[16]以及修复前列腺切除术后造成的膀胱直肠瘘[17]。TAMIS也可以用来治疗直肠阴道瘘、修复吻合口瘘、控制直肠出血以及处理良性直肠狭窄[18,19]。复杂的瘘管（肛瘘、直肠阴道瘘、直肠尿道瘘）可以通过TAMIS这项新技术制作一个伴或不伴生物材料或天然组织的直肠推移皮瓣。

禁忌证

　　TAMIS的明确禁忌证与任何经肛切除手术的禁忌证一致。如果病理确定为恶性肿瘤且肿物相对固定时，除了姑息减轻症状手术以外不应该考虑进行局部切除。任何存在淋巴结转移的肿瘤患者不应该接受经肛局部切除，因为此手术方式不具备确切的治疗作用。

无法确定手术切缘或无法确切获得阴性手术切缘的患者将存在遗留病灶的可能性，尽管在明确切缘阳性之后可以再进行补救性的切除，但是这种治疗应当被认为是无效的。如上所述，当T1期直肠癌肿瘤侵袭深度达到sm3时，其治疗方案应该与T2期肿瘤一致，此时不再推荐进行单纯的经肛切除，而应当对这些高风险的患者进行肿瘤根治性切除。

　　手术操作的技术层面涉及可利用的操作器械以及术者的操作方法。尽管目前的操作平面可以达到最远端1/3直肠，但是位于低位直肠或者接近肛管的病灶却容易被一次性的TAMIS装置所遮挡而难以进行手术操作。目前可以利用Lone Star盘状拉钩将经肛通道悬挂固定，使得仅部分通道进入肛管。或者，在直视水平下即可以进行最远端区域（病灶尾侧下方）的手术切除。一旦病灶远端完成切除，可以再转换到TAMIS操作平台，以便获得更清晰的视野对病灶近端进行准确切除。

　　对于过度肥胖或组织顺应性差的患者，气体可能无法充分扩张直肠肠腔，从而妨碍或无法长时间充分暴露病灶。此外，由于肛门直肠狭窄或者直肠缺乏顺应性，柔性或刚性经肛通道均无法放置，导致无法固定操作平台。

有争议的部分

　　直肠癌经肛切除的理念并非一个新概念，围绕着近端直肠肿瘤、T2期肿瘤以及新辅助治疗后完全病理缓解的肿瘤（ypT0N0）的治疗方案仍存在很多争议。近端T1N0直肠腺癌的全层切除有损伤腹膜及破入腹腔的风险。然而，目前已有较多的病例报道认为，对距离肛缘 8cm 以上的肿瘤组织进行经肛切除具有良好的安全性[7,20]。因此，近端直肠肿瘤只是一个相对禁忌证，应该根据术者安全缝合直肠肠壁的临床经验和能力来综合判断。

另一个争议点在于对伴有不良预后特性的 T1N0 期直肠癌以及 T2N0 期直肠癌在接受放化疗之后是否应该进行局部切除。一项来自日本的回顾性研究评价了 53 名伴有不良预后特性的 T1N0 期患者以及 4 名 T2N0 期患者[21]。对于 T1N0 期患者，其 5 年无病生存率为 94%，总生存率为 98%。在 T1 分期组和 T2 分期组各只有 1 位患者出现局部复发。这些患者的无病生存率与接受了全直肠系膜切除术（total mesorectal excision, TME）的伴有不良生存预后的 T1N0 期患者的无病生存率相似[22]。但是，接受局部切除组的患者局部复发率确实更高。一项来自美国国家癌症数据库的研究对接受不同治疗方法的 T2N0 期患者的预后进行分析。研究者将此类患者分为 3 组：经腹切除组、局部切除后接受放化疗治疗组以及放化疗之后接受局部切除组[23]。结果显示 3 组之间的 5 年总生存率的差别无统计学意义。GRECCAR 2 研究比较了距肛缘 ≤ 8cm 及肿瘤直径 < 4cm 的 T2 和 T3 期直肠癌患者在术前放化疗后接受局部切除术或 TME 手术后的预后情况[24]。若患者在术前放化疗后残余病灶或疤痕组织大小 ≤ 2cm 则被定义为治疗反映良好。这些患者被随机分组接受 TME 手术或局部切除术。局部切除后，ypT2 或 ypT3 患者或阳性切缘患者继续接受根治性手术。结果显示两组患者的 3 年局部及远处复

发率差异并无统计学意义。无病生存期及总生存期差异也同样无统计学意义。ypT0 期、ypT1 及 ypT2 期患者 TME 组的淋巴结阳性率分别为 0%、0% 及 8%。ACOSOG Z6041 非随机试验入组患者包括 cT2N0 期直肠癌患者且病灶占据直肠周径不足 40%、肿瘤直径 < 4cm。试验中患者在局部切除术前均接受放化疗治疗。中位随访时间为 56 个月（IQR 46 ~ 63），3 年无病生存率为 88.2%（95% CI 81.3 ~ 95.8）。在随访末期，所有初始治疗均为局部切除的患者约 10% 出现了疾病复发，其中 6% 为远处转移，4% 为局部复发。这个研究队列中大概 91% 的患者保留了直肠。这项试验提示，新辅助放化疗后接受局部切除的治疗方案给 cT2N0 期且不能或拒绝接受经腹手术的直肠癌患者提供了保留直肠功能的可能性[25]。

除了疾病的特性，患者的特点同样也应该作为是否进行局部切除手术的重要决策点。患者是否可以耐受腹部手术以及是否能够接受永久性造口都应该成为手术医生决定治疗方案的考虑因素。局部切除的围手术期死亡率较低（RR 0.31，95% CI 0.14 ~ 0.71）、术后并发症的发生率低（RR 0.16，95% CI 0.08 ~ 0.30）、永久造瘘的可能性低（RR 0.17，95% CI 0.09 ~ 0.30）[26]。尽管局部切除手术增加了局部复发及发生远处转移的可能性，但是对于不适合进行 LAR 或 APR 手术的进展期直肠癌患者依然可以考虑进行局部切除手术。对于符合手术适应证的患者，也应该告知其在确定最终病理结果后依然有再接受根治性切除的可能性。在这种情况下，TAMIS 所进行的局部切除术应该被视为"切

除性活检"。

　　另一类考虑接受局部切除的患者是对术前化放疗反应良好者。ypT0-1 期直肠癌患者经腹切除后淋巴结转移率为 3% ~ 8%[27-30]。因此对术前新辅助治疗反映良好可能意味着淋巴结转移风险低。尽管如此，并不意味着淋巴结转移率为 0，所以这类患者的治疗方案仍需谨慎讨论。需要注意的是，伤口裂开、切开部位的延迟愈合是导致这类患者术后疼痛、再入院治疗以及生活质量下降的主要原因[31]。

病变、小型类癌以及 GIST（胃肠道间质瘤）；而对于恶性肿瘤的治疗则具有高度的选择性，应选择早期直肠腺癌。相比传统的经肛切除手术方式，TAMIS 能够为手术医生暴露更好的手术视野，从而进行更加完整的肿物切除。与 TEM 相比，TAMIS 花费更少，可应用范围更广，因此术者更易接纳和采用。合理的患者筛选仍然至关重要。除此之外，TAMIS 也可以对具有并发症的患者进行姑息治疗，从而避免行经腹切除手术。

（吕靖芳，刘正，王锡山　译）

结语

　　总体而言，TAMIS 适用于治疗直肠良性

局部切除术在早期直肠癌中的决策流程

3

George J. Chang, T. Paul Nickerson

引言

据统计，在 2018 年全美确诊直肠癌的新增病例约为 49 000 例。结直肠癌在男性及女性新发恶性肿瘤中仍高居第 3[1]。对于大多数罹患直肠癌的患者，切除全部直肠系膜的直肠癌根治术为标准的外科术式。全直肠系膜切除术（total mesorectal excision, TME）最初由 Heald 团队于 1982 年提出，是目前直肠癌手术治疗公认的金标准[2]。TME 手术联合基于肿瘤分期的术前新辅助放化疗（neoadjuvant chemoradiation therapy, nCRT）极大地逆转了传统直肠癌术后的局部高复发率[3]。然而，若完整切除富含淋巴结的直肠系膜，并在放疗区域行低位盆腔内吻合，那么该类患者的围术期并发症可高达 40%[4]。尽管微创外科已有长足发展，但在大型医疗中心接受根治性切除术的患者中，并发症的发生率仍居高不下[5]。直肠癌根治性切除术同样可导致肠道功能紊乱以及低位前切除综合征[6]。此外，诸多患者因素——如在美国日益升高的肥胖率[7]，使其增加了相应的手术风险，包括总体死亡率、结肠造瘘需求及直肠切除术后的并发症发生率[8]。因此，在括约肌未受累的早期直肠癌患者中，出于并发症风险以及根治性术后生存质量的考量，局部切除术因手术风险较低、器官功能保留较好，其应用日渐广泛[9]。

局部切除术的术式

基于常规经肛切除术（transanal excision, TAE）的局部切除术（local excision, LE）曾用于直接经肛切除直肠远端肿瘤。基于 TAE 的传统局部切除术应用对象局限于小于 4cm、距肛 7cm 内的肿瘤，因其可在传统肛门拉钩辅助下直视并操作[10]。由于直肠内视野受限且传统经肛手术的器械较受局限，标本破损率及切缘阳性率较高[11]。虽然有着种种局限性，但相较于根治性切除术，TAE 术式可潜在降低并发症发生率。此外，在经肛切除术中，括约肌功能基本都得以保留，患者的生活质量得以提高。为了克服 TAE 术的局限性，Gerhard Buess 于 20 世纪 80 年代早期研发了经肛内镜显微手术（transanal endoscopic microsurgery, TEM），它是首个完成经肛内镜手术（transanal endoscopic surgery, TES）的术式平台。TEM 是一套集合了固定于手术台且可以进行恒压直肠充气的刚性直肠镜、特制的解剖器械以及放大式外视镜（Richard Wolf Company, Tubingen, Germany）的系统。Clancy 等在近期发表的 meta 分析中对比了 TAE 以及 TEM 的手术预后，二者在并发症发生率上并无差异（OR 1.018，95%CI 0.658 ～ 1.575，P=0.937）。而与传统 TAE 相比，TEM 的阴性切缘比例显著升高（OR 5.281，95% CI 3.201 ～ 8.712，$P<0.001$），标本破损率显著降低（OR 0.096，95%CI 0.044 ～ 0.209，$P<0.001$），且疾病复发率显著降低（OR 0.248，95%CI 0.154 ～ 0.401，$P<0.001$）[12]。虽然 TEM 对中 – 低位直肠的病灶暴露更好，但由于 TEM 设备昂贵、学习曲线较长且培训项目相对匮乏，TEM 仍仅在少数大型医疗中心开展。

经肛微创手术（transanal minimally invasive surgery，TAMIS）提供了一种更经济、可及性更好的选择，推进了 TES 的普及。TAIMS 术式由 Atallah 于 2010 年首次提出[13]：他将一种已投入市场的单孔腔镜平台经肛置入，并使用标准腹腔镜器械和气腹机，实施经肛手术。TAMIS 平台具有一次性、易操作的特点，且兼容现有的腹腔镜器械（SILS Port,Covidien, Mansfield, Ma; GelPOINT Path, Allied Medical, Rancho Santa Margarita, CA）。由于拥有熟悉的操作器械，摒弃了刚性直肠镜，TAMIS 的操作学习曲线相对较短[14-16]。达·芬奇机器人手术系统（inituitive surgical，Inc.，Sunnyvale，CA）于 2010 年首次在尸体标本上施行了 TAMIS 术[17]。随后，这项超越适应证应用的机器人系统，联合美国食品药品监督管理局（FDA）批准的 GelPOINT Path TAMIS

平台的应用进一步增加，初步结果也证明了其可行性[18]。近期，Lee 等发表了连续 200 例 TAMIS 手术 3 年的随访结果，其术后并发症发生率为 11%，标本阴性切缘占 93%，标本无破损占 95%。这 200 例中有 15 例采用达·芬奇机器人实施手术[19]。依据近期的一篇 meta 分析，TAMIS 的手术预后较 TEM 术式更佳。此 meta 分析纳入超过 1400 例 TEM 手术患者，其标本阴性切缘占 82%，标本无破损占 95%[20]。虽然当前缺乏 TAMIS 术后肿瘤相关长期预后的随访资料，笔者认为，只要外科医生对所选操作平台拥有足够的熟练度，并对手术进行持续质量改进，现有的 TEM 数据便能够安全地外推至所有 TES 手术，包括腹腔镜及机器人辅助 TAMIS。

局部切除术的传统指征

直肠肿瘤局部切除术的传统指征包括良性直肠病变以及早期肿瘤，如巨大直肠腺瘤、未完全切除的直肠腺瘤、伴有异型增生的腺瘤以及伴或不伴黏膜下层侵犯的黏膜内腺癌[21]。对于这些病变，局部切除术被证实具有较高的安全性及有效性，其局部复发率小于 10% 且极少恶变[22]。直肠息肉常采用肠镜下活检或碎片化切除，而标本的完整性对确保病灶的完全切除和评估病灶浸润深度非常重要。在这种情况下，对息肉切除术后疤痕行全层切除术既是诊断也是治疗。当怀疑存在更晚期的瘤变或浸润深度时，应谨慎采用此操作。特别是当低位直肠病变位于直肠周围脂肪层最薄处时，全层切除术可能进入直肠系膜的筋膜面，从而影响其后的根治性切除术，甚至干扰基于手术标本病理的是否保留括约肌的决策。此外，需要注意的是，即使是局部切除也可能影响肠道功能，那么根治性切除并一期吻合——即内括约肌切除及结肠肛管吻合将对肠道功能造成更严重的影响。在未怀疑为恶性病变的情况下，通常仅行黏膜下层切除术就已足够，从而避免全层直肠缺损。

早期直肠癌局部切除失败的危险因素

完整的直肠癌外科治疗包括标本的阴性切缘和区域引流淋巴结的清扫。必然的，局部切除术仅能完成第一个目标[23]。对于进展期的直肠癌，局部切除术仅用于患有严重并发症不能耐受根治性手术的或因担心潜在并发症、副作用及造瘘可能而拒绝接受根治性切除的患者。因局部切除术在早期报道中术后肿瘤局部复发率极高，其作为根治手段在早期直肠癌患者中的应用一直存在争议。1992 年，Nivatvongs 和 Wolff 概述了受业界认可的直肠癌经肛局部切除术的手术指征。他们指出：位于距肛缘 7cm 内、直径小于 3cm、局限于黏膜下层或浅表肌层且具有合理的病理分级 [高分化（G1）或中分化（C2）] 的病灶，在满足至少 15mm 切缘的前提下，可行局部切除术[24]。作者同时指出，满足这些条件的患者在直肠癌患者中不足 5%。对于直肠癌肠壁内播散已有较多学者进行研究。Guillem 等于 2007 年发表了他们对 109 例新辅助综合治疗后的局部进展期直肠癌患者的组织标本全方位病理分析。在这些标本中，仅 2 例肿瘤的壁内浸润深度超过黏膜层，

且均小于 0.95cm[25]。Shimada 等回顾性研究了 381 例连续纳入的未接受术前新辅助治疗的直肠癌标本，以评估远处播散情况，包括肠壁内和直肠系膜。他们发现在早期直肠癌患者中肠壁内转移发生率较低（T1 期为 3%），且播散的距离不超过 4mm。而在 T2 期的肿瘤中，肠壁内播散的距离可达 19mm，这超出了经肛切除术的常规切缘距离[26]。因此，对于 T1 期肿瘤，即使不经过术前新辅助治疗，1cm 的切缘已经足够；而对于分期较晚的肿瘤，则需要更充足的切缘距离。

除肿瘤大小、浸润深度、阳性切缘（R1 切除）以及分化程度以外，也有文献指出，淋巴血管侵袭、肿瘤出芽也是肿瘤局部复发以及远处转移的风险因素。

在一项纳入 125 例接受局部切除术（n=56）或根治性切除（直肠前切除，ARP，n=69）的 T1、T2 期直肠腺癌患者的回顾性研究中，研究者发现对于组织学分化较好（G1、G2 且没有淋巴血管侵犯）的患者，局部切除术后 5 年复发率为 4%。相反，在组织学分化差（低分化或伴有淋巴血管侵犯）的患者中，5 年局部复发率为 32%。同样，对于病理分类较好的患者，5 年无疾病生存（disease-free survival，DFS）为 87%，而病理分类较差的患者仅为 57%[27]。两组在 DFS 上的差异可能归因于未清扫的淋巴转移。

肿瘤浸润深度是发生淋巴结转移及局部切除术后复发的主要危险因素。T1 期肿瘤淋巴结转移的总体发生率约为 10%，而在 T2 期中可高达 22%。Kikuchi 等根据黏膜下浸润深度，将源于腺瘤样息肉的 T1 期肿瘤进一步细分为 sm1：仅浸润黏膜下层的上 1/3；

sm2：浸润至中部 1/3；sm3：浸润黏膜下层的下 1/3[28]。局限于黏膜下层最浅表部分（sm1）的 T1 期肿瘤，其淋巴结阳性率仅为 6%，而浸润至黏膜下层下 1/3 的肿瘤（sm3）的淋巴结阳性率与 T2 期肿瘤接近（23%）[29]。由于局部切除术未能处理引流区域淋巴结，局部切除的肿瘤长期治愈与否与隐匿性淋巴结转移的风险密切相关。

肿瘤出芽是指位于肿瘤浸润边缘的小簇肿瘤细胞（少于 5 个细胞）[30]。在一项病理对照研究中比较了 48 例局部复发和 82 例无局部复发的直肠癌患者后发现，肿瘤出芽是局部复发的独立预后因素，与 TNM 分期无关[31]。Beaton 等于 2013 年发表的 meta 分析回顾了 23 篇队列研究，分析了 4510 例根治性切除术治疗的早期结直肠肿瘤，包括根治性切除术为初始治疗或内镜切除恶性肿瘤后的补救措施。作者明确了 4 项与淋巴结转移风险显著相关的因素：肿瘤侵犯黏膜下层深度 >1mm [OR 3.87,95%CI 1.5 ～ 10.0，P=0,005]，淋巴血管侵犯 [OR 4.81，95%CI 3.13 ～ 7.37，P<0.0001]，低分化组织病理 [OR 5.60,95%CI 2.90 ～ 10.82，P<0.0001] 以及肿瘤出芽 [OR 7.74,95% CI 4.47 ～ 13.39，P<0.001][32]。

此外，传统适应证往往不能准确预测淋巴结转移情况。在一项回顾性研究中，纳入了 76 例根治性切除术治疗的早期直肠癌患者，结果提示 29% 的病灶小于 2cm 的患者在接受根治性切除术时即存在淋巴结转移（n=7）[33]。另一项近期的研究纳入 62 例经 TEM 治疗的 T1 期直肠癌患者，发现肿瘤直径大于 3cm 的患者的局部复发率显著高于直

径小于 3cm 的患者（39%vs11%，P=0.03），两者总体局部复发率为 31%。当肿瘤小于 3cm 且浸润深度局限于黏膜下层的上 2/3（sm1/sm2）时，3 年局部复发率为 7%[34]。基于现有证据，肿瘤直径大于 3cm、肿瘤浸润深度超过黏膜下层浅表层、组织病理学低分化、淋巴血管侵犯以及肿瘤出芽——即为所有与隐匿性淋巴结转移风险相关的原发肿瘤特征。由于局部切除术不能清扫区域引流淋巴结，倘若要实现完全 R0 切除，只有当肿瘤不具备如上风险因素时才可考虑行局部切除术。

T1 期直肠癌局部切除术后结局

直肠癌术后长期随访的研究结果最早发表于 20 世纪 80 年代和 90 年代。发表于 1990 年的一篇综述回顾了 16 组直肠癌患者（n=404）行局部切除术后的中－长期随访资料。文章指出，组织学分化较差（相对风险 =6）或切缘阳性（相对风险 =27）的患者局部复发的概率较高。在纳入的研究中，总体局部复发概率为 19%（范围 0 ～ 27%）：在 T1 期直肠癌患者中其概率为 5%，而在 T2 患者中局部复发概率为 18%[35]。由于文中纳入的研究皆为回顾性，因此可能存在选择偏移、纳入患者的肿瘤分期存在异质性、缺乏如盆腔 MRI 等先进的评估分期手段、术前未能依据现已知病理危险特征进行分析等缺陷。随后的 20 余年内发表了多项单中心回顾性研究，进一步评价了 T1 期直肠癌局部切除术后的肿瘤相关预后。表 3.1 总结了这些单中心回顾性研究的结论，比较了局部切除术（TAE

或 TEM）与根治性切除术（radical resection，RR）对 T1 期直肠癌治疗的效果[36-42]。在这些研究中，局部切除术后局部复发率为 4% 到 24% 不等。自 1985 年至 2004 年间，纪念斯隆凯特琳癌症中心（Memorial Sloan Kettering Cancer Center）纳入共计 282 例 T1 期直肠癌患者，接受标准经肛入路局部切除术（TAE）或根治性切除术，这可能是目前规模最大的前瞻性研究。该研究纳入的肿瘤均位于距肛缘 12cm 以内，并排除接受术后辅助治疗的病例。相较 RR，经 TAE 治疗的肿瘤距肛缘的平均距离更近 [TAE 5.9cm（SD 1.9）vs RR 7.8 cm（SD 2.6），P =0.001]，且平均直径较小 [TAE 2.3cm（SD1.4）vs RR3.1cm（SD2.2），P=0.001]。两组间淋巴 - 血管侵犯 [TAE 12% vs RR 17%，P=0.18]、周围神经侵犯 [TAE 4% vs RR 2%，P=0.50] 以及组织病理学低分化 [TAE 4% vs RR 6%，P=0.46] 占比无显著差异。经局部切除的肿瘤患者中，局部复发率更高 [TAE13.2% vs RR2.7%，P=0.001]，5 年无疾病生存率更低 [TAE 87% vs RR 96%，P=0.03，HR2.8（范围 1.04 ~ 7.30）]。值得注意的是，在 145 例经 RR 手术切除肿瘤的患者中，手术标本中存在淋巴结转移的比例高达 20%[42]。这些患者的分期大部分依据 CT 扫描和肛内超声检查，没有患者接受高分辨MRI 成像。近年来，还有数个国家级癌症登记数据中心报道了接受经肛局部切除或根治性切除的早期直肠癌患者术后肿瘤相关预后（参见表 3.1）[43-46]。虽然这些登记数据样本量高于前文中的单中心报道，但仍存在种种局限，如缺乏详尽的病理资料、固有的选择偏移且术前评估方式及手术方式不尽相同

等。尽管如此，这些登记数据同样显示，局部切除术后的局部复发率（5% ~ 13%）仍高于根治性切除术（1.4% ~ 7%）。值得注意的是，这两种手术方式在 5 年总体生存率上仍具有可比性，在多个研究中二者无统计学差异。You 等发表于 2007 年度美国国家癌症数据库（National Cancer Database）的研究中指出，在排除了切缘阳性的病例后，局部切除仍为术后复发的独立预测因素。随访至 8 年时二者间总体生存率无显著差异，相较于术式（LE vs RR）的影响，患者相关因素如年龄、并发症等，对总体生存的影响更大[44]。从这些研究中可以看出，局部切除术后首要的肿瘤相关风险为局部复发，在选择术式时医生必须考虑到患者相关因素。

关于早期直肠癌局部切除后的局部复发，最有意义的信息源自于两项前瞻性多中心研究：肿瘤放射性治疗组（Radiation Oncology Therapy Group，RTOG）89 02 以及癌症 / 白血病协作组 B（Cancer and Leukemia Group B，CALGB）8984。RTOG 89-02 研究的长期随访资料发布于 2000 年。经过平均时长 6.1 年的随访，在 27 例 T1 期肿瘤患者中，仅 1 例（4%）发生局部复发。尽管作者没有具体报道这个特殊病例的细节，但整个研究中只有 40% 的纳入患者完全符合手术方案[47]。CALGB 研究的长期随访结果于 2008 年公开。该研究有着明确的纳入条件：T1 或 T2 期肿瘤；肿瘤活动度佳且位于距肛缘 10cm 内；肿瘤 < 4cm 且占肠管的周径 < 40%；患者接受全层切除且切缘阴性。在最初纳入的 180 例患者中，51 例因不满足此纳入条件而在后续分析中被剔除。该研究

表 3.1　早期直肠癌局部切除及根治性切除的肿瘤学结局比较

作者及年份	局部切除			根治性切除			随访（年）
	n	5 年 OS（%）	5 年局部切除（%）	n	5 年 OS（%）	5 年 local recurrence（%）	
单中心研究							
Winde, 1996[36]	24（TEMS）	96	4.1	26	96	0	3.8
Mellgren, 2000[37]	69	72	18	30	80[a]	0[a]	4.8
Lee, 2003[38]	52（TEMS）	96	4.1	100	94[b]	0	2.6
Nascimbeni, 2004[39]	70	72	6.6	74	90[a]	2.8[a]	8.1
Bentrem, 2005[40]	152	89	15	168	93	3[a]	4.3
de Graaf, 2009[41]	80（TEMS）	75	24	75	77	0	3.5
Nash, 2009[42]	137	87[b]	13.2	145	96[a]	2.7[a]	5.6
多中心研究							
Endsreth, Norwegian Rectal Cancer Group, 2005[43]	35	70	12	256	80[a]	6[a]	未报告
You, National Cancer Database, 2007[44]	601	77	12.5	493	82	6.9[a]	6.3
Ptok, German Colon/Rectal Cancer study group, 2007[45]	85	84	5.1	359	92	1.4[a]	3.5
Folkesson, 2007[46]	256	87	7	1141	93	2[a]	未报告

a. 统计学差异显著；b. 无疾病生存事件

并未将患者随机分为局部切除组和根治性切除组，而旨在达成以下目的：①将接受局部切除术的早期直肠腺癌（T1/T2）患者与历史研究中接受腹会阴联合切除术（abdominal perineal resection，APR）的患者生存状况相对比；②分析不同肿瘤分期局部切除后的局部术后复发率；③评估低位直肠腺癌行局部切除联合术后辅助治疗的可行性。在 59 例仅接受局部切除术的 T1 期腺癌患者中，6 年及 10 年的局部术后复发率为 6.8% 和 8%，

10 年无疾病生存率为 75%，患者 5 年及 10 年总体生存率为 91% 和 84%[48]。该研究结果可与 NCDB 研究的历史数据相媲美，NCDB 中患者 APR 术后 5 年总体生存率为 94%。需指出的是，在该研究中 T1 期腺癌局部切除后复发的间隔可长达 8 年，这也佐证了其他研究结果[49]，即肿瘤存在术后长期的局部或远处复发的情况，因此建议术后随访周期应当延长。

T2 期直肠癌的局部切除术

在浸润深度超过黏膜下层的肿瘤中淋巴结转移率可高达 30%。对于该期患者，局部切除术通常仅用于无法耐受或不愿接受根治性切除术的患者。在前期研究中，T2 期肿瘤局部切除后的局部复发率可高达 47%，而在接受根治性切除的同期患者中，局部复发率仅为 6%[50]。此外，NCDB 研究也对 T2 期肿瘤接受局部切除术和根治性切除术的预后进行对比，其结果证实了局部切除术后的局部复发率相当高（LE 22% vs RR 14%，P=0.01），且 5 年生存率更低（LE 68% vs RR 77%，P=0.02）[44]。这些证据表明，对于肿瘤浸润深度超过黏膜下层的直肠癌患者，局部切除术不应作为首选治疗手段。随着研究证实多模式辅助治疗可改善局部进展期直肠癌的肿瘤相关预后，这些方法也为 T2 期直肠癌患者接受局部切除术提供了契机。对此已有数个相对样本量较小的单中心研究发表了结果（表 3.2）[51-54]。在这些研究中，经局部切除序贯多模式辅助放化疗后 T2 期直肠癌患者的局部复发率为 14% ~ 24%。虽然

相较单纯行局部切除术，其复发率潜在降低，但仍明显高于 TME 术后复发率。针对该问题最早的前瞻性数据来自于 CALGB 8984 研究。在该研究中 51 例低位直肠癌患者接受了局部切除术序贯辅助放疗（总剂量 5400cGy，分 30 次给予）并同步 5- 氟尿嘧啶化疗（5-FU）。长期随访结果提示，其 10 年局部复发率为 18%，总体生存率为 66%[48]。将术后多模式辅助治疗改为术前新辅助治疗或可改善患者的预后。ACOSOG Z6041 队列对此展开了研究。该研究的纳入条件较严格：肿瘤分期需依据经肛超声或直肠内线圈磁共振成像、肿瘤直径 < 4cm 且累及直肠周径 < 40%、肿物位于距肛缘 8cm 内。自 2006 年 5 月至 2009 年 10 月，此多中心非随机二期临床试验共计纳入 79 例满足条件的临床 T2N0 期直肠癌患者。这些患者接受术前新辅助化疗 [卡培他滨（第 1 ~ 第 14 日及第 22 ~ 第 35 日，825mg/m^2，2 次 / 日）]，奥沙利铂（第 1/2/4/5 周，50mg/m^2），放疗策略为 1.8Gy/日，每周 5 日，共计 5 周，总剂量 45Gy，随后行 9Gy 强化放疗，共计 54Gy。之后行局部切除术。术后病理为 ypT3 或切缘阳性的患者将接受补救性全直肠系膜切除术。所有入组患者都完成了中位时间为 56 个月的随访（四分位范围，IQR 46 ~ 63），局部复发率为 4%，远处转移发生率为 6%，无疾病生存率为 88%（95%CI 81.3 ~ 95.8），总体生存率为 95%（95% CI 91.1 ~ 100）。在研究结束时，接受新辅助放化疗的患者中 91% 的人保留了直肠，经大便失禁严重程度指数（fecal incontinence severity index，FISI）评估未见显著的直肠功能减退[55,56]。此策略主

表 3.2　T2 期直肠肿瘤局部切除术后联合辅助化疗

作者及年份	患者数量	局部切除术 n（%）	总体生存率
Minsky 等，1991[51]	7	1（14%）	88%
Benson 等，2001[52]	36	5（15%）	58%
Wagman 等，1999[53]	25	6（24%）	70%
Bouvet 等，1999[54]	27	5（20%）	89%

要的缺陷在于治疗毒性：在招募 53 例患者后，放疗剂量调整为 50.4Gy（强化放疗剂量从 9Gy 下降至 5.4Gy），卡培他滨用量下调至 725mg/m^2，2 次 /d，每周 5 天，共计 5 周。在 79 例完成诊疗计划的患者中，29% 的患者存在严重胃肠道不良事件，15% 的患者存在剧烈疼痛，此外 15% 的患者出现严重血液系统不良事件[55]。结果显示，经合理筛选，治疗意愿强烈且新辅助治疗反应较好的 T2N0 期患者行局部切除治疗后，其肿瘤相关预后接近于仅接受局部切除术的 T1N0 期患者。不过，T2N0 期患者也可选择直肠癌根治性切除术，从而避免放疗的毒副作用[57]。近期 GRECCAR 2 研究发布了相关成果[58]。GRECCAR 2 是一项法国的 III 期多中心前瞻性随机对照研究，招募的对象为 2007 年 3 月至 2012 年 9 月期间临床分期 T2-3N0-1 且对新辅助治疗 [卡培他滨，1600mg/（m^2·d），每周 5 天）；奥沙利铂，50mg/（m^2·周）并同步放疗（2Gy/d，每周 5 天，共计 5 周，总剂量 50Gy）] 反应良好（残余病灶 ≤ 2cm）的患者。肿瘤初始最大径 < 4cm 且位于距肛缘 8cm 范围内。术前将患者随机分配至局部切除组或根治性切除组，局部切除组中病理反应较差（ypT2-3）或不完全切除（R1）的患者将进一步行完整的全系膜切除术。共有 145 例患者满足筛选条件并进行随机分组。局部切除组纳入 71 例患者，其中 26 例因病理判读结果进一步行 TME 治疗。该研究的中位随访时间为 36 个月（IQR 36 ~ 36）。主要观察终点是死亡、复发、并发症和治疗副反应的综合预后。研究组之间局部复发率（LE 3%vs RR 3%，P=0.63）、转移性复发率（LE 15%

vs RR 82%，P=0.84）、3 年 DFS（LE 75% vs RR 82%，P=0.84）以及 3 年 OS（LE 89% vs RR 95%，P=0.40）均无显著差异。在局部切除组，因病理情况转行根治性切除的患者均无局部复发。尽管两组在肿瘤相关预后上无显著差异，但作者未能证明局部切除优于根治性切除，归其原因是转 TME 治疗的比例过高[58]。需指出的是，相较于单行局部切除术，局部切除联合辅助治疗或可延长局部复发的时间间隔[49,59]。上述 Memorial Sloan Kettering 中心系列研究的长期随访结果提示，经辅助治疗的患者中位复发时间为 2.1 年，相比之下，单行局部切除术的患者中位复发时间为 1.1 年[59]。据 Chakravarti 等报道，经辅助放化疗的患者中存在局部复发时间超过 5 年的情况，该结果再次证实有必要对这些患者进行长期随访[49]。GRECCAR 2 研究的长期随访结果或为远期复发率提供额外的证据，因此研究者们非常期待该结果的公布。

NCCN 和国家指南

目前已有多个组织颁布了关于早期直肠癌治疗的指南。国家综合性癌症网络（National Comprehensive Cancer Network，NCCN）颁布的 2018 版指南中指出，经肛切除术（TAE）仅适用于无高危因素的 T1N0 期早期直肠癌，即位于距肛缘 8cm 内的小型肿瘤（<3cm）、占直肠周径 <30% 且没有淋巴结转移迹象。TEM 和 TAMIS 的出现使得近端直肠肿瘤局部切除术的开展更为便捷。术中应注意将肿瘤完整切除，避免破损，且标本应由外科病理医生准确定位。对于病理

存在阳性切缘、淋巴血管侵犯、分化差或侵犯黏膜下层深部（sm3）/ 固有肌层（T2）的患者，应立即考虑行根治性切除术 [57]。上述意见获得了欧洲内镜外科协会（the European Association of Endoscopic Surgery，EAES）、欧洲结直肠学协会（the European Society of Coloproctology，ESCP）[60]、美国结直肠外科医师协会（the American College of Colon and Rectal Surgeons，ASCRS）[61] 以及日本结直肠肿瘤协会（the Japanese Society for Cancer of the Colon and Rectum，JSCCR）[62] 的一致认可。需指出的是，因日本国家癌症登记数据提示 10% 的 T1 期直肠癌患者存在淋巴结转移，故 JSCCR 指南仅推荐对黏膜下层浸润深度较局限（恶性息肉，sm1）的直肠肿瘤行局部切除术。因此，日本外科医生对 cT1 期患者常规至少行 D2 淋巴清扫术。此外，前期研究证实，遵循 NCCN 指南可改善局部进展期结肠癌患者的生存 [63]。在文中作者认为该结果同样适用于直肠癌，且在制订这些患者的治疗决策时应更为慎重。

患者相关因素

早期直肠癌局部切除术的可行性，除了取决于肿瘤部位及重要的肿瘤学特征外，还需考虑患者相关因素。对于具有严重并发症或预期寿命较短的患者，肿瘤治疗的优化应与手术或功能性并发症发生的风险相平衡。局部切除术通常适用于低位的早期直肠癌，而根治性切除会导致括约肌功能丧失，甚至括约肌复合体完全切除（腹会阴联合切除术，APR）。当考虑对早期直肠癌患者行局部切

除时，还应顾及患者是否愿意进行后续的补救性切除术或辅助治疗，以及随访的依从性。

技术及术者相关因素

局部切除术或根治性切除术的可行性受就诊医院的专业水平及技术条件的影响。越来越多的直肠癌根治术选择保留括约肌。在专业的大型医疗中心，虽然术后轻度并发症的比例相对较高（Clavien-Dindo Ⅰ 级和 Ⅱ 级），根治术后严重并发症（Clavien-Dindo Ⅲ ~ Ⅴ 级）的发生率及死亡率仍相对较低。文献指出，接受保留括约肌的直肠癌根治术并序贯术后辅助治疗的中 - 高位直肠癌患者，其肿瘤学结局较好 [5]。此外，对于仔细筛选后的早期直肠癌患者，局部切除术的标准应定为术后复发率 ≤ 5%。若无法达到这条国际公认的标准，则应考虑将患者转诊至大型医疗中心。

局部切除术后复发的补救手术

由于局部切除术后的局部复发率高低不一，无论是否行术后辅助治疗，术者在制订局部切除术的决策时都应考虑到术后局部复发的补救手段。有一篇综述对 8 项研究结果进行了回顾，包含共计 493 例行局部切除术的患者，其中 73 例患者发生了局部复发伴或不伴远处转移。60% 的复发患者成功行根治性切除治疗，但最终大约 50% 死于癌症 [23]。在那些局部切除术后病理提示存在高危因素的病例中，与复发后行补救性手术相比，立即行根治性切除术或可延长患者生

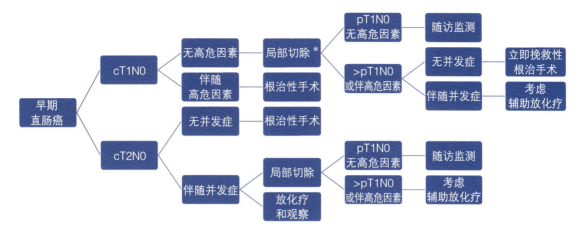

* 基于术者 / 患者沟通可选择根治性切除术。

** 对于希望保留括约肌的低位直肠癌患者，可考虑行新辅助 CRT（nCRT）联合内括约肌切除术。

图 3.1   早期直肠癌患者治疗的决策流程

存时间（立即行根治性切除术组的 5 年 DFS 为 94.1% vs 复发后行根治性切除组的 5 年 DFS 为 55.5%，*P*<0.05）[64]。复发后的补救手术常涉及多脏器切除，且常伴随较高的围术期并发症发生率，另有相当部分的复发患者没有补救治疗的余地。得克萨斯大学 MD Andersen 癌症中心的研究指出，在 46 例初始接受 TAE 术的复发患者中，91% 的患者可行补救手术，最终 87% 的患者接受了根治性手术治疗。补救手术的 R0 切除率为 80%，且手术切除程度较复杂，涉及多器官切除的比例为 33%，全盆腔脏器切除率为 5%，次全切的比例为 25%，括约肌保留的比例为 33%，围术期并发症发生率为 50%，5 年 OS 为 63%[65]。Doornebosch 等同样就上述问题，回顾了 18 例 pT1 期直肠癌 TEM 术后发生局部复发的患者，其中 2 例复发肿瘤为不可切除，其余患者接受了不涉及多器官切除的 TME 手术。该系列研究中患者的 3 年 OS 为 31%[66]。当前 NCCN 指南建议，若局部切除

术后病理提示高危因素时，应立即行补救手术[57]。显然，等到患者复发后再行补救治疗与不良预后相关。在近期研究中，术后辅助放化疗作为高危 pT1 患者局部切除术后的补救手段具有较好前景。据研究报道，5 年 OS 以及 DFS 分别为 94%、89%。不过这些患者仍需要密切随访，其术后复发风险仍相对较高。患者的 5 年局部肿瘤复发率可达 9%[67]。今后，就高危患者 LE 术后行辅助放化疗的有效性亟须进一步研究明确。

决策流程

图 3.1 为笔者就直肠癌是否选择局部切除术总结的决策流程。对所有发现直肠肿瘤的患者都应完善病史和体格检查，包括直肠指诊、刚性直肠镜或柔性乙状结肠镜，明确直肠肿瘤的解剖学部位，当临床提示直肠癌时应行活检获取组织。若患者存在括约肌功能减退，应完善 FISI 问卷调查[68] 及肛门直

肠测压以进一步评估病情。在行局部切除并保留肛门的决策前，评估并记录基线括约肌功能十分重要。对于括约肌功能不全的患者，其造瘘术后的生活质量显著改善，故应与患者充分沟通决定是否保留肛门。

评估患者分期的影像包括高分辨胸部、腹部及盆腔的计算机断层扫描（computer tomography，CT）以排除肿瘤转移，并行直肠癌序列盆腔磁共振（magnetic resonance imaging，MRI）以进一步评估肿瘤及局部病情，如淋巴结转移风险。对于 T 分期较早的患者，可能需要经肛腔内超声以提高鉴别 T1 期和 T2 期肿瘤的准确性。在制订局部切除的决策前，患者的所有资料需经多学科治疗团队讨论。对于存在淋巴结转移的直肠癌患者不应行局部切除术。除了少数拒绝接受根治性手术的患者外，这些患者应遵循临床指南进行新辅助治疗，然后再行 TME 手术。

经过近 30 年的研究，由 Wollf 和 Nivatvongs 最初提出的局部切除手术指征几乎没有什么变化[24]。基于上述研究，最大径不超过 3 ～ 4cm、可经现代经肛手术器材切除。累及直肠周径小于 30% ～ 40% 的 T1N0 肿瘤，在保证肿瘤完全切除且标本完整的前提下，存在局部切除术指征。局部切除术在某些情况下可视作根治性活检，以评估患者是否存在前文提及的病理高危因素：①肿瘤浸润黏膜下层的深度超过 1mm 或累及黏膜下层的深部 1/3（sm3）；②组织病理学分化差；③存在淋巴血管侵犯；④肿瘤出芽。若经资深病理医生评估存在上述因素，外科医生应立即行补救性切除术，而待肿瘤复发后再行补救手术与患者的不良预后息息相关。对不

存在上述高危因素的患者进一步行术后观察，其预期局部复发率约为 4%。这些高危患者通常适合行括约肌保留的微创切除术，且愿意接受根治性手术治疗。对拟行局部切除术的患者，应充分告知局部切除术后补救性手术的风险以及肿瘤复发不可切除的风险。如果患者不愿接受这种局部复发的轻微风险及补救性手术术后并发症发生的可能，或未明确淋巴转移情况，或原发灶可行保留括约肌的根治性切除术，则可选择根治性切除术。

局部切除术的指征也可扩大至：虽有高危因素而预期寿命较短的患者，或是同时患有严重系统疾病及/或病情更为急迫的患者。对这些患者，建议与患者充分沟通并行多学科讨论以制订最佳治疗决策。

盆腔磁共振通常可辨识侵入固有肌层的直肠癌（T2）。当缺乏影像学淋巴结转移证据时，可考虑进行前期根治性切除或新辅助放化疗后重新评估。GRECCAR 2 研究指出，对新辅助治疗临床反应良好的患者，可考虑行局部切除术[58]。对于临床完全缓解的患者，可考虑密切观察，尽管当前指南仅推荐在临床试验中行"观察等待策略"。虽然 TES 将经肛切除的范围扩展至直肠近端及乙状结肠远端肿瘤，但这些患者通常可采用保留括约肌的根治性切除术。笔者的策略是，依据患者的意愿与偏好，权衡根治性切除术后并发症风险与局部切除术后肿瘤复发、随后行补救性手术的风险，综合制订肿瘤的治疗决策。

结语

尽管多项研究已证实经 TES 行直肠癌局部切除术的安全性及有效性，术者在决策时仍需考量肿瘤特征、患者意愿以及保留括约肌的情况下安全实施根治性切除术的可行性。笔者仅建议将局部切除术作为无高危因素低位直肠癌的首选治疗方法。

（戴思奇，孙芳芳，丁克峰　译）

直肠癌新辅助治疗后的临床完全缓解：器官保留策略及外科手术的作用

4

Laura Melina Fernandez, Guilherme Pagin São Julião, Bruna Borba Vailati, Angelita Habr-Gama, Rodrigo O. Perez

引言

低位直肠癌的外科手术常发生相当比例的术后并发症，甚至一定的死亡率，这与患者的年龄及是否有并发症相关[1]。此外，即使患者术后顺利恢复，仍可能面临明显的器官功能障碍。相当多的患者会有大便失禁或低位前切除综合征[2,3]。一些患者的便秘症状可能会非常严重，以至于不得不接受内镜下的盲肠造口，通过顺行灌肠来缓解症状，以尽量避免行永久性造口[3]。尽管在直肠癌综合诊治中心，永久性结肠造口率可控制在10%以内，但后期由于肠道功能障碍、吻合口漏及局部复发等因素，永久性结肠造口率可能会增加到22%以上[4]。最终，接受直肠癌根治手术的患者，即使没有肿瘤复发，其失业风险也会增加两倍以上。失业风险与不同的术式（腹会阴联合切除术较前切除术高）、是否有外科并发症及其他术后并发症相关[5]。

由于新辅助放化疗（nCRT）能使原发灶，也包括潜在转移的淋巴结明显消退，为器官保留策略的实施提供了可能，如采用经肛TAMIS切除缩小的、表浅的残余肿瘤[6,7]。此外，nCRT引起的肿瘤退缩效应非常明显，可有高达30%的患者出现肿瘤病理完全缓解（pCR），这促使外科医生在术前努力去甄别出现临床完全缓解（cCR）的患者[7]。这些临床完全缓解的患者是实施保留器官策略的理想人选，如观察等待策略（watch and wait），即：暂不手术，而采取严密的随访监测[8]。为了更好地权衡不同的治疗策略，外科医生需要综合考虑疾病本身、患者以及治疗方式等诸多可能会影响到疾病治疗决策的因素。

新辅助放化疗（nCRT）：适应证与选择

随着德国临床试验结果的报道，nCRT被推荐为大多数cT3-4或cN+直肠癌患者的初始治疗策略，以获得更好的疾病局部控制效果[9,10]。然而，MERCURY研究表明，nCRT的应用仅局限于具有局部高复发因素的患者。这些影像学的高危险因素包括：①环周切缘可能受侵或阳性（cCRM+）；②肠壁外脉管受侵（cEMVI+）；③阳性淋巴结≥3个（cN2）[11]。此外，与单纯手术相比，术前 nCRT 会增加手术并发症，对患者的功能也会带来负面影响[12,13]。综上表明，nCRT 带来的获益可能只针对 MRI 影像学评估认为的高风险直肠癌患者，并提供更好的局部控制效果。考虑到肿瘤的初始分期可能影响病变对 nCRT 的反应，可推测对于局部晚期的直肠癌，只有非常少的比例能取得临床完全缓解，从而避免行根治性外科手术切除。

另一方面，主动应用 nCRT 获得 cCR 而避免手术的想法，促使外科医生将 nCRT 的应用拓展至更早期的直肠癌，尤其是那些肿瘤位置低，原本需行腹会阴联合切除或超低位括约肌间切除的患者，以避免造口及肛门直肠功能低下。cT2N0 或者部分早期 cT3N0 的患者，接受 nCRT 后最容易出现临床完全缓解，因此从保留器官的角度看，这部分患者是最可能从 nCRT 中获益的[14-16]。

因此，如果无论放化疗反应如何均拟行 TME 手术时，nCRT 更适用于具有高危特征需要加强局部控制的患者（环周切缘可能受侵、cN2 或 cEMVI+）。如果将保留器官作为一个治疗选项时，则可以将放化疗扩大到绝大多数的结直肠癌患者（包括 I 期肿瘤 –mrT2N0M0）[17]。

不同的新辅助放化疗方案会影响到肿瘤缓解率，如果考虑器官保留的选项时，应考虑不同放化疗方案的选择。长程放化疗是争取较高临床完全缓解率的首选方案，但延长短程放疗后进行疗效评估的间隔时间，也能获得与长疗程放化疗相当的缓解率[18]。除了放疗后时间间隔外，放疗剂量和照射方法都会影响到临床完全缓解的概率。剂量递增研究表明，临床缓解率与原发灶放疗剂量有直接关系[19]。在这个数学模型中，不同大小的肿瘤（作为估计肿瘤体积的依据），随着放疗剂量的逐渐增加（剂量递增），显著或完全临床缓解率的增加均是可以预测的[19]。通过联合采用外照射治疗或调强照射（EBRT 或 IMRT）与直肠腔内近距离放疗（HBRT）或接触放疗，有助于放疗剂量的递增。采用这些方法的联合增加放疗剂量，最终可能最大限度地增加肿瘤完全缓解率，并避免放疗相关的严重毒副反应[20-22]。最近，一项研究探讨了接触性 X 线近距离放疗（CXB）在初始治疗临床未完全缓解（残余肿瘤 ≤ 3cm）患者中，仍可获得肿瘤临床完全缓解，增加了保留器官的可能性[23]。

最后，另一种提高临床完全缓解和保留器官概率的方法是优化同步化疗的方案，甚至是仅使用化疗。

有研究推荐在标准的 nCRT 后加入额外的化疗周期。在新辅助放化疗完成至疗效评估的间隔期内，增加以 5-FU 为基础的化疗（巩固化疗）能使超过一半的 T2/T3 期直肠癌患者出现完全缓解率[24,25]。虽然化疗可能在肿瘤退缩中起着重要作用，但是在 5-FU 单药基础上添加其他化疗药物进行同步放化疗的研究结果令人失望。多数的研究显示，奥沙利铂的加入并没有提高同步放化疗的 pCR 率，相反，它明显增加了治疗的毒副反应[26]。

能够避免放疗带来的毒副反应，但保留其疗效的替代性新辅助治疗方案是备受关注的研究方向。术前接受过放疗的患者，在 TME 术后可能出现糟糕的功能预后[13]。即使是因 cCR 而避免了根治性手术的患者，其功能也受到不利影响[27,28]。因此，单纯化疗是一个很有吸引力的选择，它可能将标准的 nCRT 的使用局限于对化疗反应不佳的患者，因而减少了术前放疗的应用 [29]。此外，抗 - EGFR 及抗 -VEGF 等靶向药物也在直肠癌的新辅助治疗中被尝试。尽管这些药物显示了良好的安全性，但在肿瘤退缩方面的效果并不理想，pCR 率甚至比标准 CRT 都低 [30-32]。

最近的一项研究报道了全程新辅助治疗（TNT，在以氟尿嘧啶和奥沙利铂为基础的诱导化疗后，接受 nCRT）直肠癌患者的结果。研究者对比了标准的接受长程放化疗加术后辅助化疗以及接受 TNT 治疗的疗效差异。TNT 治疗包括先行 FOLFOX 方案诱导化疗，再行 nCRT，最后进行根治性手术。与传统的治疗策略比较，接受 TNT 方案患者具有更高的治疗计划完成率。尽管 TNT 方案很具有吸引力和广阔前景，但在临床实践中尚需谨慎实施。在新辅助治疗中加入全身化疗，包括奥沙利铂，可能会导致大量患者的过度治疗，而这些患者在常规的辅助治疗阶段可能根本不需要使用奥沙利铂。此外，TNT 方案还需要与标准 nCRT 联合不含铂的 5-FU 辅助化疗的治疗方案进行比较，而后者已经有相当高的 cCR 和器官保留率。

评估肿瘤对 nCRT 的反应

当有保留器官的考虑时，准确评估肿瘤对 nCRT 的反应就显得至关重要。关于疗效的评估仍有两个难点问题：最佳评估时机和评估的临床 / 影像学手段。

对肿瘤治疗反应的评估应独立于是否选择器官保留而常规进行。即使计划做根治性手术，也要了解 nCRT 是否使原发肿瘤大小、结构及其与周围组织的关系发生了重大改变。提前了解肿瘤治疗前后的解剖关系变化，有助于优化术中外科决策，并预判手术过程中可能遇到的困难 [33]。

nCRT 后的间隔时间

nCRT 后肿瘤消退程度与评估的间隔时间相关。法国的一个随机试验首先报道了不同时间间隔（从 CRT 完成到手术）与肿瘤反应之间的关联，该试验比较了 2 周和 6 周间隔的差异。结果表明，更长的间隔时间似乎有更高的肿瘤退缩率。这使得 nCRT 完成后 6 周再评价肿瘤退缩情况迅速成为标准 [34]。然而，回顾性数据显示，CRT 完成后更长时间再进行手术（比如长达 12 周），将更有可能达到 pCR[35]。在观察到更长的时间间隔可以增加对 CRT 的反应后，研究者提出了一个问题：等待时间过长可能增加组织的纤维化程度，并增加根治术技术难度和术后并发症。为了回答这一问题，研究者设计了一项前瞻性的、非随机的临床研究来观察逐渐延长时间间隔对手术的影响 [36]。研究发现间隔 6 周和间隔 12 周的术后并发症相似，间隔时间越长（6、12、18 和 24 周），pCR 率越高。尽管在更长的等待间隔时间中，患者增加了多个周期的化疗（mFOLFOX 巩固化疗），但这样对术后的并发症率并没有明显的负面影响 [37]。然而，另一项最近发表的前瞻性临床随机研究并未能证明 nCRT 治疗后间隔 11 周比间隔 7 周能获得更高的 pCR 率。此外，该试验观察到间隔 11 周的研究组术后并发症更多，直肠系膜手术质量更差，表明 nCRT 后间隔时间延长可能因为手术野和照射区域的纤维化改变而导致负面影响[38]。

nCRT 后评估的最佳间隔时间目前仍未确定，其他正在进行的几项临床试验将提供更多关于延长间隔时间的益处和风险的数据。最近发表的一项研究表明，如果肿瘤放疗后影像学出现非常好的反应或体检肠黏膜近乎光滑，提示完全缓解或接近完全缓解，这些患者可能从更长的等待时间中获益。在这项研究中，"近"临床完全缓解和 mrTRG1 或 2 的患者，没有立即接受根治性手术，而是在 6~8 周后重新评估。结果显示，这些患者中有 90% 的人达到了 cCR，并成功地保留了器官[39]。总之，不同个体的肿瘤对 nCRT 的反应随时间的变化而不同。对 nCRT 有反应的肿瘤可能需要足够的时间表现其治疗反应，并从延长等待中获益，而无反应的肿瘤可能不会[40]。

对肿瘤治疗反应的评估

临床和内镜检查评估

临床评估仍是评价肿瘤治疗反应最重要的方法之一。即使在治疗后无症状患者，直肠指检（digital rectal examination，DRE）也可以触及肠壁存在的细微异常、肿块残留、溃疡或肠腔狭窄等。在进行指检时，外科医生应留意在规则光滑的肠壁下是否有稍硬的结节或轻微的肠壁柔韧性改变，这些都是 cCR 可能的临床表现[7]。

内镜检查能够发现一些肛门指检易漏诊

的临床未完全缓解的特征，如黏膜面不规则及浅表溃疡等。cCR 患者内镜下的典型表现是平坦的白色疤痕以及光滑的黏膜伴毛细血管扩张（图 4.1）。

在临床及内镜评估为 cCR 时，不推荐常规行内镜活检。换句话说，在黏膜规则和光滑的情况下，没有必要进行活检来确认是否临床完全缓解。即使在临床未完全缓解情况下，对活检结果的解释也要谨慎。在残余有溃疡、肿块、肠腔缩窄（提示临床不完全反应）情况下取得的阴性活检结果很少代表真正的无肿瘤残留。这种情况下，即使内镜活检阴性，仍有近 80% 的患者手术标本上存在癌细胞残留[41]（图 4.2）。一项有趣的研究发现，nCRT 治疗后，黏膜层残留癌细胞的机会远低于肠壁的其他组织层次[42]。因此，阴性活检结果不应作为临床完全反应的诊断标准或病理完全缓解的预测标志。

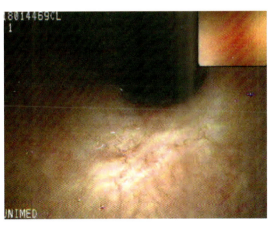

图 4.1　典型的内镜下 cCR 呈现出黏膜变白和毛细血管扩张特点。此例患者没有溃疡或明显的肿块。cCR：临床完全缓解

影像学评估

影像学也是评估肿瘤治疗反应的关键，

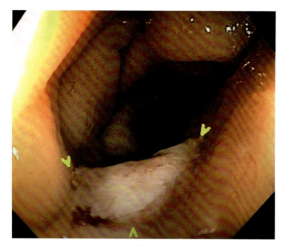

图 4.2   内镜检查结果：临床不完全反应。有明显的溃疡和大量的纤维蛋白覆盖（黄色箭头）

它不仅可确认临床和内镜检查认为的 cCR，还可提供前者无法获得的关于直肠系膜的相关信息。高分辨率磁共振（MR）通常用于评估肿瘤治疗反应。随着技术的进步，MR 区分纤维化改变和残余肿瘤的能力有所提高，这使得 MR 成为评估肿瘤对 nCRT 反应的重要工具[43]。典型的肿瘤完全退缩的表现包括原直肠癌肿瘤区域呈现均匀一致的低信号（图 4.3，图 4.4）。MR 可通过类似的影像学肿瘤退缩评分系统（MrTRG）来估计病理肿瘤退缩程度（TRG）情况，从而能够在手术前判断患者新辅助治疗反应的好坏，同时肿瘤影像退缩情况与生存预后之间有显著相关性[33,44]。

弥散加权 MR（DWI-MR）能在标准 MR 序列的基础上提供额外信息。水分子的弥散性在组织坏死区、高细胞密度区（常见于残余肿瘤内）或纤维化等不同区域内常常不同。可借此提高对肿瘤退缩的识别，并作为评估肿瘤治疗反应的新工具[45,46]。

最后，PET/CT 通过评估肿瘤代谢，辅助评价肿瘤对 nCRT 的治疗反应。结果发现，治疗前后平均标准摄取值（SUV）和代谢性肿瘤体积减小是评估直肠癌患者对 nCRT 反应的最佳指标之一[47]。

有人认为，所有这些评估方法（包括临床、内镜和放射学方法）的联合，可以提高 nCRT 后肿瘤完全缓解的检出准确性[48]。

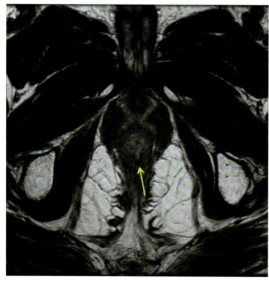

图 4.3   高分辨率磁共振对肿瘤反应的影像评估：临床完全反应：原肿瘤区域内变成了低信号区（黄色箭头）

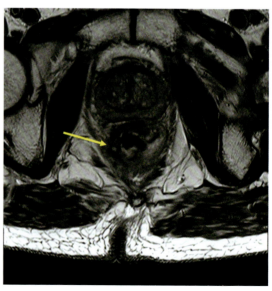

图 4.4   临床不完全反应的影像学结果：磁共振上呈现出混杂信号区域（黄色箭头）

经肛全层局部切除（FTLE）

残余肿瘤的全层局部切除（FTLE）能提供更准确的肿瘤病理退缩信息，如 ypT 分期、TRG、脉管 / 神经旁侵犯情况等，成为评估肿瘤原发灶对 nCRT 治疗反应更有效的方法[49]。传统的经肛局部切除术视野暴露和照明均较差。与之相比，经肛内镜平台（TEM 或 TAMIS）手术能够提供更完整的病理标本，具有更低的切缘阳性率（在有残留癌情况下）和标本碎碎的风险[50]。此外，准确的病理信息和肿瘤切缘情况，有助于判断患者是否需要接受追加 TME 手术。若为病理完全缓解，也可作为 pCR（ypT0）的客观证据，避免加做 TME。

尽管这些优势非常有吸引力，但还需要平衡局部切除可能的风险。首先，nCRT 后进行局部切除，直肠伤口可能很难愈合。创面裂开后，疼痛常常会相当严重，并可能需要长达 8 周的时间才能逐步恢复。虽然患者很少出现Ⅲ级或Ⅳ级术后并发症，但疼痛是导致患者再入院的常见原因[51]。由于愈合困难，直肠切除区域的疤痕化很可能导致直肠变形或扭曲。这导致在后续随访中，通过临床、内镜或影像学手段，判断患者是否复发将非常困难[52]；第二，FTLE 很可能降低保留肛门内括约肌的机会。比较 nCRT 后因 cCR 而未手术治疗的患者与近完全缓解而行 FTLE 的患者，发现接受观察等待策略的患者具有更好的功能[53]。尽管 FTLE 保留了器官，但这些患者的肛门直肠功能远差于其他患者。

即使 FTLE 后病理证实非完全缓解，FTLE 也有明显的缺点。如果已行 FTLE 的患者，因为不良病理预后特征需要追加 TME 手术，多数患者通常只有接受 APR 手术，尽管他们最初是可能接受保留肛门的根治性手术的[54,55]。此外，FTLE 后再次施行 TME 手术，通常获得的手术标本质量较差。最新的综述显示，接受过 FTLE 手术是造成 TME 手术标本质量不好的危险因素[56]。最后，一项前瞻性研究 GRECCAR 2 纳入了肿瘤 ≤ 4cm 的 cT2/T3 期接受 nCRT 治疗的患者。临床反应评价"良好"（ ≤ 2cm）的患者被随机分组接受 TME 或局部切除（LE）。在意向性分析中，采用包括死亡率、并发症率、功能指标和肿瘤复发在内的复合主要终点，接受 LE 治疗的患者肿瘤学和功能性结果与接受 TME 的相似。初看该结果，可能表明在这群高度选择的患者（nCRT 前肿瘤小，治疗反应良好）中，nCRT 治疗后局部切除是一个可接受的选择。然而，在 LE 术后存在高风险或不良病理特征而需要加做 TME 的患者中，预后并不好。这些患者的术后并发症显著增多，更多需要接受 APR 手术和更差的功能预后。这篇文章的结论提示，仅仅需要局部切除的患者功能最好，优于接受 TME 或 LE+TME 的患者。接受 LE 并需要追加 TME（有不良病理特征）的患者比仅接受 LE 或直接接受 TME 的患者预后更差[38]。

特殊情况：经肛局部切除后复发的挽救性处理

多个病例报道总结了接受或未接受 nCRT 治疗患者行局部切除治疗后的功能状况。对于局部切除后局部复发患者的挽救性治疗处理，存在几个严峻的问题。首先，局切后复发的肿瘤与初诊时的肿瘤分期比较，分期明显更晚。一个有趣的研究发现，经肛内镜切除时的 pT1 期肿瘤，局部复发后在挽救治疗时通常已经进展为 pT3 甚至 pT4 期了[57]，同时病理上环周切缘阳性的风险也更大[58]。第二，接受过经肛微创手术的患者，如果局部复发后需要再次手术切除的话，通常需要行 APR 手术[55]。最后，这些需要追加或行挽救性 TME 手术的患者，TME 手术标本质量往往不佳[58]。基于此，经肛局切后复发的挽救性 TME 手术，应被视为预后不良的高危因素，需要根据情况优化手术方案以达到 R0 切除。最近的一项病例匹配研究对局部切除术后复发的患者采取的挽救性 TME 手术方式进行了分析，对比标准 TME 或经肛 TME（taTME），发现 taTME 可提高手术标本质量，降低直肠穿孔风险[59]。尽管如此，对于局部切除后局部复发患者的处理，仍需更多研究比较 TME 手术或 taTME 的优劣。部分原因是因为追加 TME 手术和挽救性 TME 手术的预后可能是不一样的。然而，对于需要行挽救性 TME 的患者，taTME 看来是具有前景的手术途径，可能提供更好的肿瘤学和功能预后。

临床完全缓解：观察等待策略

临床完全缓解的患者如果采取非手术策略，必须配合相对更严密的随访。坚持更严密的随访计划是为了及早地发现局部复发及全身转移，以增加挽救性治疗成功的机会。有建议指出在第一年应每隔 1 ~ 2 个月随访

一次，第二年每隔 3 个月随访一次，随后几年内则每隔 6 个月随访一次。每次随访都建议行完整的临床和内镜检查。尽管尚无标准的随访方案，但在实践中，笔者推荐最初两年内每 6 个月进行一次影像学复查，其后每年评估一次[60]。对诊断有疑虑时可行 PET/CT 检查。

预后

尽管仅有为数不多的研究报道了 ypT0 期肿瘤行局部切除后的肿瘤学预后，但现有的报道结果非常好[61]。nCRT 治疗后接受观察等待策略的 cCR 患者，与行 TME 后发现是 pCR 的患者的长期肿瘤学预后看来是相似的[8]。更多的回顾性研究也支持这两组患者的长期肿瘤学预后相似[62,63]。

观察等待策略患者的局部复发仍是一个备受争议的话题，是该策略得以广泛应用的一个重要限制。然而，考虑到大多数局部复发似乎都是在随访的头 24 个月内发生，而且几乎所有的复发肿瘤（90%）都是肠腔内复发，因此严格的随访和简单的临床评估就可以早期发现肿瘤复发，而不影响肿瘤学预后[64,65]。初诊时 cT 分期较高的患者，cCR 后出现局部复发的风险会更大，应予以严密监测[16]。有荟萃分析将所有相关研究的局部复发情况进行汇总，认为局部复发率在 16% ~ 22%[62,63]。

未接受手术处理的 cCR 患者也可能出现远处转移。最近的一项 meta 分析显示，与接受根治性手术证实为 pCR 的患者相比，未接受手术治疗的 cCR 患者的远处转移发生率基

本相似[63]。有意思的是，这些 cCR 患者未接受辅助化疗，总生存率为93%。而根治术后证实为 pCR 的患者，约40%接受了全身辅助化疗，总生存率约为90%[66]。最后，一项关于 cCR 后非手术治疗的国际注册研究报道了目前为止最大宗的近1000例患者的研究结果。在局部复发患者中观察到了相似的挽救治疗成功率及良好的长期生存结果，进一步支持了这一器官保留策略的应用，为 nCRT 后完全临床缓解的直肠癌患者提供了一种非常有吸引力的替代治疗方案[67]。

保留器官策略的未来展望

随着人们对保留器官策略越来越感兴趣，以及更多地主动采用 nCRT 以获得临床完全缓解，采用分子生物学研究更准确地预测肿瘤治疗反应的意义日显突出。甄别非手术治疗的理想人选，可以更好地挑选出那些能从 nCRT 治疗中最大获益的患者，并避免放化疗反应差的患者接受可能不必要的新辅助治疗[17,68]。然而，直肠癌患者个体间与肿瘤内部存在的高度异质性，可能导致不能发现对临床有用的分子标志物来良好预测肿瘤对 nCRT 的反应[68-70]。考虑到直肠癌的瘤内异质性，对治疗耐药及敏感的肿瘤细胞亚群同时存在，通过活检标本研究分析出的分子标记物，可能对整个肿瘤缺乏代表性，因而不能真正起到预测作用。采用液体活检来评估和监测肿瘤对治疗的反应，而不是预测肿瘤对治疗是否有反应，可能也是对非手术治疗患者进行管理和监测的另一种有效方法[71]。

（吴清彬，王自强　译）

早期直肠癌经 TAMIS 切除后的补救治疗

5

Sook C. Hoang, Charles M. Friel

引言

根治性全直肠系膜切除（TME）是中低位直肠癌治疗的金标准。在过去几十年的一些研究中不难发现，这种手术方式使得局部控制率和总体生存率有了巨大提高。但这种手术方式有着相当高的并发症率，甚至在一些研究中发现，术后死亡率可达 1% ~ 2%。此外，许多患者需要永久或临时造口。在认识到 TME 对局部进展期直肠癌患者的治疗重要性的同时，许多研究者质疑对早期（T1）直肠癌患者是否需要如此积极的治疗。据统计，此类患者淋巴结转移率低于 10%，这就引发了 TME 在肿瘤学上是否必要的争论。因此，局部切除对早期直肠癌的治疗逐渐获得关注。原则上，如果肿瘤能被完全切除，且外科医生确认没有淋巴结转移，患者就可以避免 TME 带来的高并发症风险。起初，外科医生常通过肛门拉钩暴露后经肛进行局部切除。然而，目前在临床上，经肛切除术（TAE）可通过借助腹腔镜或机器人平台，采用经肛内镜显微手术（TEM）和经肛微创手术（TAMIS）方式得以完成。这些新技术可改善手术视野来保证手术标本的阴性切缘

及完整性。然而，尽管随着影像学检查和外科技术的进步，以及对直肠癌的认识提高，无论采用哪种局部切除方式，T1 期直肠癌局部切除后仍有约 10% 的局部复发率。另外，在直肠肿瘤局部切除并行病理学检查后，一些具有侵袭性病理特征的患者需要立即进行补救性 TME。在这两种情况下，外科医生必须进行根治性 TME，以挽救最初失败的局部切除。因此，对于外科医生来说，让患者充分理解潜在的结果，了解这些补救性手术的临床结局至关重要。出于本讨论的目的，补救性直肠切除术将被划分为延迟进行（对于局部复发的直肠癌）或立即进行（对于具有侵袭性病理特征者），术后着重关注局部控制情况与手术并发症率。

立即实施补救手术

对于适合行局部切除的 T1 期直肠癌患者，必须在手术前进行完善的评估，包括影像学检查以明确浸润深度。既往研究表明，约 10% 的 T1 期直肠癌患者可发生淋巴结转移，而 T2 期直肠癌患者的淋巴结转移率接近 20%[1,2]。直肠超声内镜（ERUS）和高分

辨率 MRI 已被广泛用于明确肿瘤浸润深度与直肠系膜淋巴结转移。然而，由于两种检查方法均非 100% 可靠，故常导致分期不足或分期过度。一项研究发现[3]，术前 44.3% 的 pT1 期和 31.2% 的 pT2 期肿瘤被诊断为良性病变，说明了影像学检查的缺陷。术前 T 分期的低估可导致受侵的直肠壁部分切除，并导致 R1 切除的概率增加 6 倍[3]。此外，肿瘤可能具有侵袭性的病理特征（分化差、脉管侵犯、肿瘤出芽），这大大增加了淋巴结转移的风险，但这些病理学特征只有在肿瘤完整切除后才能确定。虽然外科医生努力选择符合适应证的患者，但现实是局部切除术常作为病灶的切除活检。大多数情况下，患者最终的病理结果与术前评估一致，对这部分患者有必要再进行密切的跟踪随访。然而，在 4% ~ 23% 的患者中，肿瘤要么有未被识别的侵袭性特征，要么比预期的浸润深度更深，要么出现切缘阳性[3,4]。在这些情况下，局部切除的失败率很高，需要立即进行补救性 TME 手术。

目前尚不清楚的是，对于肿瘤的分期上升，立即进行补救性 TME 的结果是否与早期即行 TME 手术的结果不同。一些研究表明，与早期根治性手术相比，局部切除失败后立即行补救性 TME 并不影响肿瘤的预后[5,6]。例如，Baron 等[6]注意到局部切除失败后立即进行补救手术的患者长期肿瘤学结局不受影响。他们比较了因局部切除后病理结果提示不良生物学特征而立即行 TME 切除的患者和因局部复发而延迟切除的患者。即刻切除组患者的无病生存率为 94.1%，而延迟切除组为 55.5%。同样，Levic 等[7]的研究发现直

肠癌 TEM 术后根治性手术的复发率与历史对照组相似。他们发现其中心有 25 名患者在 TEM 局部切除后接受了 TME，结果与 TME 根治性切除的历史对照组相匹配。两组患者在淋巴结清扫数量、环周切缘、直肠系膜平面完整性等方面无显著差异。另外，补救性 TME 组在 25 个月内没有复发。尽管有这些积极、正面的肿瘤学结局，这项研究报道了在补救性切除中违背肿瘤学原则的不足：

（1）术中穿孔率为 20%，可能是由于前一次 TEM 对直肠壁的创伤所致。

（2）37% 的患者未完成完整直肠系膜切除。

这些发现的意义尚不清楚，但确实表明由于先前的局部切除治疗的尝试，可能会有一些肿瘤学上的不妥之处。

虽然首次试行局部切除看似没有明显的弊端，但这种治疗策略的确引发了外科医生们的一些担忧。首先，患者通常要在短时间内接受两次手术。此外，目前对于 TEM 后分期上升的肿瘤的补救性手术时间尚未达成共识。一些中心报道在最初的 TEM 切除后 4 周就进行补救性手术，而另外一些中心报道补救性手术延迟长达 3 个月。可以明确的是，补救性 TME 术后并发症率高达 56%。更重要的是，在 Levic 的同一个研究中[7]，40% 接受补救手术的患者需要接受腹会阴联合切除术和永久性结肠造口。如果前期进行了局部根治性手术，但是手术平面没有被全层切除所破坏，则可能会增加这些患者保肛的机会。这些结果表明，局部切除后补救性 TME 在技术上可能更具挑战性。局部切除的疤痕必须完全切除，导致远端切缘增大，而这可能增加永久性结肠造口概率。Van Gijn 等[8]评估

了立即行补救性 TME 后局部复发的风险、对生存率的影响及结肠造口率。术前评估为良性或浅表性病变的患者，在局部切除后被证实分期上升后，在 15 周内接受了补救性 TME。他们发现，行补救性手术的患者结肠造口的风险更高（OR 2.51, P < 0.0006），局部复发率更高（HR 6.8, P < 0.0001）。术后 2.5 年时远处转移方面没有差异。这些数据表明，补救性 TME 局部复发率和结肠造口率可能增加。

综上所述，局部切除术后，一些患者的病理特征不佳，需要补救性根治切除。在这种情况下，建议立即（3 个月内）进行补救手术，因为等待局部复发往往伴有更糟糕的肿瘤学结局。早期根治性切除补救后的生存状况与直接行根治性手术基本相当。然而，补救性根治性手术可能由于前期局部切除的手术疤痕和纤维化，在技术上更具挑战性，并且可能增加永久结肠造口的可能性。此外，对局部复发的影响仍然没有得到很好解决，一些研究认为局部复发率基本相当，而另一些研究结果则提示局部复发率更高。但有一点是明确的，正是因为局部切除失败会带来严重后果，术前适应证的把握才显得更加重要。

肿瘤复发的延迟补救性手术

虽然局部切除对于经过谨慎选择的早期直肠癌患者可能是一个很好的治疗策略，但毫无疑问，与根治性切除相比，局部切除在肿瘤学上是一个较差的选择。局部切除时肿瘤切缘有限，直肠系膜淋巴结无法被清扫。未切除的区域淋巴结被认为是局部切除后手术失败的重要原因[9]。因此，与 TME 相比，局部切除后复发的风险更高[3]。局部切除术后的局部复发率在 0 ~ 33%，全直肠系膜切除后的局部复发率为 0 ~ 2.4%[10]。

因此，对局部切除后的 T1 期直肠癌患者进行监测和随访对于发现局部复发至关重要。由于局部复发可在肠腔内或肠腔外，因此应采用多模式监测方案。目前的指南建议，在最初的 2 年里，每 3 个月做一次直肠镜检查，然后每 6 个月做一次，共 5 年[11]。然而，仅采用直肠镜检查仍可能导致漏诊。此外，尽管有 MRI 或腔内超声（endorectal ultrasound，ERUS）等影像学检查，也可能漏诊淋巴结转移[12]。基于这些原因，一些中心提出，对于局部切除后的早期直肠癌患者，除了每年一次的盆腔 MRI 外，还应积极使用直肠镜和 ERUS 进行监测[12,13]。密切的监测可发现早期复发，降低后续进行补救性根治术的风险。然而，即便有积极的监测，补救手术后的肿瘤学结局也不甚理想，3 年总生存率为 31%，无病生存率为 58%[12]。

Bach 等[3] 曾尝试确定直肠癌局部切除后复发的预测因素。早期直肠癌局部切除后中位复发时间为 13 个月（范围 3 ~ 55 个月）。肿瘤浸润深度、肿瘤最大直径和肠壁内脉管瘤栓是独立预测因素。肿瘤最大径增大 1 cm，复发风险增加 18%（95% CI, 3% ~ 35%）。脉管瘤栓的存在会增加 1.86 倍的复发风险。这与之前发现脉管瘤栓是局部复发的独立危险因素的研究结果一致[9]。

一般情况下，局部复发提示预后不良。在大多数患者中，局部切除后复发的肿瘤，其分期比初发肿瘤分期更晚[14]。另一项研究指出，尽管复发患者采用了术前放疗，但仍有 41% 的患者淋巴结为阳性[14]。Bikhchandani 等对 27 例早期直肠癌局部切除后原位复发的患者进行多模式的补救性治疗[15]。相比于 T1 期直肠癌患者行 LAR 术后 92% ~ 97% 的 5 年无病生存率，他们发现，在行补救性手术后复发的患者中，5 年总生存率仅为 50%（95% CI, 30% ~ 74%），5 年无复发生存率为 47%（95% CI, 25% ~ 68%）。现有的几项研究(表5.1)显示了类似的令人失望的结果，总生存率多在 50% 左右。而 T1 期直肠癌在初始治疗即行 TME 时存活率接近 100%。这些数据提醒我们，局部复发后的补救性手术并

不能取得令人满意的肿瘤学结局，因此局部切除后复发的患者不能依赖于此。

此外，早期直肠癌局部切除后的补救性 TME 常常切除范围更大，并发症率较高。盆腔复发往往需要对邻近盆腔器官行扩大切除术，以实现补救性治疗[16]。例如，在 Weiser 等的研究中，有 50 名患者在首次经肛切除术后因局部复发而进行了补救性手术。50 例患者中有 31 例接受了腹会阴联合切除术，只有 11 例患者接受了低位前切除术。另外，55% 的患者需要行包括骨盆侧壁、前列腺、精囊、膀胱、阴道、输尿管和卵巢的扩大切除术，5 年无病生存率为 53%。同样，You 等[17] 的

5.1 局部切除术后补救性手术相关研究总结

作者及年份	病例数（研究年限）	肿瘤分级	复发中位时间	复发情况	括约肌保留	OS 及 DFS
Friel 等，2002 [14]	1988—1999	T1, T2	—	—	34%	DFS 55%
Weiser 等，2005 [16]	50（1970—2003）	T1, T2	20 个月	17 例局限于直肠黏膜 8 例远处转移	—	5 年 OS 53%
Doornebosch 等，2010 [12]	88（1996—2010）	pT1	10 个月	10例腔内复发(11%)，6 例腔外复发(6.8%)，远处转移 39%	56%	3 年 OS 31%，肿瘤相关生存 58%
You 等，2012[17]	43（1993—2011）	cT1 43% cT2 7% cT3 22% 未知 28%	1.9 年	局部或区域性 67%，远处转移 18%，均为 15%	33%	5 年 OS 63%，3 年无复发生存 43%
Bikhchandani 等，2015 [15]	27（1997—2013）	T1, T2	52 周	腔内 23 例，局部或腔内 3 例，局部进展（T3/T4）73%	33%	5 年 OS 50%，无复发生存 47%

一系列研究发现，33% 的局部切除后复发的患者需要行联合脏器切除，5% 需要盆腔廓清术以达到 R0 切除。此外，他们注意到仅有 33% 的接受补救性手术的患者保留了肛门括约肌，这与其他研究中 30% ~ 50% 保留肛门括约肌比例的结果一致[12,15,17]。补救性手术的目的是实现 R0 切除，这通常需要广泛的切除而导致损伤括约肌。当 R0 切除时，存活率仍可达 59%。然而，当只能行 R1 或 R2 切除时，生存率下降到 0%[16]。

为了努力改善补救手术后的生存预后状态，常采用多模式的治疗策略，包括使用新辅助化疗、辅助化疗和放疗，一些中心甚至采用术中放疗[15]。然而，补救手术后的并发症率报道为 40% ~ 50%。Bikhchandani 等使用多种治疗模式和补救性手术，93% 的患者能够实现 R0 切除[15]。尽管如此，他们报道的 5 年无复发生存率和 5 年总生存率均低于 50%。同样，尽管新辅助放化疗和术中放疗等治疗模式实现了 80% 患者的 R0 切除，You 等[17] 报道 5 年生存率仅为 63%，3 年无复发生存率为 43%。因此，局部切除后复发总体结果仍然令人失望，因为这些肿瘤在局部切除时多为早期。

总结

直肠癌的治疗已取得重大进展。与根治性手术相比，TEM 和 TAMIS 的引入使得直肠良性病变和 T1 期直肠癌的局部切除在技术上变得可行，手术并发症率也更低。审慎选择后的 T1 直肠癌患者，局部切除仍然是一个有吸引力的选择。由于 T1 期直肠癌淋巴结转移的风险高达 10%，因此术前准确的分期非常重要。遗憾的是，现有的 MRI 和直肠腔内超声等方法都不能检测到与 T1 期肿瘤相关的微转移[18]。因此，尽管对患者进行了仔细选择，一些患者还是会因为病理特征不佳或局部复发而需要补救性 TME。起初，外科医生认为这些补救性手术的临床结局可能与早期直肠癌首次即行根治性手术相似。在进行了及时的补救性手术后，病理分期提高的患者其生存结局尚能接受。然而，与前期根治性手术相比，补救性手术在技术上更具挑战性，并且增加了永久结肠造口的可能性。此外，补救性 TME 的局部复发率可能更高。对于局部切除后复发的患者，其复发肿瘤分期通常比初发肿瘤更晚，因此，需要更广泛的手术切除以实现 R0 切除，但却导致了更高的并发症率和功能损害。在所有研究中，括约肌保留率仅为 30% ~ 50%，且通常需要扩大切除才能实现 R0 切除。补救性手术后的生存率，即使采用多模式的治疗方法，也令人失望，徘徊在 50% 左右。这些数据表明，补救性手术并不是局部复发患者的万灵神药。它提示我们，在这些患者的管理中，密切随访及监视是至关重要的。据推测，如果早期发现局部复发，那么补救手术可能有更好的临床结局。笔者建议所有患者最初两年内每 3 个月进行一次内镜检查，而后每 6 个月进行一次检查，直到 5 年。由于有晚期复发的案例，5 年后每年检查仍可能是必需的。理想情况下，这些检查应由经验更为丰富的医生完成。虽然大多数复发发生在腔内，但也有一些腔外的复发。因此，盆腔 MRI 应该至少每年做一次。同样，一些患者会出现远处转移，所以每年进行胸腹部和盆腔的 CT 扫描也是合理的。通过每 6 个月的 CT 扫描和盆腔 MRI，患者可以每 6 个月即得到盆腔影像学检查结果。

结语

由于局部切除失败时不能依赖于补救性手术，改善局部切除结果的最佳方式是通过优化术前患者的选择。在能够可靠地排除直肠系膜内的肿瘤转移之前，患者仍有较高复发风险。现有的研究结果显示，补救性手术常导致较差的结局。因此，当考虑局部切除作为一种治疗选择时，必须谨慎地选择并告知患者。

（李昀昊，林国乐　译）

直肠癌的器官保留及姑息治疗选择

6

Nienke den Dekker, Stefan Erik Van Oostendorp,
Jurriaan Benjamin Tuynman

引言

对于早期直肠癌，与根治性手术相比，局部切除术是一种公认的器官保留方法，其显著降低了并发症率和对生活质量的影响。然而，只有局限于黏膜下层表面 1/3（sm1）且直径小于 3cm，在最终病理检查中没有低分化、淋巴或血管浸润、肿瘤出芽或聚集迹象的 T1 期直肠癌，这些肿瘤的局部复发率低于 5%，才可以用局部根治性切除术进行肿瘤学上的安全治疗[1]。多种风险因素，如出芽、分化差或淋巴血管浸润的局部切除病灶或者 T2 期病灶，都与相对较高的复发率相关[2-4]。由于复发率增加，大多数指南建议在局部切除高危病变后需完成补救性根治手术[5]。

对于身体素质太差不能或拒绝接受根治性手术的患者，可考虑采用局部切除来缓解症状。对于有出血症状、排便习惯改变甚至失禁的患者来说，这似乎是一个有价值的选择。然而，对于直肠高危肿瘤单独行局部切除治疗，在 2～3 年内具有相对较高的复发率。将局部切除和放疗相结合以缓解症状可能是一种选择，但目前尚缺乏数据支持。

目前正在通过前瞻性队列研究和随机试验研究高危病变局部切除后的器官保留策略。局部切除术后的辅助放化疗（CRT）是一个潜在的治疗选择，这已被证明可以降低局部复发率，并在保留器官的前提下维持可接受的并发症率。另一个选择是不再行进一步治疗，而是进行密切监测。如果局部发生复发（大约 20%），再通过挽救性根治性手术进行治疗。

目前研究认为局部切除、放疗、化疗和/或密切观察的几种组合治疗方法可用于更高分期的直肠肿瘤的治疗。本章的目的是总结以器官保留为目的的姑息性治疗数据。

治疗选择

局部切除

单纯局部切除治疗是一种微创技术，术后并发症率和结肠造口率均较低。You 等报道了单纯局部切除术后 30 天总并发症发生率 5.6%，而根治性切除术为 14.6%，原因在于胃肠道的并发症和感染性并发症较少，因此局部切除术后住院时间较短[6]。然而，由于局部切除仅治疗原发性肿瘤，无法切除直肠系膜中可能存在的肿瘤细胞，因此这种治疗方法是否足够仍然是个问题。无论是直肠腔内复发还是直肠系膜内复发均与原发灶临床病理特征有关，包括：黏膜下浸润深度、分化程度、脉管浸润、肿瘤出芽和聚集等。进行局部切除时，周围的肠壁和直肠系膜均未得到治疗。因此，可能会残留肿瘤细胞，并最终发展成临床可检测到的局部复发病灶。

许多队列研究和基于人群的研究提供了T1 和 T2 期肿瘤局部切除后肿瘤学结局的数据。将局部切除作为唯一治疗方法的荟萃分析（涵盖了 1990 年至 2018 年的所有公开数据）显示，2120 例 T1 期肿瘤患者的局部复发率为 10%，357 例 T2 期肿瘤患者的局部复发率为 32%，如表 6.1 所示 [7]。T1 和 T2 期肿瘤中分别有 6% 的患者（总数为 1805 名）和 12% 的患者（总数为 230 名）出现了远处转移。T2 期肿瘤复发率的显著增加表明局部切除术对相对较晚的早期直肠癌的疗效降低。

T3 期肿瘤局部切除后的复发率预计会更高，这也是临床指南不支持局部切除作为 T3 期肿瘤治疗策略的原因。目前这个分期的局部治疗的数据很少，仅有一些学者报道了少量拒绝接受根治性手术或者被认为不适合进行大手术的晚期患者接受局部切除的病例。在 7 篇相关的文献报道中，总复发率为 68%（22 个患者中有 15 人复发）[8-14]。

对于体力评分差的患者，如果围手术期存在较高的并发症和死亡率，无法耐受根治性手术切除，那么局部切除后即使复发率增加也是一个可接受的临床结果。因此，当有意识地选择局部切除术而非标准根治性手术时，预期寿命和预期存活率是重要的考量因素。Allaix 等 [15] 报道了 32 例 TEM 术后患者 5 年生存率为 76%，33 例患者接受直肠癌前切除术或 APR 5 年生存率为 96%。虽然所有患者都有进行根治性切除的指征，但那些接受 TEM 手术的患者，或是不适合接受根治性手术治疗，或是拒绝根治性手术。荟萃分析显示 T1 期肿瘤患者的 5 年生存率为 65% ~ 100%，T2 期肿瘤患者为 30% ~ 95%[7]。大多数复发出现在初始治疗后的 3 年内，挽救性治疗通常包括大手术或相对有效率较低的放射治疗，并且经常伴随较高的并发症发生率。

总之，直肠癌局部切除术具有低并发症率和良好的功能保护。对于低风险 T1 期肿瘤，仅局部切除是一种可行且已被接受的治疗策略。然而，随着肿瘤分期的增加，局部切除的肿瘤预后也越差。

局部切除加辅助治疗

对于虚弱的患者而言，考虑到根治性手术的并发症率，局部切除是一种很有吸引力的策略。因此，可能改善由此而受损的肿瘤学预后的方案也在研究中。这些探索性方案之一是在局部切除后增加辅助放疗或放化疗。这可能会改善肿瘤学预后，包括提高生存率约，同时仍然可以保留器官。

一项荟萃分析报告显示，278 例 T1 期肿瘤患者的平均局部复发率为 7%，382 例 T2 期肿瘤患者的平均局部复发率为 16%（表

6.1），214 例 T1 期肿瘤患者和 254 例 T2 期肿瘤患者的远处复发率分别为 5% 和 7%[7]。特别值得注意的是，与单纯局部切除相比，辅助治疗后的 T2 期肿瘤复发率显著降低。T3 期肿瘤局部切除加辅助放疗或放化疗的总复发率约为 38%（12/32）[8,9,12,14,16–19]。

美国国家癌症数据库分析显示，T2N0M0 肿瘤患者在接受局部切除后的 5 年生存率为 79.7%，与根治性手术相似[20]。如果排除手术后 90 天内的死亡后，其存活率明显低于根治性手术后的患者。其他报道显示 T1 期肿瘤的 5 年总生存率为 63% ~ 98%，而 T2 期肿瘤的 5 年总生存率为 61% ~ 93%[7]。与单纯局部切除相比，增加了辅助治疗对 T2 期肿瘤患者的生存益处似乎更大。然而由于研究的严重异质性，尚无法得出直接的结论。尽管如此，局部切除后加用辅助放化疗似乎是一种有前景的策略，可作为高复发风险肿瘤（如具有风险特征的 T1 期肿瘤或 T2 期肿瘤）定制的治疗方法。TESAR 试验始于 2015 年，旨在深入了解局部切除后辅助放化疗的肿瘤学预后和功能预后[21]。在这项研究中，中高风险 T1 期肿瘤和没有不良特征的 T2 期肿瘤患者进行局部切除后，随机至辅助放化疗组或进行补救性 TME 根治术组。预期的研究结果是两种治疗方式具有相似的复发率和生存率，而辅助放化疗组会有更好的生活质量和功能预后。在撰写本书时，该临床试验仍在进行中。

综上所述，对于具有高复发风险特征的 T1 期或 T2 期直肠癌，辅助治疗有可能改善直肠癌局部切除术后的复发率和生存率。T3 期肿瘤似乎也受益于辅助治疗，但肿瘤学预后仍然不佳，复发率高。

新辅助治疗后进行局部切除

新辅助放化疗后进行局部切除也是一种可能的治疗策略。新辅助治疗可能会使原发病灶分期降低以及肿瘤体积缩小，使最初较大的肿瘤得以局部切除。更重要的是，该治疗方案可将直肠系膜作为靶区进行放射治疗，可对隐匿性淋巴结病灶进行照射。

据报道，在局部切除前接受过新辅助化疗的 T2 和 T3 期肿瘤患者局部复发率为 7% ~ 17%[22–24]。这大大低于先前提到的单独接受局部切除的患者的局部复发率，并且略优于接受辅助治疗者。美国国家癌症数据库的一项侧重于生存率的分析显示，T2N0M0 肿瘤患者在局部切除前接受过新辅助化疗的 5 年总生存率为 76.1%[20]。这近似于接受根治性手术或局部切除加辅助放化疗患者的 5 年总生存率。Allaix 等报道，11 例 T2N0 期患者接受新辅助化疗和局部切除后，5 年生存率达到了 77.8%，这与单纯局部切除者相当[15]。基于这些数字，新辅助治疗和辅助治疗似乎

表 6.1　复发率

	T1	T2	T3
局部复发			
局部切除	10% （n = 2120）	32% （n=357）	58% （n = 19）
局部切除 + 辅助放（化）疗	7% （n = 278）	16% （n=382）	33% （n = 27）
远处复发			
局部切除	6% （n = 1805）	12% （n=230）	31% （n = 13）
局部切除 + 辅助放（化）疗	5% （n = 214）	7% （n=254）	4% （n = 23）

n：纳入分析患者数量

是同等有效的策略。

然而，新辅助治疗的并发症率被严重低估。与单纯进行局部切除术相比，新辅助放化疗后局部切除术具有更高的伤口裂开风险（23% vs 61%），术后疼痛发生率增加（15% vs 52%）以及再入院率的增加（7% vs 44%）[25]。另有研究报道了 TEM 后伤口相关的并发症率的增加[26]。Marks 等的报道中包括了 43 例新辅助治疗的患者，其中有 36 例接受了化学放射治疗，其余 7 例患者被认为对化疗不耐受，因此仅接受放射治疗。共有 11 名（25.6%）患者出现了伤口相关的并发症，而仅进行 TEM 治疗的 19 例患者则均无伤口相关的并发症。

尽管与新辅助治疗相关的短期并发症增加，但是其肿瘤学预后被认为是很有前景的，这就解释了为什么新辅助治疗相关的研究还在不断进行。一个例子是国际多中心的随机化 STAR-TREC 试验[27]。在这项研究中，分期为 cT1–3 N0 的肿瘤较小的患者，随机入组至标准 TME 组或保留直肠治疗组。在保留直肠治疗组，如果临床反应良好，则在进行新辅助放化疗后实行局部切除。在完全临床反应的情况下，可转换至临床试验所提供的观察等待策略。这个临床研究方案背后的假设是放化疗足以作为早期直肠癌患者的单独治疗手段。

该假设得到了 Angelita Habr-Gama 教授（巴西圣保罗）等的支持。他们报道了放疗后高达 22.4% 的肿瘤完全反应率，使得手术可以避免，而观察等待策略的随访方案成为可能[28,29]。在另一篇报道中，他们发现在 80 岁以上患者中，无论健康状况良好或是存在严重的伴随疾病症状，在完全临床反应的情况下，单独放化疗的绝对生存率优于不完全反应联合根治性手术[30]。1 年后，单纯放化疗组与放化疗联合根治性手术组相比，在健康状况良好的患者中绝对生存优势为 10.1%，在有伴随疾病的患者中为 13.5%。

总之，增加新辅助放化疗似乎可以改善局部切除术的肿瘤学预后。但是，对新辅助放疗后并发症的增加则需要谨慎对待。目前，放化疗后的完全反应率不足 1/4。尽管如此，如果能够确定反应良好者，则可能会为提高生存率和器官保留提供机会。

姑息放疗

为了避免手术干预，可以考虑采用短程放疗。放射疗法经常用于缓解与肿瘤生长有关的症状，例如疼痛、梗阻、出血或里急后重等。2014 年的一项系统回顾评估放疗在姑息治疗中的疗效[31]，结果显示 75% 的患者出现了症状改善。但所有纳入的研究均使用了不同照射剂量。

最近一项刚发表的研究中，患者在 5 天内被给予 5*5 Gy（戈瑞）的放射剂量，以缓解局部晚期直肠癌的症状[32]。他们报道的疼痛减轻或缓解的比例为 87.5%，出血减轻或缓解的比例为 100%。术后 1 年、2 年和 3 年的无结肠造口率则分别为 100%、71.4% 和 47.6%。该放疗剂量的毒性是很低的。

对无法手术的直肠癌患者而言，直肠腔内近距离放疗是一种有效的姑息治疗手段。当与其他治疗方案联合时，可以改善 pCR，但不会有复发率或总生存的获益。局部应用近距离放射治疗用以缓解疼痛是一种基于过往治疗前列腺癌和宫颈癌的经验选择。已有研究将其作为一种直肠癌的局部治疗手段，但目前数据很少。

在 Hoskin 等的研究中，对 50 例不能手术或无法治愈的肿瘤患者采用了近距离放射疗法，作为单独的治疗方法或用于辅助外照射放疗（external beam radiotherapy，EBRT）[33]。在所有患者中，75% 有客观反应，其中包括 14 例完全反应。接受 EBRT 和近距离放疗联合的患者中位生存期为 25 个月，而接受腔内姑息放疗的患者中位生存期仅为 7 个月。在 28 例直肠出血患者中，57% 获得了临床症状的完全缓解，其中位缓解时间为 10 个月。这项 HERBERT 试验还分析了 EBRT 联合高剂量的直肠腔内近距离放疗对不能耐受手术的老年直肠癌患者的疗效。初步研究结果表明，在 33 例患者中有 29 例（87.9%）达到客观缓解，其中 60.6% 为完全缓解（CR）。到 2 年时，局部无进展生存率和总生存率分别为 42% 和 63%[34]。

总之，放疗作为体力状况较差和不能耐受手术的患者的唯一治疗方法，是一种有效的姑息治疗手段，可显著改善肿瘤引起的相关症状。外照射疗法和腔内近距离放疗疗法的结合显现出特别高的反应率，目前还需要更长期的随访数据来评估其毒性。

根治性手术

目前，就肿瘤学预后而言，以全直肠系膜切除术（TME）为主的根治性手术仍是直肠癌的最佳治疗方法。然而，发生吻合口瘘

的风险是比较大的，为 3% ~ 10%，这也许是灾难性的，特别是对年龄较大或体力状况较差的患者而言[35]。因此，在这种情况下，根治性切除加结肠末端造口术（Hartmann 手术）可能是一个合适的选择。

从流行病学的观点来看，大多数被诊断为直肠癌的患者年龄均超过 75 岁。因此，由于体力状况较差、严重并发症或预期寿命较短，可以考虑对这些患者采取姑息性治疗手段而非根治性治疗。Manceau 等的系统综述总结认为，并发症的严重程度远比高龄对患者术后并发症的影响大[35]，这也表明高龄本身不应成为治疗策略的歧视性因素。

不幸的是，很少有研究专门分析这一群年龄较大的人。75 ~ 84 岁结直肠癌患者术后 30 天的死亡率约为 9%。而对于 85 岁以上的患者而言，术后 30 天内死亡率为 20%。在紧急情况下进行手术时，死亡率还会增加[36,37]。Mamidanna 等描述了在 80 岁以上患者中一个更高的 30 天死亡率，为 31%，并在 12 个月的随访中死亡率增加到了 51%[38]，这些数据包括了接受消化道重建的手术患者。年轻患者的生存率则更高，对于 T1 期直肠癌患者，5 年总生存率约为 80%，T2 期患者为 77%[6,20,39]。

总之，根治性手术可提供最佳的肿瘤学预后。通过选择 Hartmann 手术，可避免高危患者发生吻合口相关的并发症和死亡风险，同时仍能保持较好的肿瘤学预后。

结语：个体化定制姑息治疗

局部切除与低并发症率相关，但与根治

性切除相比，除了低风险 T1 期之外的其他分期的直肠肿瘤患者，在接受局部切除后的肿瘤学预后均较差。虽然新辅助放化疗理论上很有吸引力，但其加入会导致相对较高的并发症率。局部切除加个体化的辅助治疗似乎是 T1 和 T2 期肿瘤的一个更有前景的选择。T2 期或更高分期的肿瘤行单独局部切除术将导致难以接受的高复发率，并且其复发可能是伴有明显症状的。因此，不建议将局部切除作为姑息治疗手段。

最好的治疗方法应该是针对每个患者进行高度个体化的定制，并与患者、家属和多学科肿瘤专家组讨论。如果只是为了短期缓解症状，短程放疗可能是最好的选择。如果更具侵入性的治疗策略仅有较低的并发症发生率，无复发生存期也更可期待，那么这可能是相对更好的选择。这可能包括针对 T1-2 期肿瘤的局部切除加辅助治疗。作为一种替代方案，直肠腔内近距离放疗单独或联合外照射放疗均可用于直肠癌的姑息性治疗。对于可以耐受根治性手术并希望获得最佳肿瘤治疗效果的患者，根治性手术是最好的选择。对于无法接受吻合口瘘高风险的患者，不需进行吻合的直肠切除联合永久性结肠造口术可能是一个兼具最佳肿瘤学控制和相对较高生活质量的有效选择。

（叶峋，周钦，王建伟　译）

手术器材及充气设备的选择

William Frederick Anthony Miles, Muhammad Shafique Sajid, Eleni Andriopoulou

引言

自结直肠手术报道以来，近端直肠的经肛入路一直是经肛手术的制约因素[1,2]。经肛入路依赖于手术器械，经肛手术受制于以下4个因素：①手术入路；②照明；③充气设备；④手术器械。

最早的直肠镜及乙状结肠镜在上述方面均存在缺陷[3]。然而，正是这些简易器械向现代直肠手术器械[4]的发展，为经肛手术带来了重大变化。本章中，笔者将探讨这些直肠、肛门入路器械以及相关设备的发展在经肛手术领域引发的变革。

发展历史

经肛的直肠腔内及腔外手术受以下4个因素制约：①在不损伤肛门括约肌的前提下，肛门可扩张的最大直径；②直肠肠腔的照明及可视条件；③直肠肠腔或盆腔空间在充气条件下的扩张程度；④可在局限的直肠或盆腔空间内操作的器械条件。历史上直肠入路可借助拉钩（如 Parks 拉钩）扩张肛门或如 Phillip Bozzini[5] 于 1804 年描述的扩张肛门并

置入某种管道来实现。此外，也可经臀部或经肛[6]，或通过分离肛门括约肌复合体直接进入直肠[7]实现直肠入路。通过切开肛门或经臀部切口实现的入路虽能较好暴露某些直肠区段，但在直肠及肛门重建方面存在难以克服的问题。由于这些入路在历史上及近期的研究中存在不能接受的严重感染及排便失禁的比例，当今临床上已不再使用[8]。

除内镜外的经肛入路的历史

经肛入路的发展可分为两派：借助机械性拉钩保持肛门扩张的开放入路，以及借助具有气密性的管形器材并经管腔进行操作的手术用乙状结肠镜[9]。开放入路在切除病灶时具有直视下操作以及外部照明的优势。但该方法仅适用于低位直肠的病灶。即便如此，由于照明、视野及手术器材操作的不便，息肉或肿瘤局部复发率可能较高[10,11]。

历史上，手术用硬质乙状结肠镜可为上段直肠提供更佳的入路。该设备的设计使乙状结肠镜在进入时向直肠腔内充气，对上段直肠及远段乙状结肠的暴露极佳。但同样由于设计上的限制，该器材在经管腔操作时不

能持续充气，这使得直视下的解剖难以实现。虽然该设备可实现对病灶的单纯套扎活检，更复杂的操作及切除术则难以实现。在欧洲及美国，除了偏远地区的医疗机构，这种乙状结肠镜已极少被使用。

柔性乙状结肠镜

20 世纪 50 年代柔性乙状结肠镜的问世[12]代表着直肠入路方式的首次突破。可获得的视野以及可实现的术式自此改变。该设备的视野及照明通过光纤传导，且它的末端可向各个平面活动。直肠及结肠的肠腔可经该设备充入空气或 CO_2，且可通过单个或两个操作通道置入器械以实现活检或套扎切除术。操作人员可通过调整结肠镜末端的朝向以及前进或后撤肠镜实现操控。柔性内镜和外科经肛入路的发展齐头并进，且在某些方面上存在着重叠[13]。柔性内镜应用的进展，如内镜黏膜切除术（endoscopic mucosal resection, EMR）以及内镜黏膜下剥离术（endoscopic submucosal dissection, ESD）[14]拓展了柔性内镜的应用前景。现今，柔性内镜下直肠全层切除术已成为可能[15]。图 7.1 为奥林巴斯 -OSF-2 柔性乙状结肠镜（Olympus UK and Ireland, KeyMed House, Stock Road, SS2 5QH Southend-on-Sea）。柔性乙状结肠镜及结肠镜更深层次的进展已超过本章的讨论范围——不过，当前不同的技术可能甚至很可能会在将来在经肛机器人手术领域产生交集[16]。

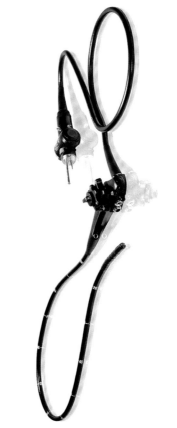

图 7.1　奥林巴斯 -OSF-2 柔性乙状结肠镜

经肛内镜显微手术

由 Gerhard Buess 教授[17]设计，德国 Wolf 公司生产的经肛内镜显微手术（transanal endoscopic microsurgery, TEM）器械（图 7.2）的问世代表了经肛手术领域的阶段性突破。该设备可在恒压充气的直肠腔内为术者提供细微、立体且有照明的视野，且可抽出术中的烟雾及液体。该设备使得在极佳的视角下通过特制器械进行手术成为可能。该器材配有特制充气设备维持直肠腔内的充气状态，且术中器材及目镜通道均具备气密性。虽然 TEM 全套设备是经肛手术器械发展历程中前所未有的，但 TEM 充气设备在后续 20 余年内的发展过程中没有被进一步改进。

TEM 的早期实践已证实其不仅可切除腔内的病灶，还可实现直肠壁的全层切除并可缝合肠壁缺损[11,18,19]。该术式在术后并发症、死亡率、切除的成功率以及标本完整性等方面较传统经肛切除术存在优势[11]。

在 TEM 领域，必须提到 Karl Storz GmbH 和 Hopkins 的棍形镜头系统以及他们在一套相似的系统即经肛内镜手术（TEO）的发展中所做的贡献。这套系统入路相似，但没有立体镜视角、恒压充气及抽除烟雾的功能。病例对照研究显示，在使用高清 2D 摄像头的情况下，使用 TEM/TEO 系统的手术效果并无差异[20]。

这些所谓的硬质手术平台（TEM/TEO）在近 20 多年来都是复杂经肛手术的首选器材。已有较多研究证实了这种平台可实现对良性息肉及早期直肠癌的完全切除，其术后局部复发率、死亡率及并发症发生率都非常低[21-26]。此外，有证据指出，手术标本的质量与使用的平台无关。Lee 等的研究指出，使用所有经肛手术平台行直肠肿瘤手术的效果相同[27]。

尽管大多数使用 TEM/TEO 设备的经肛手术局限于良性肿瘤及早期直肠癌的切除术，从而保留直肠及直肠系膜的完整性，仍有部分小样本研究将这些器材应用于全直肠以及在部分案例中的乙状结肠切除术。M．Whiteford 等于 2007 年首次报道了在尸体模型上施行的 TEM 镜下经肛直肠切除并行肠道吻合重建，没有经腹入路[28]。该尝试最终成了当代 taTME 手术的前身。

TEM 类设备行直肠切除术已成为该类器械的延伸应用，但尚未成为主流术式，不过其在尸体模型上的应用以及首次在人体上使用 TEM 平台行 taTME 术同时于 2010 年 5 月报道[29]。如下文将述，单孔腹腔镜手术（single-incision laparoscopic surgery, SILS）及随后将该器材应用于直肠入路的外科术式的同步发展代表着外科理念的转型，也是现代经肛手术演变历程中的重要突破[30]。

TEM/TEO 平台仍在临床应用，其在上段直肠腔内病灶的切除术中可能存在优势。部分外科医生仍偏好使用该平台行 taTME 术。部分小型对比研究指出，相比硬质或软质手术平台，该平台在大体标本上行 taTME 术所获得的标本并无差异[31]。

SILS、TAMIS 及手套平台

为满足腹腔镜手术的美观需求，通过单

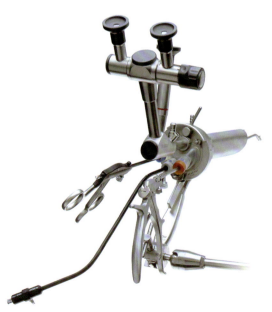

图 7.2　Richard Wolf 1983 年发明的 TEM 单筒镜

个腹部切口，特别是经胚胎自然腔道，脐的 SILS 平台应运而生。相比先前腹腔镜胆囊切除术所需的 3 个或经典的 4 个切口，SILS 的入路仅需单个切口[32]。当前已有数种针对腹腔入路及经肛入路的多孔腔镜平台。GelPOINT 经肛入路平台（Applied Medical, Rancho Santa Margarita, California, USA）是针对经肛入路开发的。SILS 平台（Covidien, Norwalk, Connecticut, USA）是首个用于经肛入路的平台。Atallah 等在 6 位患者的实践中指出，SILS 平台可实现直肠入路以完成直肠内的手术，且相比传统的腹腔镜结直肠手术，仅需极少的附加器械。他将该技术命名为经肛微创手术（transanal minimally invasive surgery, TAMIS）。随后，Hompes 等同样报道了联合环形肛门扩张器（circular anal dilator, CAD）和 CelPOINT 微型入路套筒，使用包括通道、腔镜以及腔镜器械等腹腔镜器材可以完成直肠腔内手术[33]。该团队还报道了使用手套平台实现经肛入路[34]。下文中将详述 TAMIS 在 taTME 术中应用的进展。

经肛入路平台

经肛拉钩

低位直肠与肛管的开放入路可由带有 2 或 3 片相对的金属片的金属拉钩实现。在置入肛门后，这些金属片可张开并为手术提供入路。这种属于最简易的低位直肠入路装置，包括 Parks 肛门拉钩以及 Pratt 或 Eisenhammer 型装置。

手术用乙状结肠镜

当前硬质乙状结肠镜主要应用于诊断及活检[35,36]。不过，也可继续用于直肠异物的取出术[37]。

Lone Star 盘状拉钩

Lone Star 盘状拉钩是一种在弹性底座上附有多个钩子的固定在患者身上的牵开装置，可用于外翻肛门并可稳定盆底。特别是在向肛门置入柔性管道时，该装置可确保管道上缘高于提肛肌平面，因此非常实用。

此外，Lone Star 盘状拉钩也可用于括约肌间平面的手术，在手术初始阶段对于肛管直肠交界处操作时非常实用[38,39]。

配有充气装置的硬质入路通道

当前的两种硬质入路设备配有一个硬质的操作架基座，用于固定经肛置入直肠的硬质管道即入路通道。这个管道的末端由气密片保持封闭，内镜以及操作器械则由这些气密接口置入。整个设备在管道与肛门间保持气密，因此可以对直肠进行充气。

TEM

TEM 设备所采用的内镜为 70° 视野、与长轴呈向下 50° 视角的高清双目手术显微镜头。该镜头通过入路套筒内的固定通道置入，因此可以进镜、退镜以及绕长轴旋转并始终保持与入路套筒共轴。TEM 镜还带有一个可以驳接腹腔镜镜头的可视通道。该通道位于 TEM 双目镜的下方，所提供的视野稍有区别。该通道适用于教学，术者也可根据自身喜好，选择利用电视屏幕或是双目镜进行手术。整个 TEM 设备通过一个可锁止的支撑臂固定在手术台上。Richard Wolf 生产并销售全套用于 TEM 的操作器材，包括带角度的抓钳、持针器以及针式电刀。除了末端以及连接管，整套装置可重复使用。通过连接管可实现充气、持续吸引、持续压力监测以及在不将镜子抽出入路通道的情况下冲洗镜头。在术中，需依据病灶情况将患者在手术台上摆放于适当体位 [4]。

TEO

TEO 设备所采用的镜头为单目镜，单目镜固定在入路套筒轴的上方。这种设计在避免单筒镜身的目镜与操作器械的干扰方面具有优势。设备的目镜在设计上可驳接标准腹腔镜镜头。大多数情况下，TEO 设备使用标准腹腔镜器械，包括充气装置。在使用 TEO 设备行 taTME 手术时最主要的难点为直肠的充气 [40]。有关充气的内容将在下一章讨论。

部分术者偏好 TEM 设备，另一些偏好 TEO 设备。在操作的复杂程度方面，TEM 设备的操作及维护显然更加困难。然而，这些牺牲换取了其极佳的稳定性，且可提供恒压充气、管腔照明、吸引及灌洗。在 TEM 与 TEO 的对照研究中，患者预后无明显差别。虽然 TEM 是最早用于 taTME 术的设备，笔者认为并不非常适合该术式。主要原因是可视镜头在使用上存在局限性，仅术者可发

挥双目镜的优势，而双目显微镜在 360° 操作时较为困难。

TEO 器材的操作难度较小，整套设备使用标准腹腔镜镜头、腹腔镜操作器材以及充气设备。但 TEO 设备的简洁性也导致了它的局限性：由于不能提供恒压充气，除了非常基础的手术以外，操作都十分困难。不过，TEO 可用于直肠全 360° 的操作，且因其使用的单孔镜可投映在显示屏上，因此助手也可参与手术。已有较多中心将 TEO 设备用于 taTME 术 [41]。2016 年专家团应邀于 St.Gallen 举办了一场研讨会，会议经德菲尔流程达成了有关共识 [42]，59.5% 的专家支持 TEO 器材，40.5% 支持 TEM 器材。

TAMIS

当前有一些应用 TAMIS 技术的柔性入路设备可供选择。笔者将在下文中对此展开讨论。

GelPOINT 经肛入路平台

GelPOINT 经肛入路平台或为经肛入路最常用通道（图 7.3，Applied Medical, Rancho Santa Margarita, California），在开发 TAMIS 技术的外科医生的帮助下，此平台专门为该用途而设计。这种可降解的一次性器材含有一个由金属环支撑的具有近端凸缘及远端凸缘且可变形的半硬质基座。该基座可在轻柔的推挤下置入肛门。该装置的另一部分为一个可连接在基座远端的凝胶帽，可根据手术需要，将 3 个或 4 个接口穿透并固定于凝胶

帽，为镜头及操作器械提供具有气密性的操作通道。此外，该橡胶盖还附有两个螺旋连接口以供充气及排气。GelPOINT 系统近期的进展在于引入了一个特制的可连接恒压充气袋（insufflation stabilization bag, ISB，图 7.3）的高流量接口。入路通道有 3 种长度可选，且有含或不含近端凸缘的型号。在施行 taTME 术的专家中，91% 的专家选择 GelPOINT 作为入路通道[43]。

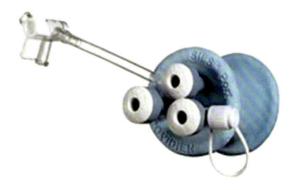

图 7.4 SILS 基座（Covidien）

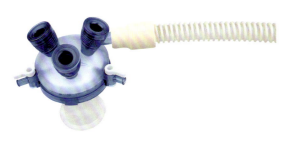

图 7.3 GelPOINT 通道

SILS

SILS 基 座（Covidien）（Medtronic, 710 Medtronic Parkway, Minneapolis, Minnesota, USA，图 7.4）是一种置入肛管并缝扎固定的泡沫基座。该基座带有 3 个成型接口（通常为 1 个 10mm 以及 2 个 5mm 接口）的孔道。通过这些接口可实现对直肠的入路及充气。在最初的文献报道中，SILS 基座最先用于 TAMIS 手术的平台[30]。

OCTO 平台

OCTO 平 台（DalimSrugNET, B1401 Woolin Blue Nine, 583, Yangcheon-ro, Gangseo-gu,

Seoul, Korea）是一种可置入肛管的凸缘套筒，在套筒的末端带有含多个接口的盖子。该装置在欧洲及北美使用较少，在 St.Gallen 峰会专家团中的支持度仅有 21.6%。该装置市面较少见也可能是其在该团队中支持度较低的原因，且该装置尚未与其他 TAMIS 装置进行较为系统的比较。此外，还有包括 D 平台（由 Karl Stortz 公司生产）（图 7.5）以及 KeyPort flex（Richard Wolf）（图 7.6）在内的其他适用于 TAMIS 术的平台。

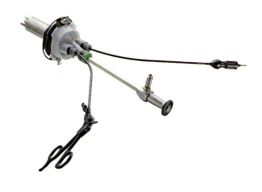

图 7.5 由 Karl Stortz 公司生产的 D 平台

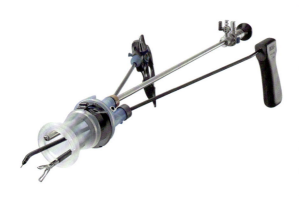

图 7.6   Richard Wolf 生产的 KeyPort flex 平台

机器人辅助 TAMIS

虽然机器人辅助下的经肛手术已证实可行 [44,45]，但机器人辅助 TAMIS 术或 taTME 术的报道仍非常有限。当代外科机器人体积较大，且它们的多臂器械以及固定系统并不十分适合经肛手术。不过，有证据提示具有腕状关节或柔性的机器人设备或可便于经肛手术的操作。此外，当前市面上的机器人的设计使其难以固定在便于经肛手术的位置。尽管如此，机器人辅助 TAMIS 术已在部分医疗中心先驱性的尝试中证实可行 [46-50]。将来机器人辅助手术可能在某些方面具有显著优势，特别是能避免当前经肛手术常见的镜头与操作器材发生冲突的局限性。虽然随着术者经验的增长这类冲突可以避免，但这些经验的培养需要很长的学习周期，且容易导致术者疲劳。具有立体镜、3D 目镜以及多关节操作臂的机器人手术设备的问世很可能是经肛手术下一个关键性进展 [51]。目前来说，利用机器人行经肛手术虽然可行，但并不常见。

经肛手术器械

传统腹腔镜手术器械

随着 TAMIS 技术的发展，大多数经肛手术可使用标准结直肠外科中使用的普通腹腔镜器械完成。额外所需的器械为两把持针器、弯抓钳以及其他带角度的器械，不过这些都属于选配器械。

改良的手术器械

现已有多种由 Richard Wolf 开发的适配于 TEM 设备的改良手术器械，包括便于缝合的右手或左手带角度的抓钳及持针器。那些设计用于单孔腹腔镜手术（single-incision laparoscopic surgery，SILS）的弯杆器械在多数使用 TAMIS 术式的经肛手术中使用较少。然而，在某些情况下，使用带角度的器械可使特定操作不那么费力。铰接式操作器材在 TAMIS 术中同样不常用，因为在大多数情况下，直的器械足以满足局部切除术的需要。

缝合装置

目前研究人员已经发明了很多自动缝合设备，在病变局部切除后，能够加快缝合速度。虽然一些 TAMIS 手术专家倾向于使用自动缝合设备，但由于成本较高，在临床实践中自动缝合设备并没有被广泛应用。此外，对于直肠肿瘤全层切除后大部分直肠壁的缺损，都可以在腹腔镜下使用持针器和可吸收缝线缝合。然而，使用 V-Loc suture 缝合线

（Medtronic, 710 Medtronic Parkway, Minneapolis, Minnesota, USA）或 STRATAFIX 缝线（Ethicon, Bridgewater, New Jersey）将使腔内缝合变得更加简单。

电凝

单极电凝是经肛手术最常用的器械，电凝器械尖端的选择在很大程度上取决于操作者，例如钩子、刮刀或针刀等。单极电凝释放的能量会使组织汽化，有利于组织分离以及解剖层面的暴露[52]。与单极电凝相比，使用超声刀或者其他能量设备分离组织往往会将解剖层面封闭。单极电凝将电切与电凝混合，可以调整透热效果以提供止血功能。由于组织的解剖主要在无血管区域进行，因此通常不需要先进的能量设备。大多数外科医生更喜欢低能量的电刀，以最大限度地减少烟雾的产生并减少组织烧焦。根据外科医生的喜好不同，可使用脚控或手控操作电凝设备，脚控有利于更精确地进行解剖，并且不太容易疲劳[53]。

双极电凝通常不用于经肛手术，尽管它可以用于盆腔侧壁、骶前或前列腺神经血管束等静脉出血的止血，但是一般不用于组织解剖和分离。St.Gallen 共识会议曾就单极和双极电凝作为经肛入路手术的首选能量设备与血管闭合设备达成了 94.6% 的共识[43]，但双极电凝在经肛局部切除或其他更复杂的经肛手术中的使用频率仍然很低。

能量设备

对炎症性肠病患者施行直肠切除术时，

超声刀最适合用于直肠壁的全层分离和直肠与系膜间的解剖。超声刀能在组织切割分离的同时提供止血功能，这在切割分离包括黏膜层在内的直肠壁全层时是一个明显的优势，因为这些组织的血液供应良好，在对大息肉或早期直肠癌进行全层切除时很可能会出血。

然而在某些情况下，超声刀会将解剖层面封闭在一起，从而使外科医生无法从一个解剖层面进入另一个解剖层面。尤其是在 taTME 手术期间，超声刀的这种封闭效应可能会阻碍外科医生进入正确的解剖层面。

高级的能量设备使用双极电极之间的低电压、高电流与压力来塑化和融合组织，其整体效果与超声刀相似，还可以用类似于超声刀的方式完成解剖，但是目前还没有数据显示高级的能量设备和超声刀孰优孰劣。正如上文中提到的，使用超声刀或其他商业途径可获得的高级的能量设备可以在近距离对直肠进行解剖，从而有利于对炎症性肠病患者施行直肠切除术。高级的能量设备通常不用于经肛局部切除手术、直肠肿瘤手术或其他复杂手术，如 taTME 手术等[54]。

气体法则

理解适用于所有气体的基本物理定律以及容纳气体的容器材料对于理解充气过程十分重要。至今，CO_2 是最常用的充气气体，因此本章的其余部分将假设 CO_2 作为充气气体，并将 CO_2 视为理想气体[55]。

有许多物理定律适用于气体，其中最重要的可能是 Boyle 定律[56]，其表述如下：

$$K = P \times V$$

在该公式中，P 表示气体的压力，V 表示气体的体积，K 表示气体分子的数量。必须仔细理解我们所指的充气体积和腹腔内气体体积之间的区别。因为腹腔内本身具有 20cm 水柱的气压，充气设备在大气压（1020cm 水柱）下释放 1L CO_2，其在腹腔内的气体体积将因为压力的轻度升高（大气压 +20cm 水柱）而略低于 1 升，约为 1020 / 1040*1L=0.98L。在本章中，将忽略充气过程中温度的变化，因为在生理温度范围内气体的体积和压力的变化非常小，可以忽略不计。

由于压力的变化（δP）非常小，体积随压力的变化（δV）也非常小，因此可以合理地假设充气设备输出的 1L 气体约等于腹腔或直肠内的 1L 气体。如果腹腔是一个具有固定容积的盒子，那么气腹压力将和充入气体的体积直接相关，但是腹腔并不是一个具有固定容积的盒子，因此在腹腔充气的过程中，气体的压力和体积都会发生变化。许多腹腔内的组织具有一定程度的弹性，因此腹腔是一个具有顺应性的容器，而了解容器的顺应性在充气过程中的作用也是必要的。

顺应性

在上面已经讨论了气体分子的数量 K、气体的压力 P 和气体的体积 V 三者之间的线性关系。当气体被充入不同体积的空间时，可以得出气体的压力和体积之间的关系（图 7.7）[57]。然而，人体的组织是具有顺应性和弹性的，这意味着充气开始时气腹压力和体积的关系与充气结束时气腹压力和体积的关

系是不同的。

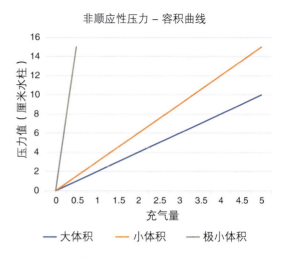

图 7.7 不同容积的非顺应性容器在充气时的线性压力 – 容积曲线

在充气开始时，腹腔的顺应性很大，因此在增加一定量的气体分子 K 时，气腹压力的变化很小，但腹腔的体积会有非常大的变化。然而，在充气结束时，充入相同数量的气体分子 K 会使气腹压力发生非常大的变化，而腹腔的体积变化却很小[57]。如果腹腔不具有顺应性，那么压力 – 容积曲线可能如图 7.8 所示。但是实际上腹腔是具有顺应性的，因此压力 – 容积曲线将如图 7.9 所示。

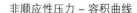
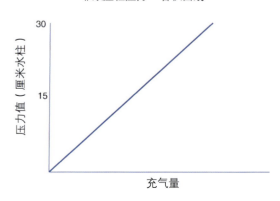

图 7.8 非顺应性容器在充气时的压力 – 容积曲线

顺应性压力 – 容积曲线

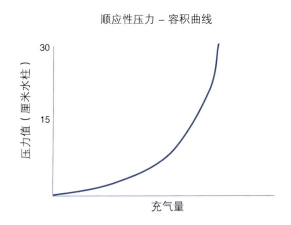

图 7.9　顺应性容器（腹腔）在充气至非顺应点时的压力 – 容积曲线

充气

　　充气设备能够增加腹腔内的气体量，直至达到所需的压力[58]。目前几乎所有的充气设备都采用压力和气体流量控制充气过程[59,60]，充气设备设定的压力可使腹腔膨胀以形成足够的操作空间[61]，设定的气体流量大于气体损失流量，从而向腹腔内充入气体。腹腔体积逐渐增加，其阻力为腹壁的重量（或者说非弹性顺应性）和腹壁的弹性张力。

　　进入腹腔的气体量、操作空间、腹壁张力和腹壁顺应性之间存在着非常复杂的关系。腹壁并不均匀，腹壁的部分位置比其他位置更具有弹性。腹壁也是动态的，在充气过程中可能会收缩[62,63]。因此，充气过程中体积、压力和张力之间的物理方程非常复杂。Becker 等研究者们曾经探索过它们之间复杂的关系，并且证明了压力 – 容积曲线因患者而异。正常腹腔镜操作时的压力 – 容积曲线如图 7.10 所示，在图中充气压力处于腹腔膨胀的顺应期内，因此增加气体体积会引起压力适度的增加。此图可重新绘制，以显示

腹腔体积与充入气体的体积之间的关系（图7.11）。

常规腹腔镜手术压力 – 容积曲线

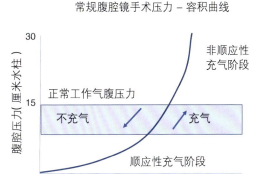

图 7.10　正常腹腔镜操作时的压力 – 容积曲线

常规腹腔镜手术压力 – 容积曲线

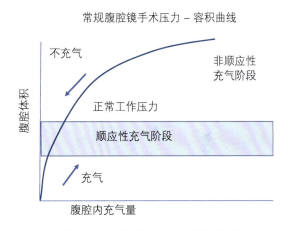

图 7.11　腹腔内充入气体的体积和腹腔体积的曲线

　　骨盆的情况更为复杂。骨盆的骨性解剖形成一个实心的圆锥体，圆锥体的两端都覆盖有弹性膜。骨盆的下方受到盆底的约束，上方受到腹膜和盆腔内容物的约束。因此在骨盆中充入气体时，其动力学与在腹腔中充入气体时大相径庭。由于骨盆很少是具有顺应性的，并且骨盆容积非常小，因此在充入一定量的气体时骨盆内气体的压力将变化很大（图 7.12）。

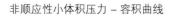

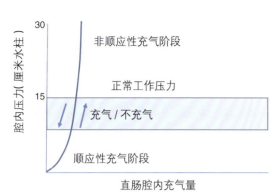

图 7.12　在直肠中充入气体的容积－压力曲线，仅充入少量气体就会引起直肠内的压力明显升高

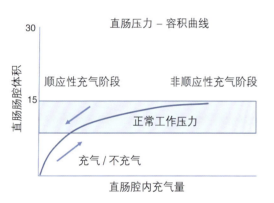

图 7.13　充气体积与直肠容积之间的关系

随着充入气体体积的减少和骨盆顺应性的降低，充入任何体积的气体引起的压力变化都会增加。这是在采用 TAMIS 进行经肛局部切除术开始时，或采用 TAMIS 进行 taTME 手术在荷包缝合后经常会遇到的场景[40]。图 7.12 也可重新绘制，以显示充入气体的体积与直肠容积之间的变化关系（图 7.13）。

此时，充气量低于 200mL，GelPOINT 接入设备在开始充气前的基线容积甚至可以低至 62mL。该系统的顺应性很差，因为 GelPOINT 的接入通道是刚性的，只有胶帽和密闭的直肠具有弹性。如果假设直肠和

GelPOINT 接入设备的 TAMIS 端口的胶帽都是刚性的，那么直肠内的压力将与充入气体的分子数量成正比，即成为一个非顺应性系统。在这种情况下，可计算出压力的上升。假设整个系统是非弹性系统，总体积为 100mL，那么在大气压下每增加 100mL 的气体，系统的压力就会增加。例如，当 P=1 和 V=100mL 时，直肠中的气体分子数量 K 等于在大气压下 100mL CO_2 所包含的气体分子数量。

数学表达式为：1（大气压）× 100mL（直肠容积）= 100mL CO_2，这也可以改写为 P= 在大气压下充入的 CO_2 mL 数除以直肠体积（以 mL 为单位），或者 P = 100/100 = 1。如果额外在大气压下充入 100mL CO_2，那么 P = 200/100 = 2，也就是说，直肠内的压力将变为 2 个大气压，即 2040cm 水柱。

显然，这在体内是不会发生的，而且事实上有两个因素值得关注。首先，在使用 GelPOINT 接入设备的 TAMIS 端口的情况下，系统的体积并非恒定，因为胶帽和直肠都具有伸展性。其次，只要充入少量气体就可以使充气设备感受到直肠内的压力增加并停止充入额外气体。在这种情况下，直肠内的压力几乎与充入的气体量直接相关。对于固定的充气量，系统的容积越小、顺应性越差，系统内的压力上升就越大。对于体积非常小的非顺应性系统，例如密闭的直肠接入设备，仅充入少量气体就会导致非常迅速和巨大的压力变化。系统内压力的变化率与气体的充入速度直接相关。正是这种压力、容积、充气速度和充气设备的控制方法之间的关系导致直肠膨胀和超压[64]。

充气设备和充气控制

现在公认的腹腔镜充气设备的最早版本来自 20 世纪 60 年代 Kurt Semm 博士（1927—2003）的工作。Semm 博士是一位经验丰富的发明家和妇产科医生，他发明了一种用于控制 CO_2 充入输卵管的设备，这就是他在德国 Wisap 公司发明的用于腹腔镜操作的电动 CO_2 充气设备的原形。

最简单的 CO_2 充气控制系统能够通过插入腹腔内的腹腔镜端口的单个管道进行充气和压力传感。图 7.14 是充气和传感周期[65]。充气设备的控制器会在开始充气前设定流量（单位：L/min）和最大压力（单位：厘米水柱）。通常，充气设备将显示设定压力和气腹压力、设定流速和实际流速以及已经充入的气体体积，充气设备内的算法自动控制着压力传感和充气的循环（图 7.15）。

由于充气管和腹腔镜端口之间通过旋锁接口连接，为了在适宜的时间内完成充气，充气管中的压力将远高于充气设备的设定压力。使用单一管道的充气设备无法在充气的同时测定气腹压力，因此在测定压力时需要暂时停止充气，并使充气管道中的压力与气腹压力保持平衡，然后才能测量出准确的压力。充气设备采用算法控制充气和压力传感之间交替循环，最终使气腹压力达到预设值。一旦气腹压力达到预设值后，传感器将继续感应压力值并使充气管暂停充气。如果任何原因导致气腹压力降低，则充气管会恢复充气。如果气腹压力超过预先设定的压力，充气设备将自动通过充气管逆向排出气体，直到气腹压力再次达到预设值[66]。

该系统无法同时充入气体和传感气腹压力，这也是大多数腹腔镜的简易充气设备采用的控制环路的基础。虽然简易的充气控制环路适用于普通的腹腔镜，但是它的设计决定了它无法准确提供恒定的气腹压力，而总是提供近似预设值的气腹压力。此外，随着气体流量和体积的增加、腹壁的顺应性降低，气腹压力与预设值的偏差将逐渐增大。在这些情况下，气腹压力可能会比预设压力高很

图 7.14 简易充气设备控制系统的充气和传感周期

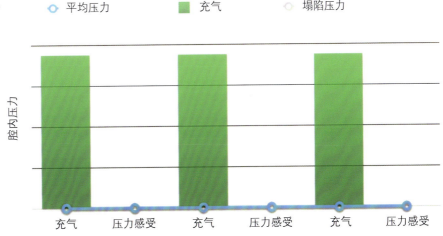

压力感受 – 充气周期

平均压力　　充气　　塌陷压力

腔内压力

充气　压力感受　充气　压力感受　充气　压力感受

图 7.15　简易腹腔镜充气控制系统示意图

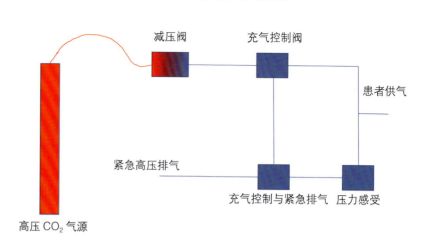

多（图 7.16）。

正如前面所讨论的，常用的充气设备使用单一通道来实现充气和测量气腹压力。在传感阶段充气暂停，传感结束后恢复充气，直至气腹压力达到预设的压力。腹腔镜手术充气的间歇性一般不明显，因为腹腔的体积很大，气体体积的变化占腹腔总体积的比例很小。充气设备工作时处于气腹压力–容积曲线的顺应期（见上文），而腹腔顺应性产生的阻尼效应让人产生一种充气压力稳定的印象。这种顺应性也缓冲了微小压力变化导致的体积变化。但是当充气容积减小（如在密闭的直肠中）或者容器的顺应性降低时（如使用刚性或弹性接入通道时）气体压力的变化正好相反。在这种情况下，充入少量气体会导致直肠内的压力变化非常大，而直肠容积几乎不发生变化。

在目前的大多数系统中，充气是通过标准的螺旋接头和小口径管道实现的。旋锁接口尺寸的国际标准（ISO 80369）要求螺旋连接器的插头直径为 2.7 mm。尽管阀门的内径相似，但这通常是系统中最小直径的管道。

图 7.16　腹腔镜手术中的充气和传感周期

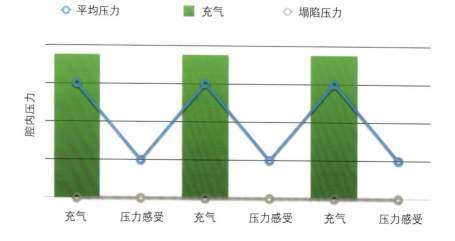

这一气体通道中的狭窄点导致了气流的显著受限。为了克服这个问题并在短时间内输送足够量的气体，这些限制点前后必须要有很大的压力差。要产生 20 L / pm 的流量，连接器两端的压力差应为 60 mmHg。一旦达到最大容量后，这又会使膨胀的气体内产生高压。在腹部，最大容积取决于腹壁和膈肌的顺应性以及所有腹腔内器官的可压缩性。如上所述，这些因素组成了一个顺应系统，使得在腹腔内可能有一个相对较小的压力变化和相对较大的气体体积改变。但当直肠在骨性骨盆的限制范围内膨胀时，情况就并非如此了[67]。骨盆内的直肠容积相对较小，顺应性较低。注入少量气体便会导致压力发生很大的变化。这在 taTME 的初始步骤中使用标准充气设备时最为明显。在这种情况下，放置荷包缝线后，进入通道和直肠的充气量可能小至 62mL，如前文所描述的那样。在充气期间，尤其是在高流速下，输送管中的压力远高于直肠中的压力。当直肠逐渐充满气体时，直肠中的压力开始升高。在充气传感循环（insufflation sensing cycle）中的传感阶段，直肠压力与输送管中的压力达到平衡。当直肠内的压力接近充气设备设定的压力时，可能会发生下列 3 种情况之一：

（1）充气设备判断直肠内压力低于设定的压力，并恢复充气。

（2）充气设备判断直肠压力已经达到设定的压力，并暂停充气。

（3）当充气管道中的压力与直肠内压力平衡时，该压力会高于设定压力，系统进行排气。

在第 3 种情况中，当系统排出 CO_2 时，直肠内的压力可能会低于设定的压力，因此将重新开始充气传感循环。当实际压力持续高于设定值，会伴随着排气产生明显的"术野扑动"。实际压力可明显高于设定值[68]，并且还可能被放大，如果存在由排烟或抽吸导致系统持续的气体丢失时。如果系统内气体丢失很大，在不超过设定压力的情况下也可能产生气浪（图 7.17）。

在"术野扑动"时，直肠内压力降至直肠腔塌陷压力以下（不再保持能使直肠扩张的压力）。此时可观察到直肠的运动。当充气设备试图达到设定压力时，也可能会意外地产生高压，这取决于充气设备的设置和设计。产生的直肠运动可能会严重妨碍继续安全地进行手术。当充气体积很小时，气浪尤为突出。与标准充气设备一起使用时，任何当前可用的经肛微创手术基座都可能产生气浪。如以下各节所述，使用经肛内镜显微手术专用充气设备时气浪产生频率较低，而将 AirSeal® 充气设备（ConMed, Inc. Utica, New York）与 TAMIS 基座一起使用时几乎不会产生气浪。这将在随后的章节中讨论。

排烟需要迅速交换直肠内的气体。这样的高流量需要高压来克服小口径充气管带来的阻力，但在这过程中更为重要的是，在基座上和经肛入路套筒上普遍使用的螺旋接口需要高压来产生足够的流量以克服泄漏，而用于排放烟雾的抽吸装置则可能会导致系统超压。当管腔压力达到了充气设备上设定的压力，但充气设备仍继续充气时，就会发生超压。根据所使用的设备类型、设置的压力、流量设置以及压力控制系统的灵敏度，超压周期可能很小，持续时间很短，也可能更长、

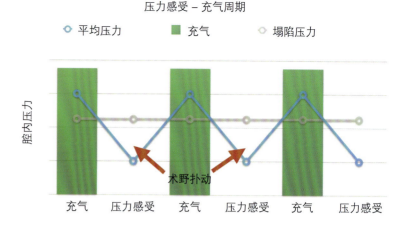

图 7.17　"术野扑动"时直肠内的压力

更严重。直肠内的超压可能会导致 CO_2 进入血流，从而成为导致 CO_2 栓塞的潜在因素，这是 taTME 手术中一种罕见但严重的并发症[64, 69]。

TE 充气设备

正是简单充气设备表现出来的问题促使 Buess 教授致力于 TEM 充气设备（Wolf GmbH）的研发。在该系统中，有以下 4 个独立的部分连接于 TEM 平台中：①气体输送；②压力传感；③排烟；④镜头清洗。

在该系统中，气体的输送是连续的，只有当机器必须重新校准时才会出现短暂的周期性中断。压力传感和排烟也是连续的。镜头清洗通过单独的通道进行，且不参与充气回路，由操作员进行控制。排烟速度永远不会超过气体输送速度，且排出的烟雾会从系统中消失（图 7.18）。因为系统的气体输送和损失都受到控制，所以一旦直肠腔被充盈，就有可能保持充气压力的绝对稳定。TEM 手术系统的一大优势是这种充气方式使得医生可以在非常可控的条件下进行极为精准的解剖。

AirSeal® 充气系统

AirSeal® 系统（ConMed, 525 French road, Utica, New York, USA）不是专门为 TAMIS 或 taTME 手术开发的，但由于其设计以及控制和维持系统内压力的方式，因此被发现在应用于上述两种手术时具有明显的优势。在 AirSeal® 模式下，AirSeal® 充气设备（图 7.19）用泵来使 CO_2 通过放置在 GelPIONT 基座胶帽上的 AirSeal® Trocar 进行循环。Trocar 中心的设计可以产生涡流，该涡流能有效地形成局部高压屏障，从而防止 CO_2 逸出腹部（也就是说，没有活瓣屏障，只有无形的压力屏障）。有一个单独的通道来连续测量 AirSeal® Trocar 尖端的压力。CO_2 通过高容量过滤器循环，该过滤器会除去烟雾和气体，然后使其中的气体进行再循环。如果气体从系统中丢失，则充气设备会将其替换为循环容积，并不会暂停气体循环。在 AirSeal® Trocar 尖端产生的气流是汹涌的，烟雾与流入的气体混合，并在气体再循环时被清除。

图 7.18 经肛内镜显微手术充气机采用的控制系统类型的简化示意图

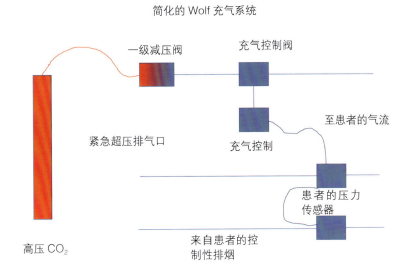

由于 AirSeal® 的传感系统为持续性传感系统，因此 AirSeal® 充气设备能够创建一个非常稳定的操作环境，并减少操作区域内的烟雾水平（图 7.20）。但是液体是无法通过 AirSeal® 充气系统排出的。如果液体或血液进入循环回路的回收侧或压力感应通道，则系统可能会关闭。此外，如果液体通过系统中的过滤器，则可能会造成充气设备的损坏（图 7.21）。

已发布的 AirSeal® 充气系统数据表明，AirSeal® 充气设备提供的腔内压力明显比标准充气机所提供的更加稳定。Bucur 等一项在接受 12mmHg 充气压力的肾脏手术患者中进行的随机试验表明，使用标准充气机时，实际压力有 79% 的时间在 12 ~ 18mmHg；而使用 AirSeal® 充气设备时，实际压力有 87.4% 的时间保持在此范围内。

充气稳定袋与 EPIX

充气稳定袋（ISB）和 EPIX（Applied Medical, Rancho Santa Margarita, California）系统是解决气浪问题的新方法[64]。充气稳定袋会在充气设备和 GelPOINT 基座之间创建了一个大的、具有顺应性的死腔（图 7.22）。这增加了充气量，也增加了系统的顺应性，由此达到了模拟腹部充气的效果，后者没有气浪翻滚且容积更多（图 7.23）。在这种情况下，充气设备的控制系统以一种可预测的方式运转，并将压力波动控制在了最小范围。充气稳定袋的顺应性保证了充气发生在充气稳定袋膨胀的顺应阶段。该设备通过一个

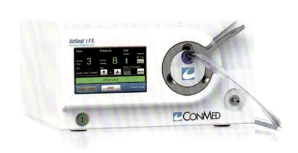

图 7.19 AirSeal® 充气设备（ConMed, 525 French road, Utica, New York, USA）

图7.20 类似 AirSeal® 充气系统的恒定循环和压力测量系统

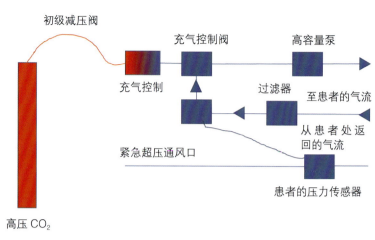

图7.21 Wolf 充气机或 AirSeal® 充气设备的恒定感应系统可提供非常稳定的充气

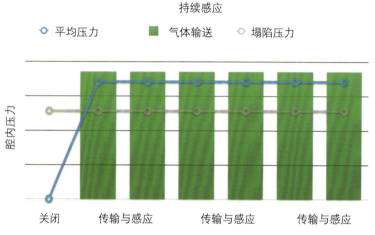

经由 GelPOINT 固定的基座连接到直肠（图7.24）。这个大直径的充气口可实现直肠和充气稳定袋设备之间的瞬时平衡。充气稳定袋设备比直肠更为柔顺，因此在充气稳定袋中可以看到运动，但在直肠中却看不到。气体损失或吸入会引起 CO_2 体积的变化，但充气稳定袋会维持相对稳定的压力。EPIX 探头（图7.25）是为了与充气稳定袋配合使用而设计的，使得系统在排烟的同时不会造成压力的减小。这是通过确保 EPIX 探头中的流速小于充气设备的可输送流速来实现的。

通过实验、模拟实验室、尸体解剖和早期临床获得的经验表明，ISB-EPIX 联合在通过 TAMIS 行直肠肿瘤局部切除和 taTME 过程中提供了稳定的直肠气体注入。图7.26 为在牛结肠模型中测试 EPIX 探针和充气稳定袋装置的实验室体验。图7.27 展示了充气稳定袋对感受/传递系统的稳定作用。Waheed 等还展现出腔内压力在 taTME 实验模型中的巨大变化。由于系统模拟排烟造成的持续性气体散失和设定为 12mmhg 充气压力，使用不配有稳定功能的标准充气设备时直肠内的压力读数介于 0.72 ~ 28.24 mmHg 之间（平均 14.6 mmHg，标准偏差 ±4.27）。当安装充

图 7.22 配有充气稳定袋的标准充气设备控制系统

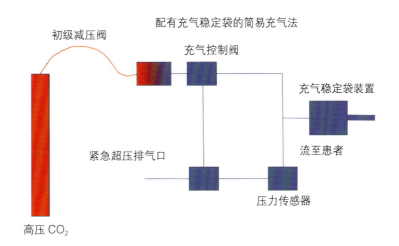

配有充气稳定袋的简易充气法

初级减压阀

充气控制阀

充气稳定袋装置

紧急超压排气口

流至患者

压力传感器

高压 CO_2

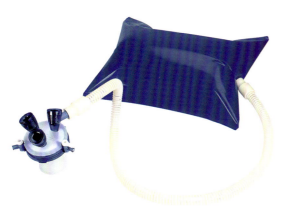

图 7.23 连接到 GelPOINT 通路的充气稳定袋装置和充气稳定袋（应用医学公司）

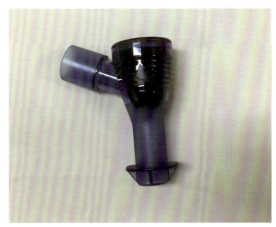

图 7.24 用于将充气稳定袋装置连接到 GelPOINT 的定制大口径连接器

气稳定袋后，直肠腔内的压力读数范围显著缩小为 8.73 ~ 14.52 mmHg（平均值 11.84，标准偏差 ±1.66），$P < 0.001$[64]。

直肠内充气的危害

CO_2 栓塞在腹腔镜手术中可能屡见不鲜，但通过心脏的微小 CO_2 气泡通常是隐匿的，不会产生临床后遗症[70]。然而，如果一个肉眼可见的 CO_2 气泡进入了心脏，那么问题就会出现了。600mL 的气体可以使一只成年猪心脏骤停。已经有研究发现，静脉中 20 厘

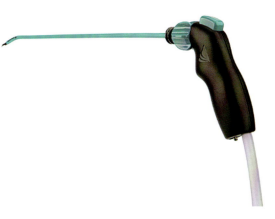

图 7.25 EPIX 探头（Applied Medical）

米水柱的气体压力足以在心脏中引起"气栓"并引发致命的循环衰竭。相较而言，15 厘米水柱的充气压则具有更好的耐受性[71-73]。CO_2 栓塞是腹腔镜手术的公认并发症，发生率为 0.0016% ~ 100% 之间，具体取决于

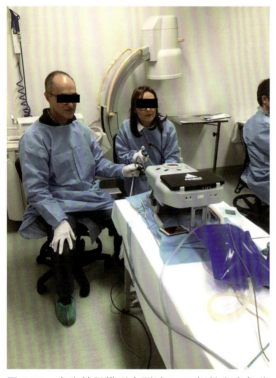

图 7.26　在牛结肠模型中测试 EPIX 探针和充气稳定袋装置的实验室体验

CO_2 的检测方法[74,75]。

保持能使手术顺利进行的最低充气压力[69,71]，采取头低脚高仰卧位（Trendelenberg 体位）以降低直肠内的工作压力以及应用能降低充气期间峰值压力的充气稳定袋装置等措施可能降低 CO_2 栓塞的风险。与其他腹腔镜手术一样，当充气压力足够高至能使 CO_2 进入开放的静脉通道时，就会发生 CO_2 栓塞。当充气压力高于静脉压力时，开放的静脉通道可能不会出血。但如果降低或完全解除充气压力，出血则可能会变得明显[76-78]。研究人员已经注意到，CO_2 栓塞可能与为了检查有无出血在压力降低后而再次充气有关[79]。

从实验数据可以清楚地发现，患者所感受到的实际压力与充气设备的设定压力并不相等[80, 81]。当实际压力低于设定压力时，可能会发生麻烦的"气浪"。当实际压力高于设定压力时，其压力可能高达腹部手术模型设定值的 121.4%。在仔猪上进行的实验清楚表明，如果进行开放式静脉切开术，则 CO_2 栓塞存活率与充气压力成反比[69]。

稳定的气体注入将降低超压的风险，因

图 7.27　充气稳定袋对感受 / 传递系统的稳定作用

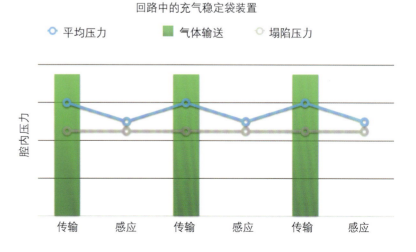

此在理论上能够降低 CO_2 栓塞的风险。

总结

TAMIS 和 taTME 手术的持续发展完全依赖于该领域的外科医生可使用的设备。尽管已经极大地克服了入路和照明方面的挑战，但手术中如何充气以及使用的设备种类仍有很大的改进空间。很明显，程序化特异性的充气和排烟的进一步发展将克服目前存在的充气问题。此外，目前正在开发的单通道对接机器人系统很有可能提供一种该问题的解决方案，这种方案能提高骨盆范围内的可操作性[51]。先进的经肛手术正呈指数级增长。这种增长有赖于外科医生不断探索使用现有设备的新方法，并协助设备制造商开发新的、更有用的设备。

（戴思奇，何金杰　译）

手术室设置及围手术期注意事项

Teresa H. deBeche-Adams, Raymond Yap，George Nassif

引言

使用任何新技术时，都应仔细考虑所需设备及手术室设置，确保患者术前准备已完善，并通知相关工作人员（如手术助手、麻醉师和护理人员等）。本章将主要涉及 TAMIS 的手术室设置和围手术期注意事项，其中大部分内容也适用于 taTME 手术，但另有相关章节对其进行单独讨论。由于 TAMIS 与 taTME 这两种技术之间存在相当大的重叠，本章将涵盖这两种术式所需的所有设置和设备，并在不同之处加以注明。

设备和器械

不同于 TEM，TAMIS 只需借助多数标准腹腔镜手术室所拥有的设备就能够进行[1,2]。但专业设备的发展能降低手术的技术要求。本节先描述这些手术所需的基本器械和设备，随后再介绍笔者常规使用的。

基本设备

经肛手术的关键器械是经肛腔镜平台

装置。笔者所在中心首选的器械是 GelPOINT 入路系统（Applied Medical, CA, USA, 图 8.1）[3]。它由 3 个组件组成：1 个由塑料制成的经肛套筒（port），有 3 种长度（4cm，5.5cm 和 9cm）；1 个凝胶帽形成密封系统以维持直肠内气压形成"气直肠"，并可作为套管和 Trocar 插入的面板，最多可插入 4 个 10mm 套管（其中 1 个套管可用 Trocar 套管替代），可容纳各种腹腔镜器械；凝胶帽有 2 个气道开关，用于排烟和连接注气管。根据患者肛管的长度，选择合适长度的套筒，以确保经肛插入时套筒的近端位于肛门直肠环的上方。在美国，GelPOINT 是 FDA 批准的 TAMIS 平台器械，专门用于经肛入路的手术。另外，FDA 批准的 SILS® port（Medtronic,

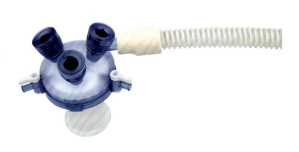

图 8.1　GelPOINT 入路系统

MN, USA）虽然不是为 TAMIS 设计的，但也适用于该手术 [2]。用于单孔腹腔镜手术的其他腔镜平台器械也适用于该手术 [4]。

标准腹腔镜设备至关重要：包括摄像系统和光源系统、30° 5mm 或 10mm 硬性腹腔镜、腹腔镜抓钳（如 Maryland 抓钳）、腹腔镜持针器、单极电凝器、腹腔镜吸引 / 冲洗装置和腹腔镜气腹机。其他设备包括：用于冲洗术野的碘伏，用于固定套筒避免术中转动的缝合丝线，以及吸引器管。

使用标准腹腔镜注气的挑战之一是由于气体以不均匀的速率连续通过近端结肠逸出而导致的"术野扑动（billowing）"；再加上 CO_2 充气干扰压力传感器的正常工作，将导致直肠内 CO_2 循环不均匀 [5]，从而引起手术期间直肠的周期性的活动，难以进行精确分离。一种解决方案是使用先进的恒压气腹机，如 AirSeal（ConMed, NY, USA，见下文）[6]，但成本较大。另一个解决方案是

在 GelPOINT 平台套件中有一个充气稳定袋（Insufflation stabilization bag, ISB）（Applied Medical,CA,USA，图 8.2）[7]。ISB 放置在气腹机和套管充气阀之间，有助于稳定充气速率并减少术中直肠活动（图 8.3）。

对于 taTME 病例，首选使用 Lone Star 盘状拉钩暴露肛管（CooperSurgical, CT, USA，图 8.4）。该器械能牵开肛门周围皮肤，使齿状线外翻，以获得充分暴露。这也有助于

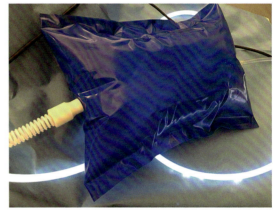

图 8.2 在 TAMIS 术中使用的充气稳定袋（ISB）

图 8.3 ISB 设置示例。通常放置在气腹机和 GelPOINT 之间。需要注意，有无 ISB 时的平均流量是相同的，但使用 ISB 时流量的波动大大减小

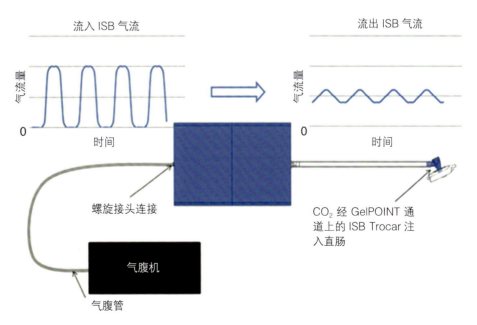

流入 ISB 气流

气流量

0

时间

流出 ISB 气流

气流量

0

时间

螺旋接头连接

CO_2 经 GelPOINT 通道上的 ISB Trocar 注入直肠

气腹机

气腹管

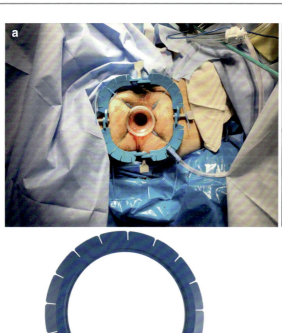
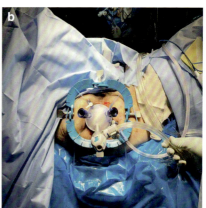

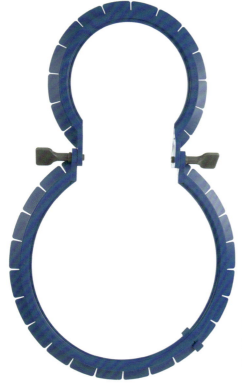

图 8.4　将 GelPOINT 置入肛门。注意 Lone Star 盘状拉钩的放置：a. 未加密封帽；b. 通道管与密封帽均已就位

经肛放置 GelPOINT 的套筒，且能够协助在直视下进行低位直肠的荷包缝合。该拉钩有一次性使用和可重复使用的套件，也有多种替代品牌可供选择。

推荐的平台器械

　　多数实施 TAMIS（或 taTME）手术量较大的外科医生都提倡使用 AirSeal 气腹机（图 8.5）[6]。该系统可持续传感监测压力并持续充气，从而在术中保持操作平面的稳定。比起单独使用普通腔镜气腹机，ISB 可维持更稳定的直肠内压力，但 ISB 没有额外的排烟功能。普通的腹腔镜排烟方式通常不能满足 TAMIS 的需要，但 AirSeal 系统的排烟能力很好，往往能提供清晰的手术视野[8]。使用 AirSeal 建立气腹有一个重要限制，即它需要使用一个类似传统但加长的特殊 5mm

Trocar，而非用于 TAMIS 的 8mm 腹腔镜 Trocar。这种无阀的特殊 Trocar 使得角度固定的器械难以在该通道中灵活地使用，并降低了医生放置其他 Trocar 的灵活性。制造商们正在重新设计套管，以使其更适合经肛入路的手术，并更好地适应 TAMIS 平台。

尽管可使用超声刀和血管凝闭器等先进的止血器械，但笔者更倾向于使用低功率的单极电凝器械，因其精准度更高。而且，如果能够一直沿着胚胎融合平面进行解剖分离，则不需要使用更先进的血管凝闭器进行止血。建议在分离时使用单极电凝器械，虽然电针或电铲都可以选用，但与之相比笔者更愿意使用电钩。首选的器械是由主刀在手柄处控制的、带有排烟器的腹腔镜电钩。启动时可平缓排烟，以尽量减少气体的损失。当然，解剖分离还可通过带有电凝附件的标

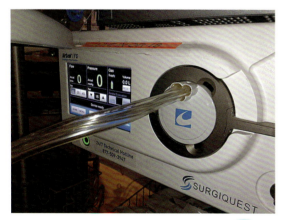

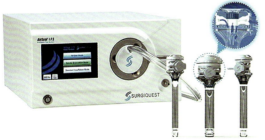

图 8.5　AirSeal 气腹机

准吸引器完成。另外，EPIX 电针（Applied Medical,CA,USA，图 8.6）有一个带角度的 L 形尖端，能够以与腹腔镜镜头不同的角度在手术区域内操作，可减少器械间的碰撞以获得最优的手术视野。另外，SILS® 钩(Medtronic, MN, USA) 虽然没有内置排烟装置，但其可弯曲的成角头端也非常适用于解剖分离[9]。

直肠内有限的空间和经肛平台套管的紧密放置使得打结极其困难，因此传统的缝合闭合对技术要求很高。笔者倾向于使用自动缝合器来闭合 TAMIS 的手术缺损，以缩短手术时间并有助于对齐闭合。也可以采用标准可吸收缝线进行连续缝合，使用倒刺缝线则可避免打结，并防止缝合期间伤口边缘滑动。

根据外科医生的偏好，也可以使用头端可弯曲的腹腔镜，尽管笔者认为在直肠非常局限的空间内使用这种镜头并不方便，但一些专家认为是有好处的。支持者认为，头端可弯曲的腹腔镜可减少手术器械之间的碰撞，并使手术视野更宽阔。然而，较小的操作空间实际上会导致器械与镜头发生碰撞，反而使其偏离手术视野。

最后，涂抹在电凝钩头端上的防黏溶液，如 Electro Lube®（Eagle Surgical Products, TX,

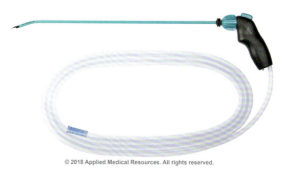

图 8.6　EPIX 电针

USA）可减少焦痂沉积在电凝钩上，以减少清洁头端的需要。此外，在获得标本后，建议立即用针板固定标本，以便于病理检查。局部切除标本应以正确的方向放置，并将新鲜标本送病理学检查，尽量减少皱缩，以准确评估切缘。

手术室设置

TAMIS 或基于 TAMIS 的 taTME 手术室设置相似。taTME 手术的经典手术室设置如图 8.7 所示。TAMIS 的设置实际只需要图中标为 "下（Bottom）" 的设备以及吊塔（Boom）2。此外，由于不需要经腹操作，吊塔 2 通常放置在患者右侧（即经腹操作组站立的位置），这样腹腔镜电缆都在患者腿上方向头侧走行。外科医生和助手的位置与其他经会阴手术相同，器械护士通常站在他们右侧。

围手术期注意事项

TAMIS 患者选择

TAMIS 的患者选择已在本书的其他章节中进行了详细描述。简而言之，所有患者必须能够耐受肌松和全麻。美国胃肠和内镜外科医师协会（SAGES）最近发布了一份指南，建议将 TAMIS 病例纳入标准，如下所示[10]：

图 8.7　TAMIS/taTME 的手术室设置示意图。注意，TAMIS 的设置只需要图中标为 "下（Bottom）" 的设备以及吊塔 2

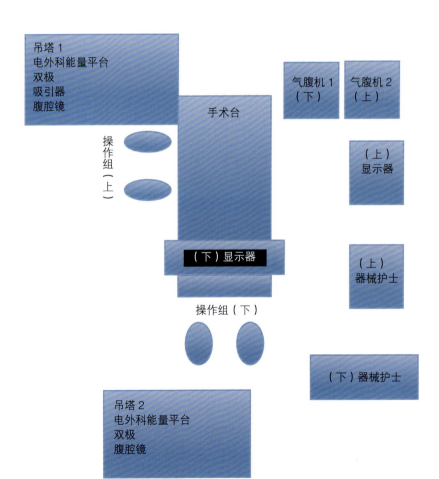

· 病变局限于肠壁，解剖位置允许经肛操作，包括良性息肉或 Tis/T1 肠癌；

· 高或中分化的肠癌；

· 无淋巴血管和 / 或神经周围浸润；

· 病灶 < 4 cm。

需要注意：T1 肠癌病变伴深层黏膜下层浸润（sm2 或 sm3）应按 T2 病变处理，因为外科医生必须要考虑到这些患者淋巴结转移的风险。当认为患者不能耐受根治性切除手术时，TAMIS 也可切除 T2 和 T3 病灶，但应经所有 MDT 团队中的医生达成一致的意见。此外，在经验丰富的医生手中，TAMIS 也可能切除 > 4cm 或 > 50% 肠腔周长的病变。

其他注意事项

TAMIS 术前患者应使用泻药进行肠道准备。笔者通常在计划手术前两天给予患者清流质饮食，并在手术前一天下午给予患者 1 瓶（296mL）柠檬酸镁。手术当天，患者接受 2 次 250mL 泻药灌肠，确保充分清除左结肠固体粪便物质。文献[11] 也描述了给予患者完全的肠道准备，但笔者认为没有必要，这种肠道准备可能会使直肠内存在液态粪水，导致手术视野更差。但是，对于 taTME，如果计划粪便转流，应考虑全消化道机械准备，必要时术前应行造口评估和标记。适当的预防性抗生素使用包括在切开切口前 30 min 给予单剂量全身抗生素（首选静脉输注 1g 厄他培南）。

TAMIS 需应用肌松药进行全麻，以确保在腹壁收缩导致腹内压增加以及负压呼吸导致膈肌运动时，不影响直肠内气压的维持。患者取截石位，头低脚高位，便于肛周的暴露和操作。确保患者置于防滑垫上以防止患者术中移动。在置入 TAMIS 套筒之前，可使用布比卡因进行肛门直肠的阻滞，以松弛括约肌复合体并减轻术后疼痛。

术后护理

患者通常可在手术当天出院，并无饮食的限制。不推荐 TAMIS 局部切除后使用抗生素，也无须使用镇痛药，不对体力活动进行限制。患者通常在 14 天内接受临床评估和随访。临床检查通常包括床旁直肠镜检查以评估创口愈合情况。对于手术时间长、并发出血或术中进入腹腔的患者，应当住院观察。

结语

在任何情况下都应仔细做好准备，方能减少 TAMIS 期间可能出现的许多潜在技术问题。虽然本章中建议使用的许多设备并非必需品，但仍然强烈建议提供这些设备，因为它们是安全快速完成 TAMIS 的重要辅助。大多数接受 TAMIS 局部切除的患者可在门诊进行治疗。

（陈超，孙立峰　译）

直肠肿瘤局部切除的手术方法

Matthew R. Albert, Paul Kaminsky

引言

直肠肿瘤的治疗在过去 40 年中有了很大的发展。随着全球范围内筛查项目的增多及影像评估水平的提高，加之人口老龄化加剧，早期直肠肿瘤的发病率逐年增加，更推荐行局部切除治疗。

更重要的是，外科技术的革新和经肛入路平台的搭建——包括最初的 TEM（经肛内镜显微手术）及之后的 TAMIS（经肛微创手术），使得高质量的直肠肿瘤切除术得以实现。与使用直肠拉钩的传统局部切除术相比，TEM 和 TAMIS 均明显改善了患者的预后，包括降低切缘阳性率、减少瘤体碎裂、降低局部复发率以及延长总体生存时间 [1,2]。相反，虽然根治性切除（低位前切除和腹会阴联合切除术）具有较好的肿瘤学效果，但这些方法的术后并发症发生率及死亡率较高，包括吻合口瘘（5% ~ 15%）、脓毒症、性功能和泌尿功能障碍以及永久性造口的发生 [3]。直肠恶性肿瘤的治疗需要在经典根治性手术的并发症发生率与局部切除增加的复发风险之间取得平衡。

自 2010 年 TAMIS 推出以来，它使用了一种单孔腹腔镜手术接入平台（SILS port），现在已设计出相当多的用于经肛手术的柔性接入设备，并获得 FDA（美国食品药品监督管理局）特别批准投入商用。如今，最常使用的 TAMIS 经肛接入设备可能是 GelPOINT 平台（Applied Medical, Rancho Santa Margarita, CA, USA）。与过去 10 年的其他术式相比，TAMIS 具有普遍适用性、较短的学习曲线且易于培训和实施，这使之被广泛采用。TAMIS 在直肠病变局部切除应用中极具使用价值，可利用现成的设备和微创技术开展。

患者筛选

由于根治性手术对早期直肠癌的治愈率非常高，局部切除术必须确保获得同样的治愈率，同时又要改善患者功能性预后和降低术后并发症发生率。与根治性手术相比，局部切除术的主要缺点是不能准确评估盆底直肠系膜内的淋巴结情况，因此必须尽一切努力选择淋巴结转移风险最小的患者进行以治愈为目的的局部切除 [4]。已发表的数据显示，所有 T1 和 T2 期直肠肿瘤的淋巴结转移率（LNM），T1 为 10% ~ 14%，T2 为 20% ~

25%[5-9]。然而，如果排除组织学不良的病变（分化差、淋巴血管和神经侵犯），淋巴结转移率显著下降（T1 为 2.2% ~ 6%，T2 为 11%）[5,7]。NCCN 直肠癌指南指出，cT1N0 期肿瘤直径 < 3cm 且无淋巴 - 血管或周围神经侵犯，活动度佳，中高分化，具有局部切除的手术指征。> 3cm 的病变也可以行局部切除，取决于术后直肠肠腔狭窄的风险。虽然目前的指南建议病变浸润深度超过黏膜下层的前 1/3（即 sm2/3）具有较高的淋巴结转移风险，但近期文献表明，组织学良好的 sm2 肿瘤的淋巴结转移率与 sm1 相似[5-7,9]。

严格遵循这些标准能让恶性肿瘤局部切除等效于根治性手术的肿瘤预后。一项基于 SEER（Surveillance、Epidemiology and End Results，即疾病监测、流行病学和预后）数据库的分析结果显示，局部切除术拥有与经腹切除术相媲美的肿瘤特异性生存时间[10]。另有一项 meta 分析比较了 TEM 局部切除术和根治性手术对 T1 期直肠癌的治疗效果，结果证实两者的 5 年总生存率无显著差异[2,11]。此外，患者必须知情，最终的病理结果若提示存在高危复发因素，需进一步行根治性手术治疗。

依据当前指南以及患者意愿，sm3 T1 或 T2 期肿瘤患者若行根治性手术治疗存在较高风险，或因根治性切除后需永久造口的肿瘤患者，尽管存在局部和直肠系膜肿瘤复发的可能，仍可以考虑行局部切除术[5,6]。这些肿瘤患者的治疗需要经过多学科讨论，特别是考虑患者能否从辅助放化疗中获益。

对新辅助治疗有效的 T3 肿瘤患者，在某些情况下，可以考虑局部切除。需要注意的是，原发肿瘤病理完全缓解并不意味着淋巴结完全缓解。T3 期肿瘤常伴有淋巴结转移（40% ~ 50%），尽管原发肿瘤获得病理完全缓解，仍有可能存在转移的淋巴结[5,12]。因此，除非患者不能耐受根治性手术，否则不推荐进行局部切除治疗。除上述外，TAMIS 局部切除术没有特殊的手术禁忌证。

手术方法

术前准备及手术体位

肠道准备对进行 TAMIS 是必不可少的，因为腔内操作需要清晰的视野，通常简单的灌肠准备就足够了。在准备不足的情况下，可使用硬性直肠镜进行直肠灌洗。直肠中段或以上病变的患者，特别是前壁病变，应进行完整的肠道准备，以减少进入腹腔时的污染。目前的证据表明，在进行大肠吻合手术的患者中，除了肠道准备外，还应使用口服抗生素以减少切口相关并发症，但其在经肛手术中的作用效果尚不清楚。

根据结肠手术指南，手术后 30min 内需进行手术部位预防性抗感染及预防血栓治疗。由于尿潴留很少见，故术前准备时可不留置导尿管。

无论病变在直肠腔内的位置如何，患者均可采用截石位。主手术操作显示屏置于手术床首，主刀和助手坐在患者两腿之间（图 9.1）。

TAMIS 装备及配置

基本的腹腔镜器械（包括抓钳、单极电

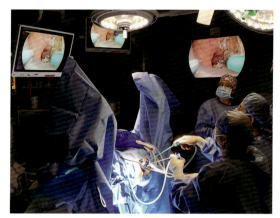

图 9.1 TAMIS 的术中设置情况：患者摆截石位，主刀和助手的位置以及监视器的放置

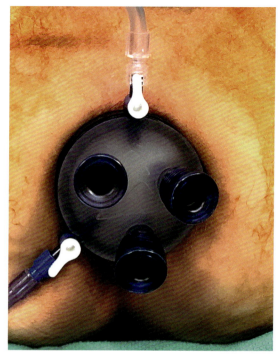

图 9.2 套管针与凝胶帽组成的 GelPOINT 接入设备：FDA 批准的专为 TAMIS 及其他经肛手术设计的平台

刀和持针器）即可满足 TAMIS 局部肿瘤切除术的需求。推荐使用 5mm 成角（30°~45°）镜头，与非成角镜头相比，它可以最大限度地减少器械碰撞，并显示出更完整的直肠环周视野。成角镜头也有助于评估侧切缘和近端切缘，并能提高直肠瓣成角处周围的可视性。简单的单极电刀或能量设备都可用于解剖和止血。推荐使用单极电刀，精度更高，且较其他设备更经济划算，如血管闭合器和超声刀。吸引器最常用来协助排烟，以及控制轻微出血、清除粪便。为 TAMIS 设计的吸引器及单极电刀组合装置非常实用，能同时提供这两种功能。

在进行肛周阻滞和肛管扩张后，插入并固定设备平台，放置凝胶帽（包含 3 个套管）（图 9.2）。充入 CO_2 建立气直肠，保持气压在 15~18 mmHg，如果需要，可增加到 20 mmHg。新一代充气设备包括 AirSeal® 充气系统（ConMed, Inc., Utica, NY, USA）和 Stryker Pneumo Clear 的 TAMIS 模式（Stryker Endoscopy, San Jose, CA, USA），极大地提高了气直肠的稳定性。新研发的充气稳定袋

（ISB）能够与 GelPOINT 接入设备连接，从而替代新型充气设备，为患者提供一种更经济的选择[13]。如此，传统的腹腔镜器械便可通过 TAMIS 平台进行手术操作。

病变评估及切除水平判定

生理盐水冲洗设备置入可能导致创面出血。保持视野清晰，以便对肿瘤进行完整评估。可采用高分辨率的腹腔镜精确评估病变范围，特别是巨型扁平腺瘤。无论采用何种术式，早期直肠癌的局部切除必须是高质量的切除，即无破损、全层、切缘阴性的肿瘤切除术。然而，对于良性肿瘤，没必要行全层切除，可选择黏膜下层（非全层）切除术。尤其是近端的良性前壁病变，这种术式能将突破腹膜的风险降到最低。此外，对于大而

扁平的良性病变（典型的如管状 – 绒毛状腺瘤），由于切除后的缺损太大会造成切缘无法对合，故计划性非全层切除是一个很好的选择。需要强调的是，对基于临床分期、内镜评估和病变形态而怀疑为恶性肿瘤的患者，绝对不可以考虑非全层切除治疗。

局部切除的方法

首先，使用电刀在病变周围标记至少 1cm 的切缘（图 9.3）。对于恶性病变，应从病变远端进行直肠壁全层分离，避免在切除标本操作时直接接触肿瘤。当病变已知或怀疑为侵袭性病变时，垂直分割直肠壁全层直至显露直肠系膜脂肪是获得完整标本的关键（图 9.4）。在切除和操作时，器械必须抓持在正常黏膜边缘或病变下方的直肠系膜脂肪，尽量减少组织和肿瘤破裂的风险。值得注意的是，许多直肠病变质地极脆，即使是微小的器械操作也会造成肿瘤脱落。理论上，这会导致肿瘤细胞在切面上种植。尽管有争议，一些外科医生主张整体切除病变下方的直肠系膜脂肪，从而清除淋巴结，特别是当病变位于直肠后方时。虽然理论上当直肠系膜旁淋巴结活检呈阳性时会改变治疗策略，

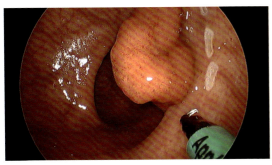

图 9.3 勾勒病变切缘轮廓：TAMIS 局部切除时，用单极电刀在直肠黏膜上标记距离病变 1 cm 的切缘

但目前尚无文献支持该术式的优越性。这一观点得到了几个关于直肠癌前哨淋巴结活检的小型研究的支持，因为示踪剂染色的淋巴结通常位于原发肿瘤附近。当必须施行直肠切除术时，应谨慎避免突破直肠固有筋膜被膜，尽量减少对解剖平面的破坏[14]。

前壁病变及突破腹膜

传统的经肛切除术或 TEM 需要采取俯卧折刀位，而 TAMIS 治疗直肠前壁病变仍可在截石位得到最好的视野。在切除前壁病变时需格外小心，因其存在损伤前列腺或阴道的风险，这种解剖分离具有相当大的挑战性，因为前壁直肠系膜比后壁薄得多。在 20 世纪 80 年代，早期关于 TEM 的文献中提及了直肠前壁器官损伤。然而，在这方面没有任何关于 TAMIS 的系列报道。熟悉解剖平面和周围的关键结构至关重要。突破腹膜是一种少见的不良事件，在中上部直肠的前壁肿瘤中发生率 ≤ 4%。如果发生这种情况，一定要缝闭直肠，方法是先缝合腹膜，再缝合直肠壁。期间可能发生短暂的直肠塌陷，但在闭合腹膜后会重新建立气直肠。在少数情况下，需要腹腔镜设备介入来清理盆腔、辅助肠壁缝合或进行漏气检测。术前应征得患者的知情同意，告知存在突破腹膜的风险，并做好相应的手术准备。

切除后，应立即将标本取出并定位标记（图 9.5）。将新鲜的、未保存过的标本用针固定并标记方向后送至病理科，进行切缘评估。若切缘阳性应再次行边缘切除或改变手术方案进行根治性手术。对于良性疾病，切缘阳性并不意味着一定会复发，患者可

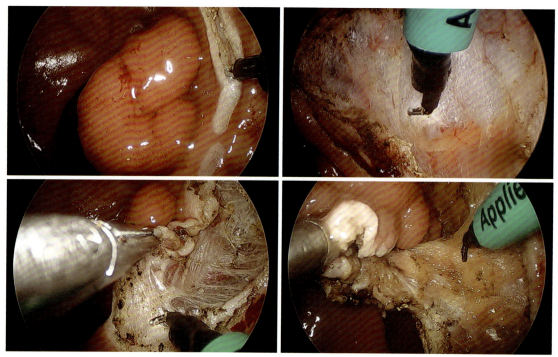

图 9.4 全层切除：注意观察病变下方的直肠系膜脂肪，它意味着整个直肠壁已被贯穿切开

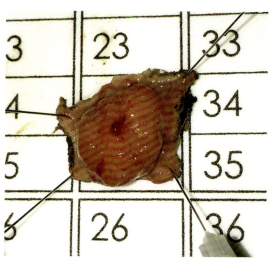

图 9.5 TAMIS 切除后标本固定与定位

进行常规直肠镜随访检查。较小的良性复发性息肉可行圈套息肉切除术或其他内镜手段切除，患者在 TAMIS 切除术后均应参与随访计划。

超低位直肠病变的处理

距肛门 3cm 以内的病变很难通过 TAMIS 完全切除，因为手术接入设备的长度较长（37 ~ 44mm），无法获取清晰的病变远端视野。对这些病例可采用一种混合术式，即经肛处理病变的远端，一旦远端剥离完成，则可接入 TAMIS 设备来完成剩余大部分的切割分离。这种术式充分利用了内镜平台的优势，将其应用于那些在传统经肛切除术中存在 R1 切除可能且肿瘤易破碎的高风险患者。

局部切除后缺损处的处理

在 TAMIS 局部切除后，笔者的做法是用聚维酮碘冲洗缺损处，减少细菌和肿瘤的污染。然后关闭直肠壁，全层的缺损采用间断或连续缝合的方式横向对合以避免肠腔狭窄。将气直肠压力降至 7 ~ 8mmHg 以减少缝合张力。从切口侧方起始的连续缝合是可以实现的，但在技术上更具挑战性。V-Loc缝合线（Covidien, Mansfield, MA）或其他市面上可获取的自锁或带刺可吸收缝合线的使用，能维持缝合张力并免去腔内打结，加速连续缝合（图9.6）。另外，也可在腹腔镜推结器辅助下行间断缝合。在某些情况下，自动化缝合设备——如RD180/TK组合缝合设备（LSI Solutions, Victor, NY）或Endo Stitch™缝合设备（Medtronic, Minneapolis, MN）——可

加快缝合过程，但可能无法实现，因为这些设备会增加每个患者的经济负担。

另一种方法是，不破坏腹膜的缺损可在4～6周内自行愈合，且预期疤痕很小，并发症很少。Hahnloser等对3个中心进行的75例TAMIS手术预后进行统计，发现缝合缺损和开放缺损的并发症没有显著差异[15]。在怀疑存在术后肠腔狭窄时，可用刚性或柔性乙状结肠镜评估肠腔直径和通畅度。

结语

TAMIS的开展依赖基本的微创手术技术和设备。精准的TAMIS技术、谨慎的患者筛选原则，能够保障高质量的直肠肿瘤局部切除，并使得术后并发症发生率降低，同时又具有避免前壁器官损伤的优势。

（孙芳芳，丁克峰　译）

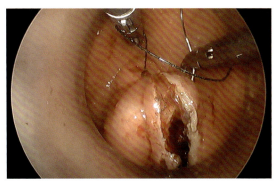

图9.6　用V-Loc缝合线连续缝合直肠壁缺损

早期直肠癌椎状切除术及缝合技术

Giovanni Lezoche, Mario Guerrieri,
Emanuele Lezoche

近 20 年来，低位直肠癌的治疗方式发生了巨大的改变。这些变化不仅与微创技术的发展有关，同时也是医学界普遍开始接受"对于直肠癌，激进的手术不代表更好的肿瘤学预后"这一观点。与乳腺癌手术方式从 20 世纪 80 年代初到如今所经历的变化一样，结直肠癌也正迎来一场变革。直肠癌椎状切除术（pyramidal excision, PE）就如同乳腺癌的肿块切除术。与传统 TME 相比，采用 PE 行直肠部分切除的直肠癌患者在术后复发、并发症以及死亡率方面均有优势。

将 PE 与传统的局部切除术（local excision, LE）进行比较，其主要优点是可以检查局部淋巴结转移情况，以获得更准确的肿瘤分期。在这方面，值得强调的是（在文献中），对于直肠癌，没有证据表明其可以发生淋巴结的跳跃性转移。但需要注意，PE 和 LE 不适合具有组织学高危因素的患者。

在 TEM 和 TAMIS 的相关报道中高频出现的全层 LE 并不能检查局部淋巴结转移情况。但是，通过 TEM 和 TAMIS 进行的 PE 可以切除局部淋巴结。此时，将其称为腔内局部切除术（endoluminal locoregional resection, ELRR）。实际上，该手术的主要目的是切除整个病灶及其周围所有组织，切除深度至少达正常黏膜的 1cm 以上。在此过程中，需要放射状地将直肠壁和直肠系膜切除至"神圣平面"以获得锥形的手术标本。该椎体基底大，由直肠系膜组成（即椎体底面直径大于黏膜切除直径）。

局部切除术目前在国际上尚无公认的定义，大部分 LE 的相关文献未具体描写手术步骤，导致了不同文献中 LE 术后局部复发率的不同。目前，亟须委员会制订共识以规范经传统路径或经 TEM/TAMIS 的直肠癌局部切除术的操作。下面将就如何规范 LE 进行详细讨论。

术语：excision vs resection

大多数医学术语起源于古希腊语和拉丁语。一个典型的语义错译的例子是 Bill Heald 教授在 1982 年提出的全直肠系膜切除（Total mesorectal excision, TME）。虽然现在 TME 的概念已被普遍接受，但它在表达上其实存在矛盾："excidere"来自拉丁语，是由"ex"和"cidere"两部分组成。"ex"代表整体的一部分，"cidere"代表切除。因此，

"excidere"的正确含义是切除整体的一部分。因此，Bill Heald 教授在创造"全直肠系膜切除"这个名字时，其实误用了与其真实意图完全相反的表达。

"resection"一词来源于另一个拉丁词，它是由"re"和"secare"两个不同的词组合而成。"secare"的意思是"切断"，而"re"是对"secare"的强化。"resection"的意思是将整个都去掉。因此，"total mesorectal resection，TMR"其实比"total mesorectal excision, TME"更适合全直肠系膜切除术。

术语"局部切除（local excision）"的含义也容易发生混淆，因为在大多数已发表的研究中并没有说明需要切除多大范围的组织延伸（深度）。LE 的空间解剖特征应该包括如下几个方面：①形态学评估无瘤边界；②环周切缘内黏膜的宽度；③切口的深度；④侧方相对于黏膜面的角度；⑤基底的深度解剖以及其他因素。这些数据是评估解剖范围和质量的重要因素。

通过 TEM 或 TAMIS 可进行 5 种不同层次的切除，其具体定义如下（图 10.1）：

（1）黏膜下剥离术：优点是可以在不破坏整个肠壁的情况下完整切除肿块。适用于良性息肉，尤其是内镜下难以切除的较大的无蒂息肉。

（2）肌层下剥离术：该术式要求外科医生具有较高的灵活性。通常只用于切除直肠上部较大的良性息肉（因该术式可避免进入腹腔）。此外，对于扁平的退行性息肉，可避免在切除过程中灼伤周围组织，从而允许病理医生分析病灶浸润深度。

（3）直肠壁全层切除术：此术式已被笔者广泛使用，但经常被错认为是 TEM 中的一种。该术式要求环周切除包括肿瘤在内的整个直肠壁，通常要求至少切除至黏膜下 1cm。

（4）直肠壁全层切除术 + 部分直肠系膜切除术：此操作与直肠壁全层切除的原则一致，但需额外切除一部分直肠壁下的系膜。

（5）ELRR（腔内局部切除术）：该操作可达到直肠系膜底部，在椎状局部切除中

图 10.1　通过 TEM 或 TAMIS 可按切除深度分为 5 种

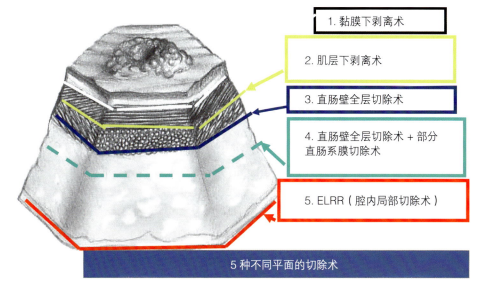

1. 黏膜下剥离术
2. 肌层下剥离术
3. 直肠壁全层切除术
4. 直肠壁全层切除术 + 部分直肠系膜切除术
5. ELRR（腔内局部切除术）

5 种不同平面的切除术

的"神圣平面"进行基底分离。

在接受 TEM（或 TAMIS）时，外科医生解剖层次的多选择性使得诸如"患者接受了TEM"的描述显得并不准确。切除的深度以及切缘情况（包括正常黏膜到肿瘤受累边缘的最小距离）均应常规描述，但实际情况往往并非如此。由此可见，含糊的描述可能是导致各项研究间局部复发率不同的原因[1]。

椎状切除术的基本原理

PE 是直肠壁全层切除的一种，与 ELRR 相同，该术式需同时切除肿瘤及其周围所有直肠系膜。PE 术后的标本形状类似于椎体。20 世纪 80 年代，Gerard Buess 首次将 TEM 引入临床时，他提出的方式是黏膜切除或直肠壁部分切除。直到 90 年代初期，Buess 才开始采用 ELRR。

局部淋巴结清扫可降低直肠癌局部复发的风险。根治性切除的基本原则为肿瘤滋养血管及引流区域淋巴结的彻底切除，"切除更多"的理念可能同样适用于早期直肠癌（T1）。

内镜活检对肿瘤黏膜下浸润深度的评估（Kikuchi 分级，sm1 ~ sm3）往往不可靠。文献显示，sm1 病灶淋巴结转移的风险为3%，sm2 的风险为 5% ~ 8%，而 sm3 的风险高达 25%。由此可见，T1sm3 肿瘤淋巴结转移风险与 T2 期相似[2]，而 T1sm3 肿瘤占所有病例的 40% 以上[3]。

目前所呈现的数据和概念可从以下几个关键点进行总结：

· 对大部分 T1 期直肠癌来说，不包括 PE 的

单纯直肠壁全层切除对其根治是不够的；仅有小部分经过挑选的、组织学类型合适的患者可从中获益。

· 术前多点活检对于准确评估肿瘤的浸润深度十分重要，尤其是对 T1 期肿瘤黏膜下浸润深度的评估。

· 由于相当一部分 T1 期直肠癌与 T2 期有着类似的局部淋巴结转移风险，因此采用有别于 T2 期的方案治疗 T1 期病灶（如T1sm3）并不合适。笔者认为，对于 T1 期患者，单纯的直肠壁全层切除是不够的，与 PE 相比更容易导致治疗的失败。

现有资料清楚地显示了传统直肠壁全层局部切除术对于 T1 期直肠癌的治疗是不充分的。事实上，3 家机构报道的 pT1 期患者术后局部复发率存在显著差异。尽管均采用了更为先进的仪器和技术（TEM），但是每个机构的手术操作仍存在异质性（图 10.2）。一项来自荷兰的研究对接受直肠壁全层切除术的 88 例 pT1 期患者进行了随访，发现术后局部复发率高达 20.5%[4]。相比之下，86例接受经肛直肠壁全层切除联合部分直肠系膜切除术的 pT1 期直肠癌患者的局部复发率显著降低，为 11.6%[5]。本中心对 270 例 pT1期直肠癌患者进行了经 TEM 的 ELRR，随访发现，其局部复发率＜ 3%。

研究发现，新辅助治疗（neoadjuvant treatment, NT）可降低局部复发率，同时提高生存率。荷兰试验（CKVO 95–04）报道，放疗可降低近一半的局部复发率（从 11.4%降至 5.8%）。以上阳性结果表示，接受新辅助治疗的患者局部淋巴结转移率明显低于未接受者，提示新辅助治疗对局部淋巴结转

移患者有益。此外，新辅助治疗可缩小肿瘤体积，从而增加局部切除的可行性。因此，标准长程放疗在减小肿瘤体积方面优于短程放疗。综上，小 T2N0M0 直肠癌患者（直径<3cm）的治疗方案为：50.4 GY 的长程放疗联合 ELRR。

以令人鼓舞的临床结果以及明确的 5 年随访数据为基础，本中心开展了一项关于 T2 期直肠癌的前瞻性随机对照试验，并以召开该试验的城市命名为"Urbino 试验"。该试验结果将在本章的最后部分进行详细介绍。

患者的选择

选择合适的患者是治疗的基础。本书其他章节已做过介绍，下面将对本中心所采取的入组流程进行简单阐述。

分期（新辅助治疗前）

· *直肠指诊*（DRE）：记录肿瘤活动度及距肛缘距离，并准确评估括约肌功能。若需确定基线功能，需行盆底功能测试，包括肛管直肠测压。

· *内镜检查及活检*：建议通过染色来确定肿瘤边界，特别是对于平坦的病灶或边缘模糊的腺瘤。本中心通常要求对病灶周围 1cm 的正常直肠黏膜进行 5 ~ 6 次活检，并用数字准确记录对应解剖位置的切片，然后由病理医生仔细阅片，以准确评估切缘的浸润情况。

· *染色定位*：本中心要求对每一个活检部位进行染色定位以降低 ELRR 术中不完全切除的风险。为了确保切缘阴性，切除范围必须包括定位点。目前，不完全切除的报道并不少见，在一些研究中，该风险高达

图 10.2　3 种经肛局部切除术的局部复发率存在明显差异

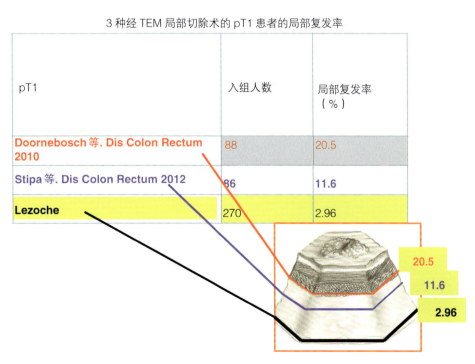

3 种经 TEM 局部切除术的 pT1 患者的局部复发率

pT1	入组人数	局部复发率（%）
Doornebosch 等. Dis Colon Rectum 2010	88	20.5
Stipa 等. Dis Colon Rectum 2012	86	11.6
Lezoche	270	2.96

22%[1]。值得注意的是，通常无法准确识别接受 NT 患者的肿瘤边界。此外，当肿瘤在 NT 作用下缩小时，仍可在原肿瘤区域检测到癌细胞。这些持续存在的癌细胞的作用和后续演变目前仍不清楚。因此，本中心认为完全切除病灶在 NT 之前所累及的全部区域是必要的。

· *直肠镜：* 直肠镜对于肿瘤的定位十分重要（如前侧、后侧、左侧或右侧），可指导患者采用合适的体位以确保 TEM 的切除范围（虽然截石位适用于大部分接受 TAMIS 的患者，但直肠镜所提供的信息仍十分具有借鉴意义）。

· *组织活检：* 通过直肠 – 乙状结肠镜可钳取大量组织（图 10.3），从而使病理医生更精确地评估肿瘤分期。另外，准确的 sm 深度评估对确定 T1 期直肠癌的最优治疗方案至关重要。

· *影像：* 近年来，磁共振技术得到了飞速发展，诸如高场强磁共振（3.0T）、弥散加权成像技术和新型磁共振造影剂的应用显著提高了 T 分期和 N 分期的准确率。因此，本中心倾向于对所有直肠癌患者进行直肠磁共振成像。

直肠超声内镜（endorectal ultrasound, ERUS）

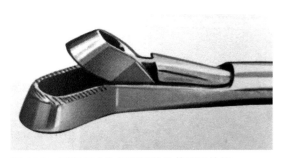

图 10.3　可进行大块组织活检的传统活检钳

对区分 T1 和 T2 期肿瘤具有重大意义，但即便 3D 超声设备已得到显著提升，其评估肿瘤黏膜下浸润深度仍难度较大。因此，组织活检仍然是评价黏膜下浸润深度的首选方式。尽管如此，外科医生可通过 ERUS 在头脑中形成病变的三维空间形态，了解病变的解剖位置、肿瘤范围和边界。这将有助于制订最佳手术方案，从而使得最后切除的标本是一个包含肿瘤并具有等距离阴性切缘的椎状标本。

PET-CT： 目前尚无证据明确 PET-CT 对于直肠癌分期的价值。PE 造成的大范围缺损需要较长的修复时间，故 ELRR 术后容易出现假阳性结果。因此，本中心常规不推荐在 ELRR 术后 9 月内行 PET-CT 检查。

· *肛门括约肌测压：* 建议术前对低位直肠癌患者、所有老年患者和 / 或括约肌张力降低的患者进行括约肌功能评估。

· *生活质量*（quality of life, QOL）*评估：* 所有患者均建议在诊断时、手术前以及 ELRR 术后 6、12 和 24 个月分别填写特定的生活质量评估量表。

新辅助治疗

一般认为，进展期直肠癌需要接受新辅助治疗。然而近年来，随着对早期直肠癌（如 T1sm3 和 T2）隐匿性转移淋巴结认识的加深，提高了对全剂量 NT（full-dose NT, fdNT）治疗局部转移淋巴结的重视。另外，结合 ELRR 对该类患者良好的治疗效果，联合 fdNT 对特定的非进展期直肠癌的治愈率得到了显著提高。

相较于根治性切除术，本中心倾向于对早期直肠癌患者行局部切除手术（即 PE），原因如下：首先，即使是微创（腹腔镜或机器人）手术，TME 的并发症发生率和死亡率并不优于开放手术。其次，术后排尿功

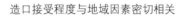

> **TME：并发症发生率和死亡率**
> ·并发症发生率　　20%～30%
> ·死亡率 2%～5%
> 　　　**高风险患者**　　～10%
> ·局部复发率　　5%～15%
> ·转移　　　　　> 30%
> 　　　**功能性后遗症**
> ·排尿功能障碍　　10%
> ·性功能障碍　　13%～70%
> ·吻合口瘘　　5%～17%
> ·永久性造口　　10%～15%
> ·暂时性造口　　20%～100%

图 10.4　TME 术后并发症发生率、死亡率以及功能障碍发生率

能、性功能和肠道功能障碍风险较高（图 10.4）。另外，造口将严重影响患者的生活质量，即便只是预防性造口。这在一些特定的文化和地区中尤为重要[6]（图 10.5），例如在地中海地区，患者（和他的外科医生）通常尽量避免造口，即使这是暂时的。

由于以上原因，在过去几十年中，许多医生不顾令人失望的局部复发率，仍倾向于进行非标准化的局部切除，从而避免 TME 的术后风险。美国国家癌症数据库（National Cancer Database, NCDB）的数据显示，自 20 世纪 90 年代至 21 世纪初，T1 期的局部切除率是原来的 2 倍，T2 期是原来的 3 倍（图 10.6）。

传统的 LE 联合 NT 并不能明显降低局部复发率（图 10.7）和提高生存率。文献提示，

图 10.5　造口接受程度与地域因素密切相关。地中海地区患者常因造口风险而拒绝手术[6]（Kuzu 等 https: // link. springer.com/ article/10.1007/ s10350-004-6425-4.仅有数据）

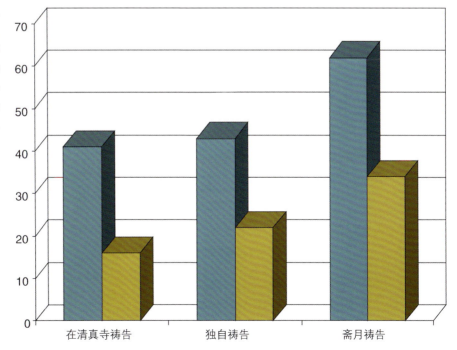

造口接受程度与地域因素密切相关

美国国家癌症数据库 1989—2003 年间直肠癌局部切除率（2124 例患者：局部切除患者 765）

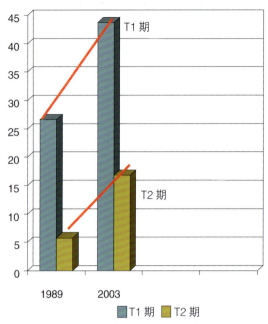

图 10.6　1989—2003 年间美国接受局部切除术的 T1 及 T2 期患者数量

局部治疗效果的优劣取决于是否 R0 切除病灶及是否彻底清扫淋巴结引流区。

ELRR 患者入选标准（椎状局部切除术）

基本排除标准

1. 高危组织学类型（黏液性或未分化癌）。
2. 高度可疑的转移淋巴结（新辅助治疗前影像学即有表现）。
3. 伴随淋巴、神经和血管侵犯的肿瘤（对新辅助治疗无反应）。
4. T4 期癌症。
5. 对新辅助治疗无反应的 T2 和 T3 期癌症。

cT1

cT1 纳入标准：

经肛局部切除术后局部复发率
（手术 + 术前或术后辅助治疗）

	患者数量（人）	局部复发率（%）
Benoist 等，1998	30	13
Baron 等，1995	91	21
Read 等，1995	22	9.1
Willet 等，1994	46	18
Rounet 等，1993	18	11
Bailey 等，1992	53	8
DeCosse 等，1989	57	NS

图 10.7　传统直肠壁全层切除联合新辅助治疗并不能明显降低局部复发率（NS：无意义）

- sm1 和 sm2：无高危组织学类型。
- 直肠癌磁共振未见转移淋巴结，淋巴结一般直径 < 5mm，等信号，边缘光滑，形态规则。
- 肿瘤位于腹膜反折以下。
- 接受过 NT 的 cT1sm3 的患者。

cT1 排除标准：

- 拒绝接受新辅助治疗的 sm3 患者。
- 肿瘤大部位于腹膜反折以上。
- 黏液性或未分化癌。
- 患者拒绝接受密切随访及签署知情同意协议。
- 影像学怀疑淋巴结转移。

cT2

cT2 纳入标准：

- 完成新辅助治疗且效果较好：肿瘤缩小 > 50%。
- 肿瘤直径 < 4cm。
- 肿瘤位于腹膜反折以下。
- MR 和 CT 未发现阳性淋巴结（< 5mm，等信号，无毛刺样外观）。
- 肿瘤不固定（触诊活动）。

· 患者接受密切随访并签署知情同意协议。

cT2 排除标准：

· 新辅助治疗效果不佳：肿瘤缩小＜ 50%。

· 高度未分化或黏液性直肠癌。

· 新辅助治疗后肿瘤直径＞ 4cm。

· 肿瘤位于腹膜反折以上。

· 新辅助治疗后 MR 和 CT 发现可疑淋巴结
　（＞ 5mm，信号不均，形态不规则）。

· 肿瘤固定（触诊不活动）。

· 患者拒绝接受密切随访及签署知情同意协议。

cT3

cT3 纳入标准：

· 高危患者：年龄＞ 80 岁，伴有基础疾病
　（ASA 3 或 4 级），和 / 或拒绝永久性或
　暂时性造口的患者。

· 新辅助治疗效果较好：肿瘤缩小＞ 50%。

· 肿瘤直径＜ 4cm。

· 肿瘤位于腹膜反折以下。

· MR 和 CT 未发现阳性淋巴结（＜ 5mm，
　等信号，形态规则）。

· 肿瘤不固定（触诊活动）。

· 患者接受密切随访并签署知情同意协议。

cT3 排除标准：

· 新辅助治疗效果不佳：肿瘤缩小＜ 50%。

· 高度未分化或黏液性直肠癌。

· 肿瘤直径＞ 4cm。

· 肿瘤位于腹膜反折以上。

· 新辅助治疗后 MR 和 CT 发现可疑淋巴结
　（＞ 5mm，信号不均，形状不规则）。

· 肿瘤固定。

· 患者拒绝接受密切随访及签署知情同意协议。

知情同意协议

知情同意协议需包括与患者一般情况相关的所有可能选项，接受 ELRR 的患者必须同意加入一个严格的随访计划。

麻醉

当病变位于直肠后侧且手术时间较短时，TEM/ TAMIS 手术不需要全身麻醉。

椎状切除术或 ELRR

外科医生必须精通 TEM 或 TAMIS 后才可进行此类手术。通常建议外科医生在进行首次 ELRR 前至少完成 50 例标准直肠壁全层切除术，并有 TEM 或者 TAMIS 下缝合的经验，另外，还需要有开放和腹腔镜直肠手术的背景。

外科解剖

与常规手术操作一致，笔者建议标准化 ELRR 技术。为此，对如下参数进行规定：

1. 黏膜侧病灶周围切除范围（图 10.8 中的 C）。

2. 无瘤边界的浸润深度。

3. 为确保对病灶引流区淋巴组织的彻底清扫，基底部清扫必须在传统手术中的"神圣平面"进行（图 10.9 中的 B）。

4. 直肠癌的淋巴引流区域呈锥形，该锥形的顶部以"第一站淋巴引流区"为代表。鉴于直肠癌不存在跳跃式淋巴结转移，因此必须切除第一站淋巴结以获得肿瘤的精确

分期。为了确保切除标本包含此站淋巴结，必须沿至少 135° 的钝角扩大后方切缘。这个角度被称为 L/C，其中 C 为黏膜环周切除平面，L 为锥状切除标本的侧切缘（图 10.9）。

5. 尽可能多地切除包含淋巴引流区在内的直肠系膜是十分重要的。

6. 本中心以立方厘米为单位记录切除标本的体积（cc）。

7. 为确保肿瘤所有引流区域淋巴结被彻底清扫，本中心开发了一种改良前哨淋巴结检查术。该技术被称为"核苷酸引导下的直肠系膜切除术"（将在后面的章节中详细讨论）。

注意：以下操作步骤适用于右利手的外科医生。

后方病灶（患者仰卧）

· 若后方病灶紧邻肛环，建议在 6～7 点至 3 点之间的位置进行直肠壁全层剥离。用 TEM 手术刀在距离肿瘤边缘 1cm 处作横向圆形切口以切开黏膜层和肌层。

· 横断黏膜层及肌层可帮助快速寻找直肠筋膜及骶前筋膜之间的无血管区。

· 若肿瘤紧邻括约肌，可部分切除内括约肌。保留附着在标本上的纤维有助于将肿瘤肿块切除。

· 直肠系膜的完整切除是通过在无血管的"神圣平面"进行光滑剥离进行的。

· 对"神圣平面"的解剖范围应大幅超过肿瘤所在区域。

· 沿肿瘤 360° 环形横断黏膜层和肌层，切缘距病灶至少 1cm。

· 充分游离直肠系膜并向尾侧牵扯，以钝角环形切除直肠系膜（图 10.8）。

· 完整切除的手术标本形状类似椎体。

· 将标本放入量筒以评估切除组织的体积。

· 将标本用大头针固定于软木垫，应注意肿瘤面的朝向。

· 外科医生在缝合创面前应用生理盐水稀释的聚维酮碘持续冲洗术野及创面 5min。该步骤对去除癌细胞具有重要意义。

· 应评估缺损的远端边缘以确保其有较高的活动性；如果活动性欠佳，外科医生应继续分别向头、尾侧游离。

· 创面的头、尾侧应该能够在无张力下重新靠近。

· 此时，有条件开始后续的缝合操作。

侧方病灶（患者患侧侧卧，呈折刀位）

· 肥胖及髋关节活动障碍会限制直肠镜在侧方病灶患者中的活动度。

· 对于左侧病变，建议在 8 点至 4 点处（沿逆时针方向）进行直肠壁全层剥离。如果是右侧病灶，建议在 4 点至 8 点处进行。基本原理是在直肠系膜较厚处进行解剖，这有助于寻找"神圣平面"。

· 后续的操作步骤与后方病灶相同。

前壁病灶（患者俯卧）

女性

· 建议在 3 点至 5 点之间的位置进行直肠壁全层剥离，并尽可能向外侧拓展。

图 10.8　规范化
腔内局部切除术
的几何模型

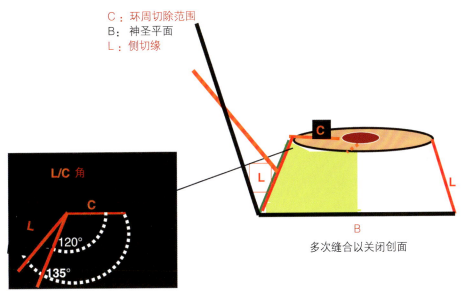

C：环周切除范围
B：神圣平面
L：侧切缘

多次缝合以关闭创面

环周切除范围
⊙ 纵向切缘的几何
　模型
⊙ 切除组织量
⊙ 残余淋巴组织的评估（核苷酸引导下的直
肠系膜切除术）

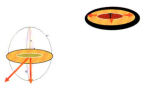

图 10.9　腔内局部切除术的标准

· 直肠壁在该水平被离断后将更容易找到脂
　肪组织，这有利于沿直肠阴道间隙顺利分
　离直肠壁。
· 采用精细血管钳牵拉直肠壁，低功率能量
　设备顺时针解剖直肠壁。
· 一旦确定了正确的平面，就很容易对直肠
　阴道隔进行顺利的解剖。
· 在此操作中，建议外科医生将左手的一根
　手指置于阴道内，以更好地控制解剖时的
　张力。
· 由于肿瘤位置的关系，必须尽可能切除病

灶附近的直肠系膜。如果病灶恰好定位于
与阴道中线，则必须将直肠系膜的双侧连
同病灶一起完全切除。
· 其余步骤与后方病灶相同。

男性
· 直肠壁的全层剥离建议从 3 点钟方向开始，
　将切口延伸到 6 点钟处，并尽可能地向外
　侧拓展。
· 此水平通常可以观察到一个光滑、苍白的
　器官，即前列腺被膜。
· 确定正确平面后，需采用 smooth 解剖以避
　免损伤前列腺。前列腺被膜的损伤可引起
　严重出血，需要氩束激光控制出血。
· 对于男性，必须切除与肿瘤邻近的大量直
　肠系膜。如果肿瘤恰好位于前列腺中线，
　则必须将位于腺体左右两侧的直肠系膜连
　同病灶一同切除。
· 其余步骤与后方病灶相同。

进入腹腔

6%～7% 的患者通过 ELRR 处理较大的上段直肠癌时容易进入腹腔。

操作建议：

· 首要症状为扩张的直肠腔缩小，部分病例可能会在破口水平发现气泡。

· 首先建议立即关闭破口，以避免 CO_2 漏入腹腔使腹腔压力增大，使得直肠腔内操作空间减小。

· 如果气体泄漏到腹腔会产生问题，应放置气腹针以清除腹腔气体。

· 为了避免腹腔感染，使用吸引器将术野和直肠腔内的所有粪便污染物吸走。

· 用含稀释聚维酮碘的生理盐水冲洗术野和破口区域。

· 缝合腹膜时，经肛操作的外科医生必须确保缝线未带入小肠。因为腹腔内压力增加，小肠袢容易疝入破口。

· 一般建议采用双层缝合进行修补。

术中肿瘤上下切缘的组织学评估

缝合创面前，取直肠壁的上、下两个切缘（从切除后标本的头侧和尾侧获得）送中病理学检查。为确保 R0 切除，切缘的病变侧均用蓝色染料进行标记。该方案主要是为避免肿瘤的不完全切除。

核苷酸引导下的直肠系膜切除术（nucleotide-guided mesorectal excision, NGME）

基本注意事项

· 高危组织学类型（黏液性或未分化癌）是所有局部切除术的绝对禁忌证。除了组织学高危的患者，目前尚无文献报道直肠癌存在淋巴结跳跃转移的情况。

· ELRR 会切除肿瘤周围大量的直肠系膜，因此第一站淋巴引流区基本已被切除。

· 随着对原发灶进行更大剂量的放疗，可观察到部分第一站淋巴结不受累及。显然，更为外周的淋巴结区更少见转移。

综上，需要开发一种可检测 ELRR 术后直肠系膜中残余淋巴结的技术。基于此，E.Lezoche 开发了一种名为 NGME 的内部技术，旨在增加 ELRR 术中淋巴结清扫数量，从而获得正确的癌症分期。

NGME 是一种操作简便快捷的技术。患者全麻后，在 ELRR 术前通过肛门镜或直肠镜将放射性核苷酸用针注入病灶后方及周围。当椎状切除完成，且标本移除并完成创面清洗后（缝合前），将 TEM 肛门镜置于原位并经此置入无菌伽马照相机，观察并检测 ELRR 术后创面是否有残留的放射性物质。若局部放射线活动性达到基线水平的10倍，则用金属夹子进行标记并重新置入 TEM 操作器械，将所标记组织切除送冰冻以寻找淋巴结 [7,8]。该技术同样适用于 TAMIS。

创面缝合

缝合是 ELRR 术中最难操作的步骤之一，原因如下：

- 缝针操作空间狭小。
- 缝针需穿过直肠壁及直肠系膜在内的组织。
- 根据肿瘤所处位置（离肛管直肠环的距离），缺损的头侧和尾侧长度多有不同。若肿瘤邻近肛管，肿瘤头侧的长度会远长于尾侧；若肿瘤位于直肠上段，情况相反。

ELRR 术后创面通常较大且深（图 10.10），所以在关闭创面时需要多针缝合。术中一般使用圆针及 2-0 的 PDS 线。由于操作空间局限导致拉紧缝线困难，可将一种银夹子置于缝合的两端从而避免缝合后打结的操作。但是该金属夹子会影响磁共振成像，为解决此问题，临床使用中又引入了不干扰 MRI 的钛夹。由于空间局限，建议每条缝线长度不超过 6 ~ 7cm，超过该长度将增加缝合难度。

1. 当创面较大时，为了使创面两侧靠近，建议先用缝线将头侧和尾侧的中点进行缝合。这一针一定不能拉紧，而应保持松弛，从而使得另一根缝线与其对合。当缝合伤口至中点处时，即可剪断原牵拉缝线（图 10.11）。
2. 对于右手操作的外科医生，缝合从右向左进行（图 10.12）。
3. 第一针进针位置为距创缘 1cm 处，且进针

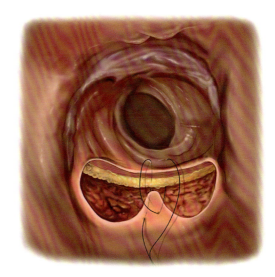

图 10.11 当创面大且两侧长度不等时，建议先在中间缝一针

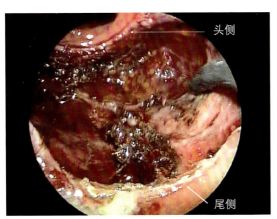

图 10.10 ELRR 术后创面大且深。两侧肛提肌在骨盆平面处容易辨认

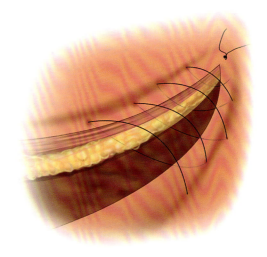

图 10.12 从创面的右侧开始缝合（右利手）

过程中必须在创面中看见针尖。

4. 进针至"神圣平面"，交叉穿至创面头侧，从黏膜面出针。

5. 交叉至创面尾侧，从黏膜进入，进针至直肠周围脂肪底部。

6. 进入直肠系膜水平，穿过残留的直肠系膜和直肠肌管，从创面头侧黏膜离开。

7. 重复第 4 ~ 第 6 步骤，直至完全缝合创面。

8. 对于较大的创面，必须不断移动直肠镜位置以利缝合。

9. 缝合最困难的部分是缝合至创面末端，即术野的 10 ~ 12 点处（本例为左侧）。因为操作空间小，在此处进行缝合时，手术器械及光镜之间容易互相干扰。

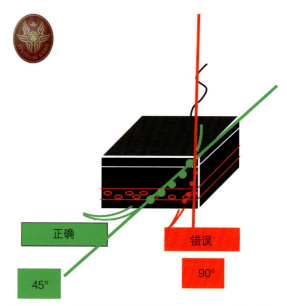

图 10.13   若某侧切缘长度较长，进针角度必须是 45°

操作要点

· 由于创面缝合两侧长度可能有所不同，进针角度也不尽相同。如头侧切缘较长时（低位直肠癌），在头侧切缘必须以相对于黏膜表面至少 45° 的角度进针；相反，在较短的尾侧缘，必须垂直于黏膜表面（90°）进针（图 10.13）。该操作可弥补创面头尾侧的长度差异，以获得头尾侧的严密对合，从而避免形成薄弱点。

· 胶水填充残留的创面。

可观察到锥状切除术后缝线裂开存在两种不同可能性，即早期裂开和晚期裂开，其特征如下：

早期裂开： 常发生于术后 7 ~ 10 天。该并发症通常与切口张力过大有关，而这通常由大创面强行对合导致。此时，即使进行适当

的移动，创面头尾侧距离仍然存在。里急后重、出血或骨盆疼痛通常预示伤口裂开。直肠指检往往可触及裂开的切口。

晚期裂开： 常发生于术后 30 ~ 60 天。多与由于缺乏组织附着而导致缝合后死腔内的液体聚集有关（即锥状切除后留下的局部直肠系膜缺损）。图 10.10 直观展现了 ELRR 术后宽大的创面，切除的标本体积一般为 40 ~ 50mL。死腔的存在容易使液体潴留，一旦有微生物入侵，则会演变为盆腔脓肿。最初可无症状，后期脓肿会自动自发地沿阻力最小的路径播散（如缝线处）。因此为了避免切口内积液的发生，在最后一针前建议用 10mL FloSeal®（Ethicon, Inc.）填充空腔。

含碘海绵填充直肠壶腹： 同样地，为避免切口下积液，手术结束后，一旦 TEM/TAMIS 装置被移除，马上用含碘海绵填满直肠壶腹，以减少细菌并消灭死腔。术后 48h 取出海绵。

结语

为保证 I 期直肠癌患者的功能，外科医生对根治性切除以外的其他治疗方法进行了不断探索。目前研究的关键仍然是对直肠癌进行准确的淋巴结分期。即使接受新辅助治疗的患者，淋巴结累及情况仍存在不确定性。但是以上困难促进了椎状切除术（新辅助治疗后的 ELRR）的发展。目前，PE 联合 NGME 是部分非进展期直肠癌的最佳治疗方案。最后，术后的仔细缝合对患者恢复至关重要。

（李昕琳，孔祥兴，王达，曹鸿峰，李军　译）

局部切除后创面闭合与非闭合的比较

11

Dieter Hahnloser

引言

关于经肛切除术后直肠壁缺损的闭合与否仍存在诸多争议。闭合缺损具有一定的技术性困难，显著增加了手术时间，且没有明确的获益。目前文献表明，直肠缺损闭合与否在并发症的发生率以及功能预后上并没有显著差异。然而，若不闭合缺损，则可能引发更多的出血并发症。若术中突破腹腔，则必须闭合缺损。在没有明确数据支持应该闭合还是不闭合缺损的情况下，TAMIS（经肛微创手术）术后直肠壁缺损的处理仰仗外科医生的谨慎裁决和技术能力。

闭合或不闭合

一旦切除标本，随即面临是否需要闭合直肠壁缺损这一问题。目前，外科医生之间对此尚无共识，几乎所有研究均表明，缺损闭合与否是由外科医生自行决定的。在日常临床环境中，该做法并没有助力问题的解决。

在肛门拉钩辅助下使用开放式器械便能够轻易地闭合经肛切除术处理后的远端直肠病变缺损。相反的，经 TEM（经肛内镜显微

手术）或 TAMIS 处理后的高位直肠病变缺损闭合，在技术上更具挑战性。内镜下缝合费时又费力。

众多专家建议缝合缺损，从而改善切口愈合，更好地控制出血以及降低管腔狭窄风险。由于直肠系膜具有丰富的血供，所以闭合缺损有利于止血。再者，理论上黏膜缺损闭合有利于保留直肠顺应性——因其无须黏膜再生，且鲜有疤痕增生。然而，关于缺损闭合与否对直肠顺应性的作用仍需进一步研究证实。

由于内镜下缝合具有一定的技术性困难，故当缺损位于腹膜下直肠且未突破腹膜时，一些外科医生会选择不闭合全层缺损。直肠及肠周系膜具有丰富的血供，可为肉芽组织再生提供营养，促使直肠壁再通。TAMIS 术后周围直肠系膜的炎症反应可伴有感染症状和体征，包括疼痛、发热和白细胞数升高。不闭合缺损会增加感染的风险。然而，直肠系膜也是阻隔感染的一个屏障，正如文献中所证实的那样，即便不闭合缺损，盆腔脓肿的发生率也很低。延长抗生素的使用时间没有必要，因为其并不显著影响感染率（非闭合组为 6%，闭合组为 10%，

P=0.2）[1]。

最后，由于存在直肠管腔狭窄的可能性或腔内缝合困难，闭合缺损也并非总是可行。综合这些原因，切除后是否需要闭合缺损仍然是一个争议性的问题。

若突破腹腔需强制闭合缺损

近端直肠肿瘤全层切除后，高达 28% 的患者发生了腹膜突破，并且需要人工闭合缺损[2]。一旦进入了腹腔，直肠气腹往往会消失，因此缺损的缝合存在一定困难。当直肠壁塌陷时，手术视野会变小。插入刚性的 TEM/TEO 直肠镜可帮助稳定缺损，从而进行腔内缝合。然而，有 30% 的缺损被认为不能进行腔内缝合[3]，需要在腹腔镜下甚至开放手术进行缝合，这可能会在一定程度上提高并发症的发生率。因此，腔内闭合腹膜缺损的技术能力具有显著的临床优势。尽管大量文献均表明，狭窄的发生率很低，但由于闭合大的缺损可能会导致后续形成狭窄，因此务必要谨慎对待[4,5]。

关于闭合的技术问题

由于器械易碰撞，操作时难以施加足够的张力，且过程费时，因此缺损缝合仍然存在诸多挑战。研究报告称，使用 TAMIS 平台闭合缺损可使手术时间增加 30min[1]。文献中已报道过各式各样的缺损缝合技术，包括采用 Endo–GIA 吻合器缝合[6]、体内连续缝合[7,8] 或利用推结器[9] 进行体外单纯缝合。此外，使用自锁带刺缝合线可避免打结，使用机械缝合装置可以加快闭合缺损的过程，但同时也显著增加了每个患者的就诊费用。建议闭合缺损至完全"不漏水"，以免形成脓肿。然而，在放疗和经肛切除术后，不建议闭合腹膜下的缺损，因其伤口裂开的发生率可高达 47%[10]。

文献综述

表 11.1 罗列了相关研究，对采取闭合或开放缺损的患者进行了比较[1,11-14]。近期，在一项 meta 分析中，总结了 4 项相关临床试验，共计纳入 499 例患者（闭合组 317 例，开放组 82 例），结果提示两组在总体并发症发生率（OR 1.26）方面并无显著差异[15]。开放组与闭合组在术后出血（5.6% vs 7.7%）、局部感染（3.1% vs 4.9%）及二次干预的需求（1.9% vs 1.1%）等方面具有一定可比性。近期发布的三机构研究，利用了倾向评分匹配的方法对全层切除（n = 220）和非全层切除（n = 210）后形成的开放性与闭合性缺损进行了比较[12]。无论是全层或是非全层切除，开放性缺损与闭合性缺损间 30 天并发症发生率均相近——全层切除（15% vs 12%，P = 0.43），非全层切除（7% vs 5%，P= 0.55）。但是，在全层切除后所形成的开放性缺损较易出现出血并发症。正因如此，建议在结束手术并移除 TAMIS 平台之前，要仔细检查黏膜切除边缘和直肠系膜的缺损是否出血。笔者的建议是逐步降低注气压力，并始终保持能够直视缺损，即便是轻微出血也应通过烧灼止血。另一种可行的方法是，当气腹停止后，应于缺损处放置纱布几分钟，以检查静脉是否出

表 11.1 文献所示的直肠壁缺损的闭合与非闭合的比较

	n	研究类型	手术方式	开放率	闭合方式	开放 vs 闭合的结果
Ramirez 等（2002）[11]	40	RCT	LE, TEM	50%	用 3-0 可吸收微丝连续缝合	总体并发症发生率无差异
Hahnloser 等[1]	75	前瞻性研究	TEM, TAMIS	47%	用 Vicryl 3-0 或 V-Loc 3-0 单针缝合（75%）或连续缝合（25%）	出血（11% vs 3%，$P=0.2$）感染（6% vs 10%，$P=0.3$）
Brown 等[14]	341	前瞻性研究	TEM	30%	用 PDS 2-0 连续缝合并用夹子固定	总体并发症发生率（19% vs 8.4%，$P=0.03$）出血（7.6% vs 4.7%，$P=0.27$）感染（6.7% vs 2.1%，$P=0.06$）
Noura 等[13]	43	回顾性研究	LE, TAMIS	51%	–	出血（0% vs 24%，$P=0.02$）发热（0% vs 5%，$P=0.49$）Clavien Ⅲa 级以上（0% vs 19.0%，$P=0.04$）
Lee 等[12]	220 FT 220 PT	回顾性研究配对分析	TEM, TAMIS	50%	3-0 可吸收缝合线，内缝	总体并发症发生率（15% vs 12%，$P=0.43$）总体并发症发生率（7% vs 5%，$P=0.55$）

LE：局部切除术；TEM：经肛内镜显微手术；NS：无意义；FT：全层；PT：非全层

血，因为气压的存在可能会减轻静脉性出血，从而使人误以为手术部位已经止血。

TEM 与 TAMIS 的开展不会影响上述研究中闭合缺损的决定。外科医生似乎经常会去闭合较小的缺损，而留下较大的缺损。而且非全层切除形成的缺损似乎比全层切除形成的缺损闭合概率更高。在一项针对 44 例 TEM 局部切除术的前瞻性随机研究中，关于缺损的闭合与开放的结果并无差异[11]。在第 4 周时，非闭合组的直肠创面愈合率达 85%，而在闭合组可达 95%。3 个月后，通过随访的内镜检查发现，非闭合组的所有缺损也都已愈合。在另一项研究中，47% 的直肠缺损没有采取闭合，而是保持开放。尽管缺损闭合与否主要取决于参与中心术者的习惯，但缺损的大小和位置并没有差异，而且最耐人寻味的是，保持缺损开放的患者，其并发症发生率并没有增加[1]。这表明保持缺损开放并不会增加并发症发生率。然而，并非所有的研究都是为了回答这个问题而设计的，因此在解释此发现时务必谨慎。

功能障碍似乎不受缺损闭合的影响。在两项研究中，无论缺损是否闭合，其术后 12 个月的 Vaizey 大便失禁评分均无差异[1,13]。

TAMIS 术后的肛门压力异常和大便失禁似乎与切除深度有关[16,17]。而且，由于（特别是巨大的）肿瘤容易产生阻塞效应，一旦经 TAMIS 成功切除肿瘤后，大便失禁和排便功能会趋于改善。

由于围手术期管理、外科医生的个体经验以及所使用的手术技术（如采用不同的能量来源）有所不同，故这些研究存在一定的局限性。此外，在这些研究中，由于肿瘤位置（前、后）以及距肛缘的距离不同，进入腹膜的风险也有所不同，这可能会影响缺损闭合与否的决策。

建议及结论

当前的文献表明，无论经肛切除后所形成的直肠缺损是否闭合，其在并发症发生率和功能预后等方面均没有差异。此外，闭合缺损的益处仍然不清楚，也没有专门针对此项特定问题的研究。因此，是否要闭合直肠壁缺损可能要取决于外科医生的偏好和技能。

如果有可能，笔者建议闭合所有较大的全层缺损。有时可能需要进一步调动直肠壁以实现无张力闭合。针对较大的缺损，建议从两侧开始进行横向缝合，在中部汇合。如果缺损的闭合无法达到"不漏水"，则建议将其保持开放状态。直肠壁至直肠系膜的袋形缝合术用处不大。在 6~10 周后行早期内镜检查可排除管腔狭窄，或利用球囊扩张来治疗管腔狭窄。中型和小型的全层缺损以及所有的非全层切除后缺损均建议保持开放状态，因为它们会迅速粒化，覆盖新生黏膜，且罕见发生狭窄并发症。有关 ESD（内镜黏膜下剥离术）的文献报道，ESD 术后切口与非全层切除后缺损相当，且结果表明在黏膜缺损周径 <90% 的病例中从未发生过狭窄[18]。鉴于 TAMIS 切除术后的缺损在保持开放状态时可发生出血，因此鼓励将患者留在留观室中观察。

（张建垒　译）

手术及围手术期结局

Elena A.T.Vikis, Anne-Marie Dufresne,
George Melich

引言

传统上，利用结肠镜无法切除的直肠肿瘤需要通过腹会阴手术或低位前切除术进行节段性肿瘤切除。这些手术往往伴随着高风险的术中和术后并发症，导致患者术后并发症发生率显著增加以及承担高昂的围手术期费用。由于需要一种更易广泛应用（更易配置，更易学习，更经济）的手术方法来经肛内镜切除直肠病变，且要求该方法安全并在直肠肿瘤切除上等效于 TEM 术式，于是在 2009 年 TAMIS 术式应运而生[1,2]。TAMIS 现在是一项成熟的技术，应用于切除良性病变以及选择性处理无法通过内镜切除的早期直肠癌（T1）。本章描述了与 TAMIS 相关的手术及围手术期预后，着重讲述该手术的操作技术和并发症。

术中并发症

腹膜突破

TAMIS 的并发症之一是手术可能会进入腹腔，特别是当处理位于腹膜反折上方的直肠病变[3-5]。据文献报道，发生腹膜突破的概率从 10% 至 28% 不等[4,6,7]，被认为是 TEM 术式中高风险病变的预期事件[8]。根据研究者（未发表）的数据，在 230 例中便有 9 例是计划外进入腹腔（3.9%）。据描述，腹膜突破主要发生在腹膜反折位置较低且体型较小的女性当中，并且通常发生于距肛缘 10 cm 以上的直肠前壁病变。笔者的数据表明，男性和女性的分布相对均等（5 例男性，4 例女性），且通常是距肛缘 8 ～ 12cm 的前壁病变或侧壁病变[5]。

可供选择的修复方式包括：利用 TAMIS 平台经肛门修复、腹腔镜下修复或开腹手术。有时，较大的缺损若不能行简单局部缝合，则需要进行直肠节段切除。一般情况下，可以通过 TAMIS 平台，使用腹腔镜持针器和 3-0 带刺自锁可吸收缝线闭合缺损。这一操作需要稳定的气腹，如果手术是在脊髓麻醉下进行的，还需转换为全身麻醉。虽然局部修复是理想的处理方法，但如果无法维持稳定的气直肠，则应考虑腹腔镜经腹直接修补缺损或节段切除直肠。通常，鉴于能够掌握腹腔镜操作技术的人员在一定程度上更易掌握 TAMIS 缝合技术，因此应常规闭合缺损，以便在遇到更具挑战的、需要闭合的情况时（如腹膜突破），可避免转换为腹腔镜操作。

在 Caycedo 等的研究中，50 例患者中有 5 例侵入了腹腔（10%），且所有腹膜突破的缺损均使用 TAMIS 平台在 AirSeal® 充气系统（ConMed,Inc.,Utica,NY,USA）支持下进行修复[7]。他建议，若外科医生不擅长腹腔镜下缝合，则不要对疑似位于腹膜反折上方的直肠前壁病变进行手术，因为处理这些病变具有较高的腹膜突破风险。笔者当前的数据表明，发生计划外腹膜突破的概率为 3.9%，其修复主要是通过 TAMIS 平台进行体内缝合（9 例患者中有 6 例），而 2 例患者需要中转腹腔镜手术闭合缺损，1 例需要行腹腔镜下低位前切除，主要因为缺损太大而无法闭合。在左上腹 Palmer 点用 14 号针行肋下穿刺置管，排出腹腔内 CO_2，辅助行经肛缺损修补，6 例经肛修补术中有 3 例顺利完成了手术。有趣的是，一名发生腹膜突破的患者在相同的位置继续进行了两次 TAMIS 手术治疗复发性腺瘤（尽管前次手术的环周切缘阴性），这两次 TAMIS 局部切除术并没有因腹膜突破而变得复杂化，复发性腺瘤可能继发于初次手术残留的疤痕[5]。

在多项研究中（待公布）介绍了经肛腹腔镜吻合器的应用，该器械可在切除病变的同时闭合疑似位于腹膜反折上方的缺损，从而规避该并发症[9]。该文章采用 TAMIS 局部切除术，利用腹腔镜吻合器界定、移除和闭合缺损，且均进行了直肠病变的全层完整切除（图 12.1 ~ 图 12.3）。

文中亦提及行回肠预防性造瘘术[10]，然而若无严重的粪便污染且缺损一期修补成

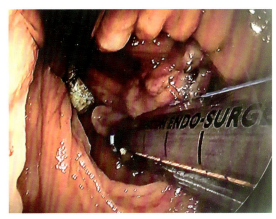

图 12.1　用腹腔镜 Echelon 吻合器吻合直肠息肉的术中视图

功，一般不建议行此操作。

阴道突破和直肠阴道瘘

女性直肠前部病变可发生阴道突破。用局麻药浸润直肠阴道隔，并在解剖过程中通过指检阴道可以帮助定位手术平面，从而防止阴道损伤。Keller 等[10] 报道了 1 例经保守治疗治愈的阴道壁电灼伤的病例。在 TAMIS 的早期实践中，笔者报道了 1 例因切除直肠前壁神经内分泌肿瘤而导致阴道突破的病例，这一情况在术中被发现并做了初步修复，但仍在术后 30 天内再发破裂，临床上表现为明显的直肠阴道瘘。与其他创伤性直肠阴道损伤的治疗一样，伤口护理的方法包括每日灌肠和口服广谱抗生素，以促进伤口愈合。瘘管在 60 天左右闭合，并且一直保持闭合状态。当然，如若发生直肠阴道瘘，亦可采用其他手术技术，详见后面远期并发症章节。

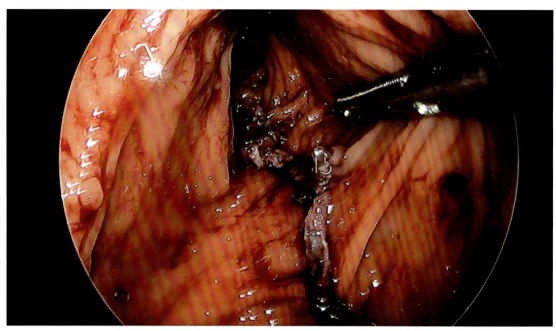

图 12.2   TAMIS 术吻合后 3 个月行柔性乙状结肠镜检查

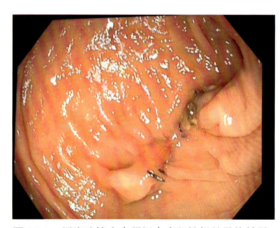

图 12.3   用腹腔镜吻合器闭合直肠缺损的最终结果

意外闭合直肠管腔

　　任何肛肠操作都具有直肠管腔闭合的潜在风险。因此，在行 TAMIS 术取出标本后，尤其是在切除巨大或环状病变之后，进行任何重大干预时均需高度警惕该并发症。这曾在吻合器痔修补术中报道过[11]，同样也可能成为 TAMIS 的潜在风险。识别直肠腔并使其在整个手术过程中保持通畅的一种简单方法，是在解剖开始时将一块小海绵插入病变近端的直肠腔内（注：正如行 TAMIS 的外科医生所述，手术过程必须小心谨慎，以确保纱布海绵不会因为活动性的气腹直肠而"漂浮"）。在缝合缺损后，应取回这块海绵，确保管腔开放。此外，如有疑问，或者没有使用海绵，可在手术室用刚性直肠乙状结肠镜或简单地将镜头（用于 TAMIS）推进到局部切除区域之外，来确认管腔的开放。

术中出血

　　术中出血很罕见，因为电灼通常足以止血。但是，如有需要，随时可以通过 TAMIS 平台，利用腹腔镜组织闭合器或腹腔镜施夹器进行止血。

短期并发症

术后出血

　　一般来说，如若在手术全程中始终注意止血，则术后出血并不常见。尽管如此，仍有高达 10% 的患者出现术后出血的情况，有时甚至需要输血[5,7,12]。术后出血是最常见的短期并发症，230 例患者中有 25 例发生了术后直肠出血，但仅有 5 例需要干预（2.2%）。在需要输血的 5 例患者中，1 例在手术当天即被送回手术室，另外 2 例患者分别在术后第 16 天和第 17 天接受了内镜治疗，通过放置止血剂或内镜钳夹成功止血[5]。

　　缺损的闭合与否影响止血效果。尽管大量研究表明，开放性缺损的出血发生率较高[12-16]，但并无统计学意义。无论如何，应试图闭合所有的缺损，它可潜在影响临床上显著的出血，且这是一项以防发生腹膜破裂时必须掌握的技术。既然 TAMIS 是一种新兴手术，将其他肛肠手术（如痔切除术）中现有的术后止血技术应用于 TAMIS 亦可行。Rosen 等[17]采用止血剂（Gelfoam）填塞痔切除后的缺损部位来止血。因此，在 TAMIS 中，除了缝合以外，还可考虑放置止血剂进行止血，如 Surgicel 或 Gelfoam。

尿潴留与尿路感染

　　尿潴留是肛肠手术术后常见的并发症，亦可能发生在 TAMIS 术后。一般来说，不需住院的短时手术无须留置导尿管。留置导尿会增加尿潴留和尿路感染的风险。在 TAMIS 中，有研究表明，环状病变会增加患者尿潴留[7]的发生率，且采用 Foley 留置导管缓解尿潴留已被证实会增加尿路感染的发生率[18]。据报道，TAMIS 术后尿潴留的发生率为 2%～19%[7,12,18]。笔者的数据显示，在 13 例男性和 2 例女性中，7% 的患者出现临床显著的尿潴留。在这 15 例患者中，8 例为直肠前壁病变，13 例未在围手术期预防性使用坦索洛新，目前坦索洛新已作为常规治疗方案的一部分引入笔者中心。TEMPOUR[19]正在进行的一项临床试验探索了坦索洛新在 TEM 围手术期的使用，该项试验假设其可降低尿潴留的发生率，且这些数据可转化应用于局部切除直肠肿瘤的 TAMIS 实践。这可能是一种简单且经济有效的方法，用于降低该并发症发生率。

皮下气肿

　　既往 TAMIS 相关的研究指出[4]，在类似的经肛手术中，皮下气肿通常是一种平稳的并发症[20]。但它可导致术中高碳酸血症[21]，少数预示着腹膜破裂。如若因高碳酸血症而继发通气障碍，可采取降低直肠灌气压力、迅速完成手术以及延迟拔管等方法进行处理[22]。在笔者中心，230 例患者中发生皮下气肿的概率为 0.4%。通常，这是一种自限性的并发症，可以保守处理。在极少数情况下，患者会出现临床症状，甚至可在 X 线片上出现游离气体[5]。

术后疼痛

对于大多数患者来说，TAMIS 术后的疼痛感极小。对于齿状线以下或其附近的病变，这是一个值得关注的问题。其他肛门直肠手术的常见做法是给予患者甲硝唑以减轻术后疼痛。2018 年的一项荟萃分析[23] 显示，局部应用和口服甲硝唑均可有效缓解痔疮切除术后的疼痛。鉴于它的抗炎作用以及在其他肛肠手术中已认可的安全性，甲硝唑 5 ~ 7 天的疗程可作为缓解 TAMIS 术后疼痛的一种经济有效的治疗方法，尤其是对于那些接受超低位切除术的患者[24]。

大便失禁

TAMIS 的设备包含一个接入管道，在手术期间将其置入肛管内。这种持续的肛门扩张可能是导致术后大便失禁的一个潜在原因。2015 年发表的一项描述性前瞻性研究，探索了在 TEM/TEO 手术期间肛门接入设备对肛门直肠功能的影响[25]。在术后 1 个月和 4 个月时，基线和自发收缩压力均降低，但这与大便失禁的临床表现无关。TEM/TEO 的仪器是刚性的，直径为 40mm，而柔性 TAMIS 接入设备直径为 30mm[26]，这表明 TAMIS 对控便能力的影响较小。

Schiphorst 和 Clermonts[27,28] 对 TAMIS 术后的远期功能预后进行了研究，最终发现其对控便能力无显著的临床影响。Schiphorst 的研究测量了 TAMIS 术后的功能结果。尽管有 51% 的患者在手术前排便正常，但仍有约 17%（3/18）的患者在 TAMIS 术后出现控便能力下降。有趣的是，在剩余 49% 的术前排便失禁患者中，88% 的患者排便能力有所改善，这可能得益于刺激性病变的切除，因该病变导致术前肛门直肠功能下降及其占位效应使得排便出口梗阻。总之，短期内的功能预后良好，大多数患者均保留了控便能力。

远期并发症

直肠狭窄

TAMIS 术后有 1% ~ 3% 的患者发生了直肠狭窄[5,7,10,18]。通常，医生可以利用刚性直肠镜或内镜来对狭窄部位进行连续性扩张。这些常见于巨大环状腺瘤和复发性直肠病变。已有文献报道内镜扩张失败的案例，但可通过 TAMIS 再次切除直肠狭窄成功补救[18]。尽管如此，大多数直肠狭窄的患者仍可在门诊通过内镜下扩张术或 Hegar 扩张器进行治疗，尤其是那些低位狭窄的患者[29]。

直肠阴道瘘

直肠远端 2/3 的前壁紧贴阴道后壁。当经肛处理直肠前壁病变时，对阴道以及直肠阴道隔的辨别极为重要。这些结构的任何外伤都可能导致直肠阴道瘘。Keller[10] 曾报道 1 例继发于 TAMIS 手术电灼伤的直肠阴道瘘（1.3%）。如之前阴道突破章节所描述的那样，该病例进行了保守治疗。

如果保守治疗失败，则可能需要手术干预。经肛或经阴道手术是局部修复的可选方案。根据缺损的位置，可考虑使用 TAMIS 平台行经肛直肠内皮瓣推进术进行修复[5]。一般而言，直肠内皮瓣推进术对原括约肌功能正常患者的治疗约50%有效[29]。在笔者中心，已有6例患者利用TAMIS成功行直肠内皮瓣推进术修复直肠阴道瘘。其他局部修复方式包括阴道内皮瓣推进术、纤维蛋白胶粘合、补片植入或括约肌成形术。局部修复失败的复杂病例可能需要更为积极的修复方式，如带蒂肌瓣植入、低前位切除术或极少见的腹会阴联合切除术。

（张建堃，孙芳芳，徐栋　译）

直肠肿瘤局部切除术后的功能预后

Elizabeth R. Raskin

引言

对于大多数良性及有选择的恶性直肠肿瘤，经肛入路是切实可行的手术方式。能否实施经肛手术主要取决于病变的大小、其在肛管直肠的位置以及病变自身的病理学特征。技术的进步，如经肛内镜显微手术（TEM）和经肛微创手术（TAMIS）的出现，改进了肛门直肠内的手术视野和操作方式，从而带来更佳的手术切缘，改善了肿瘤相关预后[1,2]。与传统的直肠切除术相比，经肛技术的安全性、可行性和肿瘤相关预后的可靠性是人们关注的焦点，但经肛手术后的功能预后却鲜有关注。

术后肛门直肠功能预后包括排气/排便的自控能力、便频/便急以及术后生活质量。术后功能受多种因素影响，如术前基线功能、肿瘤特征、手术技术和切除范围。使用定性和定量工具进行术前评估尤为重要，它能确立基线水平，用以对照评估经肛手术对功能的影响。本章旨在定义肛门直肠功能，阐明术前、术中有助于改善功能预后的相关因素，并比较传统经肛手术（TA）、经肛内镜显微手术（TEM）和经肛微创手术（TAMIS）三

者的手术预后。

肛门直肠功能（定义）

正常的肛门直肠控便能力涉及多方面的调控，包括盆腔和会阴肌肉群、直肠顺应性和容量以及掌控各种反射的神经回路。

肛门直肠控便的解剖

盆底——提肛肌、会阴体和内外肛门括约肌，构成了控便机制的肌肉框架。支配盆底的副交感神经起源于 S4，而 S1–S3 和 S2–S4 分别支配内括约肌和外括约肌。这些盆丛的分支帮助协调盆腔、会阴部横纹肌及平滑肌的活动，不过具体的调控形式尚不清楚。毋庸置疑，兴奋性活动是由腹下丛和盆丛的交感神经引起的。

源于 S2–S4 的会阴神经直肠下支负责支配肛管的感觉，有助于分辨气体和液/固体粪便。相反，直肠只能感觉到肠管扩张。直肠也受 S2–S4 神经支配。对胀气的感知归因于直肠壁和盆腔筋膜的感受器。因手术造成的肛管黏膜或直肠壁损伤会破坏两者对粪便

的分辨能力，并导致大便失禁和／或便急。此外，术后炎症可导致超急性感觉异常，引发术后适应不良及后续的便频。

顺应性和容量

直肠顺应性和容量是指直肠管壁的扩张能力和直肠储存的容积，二者直接影响控便能力。术后早期炎症和水肿会改变直肠顺应性，而在后期则是纤维化导致顺应性改变。同样，术前的放疗也会减弱储便功能，导致便急、便频和排便不成型。

肛门直肠的反射

肛门直肠抑制反射（RAIR）是指直肠扩张引起肛门内括约肌（IAS）松弛，因此可以在肛管内进行采样过程。这使得粪便和／或气体与肛管壁内的感受器接触，从而感知上述直肠储袋内容物的物理性质。低位前切除术后这种反射会消失，而经肛手术则可完整地保留该反射，因 RAIR 依赖于内在神经支配。

肛门直肠兴奋反射（RAER）是指直肠扩张引起肛门外括约肌（EAS）收缩，表现为肛门直肠压缩。与 RAIR 不同的是，这种反射由 S2-S4 神经支配决定，并因会阴神经末梢损伤而中断。如果会阴神经阻滞或手术创伤继发 RAER 反射钝化或消失，则控便能力将中断。具体地说，肛门外括约肌主要负责在腹内压增加时维持控便能力，如在咳嗽、打喷嚏或举重物时[3]。

肛门直肠的功能评估

功能评估工具，如大便失禁严重程度指数（FISI）和大便失禁生活质量评分（FIQL），已经被用来量化大便失禁的程度及其对患者生活的影响[4,5]。

FISI 是对大便失禁（FI）的严重程度评分，评估 FI（包括气体、黏液、液体或固体）患者的粪便漏出类型和失禁发生频率[4]。该有效评分已被证实能够有效衡量肛门直肠功能，使得患者与外科医生对 FI 情况评估具有良好的一致性。

另一方面，FIQL 是一种专门测量 FI 对生活质量（quality of life，QOL）影响的工具[5]，共有 29 个项目，分为 4 类：①生活方式；②应对／行为；③抑郁程度／自我认知；④窘迫程度。因该评分的可靠性，它已成为后续研究中评估干预治疗后生活质量的标准工具[6,7]。

还有其他多种失禁评分，如 Pescatori 评分、Wexner 控便能力量表和美国医疗系统评分。这些评分系统用来评估大便失禁的类型、频率、严重程度、失禁对生活方式的影响[8]。

术前评估

应进行全面的术前评估，以了解患者的基线功能，并预测术后肛门直肠功能障碍的潜在风险。直接询问患者关于控便能力的问题有助于了解其术前状态。若患者有 FI 困扰，权威认证的问卷调查（如上所述）有助于准确地评估和记录情况。除了肛门直肠和／或盆腔手术史，还需询问患者是否有盆腔恶性肿瘤病史、产科损伤或盆腔放疗史。

体格检查

视诊肛门及会阴区域可发现既往治疗、创伤或手术留下的疤痕。对于女性，应注意会阴的宽度，因为会阴体过薄可能与既往外伤、括约肌机能减弱有关。可通过肛门指诊主观地评估肛管静息张力和收缩力，以及中到大度的括约肌缺损。肛周皮肤和肛门的感觉受损与否可以用棉签或电刺激来测试。

影像和功能评估技术

直肠腔内超声和直肠磁共振成像（MRI）可提供解剖学细节，如括约肌的宽度和完整性。这些方法可有效地对括约肌缺损进行分类，提示缺损的水平、深度和大小[9]。值得注意的是，括约肌损伤与大便失禁之间并没有直接关联。在一项研究中，1495 例女性患者，经肛内超声检查评估为Ⅲ度或Ⅳ度产后撕裂，其中存在括约肌缺损的患者与括约肌正常的患者相比，在控便能力评分上并没有显著差异（图 13.1）[10]。

肛门直肠测压术和直肠压力器测量可以提供更客观的功能数据，如肛门静息压、肛门收缩压、直肠壁顺应性和直肠感知能力[11]（图 13.2，图 13.3）。

术中因素

经肛切除术（TAE）

经肛手术时，肛门扩张和肛门镜的使用是影响括约肌机能的首要潜在因素。为达到

图 13.1　肛内超声显示前侧内外括约肌损伤。(图片来源：Dr. Yan Zhao)

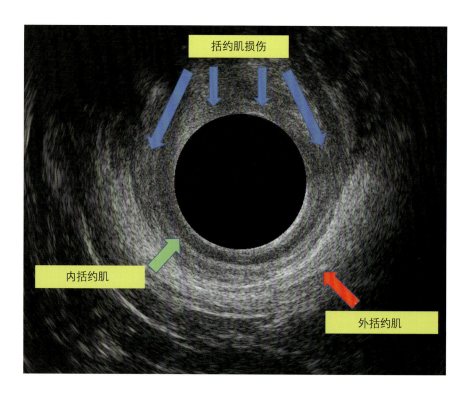

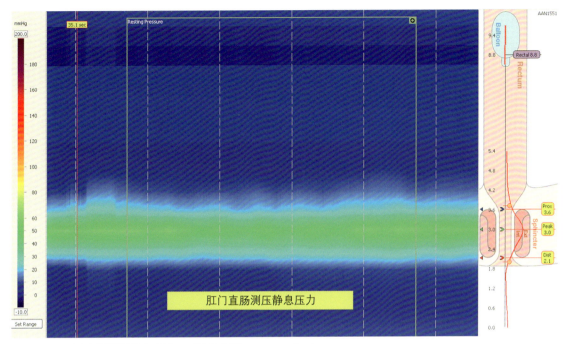

图 13.2　肛门直肠测压静息压力。(图片来源 : Dr. Yan Zhao)

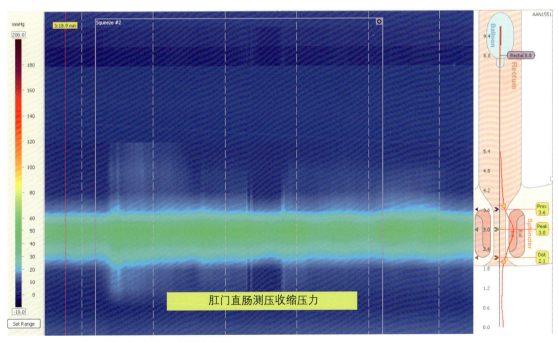

图 13.3　肛门直肠测压收缩压力（图片来源 : Dr. Yan Zhao）

充足的暴露，肛门镜的使用时间和拉伸程度取决于直肠肿瘤的大小、位置和复杂性。在接受肛门直肠切除性手术治疗的患者中，近27%的患者大便失禁与过度的手动扩肛有关[12]。肛门内括约肌的拉伸或 IAS 部分切除均可导致术后控便能力的丧失[13]。

Van Tets 等关注了采用 Parks 公司肛门拉钩行非括约肌切开手术（对肛门功能）的影响，他们比较了术前和术后的测压数据[14]。肛门拉钩使用组术后 6 周平均静息压力下降了 23%，而肛门拉钩未使用组下降了 8%（$P>0.05$）。12 周后，拉钩使用组的平均静息压力仍显著降低（$P = 0.01$）。这表明肛门镜对 IAS 功能有负面作用，因 IAS 主要负责静息压力维持。

Fenech 和他的同事研究了 84 例良性和恶性肿瘤患者，评估了 TAE 术后的控便能力状况和健康相关生活质量[15]。利用术前肛内超声、Wexner 控便能力量表和 FIQL 评分，他们发现 TAE 术后控便能力显著下降。遗憾的是，研究未进一步行术后 ERUS 来评估是否存在括约肌机能损伤。术前放疗的患者，其控便能力改变最为严重，以至与行低位前切除术患者的术后症状相似。

然而，一些患者在切除巨大绒毛状肿瘤后控便能力有所改善，因为这些病变会造成部分梗阻（即出口功能障碍）伴黏液分泌增多。

值得注意的是，功能的丧失与生活质量的下降并无关联。他们推测，生活质量的维持可能归因于控便能力的微小变化并没有显著改变 FIQL 评分。梗阻、出血、黏液分泌、里急后重和便急等症状可能得到缓解，从而改善了生活质量。另一种情况是，一些患者尽管括约肌功能下降，但在肿瘤切除后可能获得了心理上的缓解。

经肛内镜显微手术（TEM）

1983 年，Buess 研发了经肛内镜显微手术（TEM），扩展了经肛切除术的适用范围，特别是涉及对直肠中上部肿瘤的经肛切除[16]。虽然 TEM 能够更精确地切除直肠病变，但仍需进一步密切关注其对肛门直肠功能的影响。

对括约肌复合体的影响

利用 4cm 宽的特制直肠镜，TEM 术可保持持久且可控的肛门扩张，以允许注入气体，显示直肠腔。尽管设备置入造成括约肌复合体的逐渐扩张，但多项研究表明，在使用 TEM 直肠镜后括约肌的宽度和长度发生了显著变化[9]。在一项研究中，相继纳入 106 例因直肠良 / 恶性病变行 TEM 手术的患者，使用直肠腔内超声（EUS）评估术前及术后括约肌复合体变化。29.2% 的患者在术后 1 个月时发现存在括约肌复合体损伤。目前尚不清楚损伤是由于直肠镜的使用还是切除的范围。术后 1 个月，IAS 宽度存在显著变化（$P = 0.0008$），但在术后 4 个月时该差异似乎消失了（$P = 0.05$）。事实上，只有 6.6% 的患者在后期的评估中发现 EUS 存在异常。值得注意的是，尽管存在明显的括约肌中断病例，研究结果并未报道患者出现大便失禁。

Allaix 等的研究进一步证实了这些发现。在该研究中，对 100 例经 TEM 治疗的患者进行了随访，包括进行测压、大便失禁评分和生活质量评分[17]。30% 的患者在术后 3 个月出现肛门直肠静息压力下降，但在术后 12 个月时全部恢复到术前基线压力。初始测压时的降低与手术时长、肿瘤距肛缘的距离无关。术后 12 个月和 60 个月时，患者生活质量并没有显著下降，尽管其存在短暂的排便急迫症状，但在术后 60 个月时逐渐改善。

这些发现表明，TEM 操作可能导致括约肌复合体的拉伸或断裂，然而，除 IAS 完整性外，控便能力改变还取决于其他因素[3,7,11,18]。另有研究表明，女性、年龄、手术时长、肿瘤切除位置、术前肛门静息压力低、扩大全层切除与术后大便失禁有关[6,19,20]。然而，大多数研究证实，在经过不同的时间段后症状会得到缓解。相当一致的是，这些单因素和多因素分析没有明确指出直接导致 TEM 术后肛门直肠功能丧失的患者因素或手术因素。

大便失禁评分

多项研究调研了 TEM 术后大便失禁和生活质量[6,7,17,19,21,22]评分。Cataldo 及其同事进行的研究是其中首批研究之一，评估了 TEM 术后的控便能力和生活质量[21]。该前瞻性研究纳入了 41 例患者，结果提示术后每日排便次数没有显著增加，排便能力亦没有下降。此外，FISI 和 FIQL 问卷调查结果表明，患者术后控便能力无显著变化，且生活质量影响不大。与前文提及的研究相似，控便能力的改变与手术时长、直肠内病变位置及病变大小无关。

放化疗对 TEM 预后的影响

术前放射治疗后行 TEM 手术显著增加了 FI 概率[20,23]。该情况下行切除术，术后肛门直肠功能不佳的原因与伤口愈合不良、切口缝合开裂和患者年龄较大有关。Habr-Gama 等的研究评估了直肠癌新辅助放化疗后入组"观察等待策略"方案的患者。经 TEM 局部切除治疗后，该类患者的静息压力（$P < 0.001$）、收缩压力（$P = 0.004$）及直肠容量（$P = 0.002$）显著降低。通过问卷调查，这组患者的大便失禁情况和生活质量也明显较差。

Gornicki 等的验证性研究表明，与单纯经放化疗的患者相比，放化疗后行全层局部切除的患者功能预后更差[24]。这些结果与直肠根治性切除术后的功能预后相似。单独给予放化疗时大部分患者的测压、大便失禁评分和生活质量评分均在正常范围内，这表明新辅助治疗联合 TEM/ 全层局部切除术可能存在复合效应，导致肛门直肠功能较差。

经肛微创手术（TAMIS）

经肛微创手术（TAMIS）于 2009 年被首次提出，它的出现是作为一个操作更便捷、更经济的方法来替代 TEM[25]。考虑到 TEM 显著优于传统经肛切除术，TAMIS 的支持者迅速累积了相当可观的技术经验，并取得了与 TEM 相当的结果[26,27]。由于 TAMIS 技术应用时间相对较短，因此其功能预后和生活质量数据尚未得到很好的研究，但已有多项关于该类主题的小型研究在进行。

基于对 37 例直肠良性和早期恶性病变

患者治疗的初步经验，Schiphorst 及其同事作为首个研究团队对 TAMIS 术后短期功能预后展开了调查[28]，分别于术前及术后 3 个月/6 个月/9 个月/12 个月对患者进行大便失禁严重程度指数（FISI）评分。结果表明术后平均 FISI 评分显著下降（TAMIS 术前 10 分 vs TAMIS 术后 5 分，$P = 0.02$），说明手术治疗提高了控便能力。特别是对于术前存在控便能力降低的患者，其术后 FISI 评分明显降低（治疗前 21 分 vs 治疗后 9 分；$P = 0.001$）。虽然假定在分泌过多黏液的低位直肠病变患者中 FISI 评分有所提高，但单因素分析提示不存在与 FISI 评分的变化相关独立因素。

Verseveld 等的前瞻性研究，纳入了 24 例患者，调查了类似的参数，同时包含了生活质量测量[22]。尽管只有部分患者（21%）的 FISI 评分出现了轻微降低，但总体的平均 FISI 评分是下降的。与 Schiphorst 的研究结果相反，在 TAMIS 局部切除术后 FISI 评分增加的患者中，肿瘤到齿状线的距离明显较短（4.4 cm vs 7.4 cm，$P = 0.04$）且肿瘤较大（21 vs 9 cm^2，$P = 0.05$）。

在该项研究中，TAMIS 切除术后的生活质量得到了改善。利用 FIQL 评分来评估术后的生活质量变化，研究者发现"应对行为"亚量表评分较术前提高。与前文提及的研究相似，结果与肿瘤到齿状线的距离、肿瘤的大小没有相关性。他们还注意到，较好的综合生活质量评分与肿瘤症状的缓解有关，尽管问卷中没有具体说明这一点。

Clermonts 及其同事通过评估 TAMIS 术后 1 年和 3 年的 FISI 评分，分析了其长期的功能预后[29]，研究共计随访了 42 例经 TAMIS 局部切除术治疗的直肠良性和早期恶性肿瘤。FISI 评分在 TAMIS 术后 1 年有所下降（TAMIS 术前 8.3 分 vs TAMIS 术后 5.4 分），但在术后 3 年反弹且显著增高（TAMIS 术前 5.4 分 vs TAMIS 术后 10.1 分，$P = 0.01$）。在 TAMIS 术前控便能力正常的患者中，63% 的患者在术后 3 年出现肛门直肠功能下降。单因素和多因素分析均未显示任何导致随访期间 FISI 评分升高或降低的显著相关变量。研究者强调，无论是该研究还是既往研究的短期随访，结果均表明 TAMIS 治疗对控便能力无不利影响。然而，长期随访结果显示其术后功能预后变差。针对功能恶化的病因存在多种假设——如肿瘤大小、位置、切除范围、患者年龄、操作平台置入后对括约肌的拉伸作用及总手术时长（> 2h），但统计学分析未能证实它们对功能下降有显著的影响[7,17,20]。

Karakayali 及其同事的一项小研究仅纳入了 10 例患者，研究采用术前和术后肛门测压和 Cleveland Clinic 失禁评分（CCIS）来评估 TAMIS 术后肛门直肠功能[30]，记录咳嗽时静息压、最大收缩压、收缩持续时间、最小直肠感受容量和直肠肛门抑制反射。所有患者术前测压读数和 CCIS 均正常。在 3 周的术后随访中，1 例患者的 CCIS 下降（TAMIS 术前 0 分 vs TAMIS 术后 3 分），但术后 6 周其 CCIS 恢复正常。在术后 3 周时，尽管控便能力维持不变，但平均最小直肠感受容量显著降低（$P \leqslant 0.004$）。造成直肠感受容量变化的原因可能是全层切除后引起的炎症和纤维化。这一观点或许支持了 Clermonts 等提出的术后长期随访功能障碍的病因[29]。有必要开展一项更大、更全面的研究来进一步证实这一假设。

结语

直肠肿瘤局部切除术后的功能预后是评估手术风险的重要指标，也是合适的知情同意内容。虽然经肛手术入路的安全性、可行性和肿瘤相关预后的可靠性是关于 TEM 和 TAMIS 早期研究的重点，但研究方向正在悄无声息地发生改变，逐渐转向研究新技术对肛门直肠功能和生活质量的影响。肛门镜或微创平台的置入及操作均会影响括约肌复合体机能，并引发潜在的术后功能障碍。必须慎重评估术前功能状态，以避免出现已有的控便问题恶化，并为潜在的术后控便功能障碍和生活质量改变做出合理的预期。现阶段认为肿瘤的大小、肿瘤在直肠内的位置、切除范围、手术时长、患者年龄和女性会影响功能预后；然而，没有可靠的数据支持存在任何术前或术中危险因素。唯有一个例外，研究证实，经肛切除术前接受放化疗的患者，术后肛门直肠功能障碍的风险增高[23,31,32]。虽然经肛切除术可能造成括约肌复合体和直肠壁损伤，但大量的控便能力和生活质量数据表明，在肿瘤条件许可时，经肛手术优于传统的直肠切除术。

（孙芳芳，宋永茂 译）

直肠肿瘤局部切除术的肿瘤学结局

14

Lawrence Lee, Nathalie Wong-Chong, John Monson

引言

全直肠系膜切除术（TME）是目前针对直肠癌的最佳根治手段。但是，该手术方式伴随着显著的术后并发症率，且功能保留不佳[1]。局部切除术是良性直肠肿瘤的理想治疗方式，例如，对于无法在肠镜下切除的腺瘤，可选择进行局部切除，从而避免根治性切除手术。局部切除手术同样适用于早期直肠癌且无不良病理风险因素的患者。局部切除术因其可减少术后并发症并且缩短术后恢复期，同时加快术后功能恢复且避免进行造瘘，正逐渐成为一种 TME 手术的替代术式。但是，局部切除术的指征正在扩大，特别是对于接受新辅助或辅助放化疗的患者。本章将回顾性分析局部切除术在良、恶性直肠肿瘤中的肿瘤学结局。

直肠良性肿瘤局部切除术

对于较大的直肠息肉，局部切除术的预后与切缘状态高度相关（表 14.1）。对于 R0 切除的患者，复发概率极低；如存在残留病灶，复发概率可高达 40%。关于良性直肠

肿瘤应选择部分切除还是全层切除，学术界仍存在争议[10]。考虑到部分被认为是癌前病变的患者术后病理为恶性，笔者常规行全层切除术。Bach 等指出，一期行肠壁部分切除术是阳性切缘的独立风险因素[11]。此外，对于标本中发现恶性的患者，只要不存在预后不良的病理特征，全层切除也可达到根治目的。目前，使用 TAMIS 平台行直肠良性腺瘤局部切除术预后的大型研究较少[12]。此外，Lee 等指出，使用 TAMIS 和 TEM 平台行全层切除的标本破损率及切缘阳性率没有显著差异，这两种平台的切除质量相近[13]。

恶性肿瘤的局部切除术

对于经仔细筛选的早期直肠癌患者，可采用局部切除术而非 TME 术（表 14.2）。在无淋巴管和周围神经侵犯，临床 T1 期的中 – 高分化直肠癌患者中，淋巴结转移和局部复发的风险极小，因此可选择行根治性局部切除术。虽然 T1 期直肠癌患者接受根治性手术（如 TME 术）的肿瘤学结局非常好，5 年生存率接近 90%[16-18]，但 TME 术常伴有严重的术后并发症和长期功能障碍[19,20]。因此

表 14.1　直肠腺瘤局部切除后的结局

研究	N	FU 平均值	R1/2 率	复发率	平均复发时间
Allaix 等 (2012)[2]	233	中位 110 个月	11.1%	总：5.6% ＋切缘：23.1% －切缘：3.4%	中位 10 个月（范围 4~33）
Barendse 等 (2018)[3]	89	24 个月	34% (R1 16%, Rx 18%)	总：11%	中位 12 个月（四分位差 7~21）
Guerrieri 等 (2006)[4]	530	中位 44 个月	NR	总：4.3%	3 个月后 13% 6 个月后 34.8% 21 个月后 43.5% 18 个月后 8.7%
Amann 等 (2012)[5]	103	21.8 个月	NR	总：6.8%	未记录
Tsai 等 (2010)[6]	120	24.5 个月	NR	总：5.0%	未记录
McCloud 等 (2006)[7]	75	中位 31 个月	37.3%	总：16.0% ＋切缘：35.7% －切缘：4.3%	未记录
Ramirez 等 (2009)[8]	149	43 个月	5.8%	总：6.0% ＋切缘：28.2% －切缘：4.3%	20.8 个月（范围 12~112）
Whitehouse 等 (2006)[9]	146	39 个月	4.5%	总：4.7% ＋切缘：40.0% －切缘：4.4%	23.3 个月（范围 5~48）

注：NR 为未提供

术者在选择局部切除术时，需在并发症发生少、恢复快与潜在的更高复发风险之间进行权衡。有对 T1 期直肠癌的研究报道显示，局部切除术相较根治性切除术，其术后并发症更低，长期预后相仿。在目前仅有的一项随机临床试验中，Winde 等将 52 例 T1 期中－高分化直肠癌患者随机分入 TEM 和直肠前切术组[21]。TEM 组并发症发生率较低，且两组患者的生存无显著差异。但该研究受限于样本量较小，不足以得出两组治疗效果存在的真实差异。其他已发表的 meta 分析也指出，TEM 手术的术后并发症发生率（8.2% vs 47.2%，$P = 0.01$）和死亡率（0% vs 3.7%，$P = 0.01$）显著低于 TME 术[22]。这些汇总分析（pooled analyses）同时指出，与根治性切除术相比，TEM 局部复发的风险更高，但两组患者的无疾病生存期或总生存期

表 14.2　早期直肠癌根治性局部切除指征[14, 15]

占肠周＜ 30%
肿瘤＜ 3cm
可活动
仅限于 T1 期（无高危因素）
未见淋巴血管（LVI）和周围神经（PNI）浸润
中－高度分化
术前分期评估未见淋巴结病变

并没有显著差异[22-24]。在"低危"的 T1 期直肠癌亚组（中－高分化，无淋巴管浸润）中，TEM 和根治性手术的局部复发率分别为 4% 和 3%，并不存在显著差异。但对于"高危" T1 期直肠癌亚组（分化差或存在淋巴管浸润），TEM 组较根治性手术治疗组的局部复发率显著升高（33% vs 18%）[24]。而在早期直肠癌患者中，接受 TEM 治疗的患者较根治性切除的患者，其术后生活质量更高。Lezoche 等的一项研究指出，TEM 局部切除

术后生活质量受损（使用 EORTC QLQ-C30 和 -CR38 评分）仅持续到术后 1 个月，而在腹腔镜 TME 术组该时长可达术后 6 个月[25]。但是，两组患者的生活质量评分均在 1 年时恢复到基线水平。其他研究也得出了类似的结论。而对于接受根治性手术的患者，术后排便功能障碍的发生率更高[26]。

局部切除术的主要局限是无法对引流淋巴结行病理评估。因此，必须仔细筛选手术患者。根据组织学特征，T1 期肿瘤有 5% ~ 10% 的可能发生淋巴结转移[27]。Kikuchi 等提出了根据 T1 期肿瘤黏膜下浸润深度进一步分为 3 个等级，且浸润深度与淋巴结转移风险相关（sm1 0 ~ 3%，sm2 8% ~ 11%，sm3 11% ~ 25%）[28]。对肿瘤监测、流行病学以及终点事件（SEER）数据库中接受根治性切除的 T1 期肿瘤患者数据分析表明，大小超过 1.5cm 且分化差的肿瘤发生淋巴结转移风险更高[29]。此外，对 23 项共包含 4510 例患者进行的 meta 研究指出，T1 期肿瘤浸润至黏膜下层 > 1 mm（OR 3.87，95% CI 1.50 ~ 10.00）、淋巴管浸润（OR 4.81，95% CI 3.14 ~ 7.37）和低分化（OR 5.60，95% CI 2.90 ~ 10.82）这三者是发生淋巴结转移的独立危险因素[30]。Bach 等分析了从英国和爱尔兰 21 个地区多个中心前瞻性收集的研究数据，发现肿瘤体积较大、浸润深度超过 sm1 和淋巴管浸润是直肠癌局部切除术后发生局部复发的独立危险因素[11]。对具备任意一条上述危险因素的患者不应选择局部切除术，若在局部切除术后的病理中发现这些危险因素，则建议进一步接受根治性手术。随着 T 分期的进展，发生淋巴结转移

的风险也逐渐增加[31]。T2 期肿瘤中淋巴结受累风险为 25%[31]。当前业界指南（society guidelines）还指出，对于不适合接受根治性手术的、疾病更为进展的肿瘤患者，局部切除术是一种可选择的治疗手段[14]。

局部切除术的手术质量

局部切除术可采用不同术式。在局部切除术实行之初采用的是利用传统的外科拉钩及器械暴露并切除远端直肠肿瘤的 Parks 经肛切除术（TAE）。在技术上具有挑战性，由于 TAE 对位于近端直肠的病灶视野及显露不佳或因肿瘤体积较大导致手术难度较大，但该术式仍是一种常见术式。此外，有报道指出在 24% ~ 35% 的病例中出现了标本破碎，此外也较难确保切缘阴性[32-34]。据报道，TAE 手术的标本切缘阴性率仅为 50% ~ 70%[32-34]。多项病例分析指出 T1 期肿瘤的局部复发率为 8% ~ 26%，T2 期肿瘤局部复发率为 18% ~ 47%，其中 T1 期肿瘤患者中 5 年无疾病生存率可达到 72% ~ 87%，但 T2 期肿瘤患者 5 年无疾病生存率（DFS）仅为 54% ~ 65%[35-39]。从这些数据中不难发现，局部切除术主要作为姑息治疗或不适合行根治性手术患者的可选术式。

随着经肛内镜手术以及经肛微创手术（TAMIS）的不断发展，极大提高了局部切除的质量。Buess 等发布的单中心研究中指出：随着手术质量的提高，T1 期肿瘤的局部复发率改善了 4% ~ 10%，5 年疾病无进展生存期改善了 96% ~ 100%[40]。肿瘤学结局的改善得益于腹腔镜可提供放大的视野，

且基于直肠鼓气的建立和腹腔镜器械可实现更精准的操作 [21,41-45]。

近期一项包含 6 项研究中的 927 例接受局部切除术患者的系统综述和 meta 分析指出，TEM 与 TAE 这两种式式在术后并发症发生率方面无显著差异，但 TEM 组术后病理切缘阴性率更高（OR 5.28，95% CI 3.20 ~ 8.71），标本破碎率更低（OR 0.10，95% CI 0.04 ~ 0.21），且局部复发率较低（OR 0.25，95% CI，0.15 ~ 0.40）（图 14.1）[46]。随着局部切除术质量的提升，对患者进行仔细选择和术者精湛的手术技术可使 TEM 获得较为出色的治疗效果。在比较局部切除术（分为 TAE 和 TEM 亚组）和根治性切除术用于早期直肠癌治疗的 meta 分析中，与根治性手术比较，TAE 组患者无疾病生存期和总生存期较低。但在 TEM 亚组中，局部切除术与根治性手术患者生存期无明显差异 [24]。这些数据说明，使用 TAE 进行局部切除术在绝大多数情况下不宜采用 [47]。与根治性手术相比，局部切除术后（包含 TAE 和 TME）的局部复发率更高，因此需要更为谨慎地筛选患者。英国及爱尔兰多中心结直肠协会的数据指出，浸润深度、T 分期、淋巴血管浸润、肿瘤分化差和老年患者（> 80 岁）可作为预测 TEM 术后发生局部复发的危险因素 [11]。随着 T 期的进展，患者局部复发风险会逐渐升高，且无疾病生存期逐渐降低（表 14.3，图 14.2）。

TAMIS 与 TEM 类似，但使用的是软质操作平台且使用腹腔镜操作器械。首次 TAMIS 的报道在 2010 年，尚缺乏大样本的长期随访的报道。Lee 等报道了首次 200 例接受 TAMIS 治疗患者的随访结果，平均随访期为 14.4 个月 [48]。他们报道的 TAMIS 切除质量与大样本的 TEM 术报道的切除质量相似，切缘阳性率为 7%，标本破碎率为 5%。在直肠腺癌患者中，局部复发率为 6%，平均复发时间为 16.9 个月。1 年、2 年和 3 年累积无病生存率分别为 96%、93% 和 86%。不同的经肛内镜手术平台之间的直接比较则较少提及。一项多中心配对队列研究涵盖了 3 家大容量医疗中心，一个中心使用 TAMIS，另两个中心使用 TEM [13]。在 428 例患者中，使用 TAMIS 可使手术时间和住院时间缩短。但是，切缘阳性率（7% vs 6%，$P = 0.65$）、标本

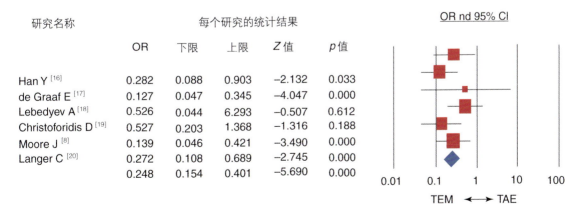

图 14.1　meta 分析比较 TEM 与 TAE 术后病变复发率。N=918，$P < 0.001$。TAE：经肛切除术；TEM：经肛内镜显微手术（图片来源：Clancy et al. 2015[46]）

表 14.3　基于 T 分期局部切除术后的局部复发率和无疾病生存率

多中心	年份	N	局部复发率 (%)			5 年无疾病生存率 (%)		
			T1	T2	T3	T1	T2	T3
BACH[11] 英国	2009	424	18	29	>50	~ 85	~ 70	~ 50
BAATRUP[71] 丹麦	2009	143	13	26	100	94vs84	70	
单中心								
ZACHARAKIS[72] 英国	2007	28	7	43	67			
BRETAGNOL[73] 英国	2007	52	9	11	75	81	79	
MASLEKAR[74] 英国	2007	52	0	14				
STIPA[75] 罗马	2006	44	8	9		100	70	
LEE[43] 韩国	2003	52	4	19		96	80	

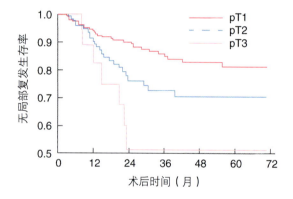

图 14.2　纳入 361 例直肠癌患者行经肛内镜微创手术治疗，采用 Kaplan‑Meier 生存曲线评估无局部复发生存率。$p < 0.001$, logrank 检验 . pT 病理学肿瘤分期（图片来源 : Bach et al. 2009[11]）

破碎率（4% vs 3%，$P = 0.25$）、5 年无疾病生存率（78% vs 80%，$P = 0.82$）和局部复发率（7% vs 7%，$P = 0.86$）均与手术方式无关[13]。这项研究表明，对于早期直肠癌的患者，使用 TAMIS 或 TEM 均可高质量地局部切除，并伴有极佳的肿瘤学结局。

用于进展期直肠癌的局部切除术

由于目前影像学手段在判断 T 分期方面存在局限性，可能有很大一部分患者存在分期过低或术后病理出现不良预后因素的情况。对于这些情况，应在初始局部切除术后短期内再次进行根治切除术。但是两次手术之间的间隔尚未有定论[49]。通常建议在 30 天内接受根治性手术。值得一提的是，在进行根治性手术之前应等内镜手术切口愈合，不过如果间隔时间超过 7 周，那么 TME 手术质量将显著降低[50]。局部切除术后的二次根治性 TME 与直接行 TME 相比，两者围术期结局相似[51,52]，且肿瘤学结局并无显著下降[42,53]。在一项包含 10 项研究共 262 例接受二次 TME 手术患者的系统性分析中，局部复发率为 6%，比直接行 TME 手术患者存在获益[49]。在这种情况下，不建议再次行局部切除术，其局部复发率可高达 18%[49]。对于某些拒绝更激进的手术或不适合接受根治性手术的患者可以考虑行辅助放化疗，尽管该策略尚缺乏 I 类证据支持。辅助放疗伴或不伴化疗可能达到较好的局部控制率[54,55]，但辅助放化疗的肿瘤学结局仍然不如根治性切除。癌症/白血病协作组 B（Cancer and Leukemia Group B，CALGB）8984 临床试验随访报告显示，局部切除术联合术后放化疗用于治疗 T2 期直肠癌的 10 年局部复发率高达 18%，而接受局部切除术的 T1 期肿瘤局部复发率仅为 8%[38]。尽管接受了放化疗，T2 期直肠癌患者的无疾病生存率和总生存率也相当低。一项包含 14 项研究共 405 例局部切除术联合辅助放化疗的患者及 130 例局部切除术后进行了根治性手术的患者的荟萃分析指出，高风险 T1 期直肠癌的局部切除术联合放化疗的患者局部复发率为 10%（95% CI 4～21），而局部切除术联合根治性手术的患者局部复发率为 6%（95% CI 3～15）[56]。在 T2 期直肠癌患者中，局部切除术联合辅助放化疗的患者局部复发率为 15%（95% CI 11～21），而联合根治性手术的患者局部复发率为 10%（95% CI 4～22）。

随着对 TME 手术后发生的功能障碍和并发症认识的提高，对于 cT2 期直肠癌患者是否保留肛门的争议越来越多。但是，T2 期直肠癌的局部复发率很高，可达 13%～30%[36,57,58]，这可能是由于隐匿性淋巴结转移发生率为 30%～40%[59]。因此，仅仅进行局部切除术对于 T2 期直肠癌是不够的。对于拒绝行 TME 根治性手术的 T2 期直肠癌患者，在局部切除术前进行新辅助放化疗可作为一种可行的治疗策略。

Lezoche 等将 100 例接受新辅助化疗的分期为 T2N0M0、肿瘤距肛缘＜6 cm 且肿瘤直径＜3 cm 的患者随机分入 TEM 手术治疗组和腹腔镜 TME 手术治疗组。两组接受治疗后肿瘤均有降期，其中 TEM 组有 28%、TME 组有 26% 的患者达到 ypT0。经过长时间随访，两组患者局部复发率无显著差异（TEM 组 12% vs 手术组 10%，P = 0.686），肿瘤相关的生存率（89% vs 94%，P = 0.687）和总体生存率（72% 和 80%，P = 0.609）也并未存在显著差异。ACOSOG Z6041 II 期试验同样研究了 T2N0 直肠癌患者在局部切除术前接受新辅助化疗的治疗效果[60]。在完成术前新辅助化疗并接受局部切除术的 77 例患者中，64% 的患者达到肿瘤降期，其中 44% 的患者全部达到了病理完全缓解[61]。在后续 3 年的随访期内，只有 4% 的患者出现局部复发，6% 的患者出现远处转移，3 年累计无疾病生存率和总生存率分别为 88.2% 和 94.8%。在 GRECCAR 2 研究中，148 名 cT2/3 期接受了新辅助放化疗且反应良好的直肠癌患者随机至局部切除术或 TME 手术[62]。如果术后病理证实患者分期为 ypT2-3 或 R1 期，则要求患者随后接受 TME 手术。两组之间的 3 年局部复发率（5% vs 6%，P = 0.68）、无疾病生存期（78% vs 76%，P = 0.45）和总生存期（92% vs 92%，P = 0.92）并未存在显著差异，但有 36% 的接受局部切除术的患者因术后病理存在不良预后因素接受了二期 TME 手术。

尽管当前研究提示了较好前景，但在进展期直肠癌患者中这种新辅助放化疗联合局部切除术的治疗效果取决于肿瘤反应。如果术前放化疗后未达到病理完全缓解，则这些患者的局部复发率较高[63]。尽管 ypT0 患者的局部复发率为 4.0%（95% CI 1.9 ~ 6.9），但随着 T 分期的进展，局部复发率也随之增加。ypT1 直肠癌患者的局部复发率为 12.1%（95% CI 6.3 ~ 19.4），而分期≥ ypT1 直肠癌患者局部复发率为 21.9%（95% CI 15.9 ~ 28.5）。同样，ypT0 直肠癌患者远处转移发生率为 2.8%（95% CI 0.8 ~ 6.1），分期≥ ypT1 直肠癌患者远处转移发生率为 20.9%（95% CI 14.7 ~ 27.9）。这很可能是由于残留淋巴结受累的发生率较高（在 ypT1 / 2 肿瘤患者中超过 20%）[64]。此外，Perez 等指出在接受放化疗后未达到临床完全缓解的 cT2-4N0M0 直肠癌患者可能具有预后不良的组织学表现（ypT2 或 3 占至少 66%）[65]。这些数据表明，对于接受新辅助化疗后没有达到临床或病理学完全缓解的患者，单行局部切除术可导致很大一部分患者的分期过低和治疗不足，因此对这种治疗策略不应过度追捧。

局部切除术后的复发

局部切除术后复发通常发生在术后的 1 ~ 2 年内[49]。初步数据表明，局部切除术后的局部复发通常较为进展，且需联合多脏器切除术才能达到完全切除[66-68]。这部分患者的预后结局较差，其预后不能与前期接受根治性切除术的患者相比。但是，最近的研究报告给出了较为有利的数据，TEM 后局部复发的患者中有 61% ~ 88% 可接受根治性治疗，其预后与初始接受根治性手术的患者相似[69,70]。但是，这些数据具有较大异质性，因此很难解释。影像学分期的进步可以使我们更好地对适合接受局部切除术的患者进行选择。初始 T1 期直肠癌术后复发患者的肿瘤学结局优于初始为 T2 期的患者[49]。此外，Weiser 等研究报道，腔内复发、低 CEA、无淋巴血管和周围神经浸润以及切缘 R0 与 5 年生存率相关[66]。

结语

对于经仔细筛选的直肠癌患者，局部切除术与根治性 TME 手术治疗效果相似。早期直肠癌患者，特别是分化好、无淋巴管浸润或周围神经浸润的 T1sm1N0 且没有淋巴血管侵犯最能从局部切除术中获益。局部切除术的质量也和肿瘤学结局相关。与传统的经肛切除术相比，经肛内镜手术平台（包括 TEM 和 TAMIS）可能会取得更好的切除效果。在拒绝接受根治性手术或不适合接受 TME 手术的进展期直肠癌患者中，围术期放化疗并联合局部切除的保留器官的手术或为一种可行的治疗策略。患者的选择和高质量的手术技术对于优化直肠肿瘤局部切除术的效果至关重要[71-75]。

（杨雨菲，李心翔　译）

Deborah S. Keller

引言

经肛微创手术（TAMIS）是一种先进的腔镜技术，融合了单孔腹腔镜技术与局部切除技术。TAMIS 于 2009 年由 Sam Atallah 等首次提出，作为经肛内镜显微手术（TEM）的替代方案[1,2]。自问世以来，TAMIS 作为传统经肛切除术和经肛内镜显微手术的替代方案，在全球范围内越来越多地应用于中低位直肠良性肿瘤和早癌的局部切除[3]。TAMIS 平台有其独特的优势，具有高清 360° 视野，稳定的气压，可以更精确地进行解剖和切除。对于直肠癌患者来说，与传统的经肛切除术相比，应用 TAMIS 平台具有更高的切除精度、更高的切缘阴性率，切除标本也更完整，局部复发率更低[4,5]。与其他先进的腔镜平台相比，如经肛内镜显微手术（TEM），TAMIS 也有其优势，TAMIS 平台不需要特别的器械，学习曲线较短，设备相关肛门括约肌损伤风险较低，对术后肛门直肠功能产生负面影响的可能性更小[1,2,4,6–8]。随着经验的积累，TAMIS 平台实用性也在不断增加，不仅仅用于直肠肿物的切除。本章将回顾 TAMIS 在经肛局部切除之外的其他几种应用，不但促进

了新技术和新方法的发展，而且在并发症处理方面也有其独特的优势。

TAMIS 在结直肠及盆腔手术中的应用

视野的改善、较易进入盆腔和微创是扩大 TAMIS 应用范围的催化剂，使其能够进行除简单局切以外的其他手术。安全性对于新的手术来说始终是最重要的，在进行新的手术方式之前，要认真权衡这种新方式的风险和收益。在创新性方面，TAMIS 非常具有潜力。在此将介绍应用 TAMIS 进行的相关结直肠和盆腔手术。

TAMIS– 回肠储袋肛管吻合术（TaIPAA）

TAMIS– 回肠储袋肛管吻合术（TaIPAA）是将 TAMIS 平台延伸到除直肠肿瘤切除术以外的理想手术，其可行性已被研究证实[9,10]。TaIPAA 的具体优点包括：避免了手术中最困难的部分——从下方直接对远端直肠进行操作，并且通过精确的手工缝合方式而不是

多次吻合器吻合降低了吻合口瘘发生的风险[10]。手术时，一期采用单孔或多孔腹腔镜技术进行全结肠切除并行末端回肠造口术，可从回肠造口部位取出标本。二期采用改良截石位，经肛完成直肠切除和回肠储袋肛管吻合。通过环形切口将回肠造口与腹壁分离，充分游离小肠及肠系膜根部，将吻合器底座置入回肠储袋后，将回肠储袋置入腹腔。用18F的尿管与吻合底座固定，方便回肠储袋的识别及牵拉。然后进行肛门部手术。用Lone Star盘状拉钩将肛门外翻（CooperSurgical，Trumbull，CT，USA），在齿状线上方约3 cm处进行荷包缝合，在荷包线远端2cm处用电刀对远端直肠进行环周标记，行肠管环形切开。切开直肠远端肠壁后，经肛门放置TAMIS装置–GelPOINTPath平台（Applied Medical，Santa Margarita，CA，USA），通过AirSEAL®系统（Conmed, Inc., Utica, NY, USA）对肛部进行充气，稳定直肠气压。用Ligsure或超声刀对直肠进行解剖，然后将游离的直肠从原造口处取出。通过肛门将回肠袋吻合底座的18F尿管拉下来，将直肠残端进行荷包缝合，并将吻合底座钉头置于直肠残端荷包缝合中，固定。再次确认回肠系膜位置正确无扭曲，女性阴道后壁游离。最后用吻合器进行回肠储袋肛管吻合。目前研究表明，TaIPAA与腹腔镜回肠储袋肛管吻合术相比，发生术后并发症率更低[11]。

全盆腔脏器切除

Uematsu等提出利用基于TAMIS的taTME技术进行的全盆腔脏器切除是T4局部晚期直肠癌的潜在治疗策略[12]。经肛全盆腔脏器切除术是指对盆腔脏筋膜包绕的多脏器进行全切除，目的在于完成对盆腔肿瘤的根治性切除。该研究提出经肛入路行全盆腔脏器切除具有明显优势，其中包括良好的视野、比传统经腹入路清扫范围更广、失血量更少、方便盆腔解剖，并减少对盆腔脏筋膜的损伤[13]。在完成经肛全盆腔脏器切除情况下，该研究者更进一步进行了保留括约肌的经会阴全盆腔脏器切除，该手术成功避免了双造口。他们指出该术式适用于直肠癌广泛盆腔转移、侵犯邻近器官、传统腹腔镜手术难以切除的患者[14]。

经阴道入路的子宫切除术（VAMIS）

经阴道子宫切除术是最常见的妇科手术之一，也是一种无切口手术，是实施经自然腔道手术理念的理想术式。TAMIS入路也可应用于阴道，将无切口、微创的方法延伸到经阴道入路微创手术中，进行子宫切除。Atallat等在尸体模型中展示了手术的可行性和步骤[15]。他们同时采用腹腔镜入路进行监测和经阴道入路两种手术方式。患者取Trendelenburg体位，通过腹腔镜将小肠从盆腔移至腹腔，防止在VAMIS过程中发生小肠误损伤，否则VAMIS子宫切除术中并不需要腹腔镜辅助。接下来，经阴道插入GelPOINT Path平台，并充气达到稳定气压。3个5 mm的套管将用于手术——无创钳用于提供反张力，电钩用于解剖。具体手术步骤如下：①用电灼法环切宫颈；②从道格拉斯陷凹处进入腹膜腔；③进入膀胱子宫陷凹；

④分离子宫血管与主韧带；⑤分离输卵管与卵巢韧带；⑥经阴道取出标本；⑦在直视下关闭阴道切口[15]。腹腔镜监测有无误伤。随着该手术方式可行性的证实和阴道切口安全闭合能力的提高，VAMIS 被更多地用于子宫切除术，并向无腹部切口的完全自然腔道手术发展。该术式具有很大的潜力，日后定将被更多妇科医生应用于临床[16,17]。

直肠切除术

TAMIS 平台也可对患者进行全直肠切除。Atallah 等对一位 14 年前因溃疡性结肠炎行次全结肠切除术后直肠残端再次发生溃疡性结肠炎症状的患者行直肠切除术[18]。在手术中，研究者经肛门置入 TAMIS 平台，充气建立直肠气压，并在齿状线近端进行直肠全层环形切开。为了在这个水平上工作，TAMIS 平台需要进行手动操作。在直视下将直肠进行荷包缝合，并沿直肠系膜平面进行解剖，直至直肠残端完全游离，然后经肛门取出标本。

需进行再次手术的病例也可采用 TAMIS 平台行全直肠切除。再次进行盆腔手术较初次手术更加复杂，术后并发症的发生风险也高。利用 TAMIS 平台“自下而上”进入粘连的盆腔——从粘连较轻的平面接近病灶，患者很可能从这里获益。Borstlap 等对存在低位结肠吻合或回肠肛门袋的 17 例患者再次行手术治疗，其中 14 例行吻合口重建，3 例行全直肠切除，结果证明了 TAMIS 对该类患者再次行盆腔手术的可行性。在这些复杂的病例中，15 例患者同时经腹和经肛入路，

2 例行单独 TAMIS 入路，均获得成功。术后有 5 例患者再次入院，2 例出现吻合口瘘，4 例出现盆腔脓肿，需要在 30 天内介入治疗。经过 9 个月的随访，71% 的患者恢复了肠道的连续性。他们发现 TAMIS 在再次盆腔手术中是一种有价值的方法。虽然其并发症发生率较高，但这更可能与解剖复杂性有关，而不是 TAMIS 平台导致的[19]。

直肠脱垂

直肠脱垂是一种比较常见的疾病，由于各种治疗方法均有相当高的复发率，所以目前还没有标准手术修复方法[20]。目前，对于体弱的老年患者倾向于采用会阴修补术，而体质较好的年轻患者则接受经腹手术。经会阴直肠乙状结肠部分切除术（Altemeier 手术）是一种历史悠久的修补术，主要应用于不适合行经腹部修补的患者，具有较高的复发率[21]。最近的研究显示，Altemeier 手术治疗直肠脱垂在所有年龄组均具有良好的效果，其术后复发率与其他手术相当[21]。Althoff 等利用 TAMIS 平台，对 1 例直肠脱垂患者实施经会阴直肠乙状结肠部分切除术[22]。研究者最初按照经典的 Altemeier 手术步骤，将脱垂段外翻，在直肠齿状线附近行肠管全层切开，进入腹腔，游离肠系膜。他们没有用手工吻合，而是用线性切割闭合器分割乙状结肠。接着置入 TAMIS 平台（GelPOINT Path Transanal Access Platform，Applied Medical, Inc.，Rancho Santa Margarita，CA，USA）并建立稳定气压。然后检查了腹盆腔，确定了作为新直肠的乙状结肠段，使用可吸收钉将

乙状结肠固定在骶骨岬上。TAMIS 入路有利于为固定乙状结肠提供一个更为理想的角度。直肠切除后，再将乙状结肠残端经肛门送出，与肛管进行吻合（图 15.1）。这种微创的方法可以提供更好的修复，并且在所有年龄段复发率都很低。

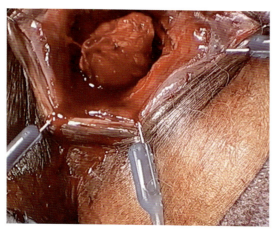

图 15.1　用 TAMIS 平台修复直肠脱垂

造口旁疝

造口旁疝是对造口患者生活质量影响较大的常见问题。此前已介绍了多种修补造口旁疝的方法，如对造口旁疝采用开放、腹腔镜和机器人等方式进行修补，但术后仍有一定的复发率，因此需要更理想的处理方法。Furajii 等在 3 例患者中，描述了用 TAMIS 完成直肠切除术同时行经会阴网片修补造口旁疝的方法[23,24]。经腹入路完成腹腔内粘连的分离和直肠上段的游离，经括约肌间切开后经肛置入 TAMIS 平台（GelPOINT Path），对中下直肠进行游离和切除。密闭的经肛入路为造口旁疝提供了良好的视野，也有利于同步病灶的治疗。在游离末端回肠造口后，用手套将切口密闭，经肛入路置入网片并进行修补。研究者的这一创新技术并没有出现围手术期并发症，造口旁疝也未在短期内复发。

直肠后肿块

直肠后（或骶前）的原发性肿瘤往往是罕见的胚胎期遗留物。虽然通常是偶然发现的，且大多数并没有症状，但也可能出现腰部或盆腔疼痛、排便功能障碍等症状，且患者可能担心肿物为恶性肿瘤，希望将肿物切除。直肠后肿块发生的原因很多，包括先天性的、炎症性的、神经源性的、骨性的和其他类型的。大多数肿物都是良性的，但应由经验丰富的专家进行处理。根据病变的高度和位置，传统的切除方案有经后方尾骨旁入路、经腹入路和联合入路。

TAMIS 为良性直肠后肿物经肛切除提供了另一种选择，该方案可清楚地暴露直肠后肿物，可视性极佳，降低了骶神经损伤的风险和术后并发症发生的概率[25]。McCarroll 等介绍了在截石位下用 TAMIS 切除直肠后肿物的步骤。建立稳定直肠气压后，可看到病灶紧邻直肠后壁。研究者使用能量设备切开囊肿上覆的直肠壁，暴露周围的无血管平面，并采用经肛 TAMIS 平台将肿物游离。由于没有切除直肠壁，所以在没有张力和缺血的情况下，可轻松地关闭直肠后壁。虽然 TAMIS 不是一种常见的手术，但在特定的情况下，TAMIS 可以为那些需要手术的患者提供一个在微创下完整切除肿物的机会，并且术后可快速康复。

机器人 TAMIS

机器人 TAMIS 的问世是为了帮助克服传统 TAMIS 在直肠病变局部切除方面的局限 [26]，也可广泛应用于直肠以外病变。机器人 TAMIS 在直肠的有限空间内操作时，具有更大的灵活性。手术一般使用 GelPOINT Path（Applied Medical，Rancho Santa Margarita，CA，USA）TAMIS 平台，患者取背侧截石位或折刀位，从患者左侧或右侧对接 3 个机械臂（达·芬奇 Xi 系统，Intuitive Surgical Inc.，Sunnyvale，California，USA）。可用机器人电刀尖烧灼标记病灶边缘，一个机械臂用镊子夹住病灶上方的黏膜，另一个机械臂对病灶进行解剖和切除。根据病理情况和手术医生的偏好，采用电刀或能量设备进行解剖。直肠缺损可以很容易地缝合，如用连续的 V-Loc 缝合线缝合，或根据病变的位置和外科医生的偏好不进行缝合。到目前为止，其安全性和可行性已得到证实，机器人 TAMIS 可用于切除各种直肠病变和肿瘤 [26-28]。Xi 平台可允许更大的腔内切除范围及切除后的缝合 [28]。Si 平台使用 5mm 的手术器械，可允许更多的腔内"移动"。新平台的扩展，如达·芬奇单孔机器人平台（SPS）[29] 和灵活机器人平台，联合 TAMIS 可更好地完成病灶的解剖切除 [30]。

并发症的处理

除了进行独立的手术，TAMIS 在并发症处理方面也有很大作用。因为经肛平台在可视性和操作性得到优化，TAMIS 平台允许外科医生同时进行诊断和治疗操作。TAMIS 途径还有一些其他优点，如提高可视性、微创、腹部无切口且不增加病死率。

吻合口出血

实际上，所有的吻合口都会出血。幸运的是，很少有吻合口出血需要进行临床干预。在一些情况下，TAMIS 是一个很有价值的工具，因为它可以在直视下精确定位出血部位并进行干预。用内镜评估吻合口情况是安全可行的，常规是用结肠镜评估吻合口的完整性。在实践中，发现用 TAMIS 平台处理吻合口出血安全可行。通过内镜评估，如果有明显的出血，可以经肛放置 TAMIS 平台，建立直肠气压至 12mmHg。直肠气压在一定程度上有助于减少腔内静脉出血。然后使用 30° 腔镜设备来确定出血的确切位置。360° 放大的内镜视野可帮助观察以达到最理想的修复效果。如果需要控制出血，可以移除 TAMIS 平台的 Gal 帽，并使用 Raytec 明胶海绵加压固定在出血部位，帮助止血。使用常规的腹腔镜器械，用 V-Loc 缝合线也可对出血的吻合口进行连续的止血。修复后，可使用冲洗器清除凝血块，确保止血确切（图 15.2）。

吻合口狭窄

吻合口狭窄是直肠低位前切除术后的一种常见的并发症，在放疗、吻合口瘘、吻合口缺血、吻合口周围炎症后更易发生。严重的吻合口狭窄可能导致肠梗阻的发生。内镜下扩张是最常见的处理方式，但在近端肠管不通畅的情况下，TAMIS 是一种较好的选择。

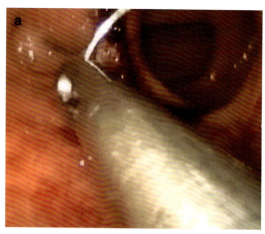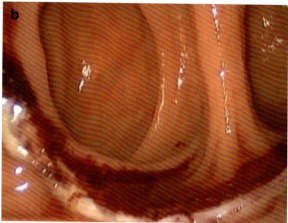

图 15.2   TAMIS 修复吻合口出血。a. 出血区域的可视化。b. 直接缝合修复

Bong 等描述了使用 TAMIS 技术处理 1 例结直肠吻合口完全闭塞的患者[31]。研究者使用 TAMIS 平台经肛建立起稳定直肠气压，然后用 21 号针刺破盲管，并通过针头注入造影剂以确认近端肠管管腔结构。用电刀切开闭合的管腔，并切除狭窄周围的纤维组织，恢复肠道的通畅性。术者在手术后数周重新评估该狭窄区域，通过使用造影剂灌肠，确认其保持通畅。虽然该做法为非常规操作，但 TAMIS 允许以微创方式解决复杂的问题，否则可能需要进行大的翻修手术，对于患者来说可能需要永久造口。

吻合口缺损及窦道形成

低位直肠吻合口缺损及窦道形成是结直肠或回肠袋 – 直肠吻合后严重的术后并发症。吻合口缺损及窦道形成对患者的治疗效果有很大的影响，处理不当可导致盆腔脓肿、回肠袋损伤，甚至需做永久性回肠造口。其他无创方式处理吻合口缺损，如使用内海绵、低位 IPAA 是不可行的[32]。虽然回肠造口术

可以减少腹腔脓肿等后遗症，但并不能使吻合口瘘修复。当因吻合口缺损造成长期的吻合口瘘发生时，骶前间隙会长期处于慢性感染状态，并促使纤维化的发生，这一过程可能会对排便功能造成影响，并且会降低关闭造口的概率。

对低位直肠吻合窦道的修复可采用 TAMIS 平台，短期内就有良好的效果。笔者主张对有回肠造口并出现吻合口窦道的患者，在行造口还纳之前关闭吻合口窦道。手术时，患者取改良截石位，将 TAMIS 平台经肛插入并固定，将直肠气压设置为 12mmHg，建立稳定直肠气压。用 30° 5 mm 镜头确定窦口位置。在直视下将窦腔与肠腔之间的共壁分开，并用吸引器对窦腔进行彻底冲洗清创。根据组织的质量，决定闭合窦道或者保持开放（图 15.3）。在临床中，通常在术后 4 ~ 6 周进行造影剂灌肠，以确定是否有残留的吻合口瘘，然后再决定是否行造口还纳术。根据笔者的经验，当有回肠造口时，TAMIS 可以有效地治疗低位吻合窦道，改善患者的治疗效果，并最终还纳造口。

尿道、阴道和膀胱瘘修补术

直肠尿道、直肠阴道和直肠膀胱瘘是严重的术后或放疗后并发症，由于试图修复的组织质量较差，以及解剖位置的原因，这些并发症很难得到有效治疗。目前已有多种方法用于瘘的修复，但由于修复失败率高，没有一种方法被认为是金标准。TAMIS 途径采用微创的方法进行修复，腹部无切口，且具有良好的可视性。Atallah 等描述了用 TAMIS 途径修复前列腺癌治疗后的患有直肠尿道瘘

的患者[18,33]。他们采用胃肠道造影及结肠镜检查确认了直肠尿道瘘的存在。使用 TAMIS 平台分两层修复了瘘管，使用自动缝合装置（Endo Stitch®，Covidien，Mansfield，MA，USA）结合 LAPRA-TY®（Ethicon，Inc.，Summerville，NJ，USA）缝合尿道侧瘘口，然后再对直肠缺损进行缝合修补[33]。根据他们的经验，主张将 TAMIS 手术作为非放射性引起的直肠尿道瘘的修复方式[33]。Tobias Machado 等使用 TAMIS 平台成功处理了根治性前列腺癌切除术后的直肠膀胱瘘患者，通过瘘管进行了膀

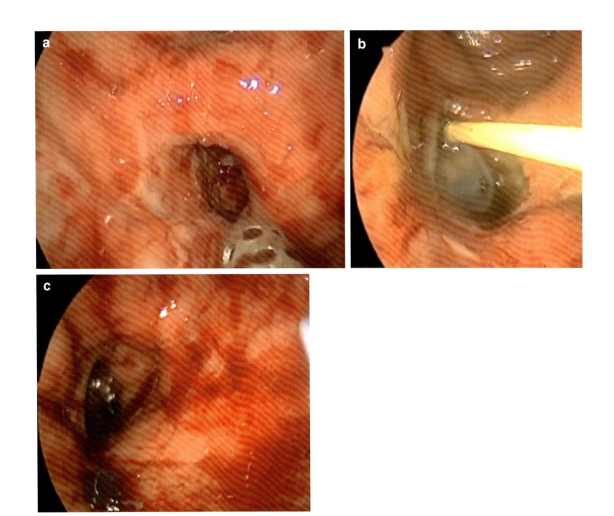

图 15.3 TAMIS 对吻合口窦道的处理。a. 定位窦道。b. 打开共同通道。c. 关闭窦道

胱镜检查，患者体位为俯卧折刀位，经肛入路插入 TAMIS 装置，确定瘘管。解剖了膀胱侧瘘管周围组织，关闭膀胱壁，并在缺损处注入纤维蛋白胶，然后关闭直肠侧瘘口。研究者提出在器械安置及瘘管缝合方面可能存在困难，但该手术具有可行性，且患者术后没有复发[34]。

异物取出

直肠异物的置入可能与性行为、受到攻击或自我治疗便秘有关。当患者因直肠异物求医时，外科医生必须意识到，患者可能因担心尴尬没有及时求医。患者可能已经尝试过自行拔出，导致肠管痉挛。如果异物为锋利或易碎的物品，则肠道存在穿孔的风险。在这种情况下，可能需要进行腹部手术以取出异物。若影像学上没有腹膜炎或游离气体的产生，异物位于直乙交界以下，在镊子无法取出异物的情况下，TAMIS 被认为是进行腹部手术前取出异物应当考虑的一种选择[35]。在 TAMIS 手术中，经肛插入平台并建立稳定直肠气压后，就可以使用腹腔镜器械对异物进行抓取和取出。取出异物后，重建直肠气压，对直肠黏膜进行放大观察，查看是否存在肠道穿孔[36]。如发现任何损伤可及时通过 TAMIS 平台进行缝合修补。

TAMIS 手术是通向 taTME 手术的桥梁

立体定向导航使实时、图像引导的手术成为可能，并且提供了一个放大的、潜在更安全的手术操作空间[37]。带有立体定向导航

的 TAMIS 可以帮助外科医生将新的手术操作安全地应用于临床，如经肛全直肠系膜切除术（taTME），TAMIS 清晰放大的图像有助于外科医生缩短学习曲线。taTME 诞生于对一种新技术的需求，这种技术将腹部微创手术的优势与 TAMIS 的可视化功能相结合，以及与经肛经腹"自下而上"的全直肠切除术的精确远端解剖相结合。这种"反向"直肠切除术对骨盆狭窄的肥胖男性患者尤其有帮助，尽管手术难度较大，但手术能提供极佳的显露效果。在该手术的学习曲线中，带有立体定向导航的 TAMIS 可以使手术更加安全，尽管目前该手术方式仍然具有试验性质，且只有很少的医疗机构可以进行这种手术[38]。立体定向导航这样的工具可以帮助外科医生将 taTME 安全落实到实践中，并可以通过提高外科医生的空间意识来提高手术切除质量[37]。

TAMIS 自主神经标记

在全直肠系膜切除术中保留支配肛门内括约肌的外源性自主神经，对于术后维持肛门括约肌功能十分重要。Kniest 等应用 TAMIS 平台对 6 例将行直肠癌前切除术的患者进行了肛门内括约肌神经支配的电生理学测试，然后描绘了自主神经损伤的关键危险区域，有效地避免了术中可能存在的神经损伤[38]。

结语

TAMIS 是一个多功能平台，除了直肠肿

瘤的局部切除外，它的其他应用已得到证实。TAMIS 的应用使微创手术发生了革命性的变化。直肠前切除术的成功，为通过这个经肛平台进行其他更多类型的手术打开了大门。随着 TAMIS 途径的临床和功能优势进一步显现，TAMIS 的应用可能会有更大的发展。

（陈佳楠，刘正，刘骞，王锡山　译）

机器人经肛微创手术（TAMIS）的发展历程

16

Sam Atallah, Nicolas C. Buchs,
Seon-Hahn Kim

引言

外科机器人手术研发的最初目的是为了实现远程呈现和远程手术[1,2]。这个想法也是为了让外科医生能远程为患者进行手术。在某些远程科学领域，远程操作不仅有实现的可能性而且已经被证明是标准的操作。比如载人和非载人航天飞船就是由地面中心操控的，这些地面中心包括加利福尼亚帕萨迪纳的喷气推进实验室和德克萨斯休斯敦的美国航空航天局。2001 年，法国 IRCAD 研究所 J.Marescaux 教授首次完成了跨洲的机器人胆囊切除术，从而使机器人远程手术成为现实，并开创了医疗机器人领域的新篇章[2]。因此，随着机器人从军事和远程手术中心向民用医疗机构过渡，非常需要关于机器人手术的应用性操作说明（同时，随着机器人从军事和远程手术中心向民用医疗机构过渡，需要机器人手术的实际应用）。

医用机器人在世纪之交问世后不久，就应用到外科领域，除了远程呈现，外科医生被机器人平台的另外一些特点所吸引，包括 3D、立体成像、手部震颤滤除、视频图像放大，以及外科医生可以控制镜头锁定特定视野。

有意思的是，达·芬奇机器人外科手术系统（Intuitive, Inc. Sunnyvale, CA）最初目的是为了改进心脏手术，而不是为了腹盆腔手术[3-7]。20 世纪初，外科医生们意识到固定的腹盆腔是机器人手术绝佳的应用场所。这也开始了时至今日的腹腔镜和机器人在微创外科手术领域激烈的竞争。

2001 年，J.Binder 和 W.Kramer 首次报道了机器人辅助的前列腺癌根治术[8]，同年其他中心紧随其后报道了此手术[9,10]。2002 年，P.Weber 等首次报道了机器人结肠切除术。他们用达·芬奇机器人外科手术系统完成了结肠良性疾病的右侧结肠和乙状结肠切除术[11]，开创了机器人结直肠外科的时代[12]。在接下来的 16 年，机器人结直肠外科主要专注于盆腔解剖这一方向，尤其是全直肠系膜切除术[13-15]。不久，机器人外科支持者们证实机器人手术涉及精准的操作和良好的手术质量，并试图显示其优于腹腔镜手术[16-18]。在结直肠外科领域，这两种微创技术有太多的共同点，机器人手术相比于腹腔镜手术没有明确优势[19-22]。

起初，机器人手术的目标在某种程度上似乎是为了证明已经存在的机器人及其多臂操作系统优于腹腔镜，从而使其价格上的差异变得合理。然而，随着经肛微创手术（TAMIS）的出现[23]，为了进入解剖部位并将机器人应用于腔内手术，新的需求重新聚焦了机器人手术系统的研发目的。机器人外科系统的研发将不再去模仿腹腔镜，而是研发完全不同的系统，整合下一代计算机处理器，从而去解决迄今为止未能解决的外科难题和挑战。因此，随着时代的变迁，外科机器人发展的原动力已经完全改变，精准外科的需求替代了最初的远程手术的目的。当机器人可以达到其他操作设备不能到达的解剖部位的可能性不断被探索，机器人和腹腔镜之间的竞争也被按下了暂停键。在这个背景下，机器人经肛微创手术（TAMIS）的发展历程能被更好地理解。

最初的实验室实验

　　经肛微创外科手术的发展产生了新的经肛手术模式。该模式融合了单孔手术、腹腔镜以及经肛内镜显微手术（TEM）的理念。通过联合经肛微创手术和手术机器人创造一个混合体自然向前迈进了一步，其目的则是为了提高手术的精准性和手术质量。将多臂机器人床旁机械臂系统泊入狭窄的单孔装置中具有创新性，并由 J.Kaouk 等在 2009 年首次报道[24]（同一年经肛微创外科手术出现），两年后其他报道也陆续出现[25,26]。因此，机器人经肛微创外科手术需经过细致的实验室验证，确定如何将机器人床旁机械臂系统泊入单孔装置中，进行经肛手术操作。此实验验证发生在 2010 年，早于特殊的经肛手术

平台建立的年代。当时大部分经肛微创外科手术都使用 SILS™ PORT（Covidien-Medtronic）以及其他为经腹腔路径设计的单孔装置，包括最初描述这个技术时所用的[23]。然而，SILS™ PORT 并不能容纳 8mm 操作装置，而且其直径过小不能泊入多臂机器人机械臂系统。2010 年一种新的单孔装置出现了，它的面板可以容纳机器人的 8mm 操作装置。FDA 批准了第一代的 QuadPort+（Olympus, Shinjuku, Tokyo, Japan）用于腹部单孔手术，并且最初的机器人经肛手术实验也是用这个单孔装置完成的（图 16.1）。最初的目标只是为了单纯地回答以下问题：在保留达·芬奇机器人功能的前提下，其床旁机械臂系统能否泊入狭窄的单孔装置？

　　最初在实验室环境下进行的实验是为了确定机器人床旁机械臂系统泊入单孔装置的可行性及其人体工程学。该实验在美国佛罗里达奥兰多由 S.Atallah 等在 2010 年 9 月完成。他们使用带 8mm 操作装置的机械臂和 30° 镜头的达·芬奇 Si 平台完成这个实验。

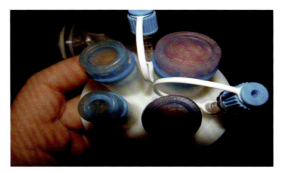

图 16.1　第一代 QuadPort+（Olympus, Shinjuku, Tokyo, Japan）大约于 2010 年在美国上市。尽管其初衷是为了经腹（非经肛）微创手术设计，这个装置可以适配较大直径的操作器械，从而可作为机器人 TAMIS 的设备接口。机器人 TAMIS 的首次实验室内手术使用了这个装置

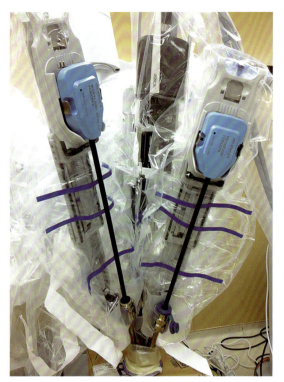

图 16.2 使用 QuadPort+ 装置和达·芬奇 Si 系统垂直泊入，于 2010 年 9 月开展了第一次机器人 TAMIS 的实验室内操作。机器人 TAMIS 的工作臂的排布和置入来自第一次临床前评估的数据

将机器人工作臂和摄像头垂直泊入第一代奥林巴斯 QuadPort+ 单孔装置，借此在圆筒内（模拟狭窄的直肠腔）的操作得以完成（图 16.2）。由此知道通过这种方式精确地操作机器人系统是可行的。在实验室条件下垂直泊入是简单的操作，后续的工作确定了达·芬奇 Si 平台最佳的泊入方向。一系列单纯解剖实验室确定了机器人床旁机械臂系统停泊在手术床侧面提供直肠肛管部位的最佳入路，此时机器人工作臂和摄像头可以跨过左右大腿，也可以选择将机器人床旁机械臂系统停泊于患者肩部。

尸体模型中的机器人经肛微创手术

经过前期在单纯解剖实验室中的初步研究，在尸体模型中的验证在 2011 年开始。当时达·芬奇 S 机器人系统是唯一被批准用在尸体上进行评估的，所以该研究使用达·芬奇 S 机器人系统完成（图 16.3）。随着第一个专门为经肛入路设计的单孔装置——GelPOINT（Applied medical，Rancho Santa Margarita，CA）的问世，该实验便利用 GelPOINT 平台在佛罗里达州的全球机器人研究所（Celebration，FL，USA）进行。研究表明，复杂精确的手术操作能很好地在机器人经肛平台下完成[27]，尤其使全层局部切除和直肠腔内的缝合打结变得容易，操作人员认为这种难度客观上较低[27]。与常规的经肛微创手术相比，机器人经肛微创手术的优势包括单个外科医生控制带来的图像稳定性、3D 立体的视频成像、手部震颤滤除以及图像放大。理论上，这些优势可以转化为更好的手术质量，而后者被认为是改良的经肛手术平台优于传统 Parks 局部切除术的因素之一[28-31]。经肛内镜显微手术（TEM）作为先进的直肠腔内手术的金标准已有 1/4 世纪，经肛微创手术（TAMIS）的诞生似乎提供了另一种选择，因为这个平台是一次性的，并且经济（制造平台所需材料在保证手术质量方面并不特别重要），而且因为一次性使用，耐用性也不太重要。手套装置也许是目前所有平台中最简单、最经济的，它作为经肛内镜、微创手术的一种技术由 A.Carrara 于 2012 年首次引入[32]，2012 年底，R.Hompes 将其作为一个接口应用到机器人经肛微创手术中并取得了

图 16.3 2011 年首次机器人 TAMIS 手术由全球机器人实验室（Celebration，FL，USA）在尸体模型上进行。一系列实验评估了达·芬奇 S 机器人系统联合 GelPOINT 经肛入路平台的操作性和功能性。实验评估了局部切除、缝合、直肠腔内打结

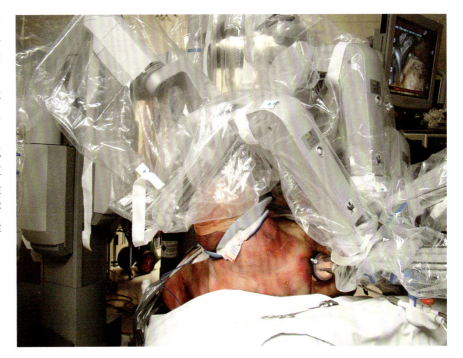

良好效果[33]，该装置代表了一种有效、低费用的接口非常适合经肛手术入路[34]。

尸体模型中的机器人经肛微创手术仍是一种重要的、可持续的研究方法，2017 年下一代达·芬奇 SP 外科操作系统（不是目前所写的 FDA 批准的用于结直肠手术的达·芬奇系统）在临床前的评估可行[35]。在 J.Marks 等的研究中，12 个位于直肠 3 个解剖分段中、事先标记好周径的模拟病灶被成功切除，且标本没有破碎，获得了 > 1mm 的阴性切缘[35]。这种手术技术使用了一种经肛微创手术装置 GelPOINT 作为接口。达·芬奇 SP 平台的优势在于允许 6mm 操作器械做类似手腕和手肘的运动，摄像头有类似眼镜蛇的角度，可容纳 3 个机器人工作臂，在控制台有导航辅助功能帮助外科医生感知器械位置。更重要的是，机器人床旁机械臂系统有必要减至单一机械臂装置，可大大简化经肛入路和泊入过程，这作为手术的一部分对有些患者是非常困难的，尤其是具有挑战性体型的人。达·芬奇 SP 平台工作器械的灵活性，配合紧凑的机器人床旁机械臂系统的单臂设计，使其成为适合腔内入路和手术的理想系统。

机器人 TAMIS 的临床应用经验

2012 年，首次报道了机器人 TAMIS 在人体中行直肠肿瘤局部切除[36]。报道显示，直径 3.0cm 的绒毛状管状腺瘤伴局灶黏膜内癌被经肛手术切除，切除完整且切缘阴性。该手术使用达·芬奇 Si 外科机器人操作系统，手术器械包括 8mm 操作杆的马里兰抓钳和电凝钩，使用标准的腹腔镜气腹机以及 GelPOINT 装置（经肛微创手术平台）（图 16.4）。用可吸收 3-0 V-Loc 缝合线缝合切除后的直肠壁缺损，手术时间 102min。研究

图 16.4 2012 年人体中首次行直肠肿瘤的机器人经肛切除手术。采用达·芬奇机器人 Si 系统联合 GelPOINT 经肛入路平台，病灶被完整切除，机器人下使用带刺可吸收线缝合直肠壁缺损。如图显示患者的改良 Lloyd–Davis 体位，机器人床旁机械臂系统跨右侧肩膀泊入

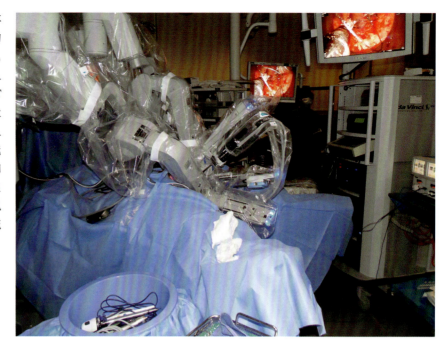

表 16.1 机器人 TAMIS 的编年史出版物

作者	日期	国家	接口	模型	n	附注
Atallah [27]	2011.09	美国	GelPOINT	大体	2	首次机器人 TAMIS
Atallah [36]	2012.05	美国	GelPOINT	活体	1	首例活体机器人 TAMIS
Hompes [33]	2012.05	英国	手套	大体	2	首次采用手套作为机器人经肛进入接口
Bardakcioglu [37]	2012.12	美国	GelPOINT	活体	1	第 2 例活体机器人 TAMIS
Atallah [47]	2013.06	美国	GelPOINT	活体	1	首例活体机器人 taTME
Valls [42]	2013.08	西班牙	手套	活体	1	
Buchs [38]	2013.08	瑞士	手套	活体	3	首例侧方入路描述
Hompes [40]	2014.04	英国	手套	活体	16	
Atallah [48]	2014.06	美国	GelPOINT	活体	3	首次机器人 taTME 试点研究
Gómez–ruiz [49]	2015.01	西班牙	传统	活体	5	全程机器人 taTME（上部及下部）
Atallah [41]	2015.02	美国	GelPOINT	活体	18	包括局部切除术、瘘修补、taTME
Atallah [50]	2015.05	美国	GelPOINT Lone Star	活体	1	首例采用机器人 ISR 的机器人 taTME
Kuo [51]	2016.10	中国台湾	GelPOINT	活体	15	单孔 +1 联合机器人 taTME
Gómez–ruiz [46]	2017.12	西班牙	传统	活体	9	采用专用混合接口的达·芬奇
Erenler [45]	2017.04	土耳其	GelPOINT	活体	1	首例采用 Xi 操作平台
Marks [35]	2017.07	美国	GelPOINT	大体	12	首个达·芬奇 SP 临床前研究
Atallah [50]	2017.10	美国	可弯曲机器人接口	大体	2	首次临床前报道 TAMIS/taTME 运用可弯曲机器人系统

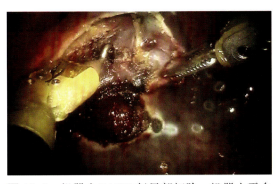

图 16..5 机器人 TAMIS 行局部切除。机器人平台可预见的优势：装备 8mm 可转弯操作器械，立体放大的图像。图中显示：直肠肿瘤的边界已经用电凝钩标记，全层切除正在进行中。一把马里兰抓钳和电凝钩是完成切除的唯一器械

者认为费用增加是主要的局限，每位患者需额外增加约 1500 美元（约合人民币 7000 多元）手术费用。

随后，文献中开始出现主要以单个外科医生的连续病例报道和个案报道为主的关于机器人经肛手术（基于 moniker 机器人经肛手术或机器人经肛微创外科手术平台）的验证[37-46]，总结见表 16.1。实际上，这表明该技术行直肠局部切除术是可行的（图 16.5）。该手术平台还被用于修补直肠阴道瘘和直肠尿道瘘，以及一些更复杂的外科手术，如 taTME[41,52,53]。目前关于机器人 TAMIS 的数据仍然有限，大部分文献报道中都是单个外科医生的回顾性病例报道[39]。

手术平台的泊入和设置

当前多臂的达·芬奇机器人床旁机械臂系统的泊入有多种方法，常基于外科医生的个人喜好，同时考虑不同机器人平台的设计和交互。对于 S 和 Si 平台，患者取背膀胱截石位，床旁机械臂系统可平行并于手术床平齐放置（图 16.6），或切线方向放置机械臂跨过患者肩膀。一般来说，Xi 系统因其机械臂更长以及扁平设计使得床旁机械臂系统和患者之间的布局有更多余地。通常将 Xi 系统在手术床的一端垂直泊入（图 16.7），其他方法也可以。

尽管 TAMIS 手术时患者多采取背截石位，机器人经肛微创手术则不一定要求患者采用这种体位，另外的体位也可以，比如针对直肠前壁的病灶，俯卧折刀位最佳，优势是手术过程中下肢不会和机械臂碰撞，使操作杆冲突的可能性减小（图 16.8）。

2014 年春，达·芬奇 Xi 系统问世，为外科医生提供了巨大优势，尤其是在床旁机械臂系统泊入方面的多样性。第一个使用达·芬奇 Xi 系统完成机器人经肛微创手术是 S.Atallah，他于 2015 年 7 月 28 日施行了该手术（图 16.9）。Erenler 等则在 2017 年通过视频文献的形式首次公开报道了[45]。Xi 系统为床旁机械臂系统的泊入提供了多种选择，针对直肠前壁的病灶，有些专家喜欢让患者取俯卧折刀位并使床旁机械臂系统垂直于手术床。另一种方式是侧方泊入，配合手套装置可改善机器人机械臂的运行，比如 N.Buchs 在 2013 年用 Si 系统展示的那样[38]。此外，Marcos Gómez–Ruiz 等描述了一种特殊的交互接口，该装置部分是硬质的，类似床栏的底座，部分可以重复使用。硬质部分类似于直径 40mm 的 TEM 镜头，面板则采用了直径 80mm 的 GelPOINT 膜，直径是常规的 TAMIS 装置的 2 倍（图 16.10）。这种新的装置可能改善器械的操作性，降低机械臂

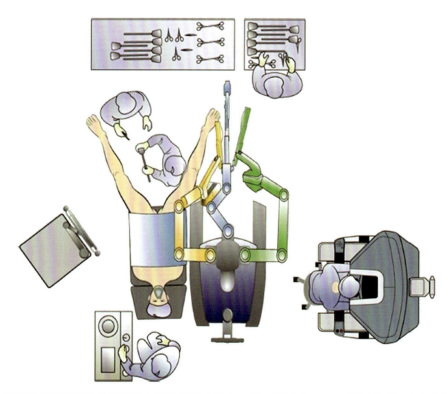

图 16.6   设备放置和患者体位常依赖专门的机器人平台、手套装置或 TAMIS 装置类型、病变位置。施行机器人 TAMIS 的外科医生也会有特别的喜好。相比于传统 TAMID，机器人 TAMIS 手术时患者的体位和设备放置可能会有更多的多样性。图中显示了达·芬奇机器人联合 GelPOINT 经肛入路平台最常用的一种泊入和设备放置方式。如图所示：机器人床旁机械臂系统平行患者泊入，1 号和 2 号机械臂跨过患者大腿放置，避免在机器人 TAMIS 手术过程中机械臂受到碰撞和侵入。患者取典型的倾斜 Trendelenburg 体位

图 16.7   达·芬奇机器人 Xi 系统正交方式泊入手术床，患者取倾斜 Trendelenburg、Lloyd–Davis 体位。Xi 系统低平的机械臂和大转向盘有利于更好的经肛入路和减少机械臂碰撞。但与 Si 系统相比，Xi 系统没有 5mm 操作杆接头是目前可能存在的缺陷，通常来讲，直径较小的操作器械越有优势，因为受到的空间限制较小

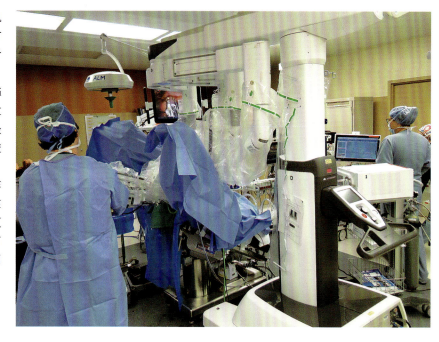

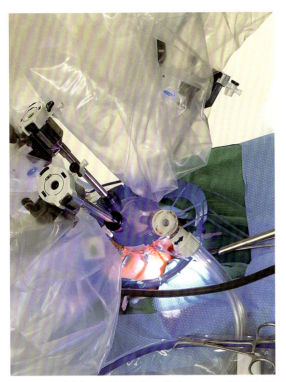

图 16.8　使用 Xi 系统机器人联合 AirSeal 恒压气腹系统进行 TAMIS 手术的常用设置。图中显示：低位直肠前壁的病灶准备行局部切除术。2 个机器人工作臂和 8mm30° 镜头臂整合在 TAMIS 装置上。GelPOINT 经肛入路装置（一种 TAMIS 装置）通过 Lone Star 盘状拉钩的钩子悬吊着，这样可使 TAMIS 装置的管道部分容纳在肛管内，也使更低位的病灶有更好的显露

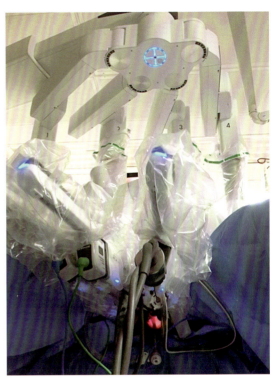

图 16.9　2015 年 7 月 28 日，第一台使用 Xi 系统的机器人 TAMIS 手术由 S.Atallah（Orlando，FL，USA）完成。病灶是一个 2.8cm 的直肠腺瘤，完整切除且切缘阴性。如图所示：工作臂和 30° 镜头在两个 8mm 操作臂之前。另外 5mm 的 AirSeal 装置（ConMed，Utica，NY，USA）被用来提供稳定压力的直肠腔内气腹。第四个孔可通过 5mm 的操作器械（如吸引器）由床边的助手操作

碰撞，简化港和机器人的交会。

局部切除术之外机器人的应用

2013 年，距离 P.Sylla 和 A.Lacy 报道首个人体上的 taTME 手术 3 年之后，机器人 taTME 第一次被报道在人体上完成[54]。这是个肥胖的 FAP 患者，同时伴有结肠肝曲癌和直肠癌。腹部的手术操作在腹腔镜下完成，taTME 则通过经肛泊入达·芬奇机器人 Si 系统，GelPOINT 装置作为交互接口。尽管有延

伸的局限性，机器人 taTME 操作在 87min 内成功完成；直肠系膜有 1.5cm 的缺损，其系膜质量评估为 Quirke Ⅱ（近完全）；所有的切缘均阴性[54]。

关于机器人 taTME 小规模的病例以及试验性研究已有报道，包括临床前以及临床研究[47-49,51,55,56]，虽然这些报道都局限于专科医疗中心，但都显示使用机器人平台行高质量的外科手术是可行的（图 16.11）。在机器人辅助的 taTME 手术中，尽管大部分机器人平台都是用在经肛操作部分联合腹腔镜经腹操

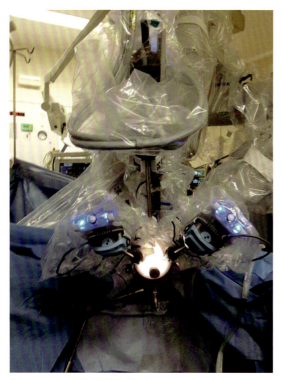

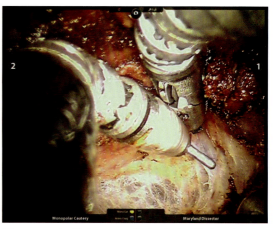

图 16.11　机器人 taTME 代表了下一代先进的机器人经肛入路的发展。如图所示：达·芬奇机器人 Si 系统的 5mm 单极电凝钩和 5mm 抓钳用于 TME 直肠后方入路的解剖。理论上，通过良好的光学显示、图像放大和外科医生的操控，机器人在有限空间内的优势可改善手术质量

图 16.10　一种特制的装置，由 Marcos Gómez–Ruiz 发明，介于 TEM 装置和 TAMIS 装置之间的杂交装置。硬质部分可重复使用，保证边缘隆起以保持位置。面板部分（一次性使用）是 80mmGelPOINT（Applied medical）。这种构造改进了人体工程学，降低了工作臂之间的碰撞

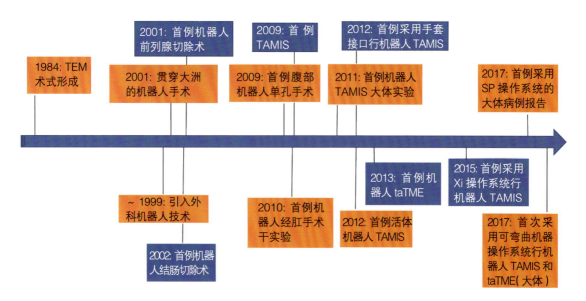

图 16.12　描述机器人技术应用于结直肠手术（包括经肛入路）的里程碑时间线

作，而 Marcos Gómez-Ruiz 则采用先经腹再经肛两次泊入机器人平台的完全机器人操作方法[49]。这种技术采用如前所述的部分（专门的部分）一次性、部分可重复使用的接口装置，是一种 TEM 和 TAMIS 的杂交平台。

近年来，经肛微创手术技术取得了快速发展（图 16.12）。在具有创新性的设备供应下，机器人外科手术仍在快速发展中并填补了某些空白领域。这些设备将不再模仿腹腔镜设备，而是通过自动化机械设计，更加灵活，并能到达以前认为不能到达的解剖部位[50,57]。目前，机器人经肛手术的焦点已集中在 taTME 技术的发展，其目标是改进手术方法和降低传统设备的挑战（干扰）[58-60]。针对复杂外科手术操作（如 taTME），联合机器人的以图像为导向的手术也在研究中。机器人 taTME 将在第 44 章讨论。

（戴思奇，何金杰　译）

经肛机器人手术及
未来发展方向

Kevin M. Izquierdo, Thushy Siva,
Jean Salem, Brigitte Anderson,
John Marks

17

引言

直肠癌手术与生俱来的挑战激发了该领域的意识形态创新。直肠癌早期手术的高复发率、高并发症发生率，以及在狭小的盆腔内进行手术操作的技术困难，不断推进着直肠癌外科治疗的发展。例如，Bill Heald 提出的全直肠系膜切除术（total mesorectal excision, TME）[1] 和 Gerald Marks 提出的经肛经腹直肠乙状结肠切除术（transanal transabdominal proctosigmoidectomy, TATA）[2]，确保了患者在放疗前获得阴性直肠远端切缘，成为直肠癌手术的核心肿瘤学原则。此外，TATA 能够保留肛门括约肌，即使对于低位直肠癌患者，也不会牺牲其肿瘤相关预后的质量[3]。这些理念与 TEM 相结合，便诞生了经肛全直肠系膜切除术（transanal total mesorectal excision, taTME）。

微创手术（minimally invasive surgery, MIS）在直肠癌手术中的成功应用，推进了该领域的发展，使患者获益良多。在 20 世纪 80 年代之前，经肛直肠肿瘤切除受制于有限的手术操作触及范围和视野暴露。Gerhard Buess 在 1983 年发明了 TEM[4]，为直肠外科技术

的长远发展奠定了基础。在 Buess 的 TEM 技术基础上，Atallah、Albert 和 Larach 采用单孔经肛腹腔镜技术进一步拓展了 TEM 的应用，即现今的经肛微创手术（transanal minimally invasive surgery, TAMIS）。近期，经肛手术开始应用机器人外科技术（即机器人 TAMIS）。机器人经肛手术解决了诸多阻碍 TEM、TAMIS 和 taTME 广泛应用的技术难点，有望增加外科医生应用这些技术的机会，使更多患者受益。作为微创手术的终极目标，经肛机器人手术的未来发展无疑将引领经自然腔道内镜手术（natural orifice transluminal endoscopic surgery, NOTES）的新纪元。

经肛手术的演变

1983 年，Gerhard Buess 的经肛内镜微创手术（TEM）平台，代表了手术入路和技术上的颠覆性变化，并且 TEM 的历史比腹腔镜手术还要悠久，因为直到 1989 年腹腔镜胆囊切除术才在胃肠外科和内镜外科医生协会上首次露面[5, 6]。1983 年，开放手术仍然是直肠癌外科治疗的唯一途径。TEM 最初被应用于直肠息肉切除，后来逐步扩展到恶性病变

的局部切除。虽然没有公开发表，但行业内普遍认为 John Marks 在 2008 年采用 TEM 完成了首例 taTME 手术。

TEM 的主要特点是采用双目立体定向光学系统，更容易处理近端病灶以及经肛无切口手术。当 TEM 的应用扩展到 T1 期直肠癌时，与经肛入路的开放手术相比，技术优势更加突出，并且患者术后的复发率显著降低。明尼苏达大学和克利夫兰诊所曾经报道，接受 TEM 的 T1 期直肠癌患者术后局部复发率为 4.2% ~ 9%，与此同时，传统经肛切除术的局部复发率高达 25% ~ 33%[7, 8]。TEM 作为一种颠覆性的经肛微创式，为结直肠外科手术在未来 30 年间的快速发展奠定了基础。然而，陡峭的学习曲线和高昂的成本阻碍了 TEM 在临床上的广泛应用。

Atallah、Albert 和 Larach 在 2009 年首次描述了 TAMIS。TAMIS 可作为 TEM 的一种更符合成本效益的替代方法[9]。TEM 采用了硬质直肠镜，而 TAMIS 在 TEM 的基础上，采用灵活的单孔腹腔镜手术（single incision laparoscopic surgery, SILS）端口。TAMIS 避免了 TEM 的高额设备启动成本，并且采用了在现代手术室中随处可见的腹腔镜器械，从而显著降低了成本。Atallah 等曾经分享了他们采用 TAMIS 切除直肠良恶性病变的经验，前期数据显示接受 TAMIS 或 TEM 的患者的肿瘤学结局无显著性差异[10]。

在手术技术层面，TAMIS 允许术者进行 360° 肠腔内操作，而 TEM 将术者的手术视野局限在 180° 范围内。由于 TAMIS 操作更加灵活，对于近端病灶的处理更加容易，因此应用范围扩大至 taTME 手术。然而，

TAMIS 最初的问题是缺乏 TEM 中的稳定气动平台，直到 Lacy、Rattner 和 Sylla 共同发表了一篇关于使用 TAMIS 气动平台进行经肛全直肠系膜切除术的系统研究，该研究也成功地融合了 TATA、杂交 NOTES 和 TAMIS 手术三者各自的核心原则[11]。

Leroy 不断推进利用 TAMIS 进行经肛手术，开创了采用纯粹的 NOTES 进行 TME 手术的先河，包括经肛完成 TME 的解剖间隙游离、松解脾曲、离断肠系膜下血管和结肠肛管吻合。他发明了直肠旁入路的内镜下腹膜后单部位手术（perirectal oncologic gateway for retroperitoneal endoscopic single site surgery, PROGRESSS）[12]，之后多个中心都开展了采用纯粹的 NOTES 进行 taTME 手术[13,14]。

采用纯粹的 NOTES 进行直肠癌手术需要术者熟练掌握单孔腹腔镜技术，与采用 TEM 进行直肠病灶局部切除类似。纯粹的 NOTES 具有陡峭的学习曲线，所以临床上采用 NOTES 进行直肠癌手术并没有普及。NOTES 的自然发展即是机器人 TAMIS 或者经肛机器人手术（robotic transanal surgery, RTAS），而 TAMIS 和 RTAS 有望解决腔内手术的一些难点，例如伸展和回缩、可视化和人体工学等方面的技术挑战。

经肛机器人手术的应用

2011 年，Atallah 等研究者在模型中展示了使用达·芬奇机器人 Si 系统进行 TAMIS 的可行性，并在 2012 年报道了首例接受机器人 TAMIS 的直肠癌患者[15,16]。随后，不断有研究者报道了机器人 TAMIS 的可行性和安

全性。机器人手术的优势在于机械臂可以灵活运动并消除颤动、放大的 3D 视野和符合人体工学的设计，这些优势都给经肛手术带来了更高的精确度。机器人 TAMIS 最初仅被用于直肠肿瘤的局部切除，但很快用于更加复杂的手术，如 Atallah 等在 2013 年报道了首例经肛机器人全直肠系膜切除术（robotic transanal surgery–total mesorectal excision, RTAS–TME）[17]。

达·芬奇机器人 TAMIS 采用经肛一次性接入通道，如 GelPOINT 设备[18]。该设备可以与肠腔形成密闭的空间，以保持肠腔充气状态，从而有利于充分暴露手术视野。虽然达·芬奇机器人 Si 系统可用于直肠远端病灶的局部切除，但多个粗大的机械臂和有限的手术视野限制了其在直肠近端病灶切除中的应用。对此，Hompes 等研究者们在 16 例良恶性直肠病灶的局部切除手术中，使用了经肛外科手术通路，从而使器械在直肠内的活动范围扩大，并且减少了机械臂在外部的碰撞[19]。下一代达·芬奇机器人 Xi 系统减小了机械臂的体积，使经肛对接更加容易，并且将手术范围扩大至近端直肠病灶。但是目前 Xi 系统只能使用直径 8mm 的器械，而没有直径 5mm 的器械，这对于在直肠、肛门等狭小操作空间中进行手术是一个严重的问题。

即便达·芬奇机器人系统存在一些局限性，Atallah 等依然成功实施了 taTME 手术，并采用机器人 TAMIS 修复了复杂肛瘘[20]。他们还报道了 4 例接受 RTAS–TME 手术的直肠远端浸润性腺癌患者，并且所有手术标本的直肠系膜均完全或接近完全切除，远端切缘和环周切缘均为阴性。相似的，在 Gomez 等研究者主持的一项前瞻性研究中，使用达·芬奇机器人 Si 系统对 5 例直肠癌患者实施了 RTAS–TME 手术，所有手术标本的直肠系膜均完全切除，远端切缘和环周切缘均为阴性[21]。目前机器人 TAMIS 手术仅在一些小样本的研究中被报道，术后患者长期的肿瘤学生存结局仍然有待探索。

因为骨盆的解剖空间狭小、手术视野暴露不良和近端直肠的可及性有限等因素，经肛手术的要求相对较高。传统的手术机器人最初是为经腹通路而设计的，由于这些机器人系统的机械臂灵活性有限，并且直径 8mm 的器械在有限的骨盆空间里进一步减少了手术视野和空间，因此传统的机器人系统在狭窄的骨盆中进行操作的灵活性较差[22]。此外，骨盆骶角和器械转角给距肛超过 7 ~ 8cm 的解剖间隙游离带来了困难，目前的机器人系统在手术范围、腔内缝合和人体工学控制等方面依然存在局限性，这对于那些即便拥有丰富手术经验的外科医生也具有较大的挑战性[23]。最为重要的是，由于存在无法克服的人体工学障碍，达·芬奇机器人 Si 系统或 Xi 系统对于肛门外括约肌复合体的保留存在潜在风险。由于这些因素的存在，如果手术机器人没有进一步的创新与发展，经肛机器人手术将难以得到广泛普及。

机器人 TAMIS 的新系统

尽管微创手术（minimally invasive surgery, MIS）具有很多优势，但是在结直肠外科领域，微创手术的普及速度一直很慢，在经肛手术领域尤为明显，其中主要是因为 TEM

和 TAMIS 存在的技术壁垒。一项手术相对于其他手术的难度水平决定了它的有效性，因此从广义上来说，如果大多数外科医生都能在手术中达到较高的完成率和优良的临床结局，那么该手术入路就是非常有效的。如果一项手术的难度极大，以至于很少有外科医生能够顺利完成，那么它的有效性仅仅局限于少数经过精挑细选的外科医生，但在临床实践中对于大多数外科医生的效果是有限的。因此，任何降低手术操作难度的方法都将会增加手术的有效性，并最终使患者获益，也正是这一目标激励着机器人经肛手术的持续创新。

理想的机器人 TAMIS 系统应该能够克服以下挑战：①手术视野可视化的优化；②顺应人体工学的仪器控制；③近端直肠病灶的可及性；④组织牵拉和操作的简便性。目前已经有许多新的手术机器人系统正在研发中，例如 Flex® 机器人系统、经腔道单通道机器人系统（single-access transluminal robotic assistant for surgeons, STRAS）和单端口达·芬奇 SP 机器人系统（da Vinci single-port surgical system），这些新的机器人系统将致力于解决经肛手术中的种种困难，接下来将对它们进行详细介绍。

Flex® 机器人系统

美国马萨诸塞州雷纳姆的 MedRobotics 公司是一家专门生产用于经肛手术的半机器人设备的公司，包括 Flex® 机器人系统和 Flex® 结直肠驱动器（Flex® Colorectal Drive）。这种带有灵活机械臂的单端口接入系统可利用仪器进行三角测量，并沿着非线性迂回路径导航器械头端，使其更适用于 NOTES 手术，甚至适用于直肠乙状结肠交界附近的肠腔内病变（图 17.1a）。手术医生通过 Flex® 机器人控制台进行操作，并且控制台上有一个旋钮可用于控制 Flex® Scope（Flex® Scope）（图 17.1b）。Flex® 底座（Flex® Base）可容纳一次性 Flex® 结直肠驱动器（Flex® Scope Colorectal Drive），并可将其经肛横向对接（图 17.1c）。该系统的两个主要单元均由一名外科医生操作，不需要床边助手的协助。灵活的手枪式握把器械通过安装在栏杆上的设备进行手术，并且允许进行三角测量（图 17.1d）。该机器人系统允许操作的范围为距肛 17cm 以内的解剖区域，此外它使用了直径 3.5mm 的器械，将对手术视野的影响降低到最小化[24]。

2017 年在美国华盛顿州西雅图举办的美国结直肠外科医生协会和三方会议上，Obias、Sylla 和 Pigazzi 等分享了他们在临床前研究中采用 Flex® 机器人经肛入路的初步经验[25]。Atallah 也在 2018 年报道了 Flex® 机器人在模型上实施 NOTES 手术的可行性[22]。

与腹腔镜 TAMIS 相比，Flex® 机器人的可视化更加完善，因为它不需要床边助手的协助，手术视野也可以由手术医生自主调节。Flex® 机器人的主要优势还在于它允许器械沿迂回路径行进，从而比起传统机器人能够更好地处理近端直肠的病灶。但是该系统的缺陷之一是摄像系统和运动系统使用不同的模块控制，因此在重新定义手术视野时将消耗大量时间[22]。此外，Flex® 机器人被认为是半机器人系统，因为机器人并不辅助控制灵活的机械臂，这就会引入器械的颤动问题从而降低手术的精度。外科医生需要灵活地使用手枪式握把器械，甚至需要比在腹腔镜下使用直式器械更加熟练。虽然 Flex® 机器人解决了经肛手术的一些基本挑战，但它的设计有明显的人体工学缺陷，可能会限制其在临床上的应用。

经腔道单通道机器人系统（STRAS）

　　STRAS 系统是符合人体工学的机器人系统，允许外科医生能够舒适地进行手术操作，并且具有直观的控制界面。2017 年，Andras 等研究者报道了在动物模型中使用 STRAS 系统进行结肠镜黏膜下剥离术的可行性[26]。STRAS 系统的附属装置由搬运车和可拆卸的柔性内镜组成，其中柔性内镜的长度为 50 cm，有 2 个 4.2 mm 的器械通道和 1 个 2.8 mm 的常规柔性内镜工作通道（图 17.2）[27]。STRAS 系统的电动内镜最初由操作者控制插入肠腔，其长达 50cm 的内镜可以到达乙状结肠，到达手术区域后便与 STRAS 系统的附属装置再次连接并建立腔内手术视野。内镜需要手动定位，STRAS 系统的主控制台提供

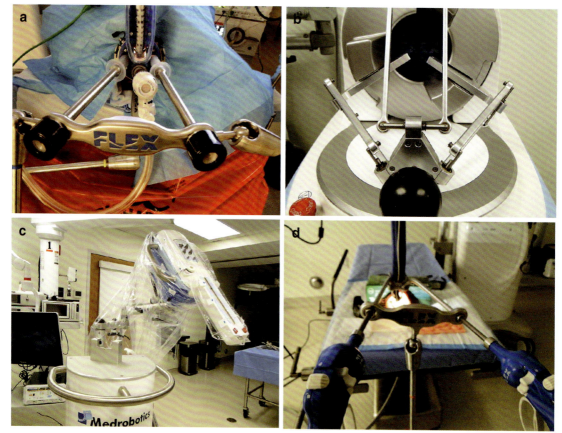

图 17.1　Flex® 机器人系统。a. 2 个 3.5mm 直径的柔性机械臂接口。b. 圆形控制旋钮为 Flex® 机器人的主控制器。c. Flex® 底座（Flex® Base）可容纳 Flex® 结直肠驱动器（Flex® Colorectal Drive）。d. 具有结直肠驱动的 Flex® 机器人模拟经肛对接（来自 Atallah 等研究者[24]）

对内镜的有限控制。与 Flex® 机器人类似，STRAS 系统重新定义手术视野时也将消耗大量时间。

STRAS 系统的器械臂由一个近端的电动马达和一个末端可弯曲的柔性轴组成，内镜顶端的两个臂允许对器械进行腔内三角测量。主控制台会实时提供器械位置的反馈。由于有机器人控制的器械只有 2 个，STRAS 系统的一个明显缺陷是缺乏有效的牵拉。此外，该系统不具备缝合能力，因此适用范围局限在病灶局部切除术。

目前，Flex® 机器人系统和 STRAS 系统最适合用于直肠病灶局部切除术。然而，一些局限性阻碍了它们在复杂手术中的应用，例如 taTME、肛瘘修补术和纯粹的 NOTES 结直肠切除术。尽管如此，与基于腹腔镜的 TAMIS 手术相比，这些机器人系统已经在人体工学方面做了很多改进。

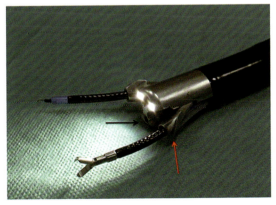

图 17.2 STRAS 系统操作。STRAS 系统有一个长度为 50 cm 的内镜，有 2 个 4.2mm 的器械通道。黑色箭头指示的是常规柔性内镜的 2.8mm 工作通道，红色箭头指示的是开放侧的两个臂，允许对器械进行三角测量（来自 Légner 等研究者[27]）

未来的发展方向：单端口达·芬奇 SP 机器人系统（da Vinci siugle-port surgical system）

下一代达·芬奇机器人被称作单端口达·芬奇 SP 机器人系统，它是单臂、单端口系统，目前正在等待 FDA 批准用于 TAMIS 手术。单端口达·芬奇 SP 机器人系统包括 3 个直径 6mm、多关节的器械通道和首台 3D 0° 高清摄像机。3 个器械通道和摄像头共同通过 1 个 25mm 的套管传输（图 17.3）。这一先进的系统具有独特的"眼镜蛇相机"（cobra camera）和灵活的末端器械臂，在经肛手术中可实现更靠近近端直肠的操作（图 17.4）。单端口达·芬奇 SP 机器人系统具有很多优势，其 360° 旋转平台（图 17.5）使得术中无须重新定位即可在直肠的 4 个象限中进行操作。高清全息摄像机作为器械位置的导航辅助设备，有助于外科医生更好地了解肠腔内的器械碰撞情况。此功能与三器械臂控制完美地结合在一起，有助于轻松地创建最佳的器械牵拉张力。所有的器械臂手腕都具有 6° 范围的运动关节，可以使外科医生更加习惯于控制机器人进行手术。

经肛机器人手术（RTAS）将扩充外科医生的医疗设施，但是目前仍存在没有 RTAS 吸引装置、血管闭合器和缝合器等问题。当然，每一代新的机器人都在逐渐克服以往的技术挑战，因此可以合理预期，未来的手术机器人也会解决这些问题并更加完善。Marks 等研究人员已经在模型上使用了单端口达·芬奇 SP 机器人系统和 GelPOINT 设备（图 17.6）进行病灶局部切除[23]。一共切除了 12

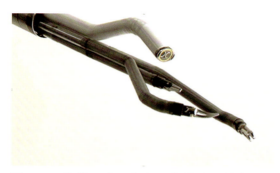

图 17.3　单端口达·芬奇 SP 机器人系统的 3 个 6mm 器械通道和 3D 0°高清摄像机共同通过 1 个 25mm 的套管传输

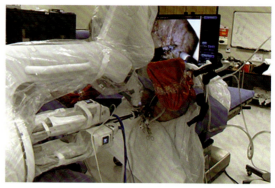

图 17.4　正在进行手术操作的单端口达·芬奇 SP 机器人系统全景图

个模拟病灶，标本没有碎裂且边缘均为阴性。此外，使用该系统进行缝合和腔内打结也较为容易[23]。

至今为止，单端口达·芬奇 SP 机器人系统的可行性和安全性主要在经口腔入路的

手术中得到验证，然而在美国，该系统尚未在临床实践中应用于经肛手术。在中国香港，单端口达·芬奇 SP 机器人系统正在结直肠外科领域的早期临床试验中经受考验，被应用于进行 taTME 手术等。在未来该系统可能

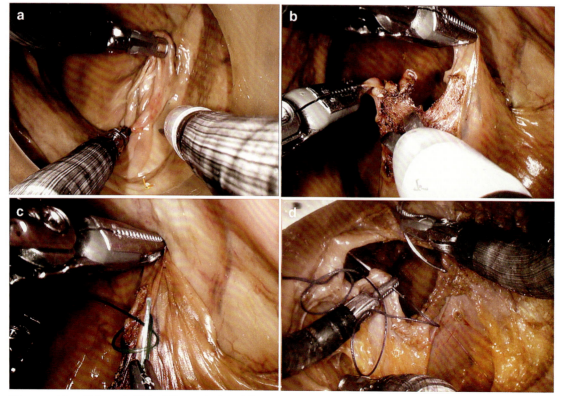

图 17.5　达·芬奇 SP 机器人系统。a. 在直肠中使用三器械臂操作；b. 在病灶局部切除术中从 3 个维度进行牵拉；c. 经肛缝合打结；d. 经肛缝合直肠全层肠壁

图 17.6 配备有 GelPOINT 设备的单端口达·芬奇 SP 机器人系统

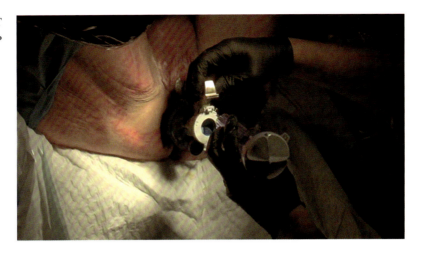

会扩大其应用范围，步入当下的 NOTES 手术时代。

经肛机器人手术（RTAS）的未来发展方向：纯粹的经自然腔道内镜手术（NOTES）

自从 2004 年 Rao 和 Reddy 等研究者进行了第 1 例 NOTES 经胃阑尾切除术后，NOTES 就逐渐变得流行起来。但是在理论层面上，距 Buess 在 1983 年提出的 TEM 是第一个 NOTES 手术，至今已有 40 多年历史，外科医生正在重新审视 NOTES 在外科手术中的作用。

RTAS 代表了 MIS 的模式转变，经肛 NOTES 结直肠手术的最后一步是利用经肛内镜进行直肠切除，而不需要经过腹壁，减少了腹部切口及其相关并发症，如切口感染和切口疝等，并提供了无切口的美容手术效果。

总体而言，目前已发表的接受 taTME 手术的病例已经证明了 RTAS 技术上的可行性和肿瘤学结局的安全性。经肛内镜切除极低位直肠癌的优势尤其明显：能够延长经括约

肌间切除术的上限范围，同时扩大了直肠和直肠系膜切除时的手术视野，并且提高了 TME 的标本质量。这些优势对于盆腔狭窄的男性患者特别有帮助，因为对于这类患者，腹腔镜手术的技术难度很高，中转开腹手术的可能性很大，而且不符合 TME 标准的手术标本比例也很高。taTME 手术的自然延伸是完全经肛完成手术。然而，除了少数几个中心，taTME 的普及仍然有限。

目前的机器人系统最初是为经腹手术设计的，因此合适的手术入路是一个重要的限制。正如前文所述，机器人手术的发展有望增加经肛结直肠手术的范围，甚至能够扩大至全结直肠手术。Marks、Ng 和 Mak 等研究人员们已经能使用达·芬奇 SP 机器人系统在模型上实现经肛分离和离断肠系膜下动脉，这也初步证实了这一点（图 17.7）。

然而，目前用于 taTME 的经肛操作平台存在以下限制：高位直肠病灶的可及性较差；由于手术视野暴露不足，taTME 对高位直肠进行吻合较困难，需要在内镜的帮助下放置荷包缝线。纯粹的 NOTES 手术对外科医生手术技巧的要求十分严苛，以至于大多数中心

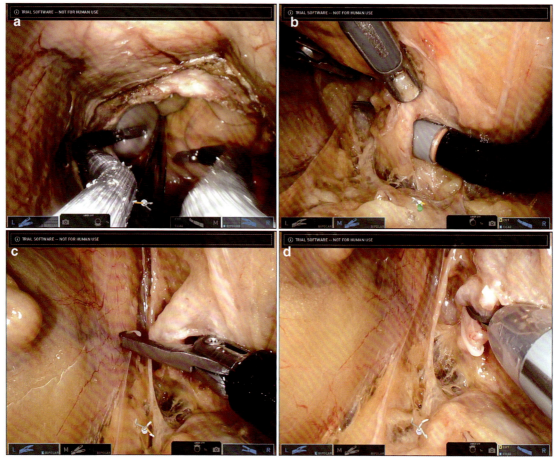

图 17.7　使用经肛机器人分离和离断肠系膜下动脉。a. 进入腹腔后，单端口达·芬奇 SP 机器人系统的器械臂从骨盆中拉回小肠；b. 经肛游离肠系膜下动脉；c. 被钳夹的肠系膜下动脉；d. 被离断的肠系膜下动脉

需要两个完整的团队来执行纯粹的 NOTES 手术。因此，即将被 FDA 批准的单端口达·芬奇 SP 机器人系统无疑将会给经肛 NOTES 手术带来巨大帮助，并促进经肛 NOTES 手术在结直肠外科的普及。

结语

　　理想的 TAMIS 机器人系统应当具备灵活的单端口接入摄像机和能够进行三角测量的器械臂，以便于手术视野可视化和人体工学参数达到最佳状态。此外，它还能自动地在远端肠腔内沿着迂回路径进行自我导航，直至骶骨弯曲的位置。Flex® 机器人系统、STRAS 系统和单端口达·芬奇 SP 机器人系统实现了其中的一些功能，并将作为实用的手术机器人系统，促进机器人 TAMIS 领域逐渐进步。

（陆玮，陈海燕，丁克峰　译）

Heather Carmichael，Patricia Sylla

引言

经肛微创手术（TAMIS）切除直肠腺瘤和早期直肠癌正逐渐成为经肛内镜显微手术（TEM）的替代术式。关于 TEM 和 TAMIS 的优点和局限性，目前尚存诸多争议。相较于 TEM，TAMIS 的使用经验相对较短，利用该平台完成手术且发表的数据更为有限，没有前瞻性的研究直接比较两个平台及其各自技术的优劣。本章将总结目前关于 TAMIS 的相关争议。

局部复发及 TAMIS 治疗早期直肠癌

对于 TEM 和 TAMIS 最重要的争议是它们是否适用于早期直肠癌的局部切除。这场争论并不是专门针对 TAMIS 的，许多可用的证据都是从 TEM 的经验中推论出来的。相较于大量关于 TEM 的文献，甚至是已发表的关于经肛内镜手术（TEO）的数据，少有专门报道 TAMIS 的研究。此外，目前还没有比较 TEM 和 TAMIS 的前瞻性临床试验，也很少有研究提出 TAMIS 长期随访后的肿瘤学结局。

Martin-Perez 等[1]发表的一篇综述回顾了 390 例 TAMIS 手术，包括 33 篇回顾性研究和 3 篇摘要。其中，超过一半病例为直肠腺癌患者，其次为腺瘤患者。切缘阳性者占总病例的 4.4%，标本碎裂率为 4.1%，总并发症发生率为 7.4%。关于 TAMIS 的一些规模较大的研究发现了类似的短期肿瘤结果，均支持 TAMIS 可作为 TEM 的安全替代选择，适用于选择性 T1 直肠癌患者[1-9]。对 419 例良、恶性疾病行 TEM 的患者和 228 例行 TAMIS 的患者进行匹配分析，切缘阳性率和标本碎裂率没有显著差异，这再次表明两种经肛手术平台的结果相似[10]。

关于局部复发，在一项纳入 50 例行 TAMIS 切除直肠癌的回顾性研究中，Albert 等[8]报道了 1 例 pT1 期肿瘤（占所有 pT1 病灶的 6.3%）局部复发，平均随访 20 个月。Lee 等和 McLemore 等[3,11]报道了 25 例和 34 例接受 TAMIS 治疗的患者，均无局部复发，然而仅进行了短期随访（分别为 9.8 个月和 3～23 周）。Schiphorst 等[12]在 37 例患者中发现 1 例 pT1 期直肠癌局部复发（占总 pT1 期的 25%），平均随访时间为 11 个月。Caycedo-Marulanda 等[13]在 50 例患者中发现有 2 例（6%）早期直肠癌经 TAMIS 术后出现局部复发，中位随访时间为 21 个月。最近，Lee 等 [14] 报道了 200 例 TAMIS 用于局部切除直肠肿瘤的随访结果，该中心确立了 TAMIS 作为一种常用外科技术。研究者报道了 7% 的总体切缘阳性率和 5% 的标本破碎率。采用TAMIS平台切除的 110 例直肠恶性肿瘤中，6% 出现局部复发，2% 出现远处转移（随访 14.4 个月）[14]。总的来说，这些结果表明 TAMIS 治疗早期直肠癌的局部复发率与 TEM 相似。然而，对于患者肿瘤学结局的长期、大规模的随访结果仍较为缺乏。

TAMIS 平台的技术限制：低位和高位直肠病变

考虑到一次性平台长度较短，TAMIS 一般限于切除距肛缘 8 ~ 10cm 的病变。超过这个限度，TAMIS 就很难提供足够的视野来处理直肠上段病变，特别是位于直肠瓣以上的病变 [15]。另一方面，TEM/TEO 的硬性直肠镜长度可达 15 ~ 20 cm[16,17]。虽然这些平台可能受到狭窄的直乙交界处或其他解剖学限制，但 TEM/TEO 通常允许外科医生将支架置入直肠瓣膜处，以切除高位直肠肿瘤 [18]。这突出了两个平台之间的根本区别。TEM/TEO 平台轴经过特定通道被推入到目标病灶，而 TAMIS 进入特定手术通道后保持在相同的位置，只有腔镜器械被推进到目标病灶。

另一方面，由于 TAMIS 平台起始部分占据了肛管最初的几厘米长度 [19]，所以它对位置极低的直肠肿瘤的治疗作用是极为有限的。TEM 平台被固定在手术台上，可以撤回

到肛缘，允许切除位置非常低的直肠肿瘤 [18]。TAMIS 可利用混合入路来治疗这些低位直肠病变，使用传统肛门拉钩的经肛入路解剖远端切缘，然后插入 TAMIS 端口进行近端剥离 [20]。

术中进入腹腔 TAMIS vs TEM

在经肛内镜手术中进入腹腔并不罕见，只要外科医生能充分修补而不转换为经腹手术，则通常不被认为是并发症。对于 TEM，文献报道其穿透腹膜的概率差异较大，从 0% 到 32.3% 不等 [21-23]。近期超过 300 例患者的研究报道了较低的发生率，为 5% ~ 10.7%[24,25]。然而，随着 TEM 和 TAMIS 适应证的不断扩大，包括距肛门更近、前壁、环周肿瘤的切除，有可能使术中穿孔变得越来越常见 [23,26]。

进入腹腔后发生的气体丢失会阻碍视野和器械缩回，对外科医生是较大的技术挑战。对于前壁、高位直肠病变的患者，俯卧位有助于减少发生 CO_2 泄漏对腹腔的影响 [26]。减压的气腹 Veress 针和更高的气体泵入压力也有助于维持一个稳定的直肠腔内气体压力 [8]。随着术者经验的增加，TEM 术中进入腹腔的概率下降到 10% 以下 [16,26,27]。与 TEM 相比，TAMIS 是否有增加进入腹腔的风险尚不清楚。最近两项比较 TEM/ TEO 和 TAMIS 的病例对照研究并没有发现两种方法在腹膜穿透率上有任何差异 [10,28]。规模较大的研究比较了 181 例 TAMIS 切除和与之匹配的 247 例的 TEM 切除，两组患者在处理平均距离肛缘 7.0 cm 的肿瘤病灶时腹腔穿透率相似

（3%vs3%，P = 0.97）[10]。但其他研究表明 TAMIS 进入腹腔的风险更高。Molina 等 [29] 利用 TEO/TEM 和 TAMIS 平台在 78 例经肛局部切除术中研究了这个问题。他们发现 22 例（28%）发生腹腔侵入，使用 TAMIS 平台似与更高的腹腔侵入风险相关。此外，在 TAMIS 手术中发生腹腔侵入的 4 例患者中，所有患者均需要转到其他平台以充分暴露和缝合缺损处。总的来说，在 TAMIS 术中穿透进入腹腔的风险似乎随着肿物距离肛缘的距离增加而增加，手术方式转变为其他经肛或经腹入路手术时风险也 ·样（表18.1）。

TAMIS 术中的腹腔侵入被认为是一种严峻的考验 [29]。在比较 TEM 和 TAMIS 的训练模型中，医生一致认为 TEM 在解剖、视觉质量和缝合方面具有优势，并且发现 TAMIS 在缝合模拟直肠病变方面效果不佳 [30]。然而，这种体外研究没有考虑到 TAMIS 平台可选用打结设备的多样性 [31]。令人担忧的是，多个关于 TAMIS 的研究报道了由于直肠缺损无法闭合而转向腹腔镜或开腹手术，详见表 18.1[2,11,12,32]。与 TEM 相比，TAMIS 发生腹膜穿孔后手术转化率高达 50%。现在尚不清楚这是否由于经 TAMIS 处理复杂直肠病变所需要的学习曲线较长所引起。在 Caycedo-Marundo 等 [13] 的 50 例 TAMIS 病例研究中，有 5 例发生了腹腔侵入，所有缺损均经 TAMIS 进行了修补。研究者指出，外科医生在使用 TAMIS 缝合方面必须有相当丰富的经验。

因此，应当清楚认识到 TAMIS 相比于

表 18.1　近期大型 TAMIS 相关研究、腹腔侵入率以及需要转换到替代手术方法的总结

研究	病例数	平台	距肛缘中位距离（cm）	腹腔侵入率	手术转化率
Albert 等 [8]	50	GelPOINT path	8.1	1（2%）	无
Lee 等 [3]	25	SILS	9	0	N/A
McLemore 等 [11]	34	GelPOINT path	4	3（9%）	3/3（100%）转为腹腔镜手术
Hahnloser 等 [2]	75	SILS	6.4	3（4%）	3/3（100%）转为腹腔镜或开腹手术
Schiphorst 等 [12]	37	SILS，SSL	7a	1（3%）	1/1（100%）转为腹腔镜手术
Gill 等 [59]	65	GelPOINT path	7.5	0	N/A
Sumrien 等 [60]	28	GelPOINT path，SILS	NR	1（4%）	无
Haugvik 等 [61]	51	GelPOINT path，SILS	8	0	N/A
Verseveld 等 [35]	24	SSL	8a	0	N/A
Quaresima 等 [62]	31	GelPOINT path，SILS	9.5	5（16%）	1/5（20%）转为经肛切除术
Keller 等 [32]	75	GelPOINT path，SILS	10	3（4%）	3/3（100%）转为腹腔镜手术
Caycedo Marulanda 等 [13]	50	GelPOINT path	7	5（10%）	无
总体	545			22（4%）	11/22（50%）

a：距齿状线距离；NR：未提供；N/A：无

TEO 和 TEM 腹腔侵入风险更高，当 TAMIS 用于切除高位直肠病变，尤其是直径更大、前壁直肠病变时，医生应该具有使用 TAMIS 平台缝合缺损的相关经验 [23、26]。如果外科医生对使用 TAMIS 没有丰富的经验，应考虑俯卧位切除。如果通过 TAMIS 缝合遇到困难时，可考虑采用 TEM，或在手术前与患者讨论转为经腹手术的风险。

TAMIS 术中发生腹腔侵入的肿瘤学结局

如前所述，与 TEM 相比，TAMIS 进入腹腔的风险相似甚至增加 [28,33]。因此，腹腔肿瘤播散也是 TAMIS 关注的问题。然而，关于 TEM 切除直肠肿瘤时进入腹腔对患者肿瘤学结局长期影响的文献较少，并且没有相关文献对 TAMIS 术中出现肿瘤播散问题提出相关看法。在 TEM 方面，Morino 等 [26] 随访了 13 例因切除直肠腺癌而发生腹膜穿孔的患者。虽然有局部复发和肺转移的病例，但在中位随访期长达 48 个月的术后监视中没有发生肝或腹膜转移的病例。同样，Mege 等 [23] 对 13 例直肠腺癌行 TEM 切除后发生腹膜穿孔的患者进行了随访，中位随访时间达 11.5 个月，且无局部复发或远处转移。此外，即便是 TEM，腹膜穿孔后对患者长期肿瘤学结局影响也较小。

大便失禁

关于 TAMIS 和 TEM 之间在大便失禁等方面的功能性结局是否不同一直存在争议。

与 TEM 相比，TAMIS 被认为对肛门括约肌损伤较小 [34]。然而，如果在 TAMIS 术中对肛门括约肌进行过度牵拉，可能仍会对肛门括约肌有较大创伤。尽管关于 TEM 术后短期和长期功能性结局的文献都很丰富，但少有研究探讨 TAMIS 术后的功能结果。

两项小型前瞻性研究探讨了 TAMIS 后的短期功能结果 [12,35]。Schiphorst 等 [12] 使用大便失禁严重程度指数（FISI）检查了 37 例患者，发现 88% 基线功能异常的患者在 FISI 评分上有所改善，而 5% 的患者出现了术后失禁。同样，Verseveld 等 [35] 对 24 例 TAMIS 术后患者的功能结果进行了研究，发现基线功能异常的患者中 79% 在 TAMIS 术后失禁情况有所改善，而 21% 的患者术后出现了失禁。这些研究的平均随访时间分别为 11 个月和 6 个月。这些短期结果似乎与 TEM 具有可比性，TEM 术后失禁率从 0% 到 21% 不等 [36-39]。

最近，Clermonts 等 [40] 纳入 42 例患者，完成了 36 个月的中位随访，首先探讨了 TAMIS 的长期功能结果。研究者发现 TAMIS 术后 1 年的 FISI 评分与术前 FISI 相似（5.4 vs 8.3，$P = 0.501$），尽管 3 年的 FISI 评分更差（10.1，$P = 0.01$），但在 TAMIS 术前 FISI 异常的患者中，80% 在 3 年后 FISI 改善，但 63% 基线功能正常的患者在 3 年后出现失禁。这远远超过了 TEM 后长期随访研究中发现的失禁患者的数量 [41-43]。然而，研究者注意到 TAMIS 后出现的大多数功能障碍是轻微的，可能对生活质量（QOL）的影响很小。事实上，最近的一些研究表明，FISI 评分的恶化并没有影响患者其他生活质量指标 [44]。鉴于目前缺乏 TEM 和 TAMIS 的比较，尚不清楚哪一种手术方法在功能性结局方面更优。

环周肿物袖状切除

目前还没有使用 TAMIS 进行环状或袖状切除的报道。Arezzo 等[45] 报道了使用 TEO 切除 17 个环周直肠腺瘤，肿瘤大于 3/4 的直肠周径，病灶距肛门边缘中位距离 4cm，病灶纵长 7cm。术中采用袖状切除，在远切缘切除全层，再通过直肠周围脂肪穿隧至近切缘，在近切缘沿肠周切开直肠壁。吻合时采用全层缝合，银夹固定（Richard Wolf，Knittlingen， Germany）。所有患者切缘均为阴性。2 例患者分期为 T2 并行根治性直肠切除术，在 42 个月和 24 个月的随访中没有复发。有 1 例患者由于共病未行手术切除，发展至 T3 期， 18 个月后出现局部复发。1 例患者患有直肠高级别不典型增生，出现了局部复发，经肛手术行补救切除后在 30 个月后未出现复发。其他患者随访过程中均无局部复发。

研究者报告没有发生大便失禁或性功能障碍，但有 4 例患者出现了吻合口狭窄。这些患者均接受内镜下球囊扩张治疗。有一位患者在扩张后出现尿潴留，行保守治疗。同样，在 Mege 等[23] 记录的 194 例接受 TEM 切除术的患者中，6 例经内镜或手术扩张处理的直肠狭窄都发生在直径较大的环周腺瘤（占直肠管腔的 50%）。

虽然并没有使用 TAMIS 切除环周肿瘤的研究发表，但有理由相信，如果外科医生具备使用 TEM 及 TAMIS 的丰富经验，这将是一个可行的选择。此外，TAMIS 平台已被用于经肛全直肠系膜切除术（taTME），该手术需要全层、环周直肠解剖，体现了经肛吻合的技术可行性[46,47]。然而，在之前的研究中观察到的环腔腺瘤切除后狭窄率高，这也与 TAMIS 在这些病变中的应用密切相关。相比于采用内镜黏膜下剥离术（ESD）或内镜黏膜下切除术（EMR）完成部分直肠壁切除，TEM 或 TAMIS 完成全层切除病变的优点是使低危早期直肠癌避免了进一步手术的风险[48,49]。

部分或全层切除，吻合口狭窄风险

总的来说，无论是 TEM 还是 TAMIS，发生直肠狭窄的风险都很低，但在 TEM 切除环周病变的患者中较为常见，在文献中报道的发生率高达 78%[50]。一些人认为 TAMIS 不适用于环腔生长腺瘤的治疗，因为这是发生直肠狭窄的高危因素[18]。TAMIS 或 TEM 处理直肠狭窄类似于低位前切除术。文献中描述的大多数病例都是内镜下用球囊扩张或支架植入术，或在全麻下使用 Hegar 扩张器。狭窄一般通过治疗 1 ~ 2 个疗程可得到改善[50]。与全层切除相比，对于较大的环周病变，部分切除是否与较低的狭窄率相关尚不清楚。考虑到大腺瘤有较高的分期提升风险，全层切除可能更可取。对于食管和胃的病变，病变范围超过管腔周径的 3/4，内镜黏膜下剥离术（ESD）与内镜黏膜下切除术（EMR）相比，具有更高的狭窄率。然而，这些结果对结直肠病变来说可能并不适用，这可能是因为直肠中的粪便在疤痕愈合时提供了张力。Ohara 等[51] 发现，对于这些环腔病变，只有约20%的患者在ESD后发生狭窄。但也有人发现，虽然可能出现无症状性狭窄，但需要干预的症状性狭窄少见，而内镜下置入预防性扩张器的作用尚不清楚。尽管类固醇在ESD后被用于食管和胃的病变，但对于结直肠病变，腔内注射类固醇在防止狭窄中的作用尚不明确[53,54]。目前，还没有研究比较使用TAMIS全层切除与使用ESD或EMR部分切除术后的狭窄率。由于大腺瘤的隐匿恶变率较高，理论上全层切除优于部分切除，但尚不清楚这样做是否利大于弊。

经济因素

虽然TAMIS已被广泛认为比TEM价格更低，但仍没有正式的成本分析来比较二者。TEM前期成本约为8万美元，而每个一次性平台的成本为500 ~ 800美元。一些研究者注意到每次使用TEM的成本相当于每个一次性端口的成本[20]。通过比较TEM和TAMIS的匹配分析，TAMIS的中位手术时间明显降低（70 min vs 108 min，$P < 0.001$）；平均住院时间（0天 vs 1天，$P < 0.001$）[10]。因此，尽管TAMIS似乎相对于TEM具有成本效益，但没有文献支持这一观点。

其他应用

经肛内镜手术的常见适应证是治疗内镜无法切除的直肠腺瘤、早期直肠癌以及新辅助治疗后疤痕[55]。然而，TEM已被广泛应用于治疗各种直肠病变，包括神经内分泌肿瘤、胃肠道间质瘤（GIST）、骶前肿瘤、直肠良性狭窄、直肠尿道瘘、直肠内瘘、直肠脱垂、盆腔脓肿以及外伤性或药源性直肠穿孔[55]。TEM也被用于治疗其他更罕见的直肠病变，如孤立的直肠溃疡、直肠子宫内膜异位症、神经节神经瘤和黑色素瘤[56]。

TAMIS也被用于治疗LAR（低位直肠前切除术）后发生的狭窄以及直肠结肠切除术后储袋相关的问题[57]。TAMIS现已用于经肛全直肠系膜切除术（taTME）中[58~62]，这将是本书其余部分的主题。

（李昀昊，林国乐　译）

第二篇

经肛全直肠系膜切除术
（taTME）

直肠恶性肿瘤的适应证

Reagan L. Robertson, Carl J. Brown

直肠癌的外科治疗一直给外科医生带来许多挑战。全直肠系膜切除术（TME）是直肠癌手术的标准治疗方法，其目标是环周切缘和远端切缘（CRM 和 DRM）阴性，并且清扫相应淋巴结。高质量的 TME 会降低局部复发率并改善患者预后[1]。直肠癌手术的创新已经进入到腹腔镜和机器人技术进行 TME 切除的时代。不管采用何种操作方法，传统的"自上而下"TME 手术仍存在一些明显的瓶颈问题。由于肿瘤和患者的相关因素，在狭窄的骨盆空间内进行手术具有很大的技术挑战性，特别是针对低位病变的患者。较高的中转率、切缘阳性和质量不达标的 TME 手术仍然是一直存在的问题。随着经肛直肠肿瘤微创手术的应用越来越多，局部切除后追加根治性切除也越来越常见，直肠周围的炎症与纤维化也带来了新的技术挑战。

taTME 手术的"自下而上"方法在克服经腹 TME 的困难方面有许多优势。理论上，这种新的经肛微创手术的优势可以为直肠癌患者提供更好的手术切缘和更高的手术成功率。目前，该手术的长期效果尚不清楚，也没有选择适合患者的标准方法。这个手术不应适用于所有患者，对于不同患者个体需要仔细分析潜在的风险和收益。本章回顾了 taTME 手术在直肠恶性疾病中的各种适应证以及它对某些患者群体的优点。

TME 的手术方法

经腹 TME

如 Heald 所述，高质量的 TME 手术是直肠癌切除术的金标准[1]。传统意义上，TME 手术是通过"自上而下"的开腹手术入路进行的。近年来，腹腔镜和机器人的 TME 手术得到了更广泛的应用。无论采用哪种方法，手术切除低位的骨盆内病灶都存在许多技术上的挑战。骨盆的狭窄骨性结构往往导致手术视野受限和固定，手术中的视觉效果不甚理想。用切割闭合器闭合切断肿瘤远端直肠往往很困难，并且闭合的直肠切缘距离可能会不精确。男性患者狭窄的骨盆或结肠系膜肥大的肥胖患者会使这些情况进一步加重[2,3]。腹腔镜手术中，有时需要充分的牵引才能暴露出良好的视野，这个操作可能会导致肠系膜撕裂和缺损。直肠远端的闭合可能需要腔镜下闭合器的多次激发，这也许会导致更多的吻合口并发症的产生[3-6]。以上这些困难可能会对患者的术后病理和肿瘤学结局产生负面的影响。正确的解剖层面是 TME 手术的关键。错误的层面解剖会导致 TME 手术质量降低（不完整的直肠系膜），这与肿瘤远期预后较差有关[1,7]。另外，直肠系膜平面外的解剖也可能损伤一些重要的邻近结构，比如盆腔神经、骶前和侧盆壁血管或泌尿生殖相关的结构。这些损伤会对患者的术后功能和生活质量有重要的不利影响。

腹腔镜 TME 手术（laparoscopic TME，lapTME）较开腹 TME 手术在缩短住院时间、恢复肠道功能、降低术后疼痛及伤口感染率这些短期预后方面有一定优势[8]。多项研究也表明，从局部复发率和肿瘤预后结果而言，lapTME 似乎是治疗直肠癌的一种安全选择[9,10]。无论如何，lapTME 的开展一直以来都受到一些制约。据报道，10% ~ 34% 的患者需要开腹手术，尤其是男性、病态肥胖和骨盆狭窄的患者[9,11,12]。在 COLOR Ⅱ 研究中，16% 的患者中转为开腹手术。常见原因有：骨盆狭窄（22%）、肥胖（10%）、手术视野及肿瘤大小[9]。机器人 TME 有望能解决 lapTME 带来的一些问题，但是对于某些预计行 TME 手术的患者仍然面临困难，如肥胖[13]的患者，中转开腹的比率仍然很高。众所周知，中转手术比开腹和腹腔镜[2]手术在肿瘤学预后方面的结果更差。这些结果引起了人们对 lapTME 手术，尤其是在这些特定患者群体中使用的关注。此外，最近的两项研究 ALaCaRT 和 ACOSOG Z6051，在评估直肠癌的切缘状态和 TME 质量时，未能显示 lapTME 手术与开腹 TME 手术对比的非劣

效性[14,15]。在骨盆深处为了良好的暴露而对系膜的牵拉损伤以及经腹很难精准确定下切缘应该是导致这种结果的原因。经腹 TME 手术的环周切缘阳性率报道为 1.2% ~ 18.1%，而不完全或接近完全 TME 手术的环周切缘阳性率报道分别为 11% ~ 13% 和 25% ~ 28%[16]。这些结果强调了进行 TME 切除所面临的挑战以及需要改变手术策略来改善预后。

经肛 TME

taTME 结合了多种手术入路，包括腹腔镜 TME、开放和经肛内镜下切除以及经自然腔道等的手术入路。很明显，"自下而上"的切除解决了腹部 TME 固有的一些问题。通过经肛操作的视野和远端缝合的荷包线，可以很容易地精准确定远端切缘。图 19.1 显示 taTME 手术中荷包缝合法确定远端切缘。直肠肿瘤可见于近端肠腔，病变与近端荷包线之间有明确的远端切缘。在远端切缘明确的

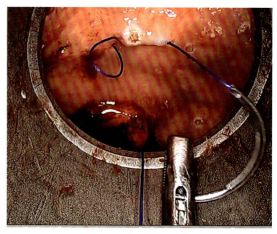

图 19.1 taTME 手术中荷包缝合法确定远端切缘。直肠肿瘤可见于近端肠腔，病变与近端荷包线之间有明确的远端切缘

情况下，可以允许一些低位肿瘤的切除后直接吻合，否则需要行 APR（腹会阴联合切除术）。远端直肠残端的荷包缝合避免了使用切割闭合器及其出现的相关问题。更好的组织层面显露使 TME 手术环周切除更精准，并且不需要向上牵拉直肠[2,4,16,17]。清晰的环周平面视野可以保护周围的关键结构，如盆腔神经[2]。据报道，taTME[16] 术后的泌尿功能障碍率较低。最后，"由下而上"充气后的切除效果尚不完全清楚，但可以帮助腹部手术组更好地显示出切除的层面[16,18]。

初步结果表明经肛手术入路提高了开展微创 TME 手术的成功率。大部分研究报道[16,19,20] taTME 手术中转为开腹手术的比例较低。根据 Penna 等[19] 的报道，国际 taTME 数据库中最初登记的 720 例患者中转率为 6.4%。在对 573 例[20] 患者的 meta 分析中，taTME 与 lapTME 相比，中转开腹的比率也显著降低（OR 0.29, 0.11 ～ 0.81, P =0.02）。组织病理学结果也很乐观。在一些比较研究中，taTME 手术的环周切缘和远端切缘较少阳性，而且比 lapTME 更容易做到完全的直肠系膜切除[12,21]。Penna 报道的 634 例病理数据中，97.3% 的患者切缘为阴性，只有 4.1% 的患者为不完整直肠系膜切除。92% 的患者接受了高质量的手术，包括完全或接近完全 TME 切除，远端边缘和环周切缘阴性（表 19.1）。meta 分析显示，之前被认为是导致不完整 TME 切除的患者自身高危因素与质量较差 TME 切除没有显著相关性，这表明 taTME 手术可能减轻这些因素[19] 的影响。在 Ma 等的 meta 分析中，与 lapTME 相比，taTME 的完全 TME 切除（OR 1.75,CI 1.02 ～ 3.01）比率

显著更高，与环周切缘的距离更大（WMD 0.96, 0.6 ～ 1.31，p < 0.01），阳性环周切缘率减少（OR 0.39, 0.17 ～ 0.86, P =0.02）。

表 19.1　全直肠系膜切除（TME）完整性 Quirke 分级系统[44]

TME 分级	定义	描述
一级	不完整	不佳。不完整的直肠系膜切除，缺陷一直到直肠固有肌层
二级	接近完整	一般。直肠系膜表面缺陷但不暴露固有肌层
三级	完整	良好。完整的结肠系膜，仅有轻微不规则，缺损不大于 5mm

尽管有这些令人鼓舞的结果，但其他一些小型的临床试验并没有显示出 taTME 的任何优势，可能是因为这些研究中 taTME 手术相关并发症较高[22,23]。在早期的报道中，学习曲线相关的因素可能会掩盖技术本身的优势。目前尚不清楚组织病理学和短期结果的改善会不会转化为更好的长期预后结果。在远期数据出来之前，仔细选择适应证、谨慎采用 taTME 手术至关重要。

患者的选择

目前尚无直肠恶性肿瘤患者施行 taTME 的标准。在选择术式时，大多数文献中针对患者相关因素和肿瘤相关因素的考虑存在异质性。许多研究排除了 T4 和高位（距肛缘 > 10cm）直肠肿瘤，但也有一些研究没有排除。第一个包含患者选择适应证的 taTME 共识发表于 2014 年第二届国际 taTME 共识会议后（表 19.2）。讨论的结果是，taTME 适用于直肠中段至末端的恶性肿瘤的精确切

除 [4]。由于 lapTME 在一些技术上的局限，讨论指出 taTME 可能是治疗以下癌症患者的首选方法：男性，骨盆狭窄和或纵深骨盆，肥胖患者（内脏肥胖或身高体重指数 BMI > 30），中低位直肠肿瘤（距肛缘 < 12cm），肿瘤直径 > 4 cm，前列腺肥大，新辅助治疗导致的组织层面破坏以及难以触及的低位肿瘤。此外，taTME 在任何经腹入路不能继续进展而必须转换为腹会阴联合切除术（APR）的情况下都可以使用。共识列出的禁忌证包括 T4 期肿瘤、肿瘤导致梗阻和急诊手术。

最近发表的一项评估 taTME 与 lapTME（COLOR Ⅲ）肿瘤结果的随机对照试验方案中，明确了患者的选择指证 [24]。经活检证实为 Ⅰ ~ Ⅲ期直肠癌，肿瘤位于低位直肠（0 ~ 5cm）和中位直肠（5 ~ 10cm）的患者符合纳入标准。MRI 分期，肿瘤必须在肛缘 10cm 以内。患者不会因 BMI 指数、既往腹部或盆腔手术史、曾接受新辅助治疗而被排除。肿瘤处于局部进展期的患者只要在新辅助治疗过程中出现显著的降期，就符合纳入条件。肿瘤降期的患者如果 T4 病灶残留，无肛门括约肌或提肛肌病变，并且患者切缘能保证

表 19.2　taTME[4] 的适应证和禁忌证的共识声明

首选适应证	相对禁忌证
经腹入路无法完成而需要行 APR（腹会阴联合切除术）	肿瘤梗阻
肥胖（内脏肥胖或 BMI > 30）	T4 期肿瘤
男性	急诊手术
狭窄或纵深骨盆	
低位肿瘤（10 ~ 12cm）	
肿瘤直径 > 4cm	
组织层面的变形或疤痕	
前列腺肥大	
低位，难以触及的肿瘤	

图 19.2　适合 taTME 的直肠恶性肿瘤患者特征（数据来源为 Motson 等 [4]）

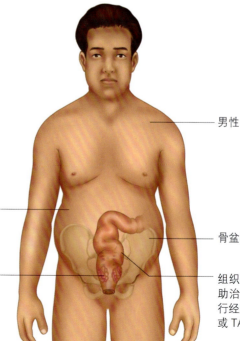

男性

肥胖（内脏型或 BMI > 30）

骨盆狭窄

低位或巨大肿瘤，距肛距离 < 10 ~ 12 cm，肿瘤直径 > 4 cm

组织平面变形，新辅助治疗，疤痕（如曾行经肛微创手术 TEM 或 TAMIS)

>2mm 也可以被纳入。

依据已发表的文献，影响选择 taTME 手术的因素可以分为患者、肿瘤和手术相关三个方面（图 19.2）。

肿瘤相关因素

局部分期

理论上，taTME 对于任何 T、N 分期的中低位直肠癌患者，都可以作为一种可行的手术。然而，如果患者存在局部晚期病变，在选择此技术时应需谨慎。许多研究排除了 T4 期肿瘤的患者，taTME 手术对这些病变的效果尚不清楚。对于 taTME 的"自下向上"的新入路，许多术者仍处在学习曲线的早期阶段，术者需仔细考虑损伤周围结构和阳性切缘的风险。目前的 taTME 共识声明将 T4 期肿瘤列为手术的相对禁忌证[4]。也有研究认为，如果新辅助治疗后 T4 期患者的肿瘤分期降低，也可以采用 taTME 治疗[3,24]。taTME 数据库纳入所有肿瘤分期的患者，包括 T1 ～ T2（33.1%）、T3（61.4%）和 T4（5.5%）[19]。在笔者机构，taTME 被考虑用于治疗 T1 ～ T3 肿瘤和那些基于个案具体分析的分期降低的肿瘤。笔者建议在治疗 T4 期、环周切缘阳性风险或需要联合多脏器切除的肿瘤时，应特别谨慎考虑使用 taTME 手术。

值得注意的是，还有一些不常见的直肠肿瘤（如神经内分泌瘤、胃肠道间质瘤等），全直肠系膜切除术适用于这类肿瘤的根治性切除。虽然治疗这些疾病的经验有限，但涉及 taTME 手术和 R0 切除的潜力，基本原则是相似的。

肿瘤距肛缘的距离

taTME 最适合低位和中位直肠肿瘤，上述肿瘤往往需要完全的 TME 切除，即要通过低位盆腔解剖一直分离到盆底平面。多项研究表明，对于低位肿瘤腹腔镜 TME 手术，中转开腹的风险较高，组织病理结果也较差[9,11]。相反，对于高位直肠癌患者，腹腔镜下 TME 非常成功，因此做 taTME 所需要的额外费用和时间是没有必要的。许多 taTME 研究只纳入了低位直肠肿瘤和中位直肠肿瘤（通常定义为肿瘤距离肛缘 <5 cm 和 <10 cm）[12]。其他研究，包括 Lacy 等报道的最初的连续病例队列，纳入了距肛缘 15cm 的直肠肿瘤[3]。第二份 taTME 共识表明，该技术可能使肿瘤距离肛缘 <12cm[4]的患者有最佳获益。COLOR Ⅲ 试验计划只招募中、低位肿瘤（<10 cm）患者，而 GRECCAR Ⅱ 试验专门研究 taTME 手术在需要手工吻合的低位肿瘤中的应用[24,25]。目前的证据支持采用 taTME 治疗中低位肿瘤。对于更高位的肿瘤，taTME 的获益尚不确定，但可以在特定的病例中考虑，这取决于其他可能限制腹部视野和盆腔解剖的患者相关因素。

患者相关因素

肥胖

高 BMI 和内脏肥胖总是与困难的 TME 手术相关。COLOR Ⅱ 研究中 10% 的中转开腹患者和 CLASICC 试验中 26% 的中转患者是由肥胖导致的[9,11]。大量的内脏脂肪使上提直肠很困难，导致肥厚的肠系膜充满盆腔，影响手术视野。由于扭矩增加和活动范围缩小，较厚的腹壁会进一步阻碍外科医生进行腹腔镜操作。较高的 BMI 已被证明对低位直肠肿瘤的局部复发率有负面影响。低体重和正常体重患者的复发率为 2.5% ~ 6.1%，而超重和肥胖患者的复发率为 9.2% ~ 13.8%[26]。经肛切除时，可以在不接触腹壁和腹腔内脂肪组织的情况下进入骨盆下部组织平面。BMI >30 和内脏肥胖都被共识列为采用 taTME 方法时可能受益的患者因素。

骨盆狭窄

进行 TME 手术时，骨盆狭窄尤其是男性患者会使手术视野和空间都较差。狭窄的骨盆增加了手术难度，并与 TME 手术质量较差有关[27-29]。实际上，在 COLOR Ⅱ 试验中，骨盆狭窄是导致中转开腹（22%）的最常见原因。虽然骨盆狭窄常与男性相关，但在所有研究中，性别本身并不是一个重要的多变量因素。准确的骨盆测量表明骨盆狭窄与较长的手术时间和较高的中转开腹率有

关[27,30]。一些研究者寻求重新定义骨盆解剖学，以明确特殊的骨盆容积测量参数来预测困难 TME 手术。Ferko 等使用 CT 和 MRI 评估了 14 项骨盆测量参数，发现耻骨联合上缘与耻骨联合下缘以及骶岬之间连线形成的夹角是 3 级直肠系膜切除的重要预测因子（图 19.3）。没有其他骨盆测量参数可以预测低质量的 TME 手术。目前，还没有格式化的测量方法来指导外科医生选择 taTME 手术的适宜患者。无论如何，在决定使用 taTME 前，仔细检查患者的影像学，包括评估骨盆解剖是有益的。

手术相关因素

经肛内镜手术行局部切除术后

经肛内镜手术（TES）适合于组织病理特征良好的 T1 期肿瘤患者[31]。然而，术前影像学检查不准确会导致 TES 后出现意外进展的病变（如高危组织病理学特征，≥ T2

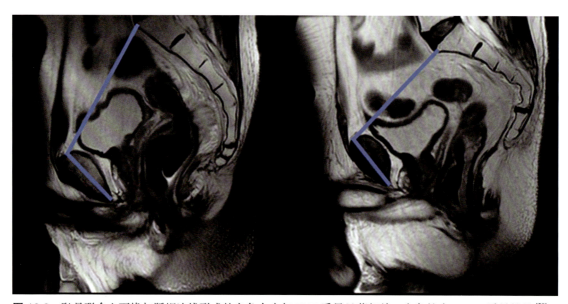

图 19.3 　 耻骨联合上下缘与骶岬连线形成的夹角大小与 TME 质量显著相关。夹角越小，TME 质量越差[28]

期肿瘤）。推荐高危患者及时进行 TME 手术以降低局部复发的风险，其中 23% 的患者进行了 TME。

不幸的是，直肠恶性肿瘤 TES 术后行 TME 手术与高概率的 APR 手术以及明显的术后并发症相关[32-35]。先前切除所遗留疤痕会导致组织层面不清，使补救的 TME 手术在技术上具有很大的挑战性。两个小型研究发现，TES 手术后行 taTME 术在肿瘤学上似乎是安全的[35,36]。Koedam 等的研究显示了 taTME 在病理标本方面的优势，直肠穿孔发生率明显减少[36]。Letarte 等证实，在这部分患者中，中转开腹的比率更低，APR 手术率更低。虽然有必要进行更多的研究，但以上数据表明 taTME 是使患者受益的一个重要方法[35]。

低位 / 超低位直肠前切除

总的来说，taTME 适用于需要进行低位盆腔解剖并计划恢复肠道连续性的直肠恶性肿瘤。理论上，taTME 在经腹入路无法准确地定位远端切缘而进行肠管横断和吻合时有好处。

括约肌间切除

越来越多原本需要常规采用 APR 手术治疗的低位直肠癌患者开始使用保留括约肌手术。Rullier 等首先将低位直肠癌分为 4 种类型（表 19.3）。通过部分或全部括约肌间切除技术，Ⅰ ~ Ⅲ 型病变可考虑行保留括约肌手术。与接受 APR 手术的患者相比，括约肌间切除的患者具有相似的 5 年局部复发率（5% ~ 9% vs 6%）和无病生存率（70% ~

73% vs 68%），对于希望保留括约肌的低位肿瘤患者，应适当考虑进行该手术[37]。

由于高分辨率镜头以及微创的"自下而上"入路的放大作用，taTME 通常能更好地显示括约肌间组织平面，这是 taTME 对患者有利的另一个独一无二的因素。需要进一步研究确定 taTME 对括约肌间切除术质量的影响以及选择多少患者施行括约肌间切除的方式。关于 taTME 在括约肌间切除术中的应用，将在专门的章节中详细介绍。

腹会阴联合切除术

较小范围内，taTME 被应用在低位直肠癌行 APR 手术的患者中。国际上已经录入的患者中只有 9%（65/720）使用 taTME 方法行 APR 手术。没有单独报道的对比采用 taTME 进行 APR 和 LAR 手术的结果。taTME 可能对部分接受 APR 手术的患者有益，这些患者的切缘状态或 TME 手术质量往往受影响，但这个领域需要进一步的研究来提供更好的建议。

表 19.3 直肠下段肿瘤手术入路标准化分类[37]

分类	定义	手术方式
Ⅰ型	肛管上肿瘤，距肛管直肠环超过 1cm	传统结肠肛管吻合
Ⅱ型	近肛管肿瘤，距肛管直肠环 <1 cm	部分经括约肌间切除
Ⅲ型	肛管内肿瘤、内括约肌侵犯	完全经括约肌间切除
Ⅳ型	经肛管肿瘤，外括约肌侵犯	APR

与患者的沟通

虽然 taTME 有一些潜在的好处，但长期效果尚未确定。早期复发的数据令人鼓舞，局部复发和远隔转移率与 lapTME 相似[3,19]。Lacy 等报道，他们团队开展的第一批接受 taTME 手术治疗的 140 例患者在接受 15 个月的中位随访后，总复发率为 8.4%（远隔部位 6.1%，局部 0.8%，局部和远隔部位 1.5%）。精心设计的随机对照试验正在进行中，长期存活的结果有待观察。因此，taTME 目前还没有被证明能与传统的方法等同。

taTME 是一种创新的外科手术，接受创新手术的患者不会受到与接受试验性药物治疗患者相同的伦理审查[38]。IDEAL 框架是用于评价创新技术和治疗的标准[39-41]。研究的检查和治疗的评价沿着自然创新采用曲线进行整合。这些措施旨在确保患者的安全并结果可以接受。考虑到这一点，外科医生需要深入咨询一项新技术的风险和收益，以及使患者同意接受这项技术。笔者也鼓励在可能的多学科查房或病例会议上进行讨论，选择适宜患者。在知情同意过程中，外科医生必须坦诚告知患者肿瘤远期生存结果是未知的。选择那些清楚了解 taTME 的创新性质并且愿意接受目前未知风险以获得更好短期疗效的患者至关重要。理想情况下，这些患者将同意匿名与 taTME 注册中心（如 OSTRiCh 注册中心）共享他们的数据，或在可能的情况下参与随机对照试验，以加速全世界获取这个手术相关的重要信息[24,42]。

外科医生的培训和经验

taTME 仍是一种具有多种技术挑战的新手术方法。关于这一手术的特殊性质以及手术医生需要适当的培训和大量的病例支持已经发表了许多文章。目前尚不能推荐所有的外科医生对所有患者行 taTME 手术。因此，选择合适的外科医生与选择患者同样重要。

手术医生应该具备大量的腹腔镜盆腔脏器切除手术和经肛微创手术的经验。参加培训班与成熟医生手把手教学值得大力鼓励[43]。其他保障患者医疗安全的方法包括，在可行的情况下，每个病例需两名外科医生参与并且参与临床登记、报告和发表结果。taTME 注册中心报告的 720 例病例中，50% 的患者是由仅进行过 1 ~ 5 例的中心提供的[44]。整个研究的临床结果都是可以接受的，所以在学习曲线的早期，尤其是时刻谨记手术安全时良好的结果似乎也是顺理成章的。因此，在将 taTME 技术应用于恶性疾病患者之前，外科医生必须考虑自身的专业知识和经验，以及如何巧妙地将 taTME 融入自己的实践中。

总结

无论采用何种方法，高质量的 TME 仍是直肠癌切除术的金标准。完整的 TME 对于确保最佳的肿瘤结果至关重要。与传统腹腔镜或开放式 TME 相比，目前还没有长期的结果支持使用 taTME。taTME 的短期组织病理学结果和生存结果都是可以接受的，并且与标准方法相当。taTME 对于那些 TME 质量不完整的高风险患者，如男性骨盆狭窄、肥胖和低位肿瘤，可能有一定疗效。需要更多高质量的随机研究来进一步支持这些结果，并为 taTME 优于其他方法提供明确的证据。

应充分利用多学科会诊或病例讨论会上对患者进行选择。最后，对外科医生进行充分的 taTME 培训及培训机构提供足够的直肠癌病例，对确保安全操作和良好的患者预后至关重要。

（孙华屹，张宏　译）

直肠良性疾病的适应证

Willem A. Bemelman

引言

经肛手术用于治疗直肠癌势必将产生学习曲线伴随的很多问题。随着 taTME 时代的到来，其面临的挑战与早期将腹腔镜应用于胆囊和结直肠手术时所面临的挑战似曾相识。学习曲线的问题在 taTME 注册研究中得到了很好的阐述[1]。除了已经认识到的一些新的近期并发症（如男性尿道损伤），其长期肿瘤学结局仍有待验证。同时，比如切缘阳性的风险、taTME 手术质量也存在质疑。更重要的是，taTME 是医源性地将直肠切开或者"穿透"，这种标本的"穿透"可能导致的潜在肿瘤细胞种植是否会影响长期预后仍有待进一步研究[2]。

众所周知，腹腔镜最初应用于结直肠癌手术时也面临挑战，如戳卡部位的种植，这类风险可能会影响肿瘤学结局。同样，在 20 世纪 90 年代，腹腔镜胆囊切除术也经常出现胆管损伤的并发症。因此 taTME 中出现尿道损伤属于类似的情况。正视并解决学习曲线中所面临的挑战，才能够保证新的技术成为广泛应用的标准技术。taTME 很可能需要重复上述的成长过程，才能成为未来低位直肠癌治疗的标准方法。

经肛途径处理良性疾病，不需要考虑肿瘤学因素。因为不需要进行根治性切除，可以采取更加安全的切除方式，以避免损伤重要的毗邻组织，如输尿管、尿道、腹下神经和控制勃起的神经。因此，taTME 处理盆腔疾病是一种很好的选择，尤其对于复杂而具有挑战性的骨盆。

经肛手术的目标并不是"自下而上"完成全部的手术过程。操作最困难的步骤就是沿着深部骨盆游离，最好的途径是经肛分离。通常经肛手术需要完成到腹膜反折前方。对于女性，经肛途径适合沿着阴道直肠隔的平面分离；对于男性，适合沿着邓氏筋膜分离至精囊水平。这种入路分离操作对于"自上而下"的手术入路很困难。当"自下而上"分离到达预切点时，可通过开腹的下腹正中切口、下腹横切口或者腹腔镜"自上而下"的分离与之汇合，具体方式的选择取决于患者的具体情况。总之，手术并不是一味追求技术，而是将最好的技术、患者的特点、全身状态以及肿瘤的病理特征相结合，从而实施安全有效的手术。

炎性肠病

炎性肠病主要包括两种：溃疡性结肠炎和克隆恩病。其中溃疡性结肠炎的病变局限于直肠和结肠，如果对内科治疗耐药，可以选择全结肠切除术。克隆恩病的病变可累及小肠和大肠，其中大部分病变位于末端回肠。高达 25% 的患者会出现肛瘘，有时合并直肠炎或结直肠炎。如果直肠炎合并或不合并肛瘘导致了功能障碍，绝大多数外科医生会首选肠造口术从而改善和保留部分生活质量。如果手术不能有效缓解症状或有恶变风险，根治性切除会是首选。

直肠结肠切除及回肠储袋吻合术

直肠结肠切除及回肠储袋吻合术是治疗溃疡性结肠炎和息肉病综合征的一种手段。回肠储袋吻合术始于 20 世纪 70 年代。不同的外科医生尝试了不同类型的储袋吻合术，进而产生了许多类型的小肠储袋，其中最常见的 3 种类型是 J 形、S 形和 W 形储袋。实践证明，相比于 S 形和 W 形储袋，J 形储袋由于容易吻合和排空而成为效果最好的储袋类型 [3,4]。

回肠储袋和肛管吻合可以采用双吻合器技术，这会导致直肠黏膜留下一个角或者"袖套"。如果采用手工吻合技术，一般会联合黏膜切除术。目前，采取的标准术式是双吻合器的 J 形储袋，留下的直肠袖套小于 2cm。如果留下的袖套超过了 2cm，被称为直肠残端，这种情况会被认为吻合失败且需要二次手术修复。

大部分患者由于疾病进展或者内科治疗耐药需要接受直肠及结肠切除术。少数患者由于不典型增生或者癌变需要接受手术，这种情况可能是慢性直肠结肠炎的结果。全结肠切除术通常需要两期或者三期完成 [5]。第一期是结肠切除，接下来是直肠切除和回肠储袋肛管吻合术，联合或不联合功能性回肠造口。当患者需要接受手术治疗时，一般都是处于免疫功能不全、慢性营养不良、持续的负氮平衡和慢性贫血的状态。来自 3 家三级医院的数据显示，对这些身体机能较差的患者实施二期手术方式，会合并长期并发症，也不能有效地预防吻合口瘘。相反，三期手术方式能使患者在接受储袋构建之前，从长期接受免疫调节剂和类固醇激素的治疗中恢复机体状态，最终降低了吻合口瘘的发生率，从而改善了临床疗效 [6]。因此，对于溃疡性结肠炎而言，最好采用经过改良的两期或三期手术方法。如今，结肠切除术通常在腹腔镜下完成，减少了术后并发症，降低了有显著临床症状的腹盆腔粘连的发生率，并保留了生殖功能 [7]。由于这种方法粘连程度轻，因此可以通过采用 Pfannenstiel 辅助切口或通过回肠造口处插入单孔装置和 TAMIS 平台联合完全腹腔镜手术来完成直肠切除术。对于溃疡性结肠炎患者，建议使用经肛入路完成直肠切除术的原因如下：

（1）经肛平台可实现直肠远端的精准离断，从而确保直肠远端断端获得足够长度，避免了直肠残留病变的风险。

（2）腹腔镜下吻合器对远端直肠的闭合普遍存在困难，导致断端过长，并且必须使用多个钉仓，从而增加了吻合口瘘的风险 [8]。

（3）使用 TAMIS 技术，避免了双吻合技术操作的困难，由单（双荷包）吻合代替[9]。

（4）关于最佳解剖平面的定义目前仍在争论中。然而，TME 手术平面是无血管平面，已经被外科医生公认，并且用于直肠癌根治手术。为了避免神经损伤，大多数治疗炎性肠病的外科医生会在分离直肠系膜前壁时靠近直肠，往往并非真正意义的 TME。该技术可能的缺点是形成了相对较大的骨盆腔，不能被储袋充分填充，从而可能导致较大的骶前腔隙。这样对于一些隐匿的吻合口瘘不易形成包裹，并可能使近段小肠陷入在储袋后方。另外一种方法是采用保留直肠系膜的直肠切除术，该切除术可以远离自主神经，并且将周围的"肠系膜垫"保持在原位，从而避免形成较大的盆腔腔隙以及潜在有问题的盆腔外腔隙。此外，由于对储袋的进一步认识，建议保留直肠系膜及其神经，与去除直肠系膜相比，储袋填充更有优势，这可能与直肠系膜固有的感受器能够提供感受相关[10]。应该注意的是，由于直肠系膜暴露不良，很难从直肠固有肌层自上而下分离，尤其是当进入骨盆深处的时候。相反，使用电钩或血管闭合能量平台进行自下而上的分离则相对容易。

（5）经肛平台允许单吻合技术完成储袋吻合，从而消除了对双吻合技术的依赖，不再存在相交吻合钉线和"狗耳朵"等问题[8,9]。

（6）将经肛自下而上的方法与经造口置入单孔装置自上而下的方法相结合，可将腹部入路的创伤减至最小，并且避免了为拉出肠管或制作储袋而进行的辅助切口（图 20.1）。

手术操作

术前准备：按照快速康复流程对患者进行围手术期管理。患者取功能截石位。右臂固定并与身体平行放置。用碘溶液冲洗直肠。给予预防性抗生素治疗。

单团队操作步骤

第一步：环形切开游离回肠造口，用连续缝合关闭回肠造口以防止粪便溢出。将单孔腹腔镜平台（GelPOINT Advanced Access Platform，Applied Medical，Rancho Santa Margarita，CA，USA）置入在造口部位。在筋膜水平，通常会扩大切口以增加对腹腔的暴露。建立气腹后评估粘连情况和直肠长度。直肠切除操作经 TAMIS 自下而上开始，避免过早使用腹腔镜单孔平台进行从上而下的操作。

第二步：使用 10mL 的酰胺类局部麻醉剂（如布比卡因）在 3 点和 9 点钟位置注射肛周阻滞剂，并在每个部位注入 5mL，以使外括约肌松弛。固定 Lone Star 盘状拉钩（Cooper Surgical, Inc., Trumbull, CT, USA）。牵拉暴露齿状线。横断水平标记在齿状线的近端 3 cm，以确保在双荷包缝合吻合后剩余的直肠残端为 1 cm。GelPOINT® Path 经肛置入平台（Applied Medical, Rancho Santa Margarita, CA, USA），在凝胶帽中插入两个 10 mm 套管和 8 mm 无阀 Trocar，置入 AirSeal® 气腹系统（ConMed, Inc., Utica, NY, USA）。进气压力设定为 15 mmHg。如果将腹腔镜和 TAMIS 联合使用，由于腹腔压力的对抗，必须将压力设置提高到 20 mmHg。使用电钩将肠壁环

则开始自上而下的游离。

*第三步：*将腹腔镜单孔平台插入造口部位，建立气腹。在左下腹插入另一枚 5 mm 戳卡时可简化手术过程，该戳卡孔可在手术结束时用于放置盆腔引流管。在确定直肠残端后，使用超声刀开始自上而下的直肠切除术。通常可通过自下而上的游离来实现快速汇合（图 20.4）。标本可以经肛门或经造口取出。

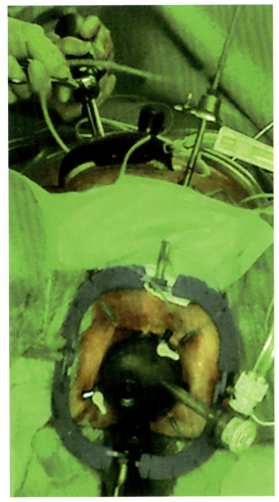

图 20.1　经腹与经肛置入单孔设备平台

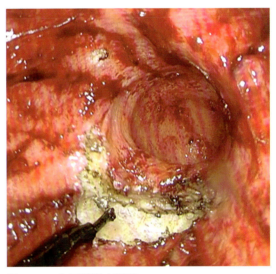

图 20.2　全层横断直肠壁

周切开，确保肠壁横切面为全层且呈圆形（图 20.2）。

　　与 taTME 用于肿瘤的治疗不同，此处直肠腔不用闭合，因为在这种情况下直肠是个盲端，并且已用碘溶液彻底冲洗过。接下来使用电刀或超声刀向近段直肠游离。应注意保持贴近在直肠肌层管壁层面，避免向外延伸进入直肠系膜脂肪（图 20.3）。然后尽可能自下而上进行游离，避免过早打开道格拉斯陷凹（Douglas），因为一旦与腹腔连通，自下而上的暴露就会受到影响。上下相同后，

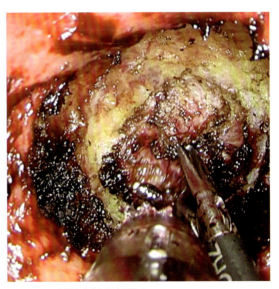

图 20.3　紧贴直肠进行游离

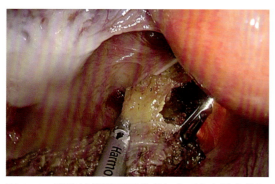

图 20.4　腹腔镜视野下可看到与自下向上游离的汇合点

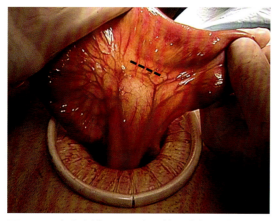

图 20.5　取出末端回肠，在血管弓内侧切除连接血管以增加长度

第四步：将小肠肠系膜全部推到胰头和十二指肠上方，以获得最大的可拉出长度。在肠系膜前后做横向切口，以增加储袋的长度。最好用电钩完成此操作。

第五步：储袋的制作。经单孔平台的 Alexis 环拉出回肠末端。使用直线型闭合器制作一个 10 ~ 15cm 的储袋。如果没有足够距离，可以结扎回肠末端的供应血管（图 20.5）。用直线型闭合器将多余输出段肠管切除，并缝合包埋残端以避免后期出现盲袢综合征。将抵钉座放在储袋底部，荷包缝合固定。管型吻合器大小取决于肛管直径和直肠残端长度。如果残端较长，则可以选择较大直径吻

合器。

第六步：荷包缝合直肠远侧断端。使用单股 0-Prolene 或同等规格的荷包线，注意对称缝合（必须要缝到肌层），在制作荷包时，缝进太多或太少的肠壁都不可取。

第七步：重建气腹，将储袋置于盆腔中，调整系膜方向，检查肠系膜下方无小肠疝出。经肛置入长钳抓住抵钉座尖端，并经荷包缝合口拉出抵钉座尖端。使用抓钳将腹膜和直肠系膜脂肪与储袋并排放置，以利于储袋在骨盆中的顺利活动。经肛置入管型吻合器与抵钉座完成对接，击发完成吻合。通常，由于采用双荷包单吻合器技术，直肠上下切缘环非常厚。重建气腹，检查吻合口是否漏气（充气注水实验）。间断缝合或连续缝合加固吻合口是有必要的。放置肛管插入储袋进行减压。笔者中心通常行回肠肛管吻合，吻合口瘘发生率为 10% ~ 15%。

第八步：通过单孔腹腔镜平台，拔出 5mm 戳卡后，放置盆腔引流管。检查肠系膜和小肠方向及位置。移除单孔装置，逐层关闭切口。用荷包线缝合关闭皮肤（图 20.6）。

手术结束后拔除鼻胃管。48h 后拔除盆腔引流管。导尿管在术后第 2 天夹闭，如果排尿后没有尿潴留则将其拔除。术后第 6 天拔除肛管，开始允许患者进流质饮食。在第 4 天和第 7 天检测 C 反应蛋白。如果在第 7 天有任何临床症状或 CRP 升高提示吻合口瘘的可能，则需经口和经肛使用显影剂进行 CT 扫描。如检查发现吻合口瘘，则必须重返手术室行回肠造口术。经肛将 Endo-SPONGE 经吻合口瘘口插入腹腔脓肿中引流[11]。通常一周更换一次或两次 Endo-SPONGE，确保

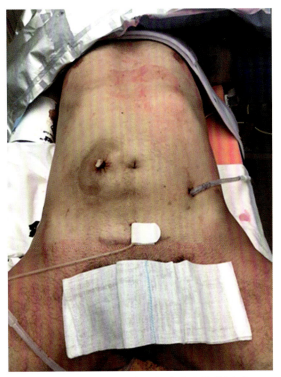

图 20.6   双单孔 TAMIS 直肠切除术和储袋展示

脓腔引流干净，为后期重新修复吻合口缺损做准备。利用上述方式，能够在吻合口瘘诊断后 3 周内修复所有吻合口瘘[12]。

如果由于某种原因导致储袋功能异常，则应监测血浆 CRP 水平，这有助于发现隐匿吻合口瘘。此外，在术后 2 ~ 4 周内常规内镜检查吻合口情况。如果有瘘，Endo-SPONGE 协助尽早闭合吻合口的瘘口仍然是可行的。

初步结果

De Buck 等[13] 在 3 个三级诊疗中心中进行研究，比较了近 100 例经肛制作储袋和传统储袋制作手术的结果。研究显示，经肛储袋的制作和传统腹腔镜制作方式相比，术后并发症发生率更低，比值为 0.52 倍。这主要归因于术区发生的感染减少。因此经肛方式的储袋制作相较于传统方式更为安全，但是关于功能方面的获益仍有待于长期的数据结果。

对于储袋功能障碍的经肛二次手术

储袋功能障碍是术后恢复过程中严重的长期并发症。其原因往往涉及多个方面，可能是药物或者手术引起的。必须进行细致的多学科评估来寻找确切的原因并且决定适当的方案。对于储袋的横断面成像联合内镜的评价在决策过程中的作用也是很重要的。

储袋功能障碍的外科原因

（1）直肠袖套长度相关功能障碍：直肠袖套的长度不适合可能是由于在进行回肠肛管吻合时的双吻合技术造成的。直肠袖套的长度不应长于 2cm，否则会导致残余直肠的出现。笔者认为直肠袖套在控便时便于区分气体和液体。过长的直肠袖套（残余直肠）通常会造成溃疡性结肠炎或者是家族性息肉病患者的疾病复发。这种情况一旦不适合药物治疗或者内镜治疗，则需要手术切除直肠袖套。

（2）残余直肠：剩余长度超过 2cm 的直肠被称作残余直肠。残余直肠的炎症可引起肠管蠕动增加，进而对直肠肛管功能造成负面影响。上述症状可通过储袋前移来纠正，也就是切除残余直肠，然后将储袋拉到合适的袖套长度（图 20.7）

（3）S 形储袋冗长的输出襻：S 形储袋

有一个输出袢（图 20.8），这个袢应当不超过 2cm，以免发生肠管扭曲引起排便功能障碍。当排泄功能障碍转为慢性时，储袋内不能维持足够压力来克服排除阻力，因此发生扩张并且伴随代谢失调。如果储袋过大，需要将输出袢缩短并且重新手工做一个吻合口。在储袋已经过大的时候，可能储袋的整体尺寸都需要纠正（图 20.9）。

（4）Mega 储袋：慢性输出型梗阻，尤其是伴有更大空间的储袋（如 S 形储袋、W 形储袋和长 J 形储袋）易于形成 mega 储袋（图 20.9）。如果存在排泄障碍时需要对储袋行二次手术。如果患者不想回肠造口时，储袋需要被切除然后重新修复，或者再造一个新的储袋（图 20.10）。

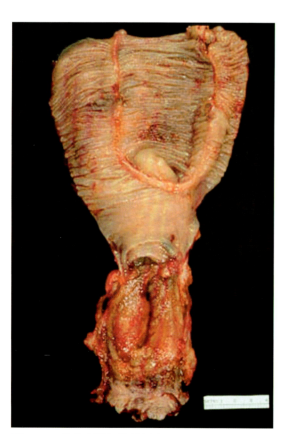

图 20.7　残余直肠与储袋标本

（5）慢性窦道：吻合口瘘持续超过一年可定义为慢性窦道。这些窦道临床症状明显并且妨碍回肠造口的还纳，或者这些窦道临床表现隐匿常会引起储袋功能障碍，进而易被误诊为难治性储袋炎[14]。因此断层扫描成像在慢性储袋功能异常时是十分必要的（图 20.11）。

（6）储袋失败：储袋失败的前 3 大原因分别是克隆恩病（图 20.12）、吻合口瘘 / 盆腔感染以及难治性储袋炎[15]。慢性功能障碍性储袋采用回肠造口改道。如果症状持续（如克隆恩病中严重的肛周瘘管或肛门控便力差），应进行储袋切除。盆腔中剩余空间必须填充，网膜或者小肠系膜置于盆腔防止脓肿的形成。

手术方式

（1）直肠残端、多余直肠或者输出袢的经肛切除，采用经腹或不经腹储袋移动来拖出储袋

患者体位为截石位，肛周神经阻滞来放松肛门外括约肌，固定 Lone Star 盘状拉钩来暴露直肠肛门。

直肠残端 / 输出袢的切除： 根据储袋肛管的吻合水平，使用拉钩或 TAMIS 平台在回肠肛管吻合处切开直肠黏膜。如果回肠肛管吻合已经位于齿状线水平（比如 S 形储袋），必须注意不要损伤肛门内括约肌。为了保留内括约肌，应在回肠肛管水平横断肌层。发生直肠残端炎时，通过黏膜切除来保留内括约肌。可对远端储袋或者输出袢进行细致切除。如果远端储袋和直肠残端或者输出袢活动良

图 20.8　S 形储袋的输出襻（箭头指示）

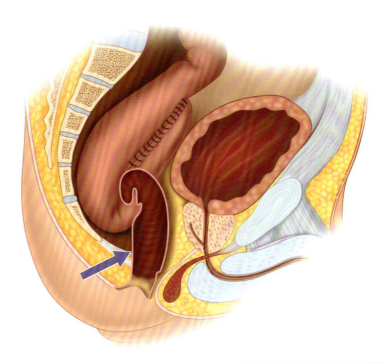

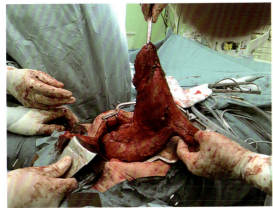

图 20.9　重塑手术前扩张的 S 形储袋

好（图 20.13），所有操作可经肛完成，包括残端和输出襻的切除以及手工缝合吻合口等。如果从下向上的游离不充分时，则需要通过开腹或腹腔镜进行近端储袋及其系膜的处理。此时建议采取手工吻合的方式进行重建（图 20.14）。

残余直肠：直肠壁在距离齿状线上方 2 ~

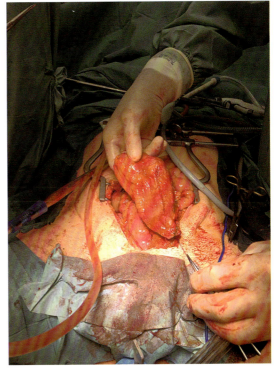

图 20.10　重塑的储袋

3cm 处横断。应用先闭合直肠然后切断的方式，一直将残余的直肠游离到回肠和直肠吻

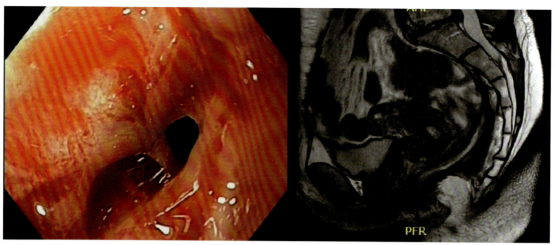

图 20.11　窦道内镜成像（左图），MRI 成像（右图，箭头）

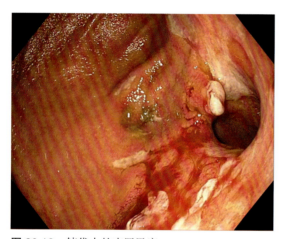

图 20.12　储袋中的克罗恩病

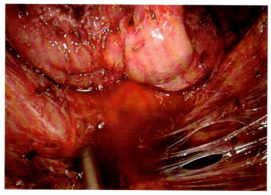

图 20.13　经肛门视野下松解的储袋

合口。为了保留储袋，将储袋细心松解。由于储袋需要拖出一段距离，无论是开腹（如下腹横斜口或者正中切口）还是腹腔镜手术切口，对储袋和系膜进行额外的松解都是必要的。对储袋游离后，切除储袋直肠吻合口和残余直肠。最好采用双荷包单吻合来完成回肠肛管吻合，进而完成储袋和肛门的吻合。这种方法又去除了直肠残端 1.5cm 的长度。最后为了保留更好的储便功能，保留 1 ~ 1.5cm 残端边缘（图 20.15）。

（2）对 mega 储袋或者慢性盆腔脓肿，采用储袋修复或者新的储袋进行经肛或者经腹的储袋松解

　　患者呈截石位，经肛置入 Lone Star 盘状拉钩，肛周局部神经阻滞麻醉。对于经肛手术也可采用 TAMIS 平台。根据回肠肛管吻合的类型，在黏膜切除或者双吻合后进行手工缝合，在吻合口下方横行切断直肠残端避免直肠内括约肌的损伤。可在更高一点的水平进行黏膜切除或者肌层肠壁的横断。第一步使用拉钩或者经肛 TAMIS 平台完成从下向上的切除。从下向上的 TAMIS 切除尽量向上游

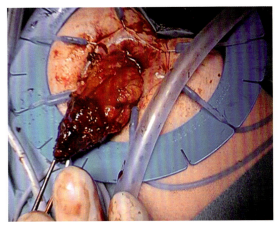

图 20.14 储袋远端可从腹腔内取出切除

离，然后从上向下对储袋和系膜游离直到会师。完全游离松解后的储袋可以进行再造。对于 mega 储袋的修复手术，这个储袋必须减少尺寸。小心缩小储袋纵径的尺寸，进而能够保证剩余储袋的血运。

对于盆腔脓肿，由于纤维化储袋体积通常会减少，并且需要切除储袋远端的纤维化部分。通常情况下会出现一个盲袢，使用直线切割闭合器将储袋和盲袢进行侧侧吻合来增加储袋的容积。必须仔细清除骶前窦道，以防止脓肿的复发。回肠肛管吻合术采用手缝技术，采用 3-0 Vicryl 间断缝合，常规进行预防性造口。对于诊断为盆腔脓肿的患者盆腔引流放置 48h，抗菌药物使用 5 天。

（3）对于盆腔脓肿或克罗恩病的储袋，行经肛和经腹括约肌间储袋切除和网膜成形术

与之前的方法类似，患者取截石位，经肛置入 Lone Star 盘状拉钩，肛周局部神经阻滞麻醉。对于经肛手术也可采用 TAMIS 平台。在括约肌间沟处切开，沿着括约肌间平面进行分离直到回肠肛门吻合口。接下来置入 TAMIS 装置，从下向上进行游离。采用下

腹正中切口剖腹探查或腹腔镜手术的方式，由上向下游离直至会师。切除储袋，然后进行回肠造口。如果有足够的网膜，在仔细清创盆腔内的所有脓毒组织后，行带蒂的网膜成形术（图 20.16）。如果没有网膜，完成储袋的肠管切除，进而使用储袋系膜来占据盆腔。

结果

最大规模的重做储袋手术研究来自于俄亥俄州的克利夫兰诊所。Remzi 等[17]描述了 20 年间超过 500 例重做储袋手术。重做储袋手术的主要适应证是吻合口瘘引起的败血症（61%）、排空问题（23%）和储袋阴道瘘（17%）。5 年随访期和 10 年随访期的成功率分别为 90% 和 82%。重做储袋手术失败的独立因素是：①因败血症行该手术；②该术式后发生并发症。小规模的研究证实了 Remzi 的结果，即重做储袋手术最好用于机械性原因引起的储袋功能障碍，而不适合于因炎性或感染而引起的储袋功能障碍[18,19]。患有克罗恩病的患者疗效较差。必须强调的是，虽然很多有储袋化脓问题的患者都被认为患有克罗恩病，但即使患有克隆恩病，储袋相关并发症也仅仅是散发的。

一项由 Theodoropoulos 等完成的 meta 研究[20]表明，在以下 3 方面得到了良好的疗效：①重做手术；②修正手术；③经局部 / 会阴处理方面。治愈率分别为 82.2%、79.6% 和 68.4%。但是，由于这项结果显示经局部 / 会阴处理相较修正手术其并发症发生率明显低（13.6% vs 44.2%），一些学者建议如果可行，

图 20.15　直肠残端切除示意图（Litzendorf 等[16]）

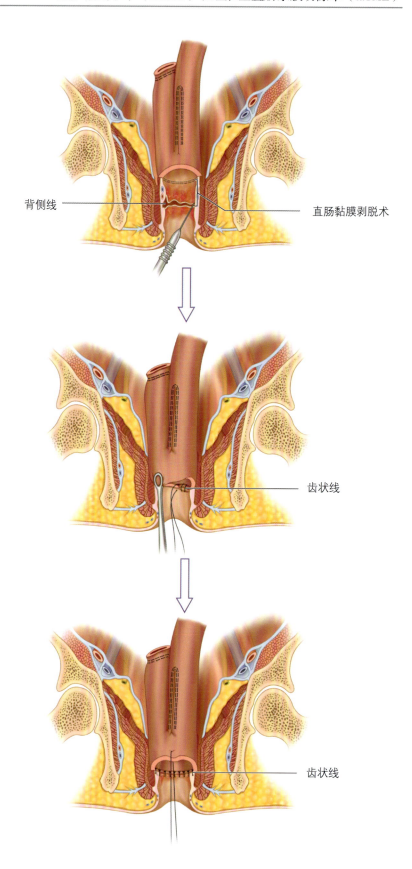

背侧线

直肠黏膜剥脱术

齿状线

齿状线

修正手术前应先尝试经肛操作，旨在降低并发症率。Theodoropoulos 等的研究显示术后肛门功能较差，急迫性遗粪和夜间遗粪发生率分别为 26% 和 38.4%。与之相较，功能保护性结肠直肠切除术后紧迫性大便失禁、夜间大便失禁和严重夜间大便失禁的发生率仅为 7.3%、17.3% 和 7.6%。这种肛门功能恶化的原因可能是括约肌多次损伤、黏膜切除、手工缝合以及小肠长度减少引起的。一部分症状较重的患者最终要求修正手术。

目前仅有 Borstlan 等学者报道了 TAMIS 改良式储袋手术，证实了其可行性和更精确的远端储袋解剖的特点[21]。尽管相关报道较少，但如前几节所述，只要经肛方式合理，TAMIS 改良术就会被人们接受并普遍使用。

经肛直肠切除术在克隆恩病中的应用

背景

重度难治性直肠炎、肛门狭窄和肛周瘘

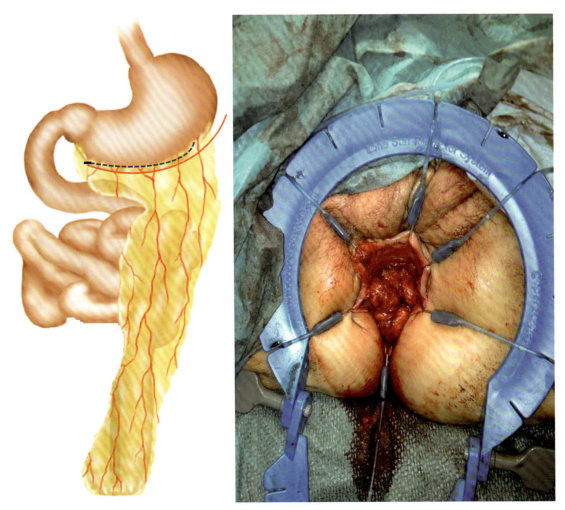

图 20.16 带蒂网膜成形术示意图（左）及括约肌间伤口（右）

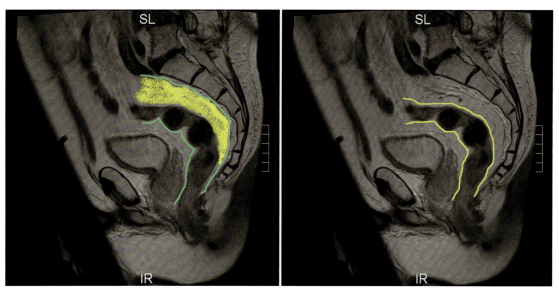

图 20.17　全直肠系膜的直肠切除术（左）和紧贴直肠游离的直肠切除术（右）

管伴慢性败血症都是克罗恩病患者直肠切除的指证。手术方式仍然是一个有争议的话题。直肠可以与肠系膜一起整块切除，也可以紧贴直肠游离（图 20.17）。

括约肌水平的切除可以通过 3 种方式处理：①完全切除包括（部分）肛提肌的肛门括约肌；②制作超低位 Hartmann 储袋；③内括约肌切除。这些术式的缺点是会阴伤口难以愈合以及盆腔内的局部感染性并发症。最大程度减小盆腔内的死腔直观上可能会减少盆腔脓肿的风险并改善伤口愈合。但是，事实似乎并非如此，特别是对于克罗恩病。De Groof 等[22] 比较了两组患者，即接受了紧贴直肠游离的患者和接受更标准的全直肠系膜切除术的患者，得出的结论是，全直肠系膜切除可降低盆腔脓肿形成的风险并有利于切口愈合。这些临床表现提示可能存在一个新的发病机制，就是克罗恩病肠系膜具有促进炎症反应的特性，从而导致了上述结果的出现。因此，在临床实践中，笔者采取全直

肠系膜切除术并辅以网膜成形术来治疗克罗恩病，以减少盆腔内的死腔形成。而溃疡性结肠炎中，肠系膜并无促炎性特征，因此可以采取紧贴直肠游离的直肠切除术。经肛门括约肌切间切除直肠可以去除所有具有危险性的黏膜，同时保留了盆腔结构的完整性。

外科技术

如前所述，患者采取 Lloyd Davis 体位。经肛门放置一个 Lone Star 盘状拉钩，并进行肛周神经阻滞。必要时，可将 TAMIS 平台用于经肛手术。在括约肌间沟的水平处进行切开。沿着括约肌间平面游离，随后沿着直肠系膜后侧前进。接下来插入 TAMIS 装置，并且自下而上按照标准的 TME 平面向头侧游离。紧贴直肠前方游离以保护自主神经。取出标本后，盆腔内以血管蒂网膜瓣填充（图 20.16）。

直肠低位前切除术后的盆腔感染

超低位结直肠／结肠肛管吻合术后发生吻合口瘘的概率并不高。已发表的文献显示吻合口瘘发生率差异很大，主要是因为研究之间的随访时间存在差异。大多数外科医生会选择将低位吻合口旷置，等到还纳手术前检查吻合口的完整性。更重要的是，30 天或90 天的随访不能发现临床上隐匿的、导致无法还纳的吻合口瘘。来自经验较为丰富的几个中心的研究结果显示，1/5 的保护性回肠造口会成为永久性造口，这主要是由于吻合失败。 Borstlap 等学者的研究[23]表明，部分和全直肠系膜切除术的总体 1 年吻合口瘘率均为 20%。特别是在新辅助放疗联合全 TME 手术的患者中，吻合口瘘不愈合，并会在骶前形成慢性窦道。这几乎占了全部直肠前切除术的 10%[23]。这些慢性窦道即使是没有功能的，也会引起严重的化脓性并发症。如化脓性髋关节炎、坏死性筋膜炎、臀部瘘、输尿管狭窄等[24]。

因此，必须从源头控制，切除已漏的吻合口并清除脓腔。

在医患双方共同决策过程中，须决定行永久性结肠造口术（网膜瓣填充）还是拉出结肠重新行结肠肛管吻合术，重新吻合对于体健、意愿积极的、愿意花费时间和精力来恢复的患者比较合适。

尽管如此，出于某些原因，即使对于体健且意愿积极的患者，这种方法实践起来也存在诸多困难。首先，输入段结肠的拉出必须是可行的。采用这种方法，盆腔内的器官（如阴道和前列腺）可能会向后移位，这会导致无法拉出。第二，不能保证吻合口会愈合，可能会发生反复的吻合口瘘。 最后，就算还纳造口后吻合口顺利愈合，直肠的功能也是难以预测的，并且发生低位前切除综合征的概率也是很高的[25]。

外科技术

（1）重做吻合：该手术可以由一个团队或两个团队完成。患者取截石位，臀下垫一个短垫子。完成肛周神经阻滞后，经肛放置 Lone Star 盘状拉钩。在这种情况下，大多数患者仍保留回肠造口。术中造口使用 Foley 导管处理，并用无菌纱布覆盖和绷带包扎。在渗漏的吻合口下方离断直肠。通常这可通过 TAMIS 装置来完成，尤其是在男性患者中。因为肛管较长，使用常规方式难以暴露出吻合口。

借助 TAMIS 技术，使用单极电钩在直肠／结肠直肠吻合下方直接切开直肠。沿直肠找到解剖平面至关重要（图 20.18）。当不能确定正确平面时，可靠近直肠游离，避免损伤自主神经、静脉丛、尿道和输尿管。当然这是在无肿瘤的情况下完成的。尽最大可能向头侧游离，如果直肠前自下而上的解剖层面已经到达腹腔，也就意味着最困难的部分已经游离完成。

为了行结直肠／结肠肛管二次吻合，需要充分游离近端肠管。在大多数情况下，结肠脾曲不需要完全游离，左结肠动脉最好予以保留，在胰下缘的水平处结扎肠系膜下静脉。充分游离结肠脾曲是为了使结肠能够以结肠中血管根部为中心旋转，从而有充分长度的肠管来完成吻合。根据粘连程度的不同，可以通过完全腹腔镜、手辅助腹腔镜（耻骨上横切口）或通过下腹正中直切纵行切口直视下完成从上向下的解剖和脾曲游离。如果通过 TAMIS 技术行自下而上的游离，到达了腹膜反折处，在大多数情况下，可以通过完全腹腔镜或手辅助腹腔镜的方法进行自上而下的游离。游离的肠管（包括漏的吻合口）可从耻骨上横切口自腹腔取出并离断。清除骶骨前盆腔内所有感染性和坏死的组织来完成清创。如果直肠残端长度足够，则可使用单吻合器和双荷包行端侧吻合。如果远端离断位置在肛管内，则行手工吻合。

造口还继续保留在原位。因为最常发生的并发症是之前形成的骶骨前窦道内反复脓肿，所以建议至少使用 3 天抗生素。在术后第 4 天检查 C 反应蛋白。如果 CRP 升高或怀疑吻合瘘，则行盆腔 CT 检查。如果检查没有发现渗漏迹象，则在 2 ~ 3 周内再检查吻合的完整性。在 3 周内，利用 Endo-SPONGE 控制早期吻合口瘘是一种有效的措施。

（2）*经括约肌间沟切除，行结肠造口及网膜成形术*：该过程与 TAMIS 重做吻合非常相似。但该术式开始于开放的括约肌间沟的游

离。当有足够的空间容纳 TAMIS 端口时，将 TAMIS 装置置入，然后通过 TAMIS 技术继续操作。不需要游离左半结肠和结肠脾曲，因为该手术的目的是进行结肠造口术。此外，在切除渗漏的吻合口后，需留有足够长度的肠管进行无张力的吻合。通过逆行结肠入路（在横结肠下方）或通过左行结肠旁沟入路做出以胃网膜左动脉支配的网膜瓣并将其放置在盆腔中。在彻底清除所有感染组织后，将网膜瓣填充在盆腔内。

初步结果

本中心共有 104 例患者接受了重做储袋手术，其中 47 例接受了重做吻合术（18 例传统方式，29 例 TAMIS 方式），57 例接受了 ICP（35 例传统方式，22 例 TAMIS 方式）。在所有以 TAMIS 方式完成的病例中，均可以实现自下而上的游离并与自上而下的操作相会合，其中 72% 经腹入路的重做吻合是在腹腔镜下完成的，而 ICP 中经腹腔镜完成的比例为 59%。但是，接受传统经腹途径的患者腹腔镜手术成功率明显降低，尤其是重做吻合术组，仅为 6%；而 ICP 组为 34%

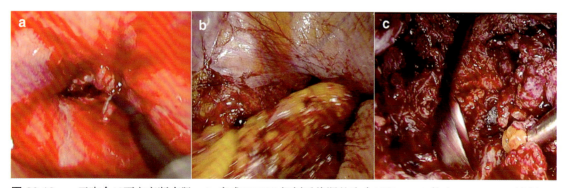

图 20.18　a. 于吻合口下方离断直肠；b. 完成 TAMIS 解剖后将漏的吻合口经 Dutch 拉出；c. TAMIS 清创

（P<0.001，P = 0.100）。在重做吻合术组中，62%的经 TAMIS 方式完成手术的患者仍可以行吻合器吻合。但是，所有经传统方式完成吻合重做的均为手工吻合（P <0.001）。传统方式和 TAMIS 方式在 90 天手术后的结果无显著差异。重做吻合后，传统方式组中和 TAMIS 组中分别有 11 例（61 ％）和 21 例患者（72 ％）在随访结束时恢复了肠道的连续性（P = 0.524）。这些数据表明，TAMIS 方式在自上而下入路的吻合口重做手术中，可以有效地代替传统方式治疗吻合口瘘。而采用这种方法时，更多地可通过腹腔镜方式实现[26]。

困难手术

（炎症）粘连、既往直肠切除术引起的骨盆塌陷、放射治疗、子宫内膜异位症和其他因素会导致进入盆腔困难，在这类手术中 TAMIS 平台非常适合于沿会阴平面进行自下而上的游离，这将有助于自上而下的游离。

（1）Hartmann 手术：一般来说，直肠残端具有足够的长度来找到顶端。通常 Hartmann 的囊袋是继发于复杂憩室炎之后形成的。但是，由于吻合口瘘而要进行的远端闭合要困难得多。直肠残端通常很短（通常＜ 10cm），有时直肠切缘的顶端未愈合，并与慢性脓腔相通。这两种情况直肠残端会粘连小肠、膀胱或是阴道后壁。如果直肠残端过短（＜ 7cm），前列腺或阴道会后移。在这种情况下，从上方的直肠残端找到正确的平面可能非常困难，利用 TAMIS 的技术有助于找到正确的平面（图 20.19）。

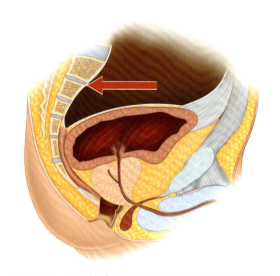

图 20.19 漏的吻合口塌陷引起前列腺和膀胱后移，使得自上而下的入路变得非常困难

即使同时进行的自下而上和自上而下的操作实现安全会师，前列腺或阴道后方朝向肛门的通道可能也会非常狭窄，从而使得结肠到肛门的游离非常困难。通过 TAMIS 方式，从侧方游离向后移位的前列腺或阴道变得更加安全。这将在 "taTME 技术在 Hartmann 还纳中的应用" 部分详细介绍。

结肠阴道瘘

TAMIS 对结肠阴道瘘的切除非常有帮助，在这种情况下，自下而上的入路可以在之前没有游离过、无发炎症区域进行解剖，这样能更安全并更容易地找到正确的解剖层次。与之相比，由于先前的手术史和放疗引起骨盆粘连，自上而下的入路将变得困难与不安全（图 20.20，图 20.21）。另一种优势是将 TAMIS 装置置入阴道，这样可以非常精确地切除瘘管—VAMIS[27]。

（2）直肠穿孔：无论是什么原因引起的，

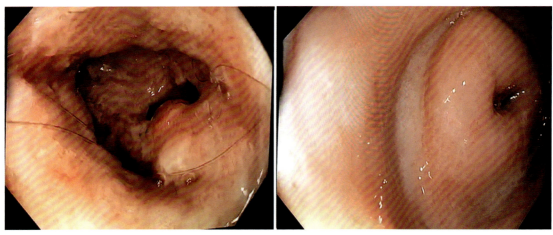

图 20.20 吻合口缺损，与阴道贯通（左），内镜下观察到吻合口缺损（右）

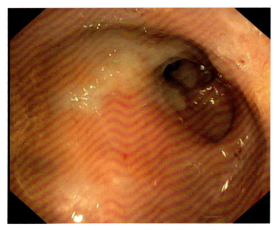

图 20.21 宫颈癌放疗后引起的吻合口狭窄与直肠阴道瘘

TAMIS 可以非常有效地关闭距离肛缘 15cm 以内的直肠新鲜穿孔。如果是陈旧性穿孔（>2 周），在行回肠造口术后先清洁脓腔（通常借助 Endo-SPONGE），然后借助 TAMIS 平台闭合穿孔。

结束语

TAMIS 在治疗盆腔良性病变方面可能比 TAMIS 在治疗直肠癌（taTME）中的应用更为重要。尚无其他技术（如机器人技术）能与之媲美。除极少数情况外，使用 TAMIS 治疗炎症性肠病不会引起肿瘤学方面的担忧。在没有像直肠癌手术中严格的 TME 标准要求的情况下，TAMIS 平台可以确保更精确的深部盆腔游离，这使得它成为解决低位盆腔复杂问题的首选方法。由于化脓、粘连、放疗效应以及先前手术导致的解剖结构紊乱，使得通过自上而下路径进入盆腔非常困难，这种情况下，TAMIS 平台尤为关键。

（张明光，赵志勋，关旭，刘正，王锡山 译）

Aimee E. Gough, Phillip R. Fleshner,
Karen N. Zaghiyan

引言

经肛全直肠系膜切除术（taTME）作为一种安全可行的微创手术入路，可克服传统经腹 TME 的一些不足 [1-3]。taTME 的潜在优势包括：易于分离直肠中下段，提高远端直肠离断精确性，避免对远端直肠离断时采用多枚钉仓，且有机会经肛移除标本 [4]。尽管 taTME 最初是用于治疗癌症，但目前该术式适应证已扩展到良性疾病。在良性疾病中，最常见的适应证为需行全结肠直肠切除术和回肠储袋肛管吻合术（IPAA）的溃疡性结肠炎。目前 taTME 技术已被应用于 IPAA 手术中 [5,6]，早期报道认为经肛 IPAA（taIPAA）安全可行 [7]，与经腹微创 IPAA 相比术后并发症更低 [8]。

据描述，单组法 [9] 和两组法 taTME 手术 [10,11] 安全性相似 [3]。但两组法具有减少手术时间、降低中转开腹率的优点 [11]。尽管两组法受限于需要两组外科医生参与的困难，但为了顺利完成 taTME 术，两组法仍是首选。本章将主要列出 taTME 用于恶性和良性疾病时手术室配置及两组间配合。

手术室配置

taTME 的手术室配置需要两套设备，包括带显示器的腹腔镜摄像装置和气腹装置，因此建议在较大的手术室中进行，以便人员活动及摆放其他必要手术设备（表 21.1）。

手术台按改良截石位摆放，麻醉设备置于患者头侧。使用螺旋泡沫作为垫子，防止患者在极度头低脚高体位及手术台倾斜时移动（图 21.1）。腹部操作的准备台置于患者右腿后外侧（图 21.2）。腹组医生腹腔镜操作时通常立于患者右侧，显示屏和气腹装置塔近患者左髋，正对腹组医生（图 21.2，图 21.3）。

经肛组的准备台位于患者左腿外侧（图 21.2）。经肛组医生坐在患者双腿之间（图 21.3），其显示屏塔置于患者左肩附近，以便麻醉师可接近患者（图 21.4）。本中心使用 AirSeal®iFS 气腹系统（Conmed Inc., Utica, NY, USA），置于患者左腿外侧，在经肛组准备台和腹组的腹腔镜塔之间（图 21.5）。在笔者中心，经肛组的准备台下有底层隔板，可容纳电凝设备，以避免因经肛组设备间交叠造成手术室拥挤。

表 21.1　两组法 taTME 手术推荐设备

设备	经腹分离	经肛分离
器械托盘	腹腔镜标准	小器械托盘 单个腹腔镜抓钳 Lone Star® 一次性使用盘状拉钩（14.1 cm × 14.1 cm）和 8 个 5 mm 尖头拉钩[a]
腹腔镜	标准 30°　10mm 腹腔镜[b]	10 mm 末端可成角的 3D 腹腔镜[c]
显示器	标准	兼容 3D
充气	标准充气	持续充气平台[d]
Trocars	选择 1: 2 个 10mm 和 2 个 5mm trocarse 选择 2: 单孔平台[f]	软质一次性使用经肛平台[g]，12 mm AirSeal® Trocar
能量设备	高级能量设备[h]	带有吸引功能和电钩的能量设备
直肠吻合	无	选择一（钉仓吻合）： 　29 mm EEA 吻合器[j] 　Prolene 线 2 根 选择二（手工吻合）： 　7 根 2–0 带 SH 针的铬制缝线
内镜		成人软质乙状结肠镜

注：

a.Lone Star® Retractor System, CooperSurgical, Inc. Trumbull, CT, USA

b.ENDOEYE II 10"mm, 30°　, rigid video laparoscope, Olympus, Center Valley, PA, USA

c.ENDOEYE FLEX 10"mm articulating tip video laparoscope, Olympus, Center Valley, PA, USA

d.AirSeal®, Conmed Inc., Utica, NY, USA

e.Laparoscopic trocars rounded tip with balloon, Applied Medical Inc., Rancho Santa Margarita, CA, USA

f.GelPOINT® Mini Advanced Access Platform, Applied Medical Inc., Rancho Santa Margarita, CA, USA

g.GelPOINT® Path Transanal Access Platform （4" × "5.5"cm）, Applied Medical Inc., Rancho Santa Margarita, CA, USA

h.LigaSure®, Medtronic Inc., Minneapolis, MN, USA

i.Endopath® Probe Plus II, Ethicon Inc. Somerville, NJ, USA

j.CDH29A 29"mm circular stapler; Ethicon Inc., Somerville, NJ, USA

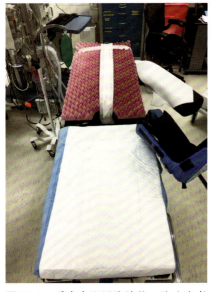

图 21.1　手术台配置泡沫垫，防止患者在 taTME 手术时滑落

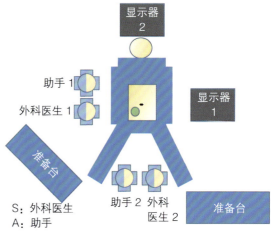

图 21.2　手术室示意图，显示腹组和经肛组医师、显示器吊塔和准备台的位置

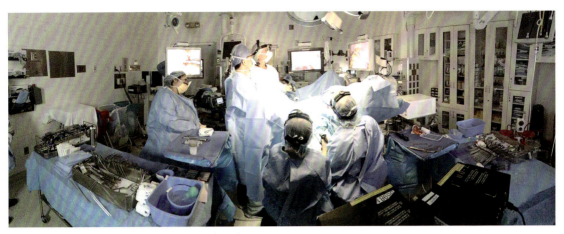

图 21.3 经肛组和腹组同时手术时的手术室布局

患者准备和手术体位

患者术前一天行机械性肠道准备，口服抗生素。术前皮下注射肝素，在术前准备室内放置顺序加压装置（sequential compression device）。气管内插管全麻、放置胃管减压后，将患者从仰卧位转换为低截石位，并在膝外侧增加衬垫以防腓神经损伤。固定患者上肢，静脉注射抗生素，留置尿管并越过患者左腿以免妨碍经肛组操作。腹部和会阴消毒、铺巾，在患者臀下铺放带兜的治疗巾。腹部解剖能量器械和吸引器在患者右侧，腹腔镜设备在患者左侧。经肛组器械的所有管、线经患者左腿，使用巾钳固定（图 21.5），经肛组操作的 3D 腹腔镜摄像电缆平行于患者左侧穿过腹部无菌单接入患者左肩处的录像塔。在患者左脚附近放置一个 Mayo 架用于摆放 3D 摄像镜头和其他经肛器械会更好（图 21.5）。

两组配合：低位前切除术

腹组：经腹入路，游离乙状结肠

腹组和经肛组均由一名主治医师和一名住院医生、专科培训医生、医生助理或外科洗手护士组成（图 21.2）。手术开始时，腹组可按腹腔镜低位前切除术建立气腹并放置 Trocar，亦可如笔者的推荐，在右下腹拟行回肠造口处置入单孔通道（图 21.6）。在标记的回肠造口部位，分开腹直肌纤维后按照标准技术完成造口孔，通过此处置入 GelPOINT® Mini Advanced Access Platform（Rancho Santa Margarita, CA, USA，其顶部有呈三角形分布的 3 个 10mm 通道），建立气腹。通常在耻骨上放置另一 5mm Trocar，以便游离结肠脾曲时形成三角牵拉或做 TME 时放置扇形牵开器牵引膀胱或子宫。确认无腹膜或肝转移后，腹组和经肛组即可同时开始操作。患者调整为右倾的头低脚高体位。

将小肠从盆腔移开，由中间或者侧方入路游离乙状结肠。在识别左侧输尿管后，

图 21.4 taTME 手术室布局：经肛组的 3D 塔置于患者左肩部，以便麻醉医生接近患者，同时显示器在经肛组医生的视线内

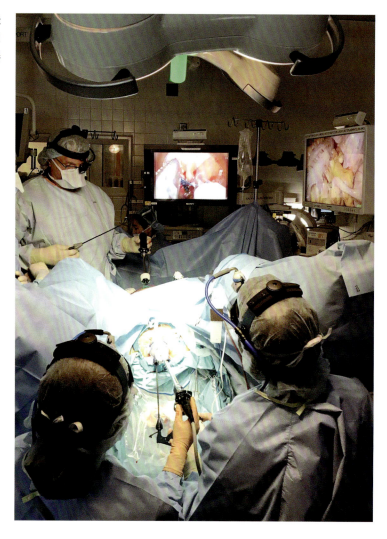

使用血管闭合系统（如 LigaSure®, Medtronic, Inc., Minneapolis, MN）在近主动脉处高位离断肠系膜下动脉，腹膜后游离至 Toldt 白线及胰腺下缘，在胰腺下缘离断肠系膜下静脉。接下来，切开 Toldt 白线，结肠可牵至中线部位。经腹操作同时进行经肛操作（图 21.7），但在松解结肠脾曲时，由于受患者体位影响，经肛操作须暂停。

经肛组：直肠离断和游离

在经腹游离乙状结肠和降结肠的同时开始经肛分离步骤（图 21.7）。通过直肠指诊，必要时用乙状结肠镜确认肿瘤位置及其距肛缘的距离。结肠充气前腹组需用无创肠钳夹闭乙状结肠，以防全结肠充气，内镜下确认肿瘤位置。如在内镜下进行远端荷包缝合（用于直肠上段的肿瘤），须保持结肠夹闭状态，直到荷包完成。首先，放置 Lone Star® Retractor（CooperSurgical, Inc., Trumbull, CT, USA），然后置入 GelPOINT® 经肛平台（4 cm × 5.5 cm）（Applied Medical Inc., Rancho Santa Margarita, CA, USA），并使用 AirSeal®（Conmed Inc., Utica, NY, USA）充气。

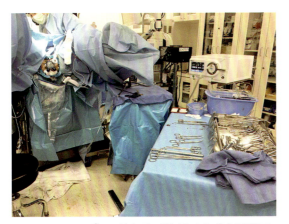

图21.5　AirSeal® iFS的气腹系统置于患者左腿侧面，经肛组准备台和经腹部组腔镜吊塔间。经肛组的管线跨过患者的左腿

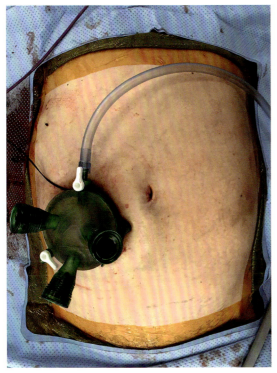

图21.6　GelPOINT® Mini 置于拟行回肠造口处，作为单孔通道行腹腔游离

对于中低位直肠肿瘤，可去除 GelPOINT®（aka TAMIS port）的凝胶盖，直接进行荷包缝合，或经括约肌间切口后行荷包缝合，取决于肿瘤水平。此时，腹组松开夹闭结肠继续腹部

操作。荷包缝合后，可盖上 GelPOINT® 经肛平台的凝胶盖，使用 AirSeal®（Conmed Inc., Utica, NY, USA）建立压力 12 mmHg 的直肠气腔。这时候，为避免两侧压力差，需请腹组外科医生调节气腹压到 ≤ 12 mmHg，这很重要。

使用电凝垂直肠壁行环周全层切开，笔者中心使用 Endopath® Probe Plus hook（Ethicon Inc., Somerville, NJ, USA）。然后向头侧腹腔方向游离。腹组游离脾曲时，此时由于患者取反头低脚高体位，经肛组操作暂停。

腹组：脾曲和直肠上段游离

游离结肠脾曲时仅腹组可以操作，此后将患者体位再次调整为头低脚高体位，继续直肠上段 TME 操作。从上向下游离的程度取决于诸多因素，如术者意愿、腹组和经肛组操作难度。可游离直肠两侧，打开腹膜反折前方，以便两个层面会师。此时，在经肛组医生继续向会师处游离时，腹组医生也可向上提拉直肠（图 21.8）。

两组：会师

由下方通过前壁层面进入腹腔通常容易，但有时后壁分离较充分或前壁分离困难时，选择在后方会师也是可行的。会师后，腹组医生可帮助将腹膜反折前方向上牵拉，在开口部位放置拉钩牵引以便分离，或继续向上牵拉直肠进腹腔，腹组或经肛组完成分离（图 21.9）。直肠完全游离后，取下经肛平台的盖子，放平手术台，用大量温盐水或

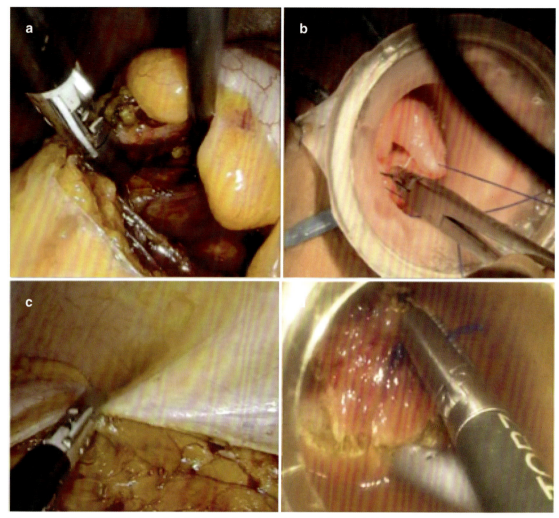

图 21.7　手术开始阶段经肛组和腹组同时游离，腹组进行肠系膜下动脉结扎（a）。游离乙状结肠时（b），经肛组行荷包缝合（c），开始 taTME 分离（d）

灭菌水从上方冲洗盆腔，经肛排出。之后，牵拉预置的荷包缝合线，通常可将标本经肛取出。若肿瘤较大或系膜肥厚难以拖出，可通过耻骨上横行切口取出标本。

经肛组：标本取出和吻合

经肛取标本时，需移除经肛通道，经肛门取出整个直肠和乙状结肠。如条件允许，可用荧光成像协助判断近端切缘位置，否则需使用电刀在 IMA 蒂近侧离断结肠近端。

然后经肛完成吻合。可选择吻合器、双荷包法或手工缝合近端结肠和直肠残端。在行双荷包法吻合时，经肛组进行远端荷包缝合的同时，腹组可用腹腔镜进入盆腔，直视远端直肠缝合，确保是全层缝合，且没有缝合其他肠外组织。收紧远端荷包之前，腹组医生需确认结肠和系膜平铺在后腹膜，结肠系膜下无小肠袢。EEA 两端对合，收紧远端荷包，然后闭合击发 EEA。腹组医生需维持

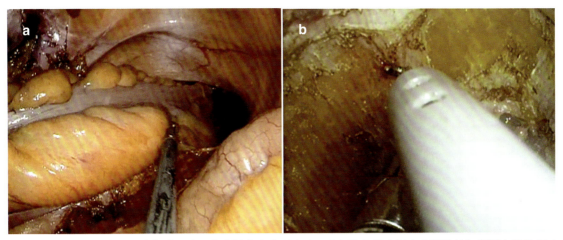

图 21.8   经肛组继续经肛游离时，腹组将直肠向上牵引（a），以免游离的直肠在有限的经肛视野中折叠（b）

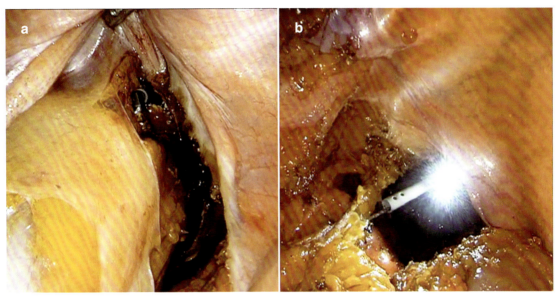

图 21.9   上下会师时腹组用抓钳将腹膜反折向前牵拉（a），用抓钳伸入开口处提供牵引，或将直肠拉入腹腔，或协助游离，或让经肛组自下方将直肠完全游离

气腹压力，进行反向漏气试验评估，由经肛组 taTME 医生检查有无气体通过吻合线缺损进入肠腔。如有，需经肛加固。如手工吻合，可用 2–0 铬制缝线间断缝合直肠残端。经肛留置 0.25in（0.64cm）烟卷式引流管。

腹组：TAP 和回肠造口术

经肛组进行吻合时，腹组行腹腔镜下腹

横肌平面阻滞术（TAP）[12]，经 5mm 穿刺孔放置盆腔引流，并行转流性祥式回肠造口。

两组配合：全大肠切除、回肠储袋肛管吻合术

腹组：腹腔镜结肠切除术和储袋长度评估

经肛回肠储袋肛管吻合术同样需要经肛和经腹两组共同完成，每组均需要 1 名外科

医生和 1 名助手，手术室布局及设备摆放同上。腹组先通过单孔通道（GelPOINT® Mini Advanced Access Platform）（Applied Medical Inc., Rancho Santa Margarita, CA, USA）完成腹腔镜下结肠切除术，该通道有 3 个 10mm 通道，呈三角形分布在凝胶制成的盖上。耻骨上另置 5mm 穿刺套管，协助进行分离和三角牵拉。完成结肠游离、系膜裁剪并保留回结肠血管蒂，评估小肠及系膜长度，以明确储袋所能到达的部位。如长度足够，腹腔镜下用切割闭合器（Echelon Flex® Powered Plus 60, Ethicon Inc., Somerville, NJ, USA）离断末段回肠，并游离末段回肠直至其与十二指肠附着处。在此过程中，患者体位需经常变换，同样外科医生在手术台上及经肛操作时，他们的位置也在不断变化。末段回肠游离后，即可通过 GelPOINT® Mini 将其拉出体外，制作回肠储袋。经肛组可开始直肠切除术。

经肛组开始直肠切除术时，腹组经回肠造口处按标准制作回肠储袋。将碘伏纱布填入回肠储袋，并用 2-0 Prolene 缝线荷包缝合储袋顶部，防止肠内容物溢出，此亦作为回肠储袋操作的标记。将回肠储袋送回腹腔，再次开始腹腔镜操作。

经肛组：经肛直肠切除术

确定储袋够长后，经肛组即可开始前述操作。患者取头低脚高体位，放置 Lone Star® 撑开器和 GelPOINT® 通道。通过该通道将上述荷包缝合线拉至通道上缘。关闭 GelPOINT® 封盖，将 AirSeal® 压力设置为 12 mmHg。此时，如腹组需同时进行腹腔镜操作，

则要求气腹压设置不超过 12 mmHg 以免压力不平衡。但如果此时腹组仍在经单孔腹腔镜通道制作回肠储袋，肛门内高气压会对非充气腹腔产生真空效应。经肛门 AirSeal® 压力需设置在 8 mmHg 或更低，以保持术野清晰，避免将直肠向上吸入腹腔。在荷包远端 1cm 标记并切开直肠壁，继续 taTME 操作，向头侧和腹组侧继续分离。

腹组：直肠上段游离

制作回肠储袋，重建气腹，贴近直肠壁离断痔上动脉，避免损伤腹下神经，进入骶前间隙，沿 TME 平面游离。在此过程中，耻骨上 5 mm 穿刺孔有助于前壁盆腔脏器的牵引。

经肛组 / 腹组：下拉回肠储袋，吻合，收尾

腹组和经肛组在会师点附近一起完成直肠游离。移除标本后，冲洗盆腔，并经肛吸引排出。将开腹用纱垫置入肛门内，以便在移除经肛平台后仍可保持腹腔充气状态。腹组医生找到回肠储袋并置于盆腔，牵引盆腔脏器，以便经肛组经肛抓持住储袋，向下牵引至肛门口。

在腹腔镜引导下，经肛组医生沿纱垫旁经肛伸入卵圆钳，抓持住回肠储袋并将其轻柔拖向肛门。根据储袋长度来调整吻合位置及保留的直肠黏膜。可以手工缝合或双荷包法吻合。经肛组进行吻合时，腹组开始留置引流管（可选择），行腹横肌平面阻滞并完

成转流性回肠袢式造口。

优化两组配合

两组法 taTME 的最有挑战性同时也是最有利的地方之一是经肛组和腹组会师。随着分离不断向对侧靠近，两组间配合有助于双方在同一象限分离。在此关键时刻，通常腹组牵引拉直直肠，这有利于为经肛组提供更多操作空间。经肛分离尽量环周进行，会师前仅保留一薄层组织是最理想的。如经肛组后壁分离过快，会在前壁及其他重要部分尚未分离时既已进入腹腔。腹腔分离的气体和液体将会使经肛组视野模糊不清。

然而一旦会师，两组需配合完成直肠游离。腹组协助拉起直肠，经耻骨上 5 mm 穿刺套管使用扇形撑开器将直肠向前方牵开。随直肠分离环周进行，腹组可将游离的直肠完全拉至腹腔，在经肛视野外完成分离。

两组法 taTME 期间，气腹压对手术的成功也至关重要。离断直肠前进行直肠分离的起始阶段，如果使用持续充气平台（AirSeal®），则腹腔压力对经肛操作影响甚小。一旦直肠离断、开始 TME 操作后，据笔者的经验，经肛分离的后半部分保持两组间的等压状态可提供最佳的经肛视野。有些研究者推荐经肛压力略高于腹腔压力[13]，但据笔者的经验，此种压力设置有时会使直肠向近侧移位，并使 TME 平面沿侧壁变平，从而使分离更加困难。对于腹组而言，在气腹压较低状态下操作也很困难。因此，在整个过程中注意腹腔和经肛侧间的平衡非常重要，通常平衡的 12 mmHg 压力即可达到满意的效果。

最后，两组必须能够配合，最大限度地利用可用资源，以确保成功并快速完成手术。首先，手术团队接受培训、熟悉手术过程和必要的设备、有经验且相对固定的护士和医技人员均为 taTME 手术成功的关键。同样，对计划在 taTME 手术中配合工作的外科医生进行双向培训也很重要。手术过程中经肛组和腹组间的妥协有助于手术的顺利进行。例如，在直肠缝合过程中使用头灯，室内照明保持昏暗便于腹组腹腔镜操作。当经肛组荷包缝合时，手术台较高，腹组可能需要脚凳来弥补。手术台右倾时以游离乙状结肠时，经肛组需相应调整。在需要某些器械时，团队间尽早沟通至关重要，否则会使组员无所适从。最后，合理安排手术时间，以便整个过程中外科医生没有其他工作、全程参与非常重要，尤其是 taTME 项目的实施阶段。

（刘一博，武爱文　译）

单团队经肛全直肠系膜切除术

22

Antonio Caycedo-Marulanda,
Shady Ashamalla, Grace Wai Ma

引言

直肠癌的治疗在过去 40 年里发展迅速。在直肠癌外科治疗的发展过程中，最具影响力的贡献是 Heald 教授在 20 世纪 80 年代早期对直肠系膜平面的描述[1]。在减少外科创伤的同时，治疗效果取得了显著进步。目前直肠癌的治疗方法有很多种，如传统的直肠开放式手术以及 Angelita Habr Gama 提出的"观察等待策略"（非手术治疗策略）[2]。

近几十年来，随着微创的概念及腹腔镜手术技术的引入，手术技术有了显著提高。随着机器人辅助手术的引入，微创手术得到了进一步的改进[3]。近十年来，人们对于直肠癌的处理，开始采用内视镜局部切除或是经肛局部切除[4]。直肠癌最佳手术入路的选择取决于很多因素，包括肿瘤自身的特点、手术团队的技术、专业知识以及医疗机构可用的资源。

许多情况下，新技术的引入缺乏强有力的证据来支持它们的实施。因此，外科手术应该遵循一个谨慎和监控的过程，以防止对患者造成不必要的伤害。任何创新的手术都应遵循这一原则，在单团队医生进行经肛全直肠系膜切除术（taTME）时，这点尤为重要[5]。

经肛全直肠系膜切除术（taTME）是最近被引入的外科手术方法，它使外科医生能够以一种微创的方法切除直肠及其系膜，同时对于盆腔结构和直肠系膜提供更清晰的可视化效果[6]。taTME 倡导者所宣扬的优点是增强了可视性、直肠的垂直分割以及增加了远端直肠的保留长度。

关于介绍这种手术方法的文献正在迅速增加，其中大多数经验为两个团队协助合作进行手术，即 Cecil 方法[7,8]。然而目前已有几个中心发表了他们单团队（或单外科医生）进行 taTME 手术的经验[9,10]。根据单团队对其早期试验结果的描述，这种方法在合适的病例中是可行的，但在实施前要慎重考虑。双团队的方法很可能更安全，但不可能在每个中心都可行。也许，会有一些机构在其他方面符合进行 taTME 手术的标准，但缺乏同时拥有两名结直肠外科医生进行手术的条件[11]。

单团队 taTME 给外科医生及手术室人员带来了巨大的技术挑战。在尝试引进这种技术之前，应考虑这些情况以及与 taTME 可行性和可持续性相关的所有问题。taTME 在实际中成功实施可能是相当困难的，因此在某些情况下，taTME 甚至应该是被禁止实施的。

根据笔者的经验，实施单团队 taTME 手术之前需要对患者数量、外科技术水平、医疗机构资源以及团队的学习和接受创新的能力进行深入评估。其中一些关键人员包括：①结直肠外科医生或胃肠外科肿瘤专家；②接受过微创外科培训的助手；③专业护理的团队；④管理者的支持；⑤专用的外科设备和设备的专家支持。虽然这些关键要素可能与其他章节中关于双团队方法的描述一致，但本章所述的技术和围手术期考虑因素是单团队 taTME 技术所独有的。

考虑因素

当外科医生在各自的机构介绍 taTME 手术时，应该首先问自己几个问题：我是做这个手术的合适人选吗？我是否有能力定期且安全地做这个手术？我的机构是否适合做 taTME？如果这些问题的答案都是肯定的，那么做 taTME 手术是合适的。但无论是单团队还是双团队，都需要按照井井有条的程序去实施[12,13]。

医疗机构的支持对于获得 taTME 手术所需的资源十分重要。专业的团队将提高手术成功的机会，这对于单团队 taTME 的实施尤其重要。充分的培训和监督对其安全引入也是至关重要的[11]。

医疗机构

有大量的证据显示，每年进行直肠癌根治手术越多的医疗机构相对于手术案例数少的机构，手术效果越好[14,15]。然而，很难确定一个具体的数字来定义手术例数的多少。随着直肠癌的治疗方案和手术技术日益复杂，最终导致了不同的组织和医疗机构提倡对直肠癌患者进行集中管理[16,17]。taTME 的出现增加了新的手术复杂程度，大多数专家认为，这种技术只应该在大的专业医疗中心进行。

医疗机构应具备实施先进手术技术的设备和条件。一般来说，微创手术比开放手术需要更长的手术时间，更长的学习曲线，因此，让管理者了解到单团队 taTME 手术最初将比传统的开放式或腹腔镜手术花费更长的时间至关重要。管理者应明白这样的手术是值得的，因为最终肿瘤患者将因为这个手术的发展而受益。

由于 taTME 这种手术方式可能会导致降低手术室的使用效率不高，一些机构评估过当前 taTME 数据之后，可能会反对单团队进行 taTME 手术。如果没有机构的支持，或者支持外科创新或进步的理念不存在，那么单团队 taTME 手术的失败将难以避免。这就是为什么在倡导单团队计划之前，要确保机构的医疗环境是符合单团队 taTME 的发展，这是非常重要的环节。外科医生和医疗机构在考虑 taTME 实施时都应极其谨慎，因为其手术时间可能更长，而且方法更具挑战性[11]。

单独 1 名医生面对的独特挑战

对单团队 taTME 的倡导

对于结直肠外科医生来说，要倡导一个需要大量资源的项目是相当困难的，比如需要该机构的大量资金投入以及专门从事该手术的人员资源。

首先可以利用该机构目前的数据建立一个提案，描述单团队 taTME 手术的优势，证明对患者的潜在优势以及对机构的进步和创新带来的无形价值。该提案应提及对外科医生的培训、目前微创直肠癌病例的数量、增长的潜力以及持续支持该项目的需求（设备维护、缓慢的学习曲线、专业的助手、与行政管理以及医院领导理念的一致）。应考虑该提案的受众可能包括外科医生、护理人员、医院管理部门、医院领导和社区机构。提案一旦产生，资金来源将根据医疗系统的特点而有所不同。

保证资金支持的可持续性

最初实施单团队 taTME 计划需要在教育和培训方面进行投资，购买专用设备，并充分利用医疗资源，如初期手术时间长、额外的护理人力及洗手衣，并对于这种新术式可能引起的并发症做好预防等。虽然训练单独 1 名外科医生进行 taTME 可能比协调 2 名有经验的外科医生进行 taTME 在时间上更容易，但提倡对单团队 taTME 项目进行资助无疑将更困难。

成本、安全性和有效性之间的平衡是成功采用任何新程序的基本考虑因素[18]。新技术的支持性证据经常缺乏，导致决策主要基于定性信息[19]。新技术的引入往往是为了加强现有的治疗方法、减少手术的侵入性、改善临床结果、优化成本或增加治疗患者的数量[20]。

应根据 taTME 计划及初始成本仔细考虑相关的经肛平台。经肛平台的选择可能会影响短期内的结果，但对长期结果无影响。目前有两种不同类型的经肛平台，一种是一次性的经肛平台（基于 TAMIS 技术的），另一种是可重复多次使用的经肛平台（基于 TEM 技术）。后者即所谓的"硬"平台是由 Richard Wolf® 或者 Karl Storz® 公司制造的，他们的装置包含了一个内置的充气系统。

目前有多种基于 TAMIS 的平台设备，由不同的供应商提供，其中，GelPOINT 经肛平台（Applied MedicalTM, Rancho Santa Margarita, California）是最常用的 taTME 平台，因为它是专门为经肛入路手术而设计的，最常见且在短期内相对经济实惠。然而，该平台需要搭配昂贵的充气系统（AirSeal® Conmed, Utica, NY, USA）。因此，在基于 TAMIS 的 taTME 中，无论进行单团队还是双团队手术，该系统都被认为是现代 taTME 的一个组成部分，因为它可以在较小的空间内稳定充气。然而，最近出现了另一种替代方法，即稳定充气袋，这在别处讨论过。

笔者的经验完全来自基于 TAMIS 的 GelPOINT 平台（又名 TAMIS 平台）。最初，我们仅用该平台进行局部切除手术[21]，这极大地促进了向 taTME 的过渡，尤其是在向医院管理人员为新项目申请资金时，经肛局部切除手术的顺利进行可使新的项目得到重视。

团队合作的重要性怎么强调都不为过。

单团队 taTME 需要与手术室进行充分合作。包括医生、麻醉师、护理人员、重症监护以及医院行政管理。应当对该手术进行成本影响分析，分析中包括对病例复杂性和手术时间的考虑，并尽可能将这些价值量化到适当的医疗经济模型中。所有这些都有助于医院行政管理部门确定该手术的经济效益（缩短住院时间，有助于早期活动、减少伤口并发症和减少疝的发生率），从而提高 taTME 项目财务的可持续性[22]。如果有一天 taTME 技术（与其他微创方法相比）被证明具有良好的长期肿瘤根治性，那它最终将被外科医生和医疗机构永久采用。

知情同意

患者的知情同意应该是透明和主动的[23]。对 taTME 的解释应该清楚、简洁，另外非常重要的是，要向患者告知这是一种新的手术方法。不仅要告知患者手术的益处，还必须告知 taTME 的潜在风险，如尿道损伤[24]。此外，也应告知可能的替代方案。由于患者的理解至关重要，因此应为该告知过程提供充足的时间。同意书必须包括讨论该外科技术的熟练程度和 taTME 的具体创新内容，其目的是提高切除质量，从而提高患者的预后。讨论单团队手术的存在及其意义，包括手术如何按顺序进行。这些将有助于使同意书尽可能多地提供信息[23]。

潜在并发症

taTME 特有的并发症包括尿道损伤、神经损伤和髂血管损伤[24-26]。这些潜在的并发症并非是因为单手术团队造成的，但是在单手术团队的情况下，它们发生的风险更高[11]。

taTME 平面与经腹入路不同，且行 taTME 手术较经腹入路更容易进入错误的解剖平面[27]。这是由于直肠系膜更好的可视性和良好的回缩性所导致，使多个平面看起来均无血管，适合安全的解剖。这在单团队手术时尤其危险。因此单团队在手术过程中需要不断地重新评估手术，并确定是否在错误的解剖平面上。

培训

目前有好的培训课程向外科医生介绍 taTME 技术。这些课程的主要优点是可以学习这一复杂手术的基本原理，并获得基于尸体的实际操作经验。最新的培训一般为 1 天或 2 天，为外科医生讲授安全实施 taTME 所需的基本技能[28]。尽管完成了课程培训、现场案例演示和基于尸体的解剖，指导和监督对于成功实施 taTME 手术仍至关重要[13,29]。上述所有内容主要集中在患者安全方面[30]。不同手术操作的学习曲线不一样[31]，taTME 大约需要 40 例的经验[32]。

在单团队 taTME 手术中，早期阶段确定导师 / 监管者尤为重要。这种关系应该维持到单团队医生可以熟练进行该手术为止。随着经验的增长，新手外科医生会在更复杂的病例中获得信心和专业技能。因此，在培训途径中选择并确定合适的导师尤为重要[12,33]。此外，许多其他辅助工具，如 D-Live® 平台和 iLapp 应用，对于任何有兴趣学习 taTME

的人来说都是很容易获得的[34]。

所需人员

标准的单团队 taTME 手术需要 6 位成员：1 名结肠直肠外科医生、1 名助手、1 名麻醉师、2 名器械护士和 1 名巡回护士。以下将讨论相关人员的操作细节。

外科医生

强烈建议外科医生是经验丰富的结直肠癌外科医生，并已完成了结直肠专科培训[15]。在开始 taTME 手术之前，她或他还必须能熟练地使用 TAMIS（经肛微创手术）或 TEMS（经肛内镜显微手术）平台。

训练达到熟练操作是一个漫长的过程，需要完成结构化的课程培训，并整合到一个完整的流程模型中。外科医生必须有决心、耐心，并愿意接受最初操作困难所带来的沮丧。在单团队的手术中，外科医生必须能够独立处理挑战，也必须同时具有敏锐的洞察力和智慧，以便在必要时转换为常规手术或寻求帮助。应该理解的是，当一个已经相当复杂的手术通过单团队的方法进行时，难度会大大增加。

专业助手

专业助手是单团队手术成功的关键要素，因为她 / 他的牵引和反牵引能力有助于暴露，有助于提高外科医生对正确平面的识别。在单团队手术中，熟练的助手是必需的，

如对直肠进行环周游离时需要充分牵拉[35]（图 22.1）。从这个意义上说，助手的职能是熟练的一助，类似于外科培训中的住院医生。

缺乏经验丰富的助手会对单团队 taTME 手术结果产生负面影响，因此笔者不推荐对缺乏熟练助手的团队行单团队 taTME 手术。助手的作用不限于操作镜子，而是为了提供有意义的协助，必须清楚地了解与手术相关的所有解剖结构，并在高级腹腔镜手术中具有相当丰富的辅助经验[9,10]。

熟练的手术室护士

熟练的护士对单团队手术的成功至关重要。他 / 她必须时刻了解手术的进行程度，不论有无产品专家的帮助，都能根据需要对设备进行故障排除。由于手术过程中有许多复杂的步骤和细节，至少要有 1 名专职护士能在手术室内完成所有必要的操作，并预测到每一个潜在隐患，促进手术操作的顺利进行。

笔者认为在每 1 例手术过程中有 3 名手术护士是最基本的要求。在整个手术过程中，至少应有 2 名巡回护士在场。其中 1 名护士是专职的 taTME 护士，在经肛手术时进行肛门消毒，应该负责协调手术设备和器械，并且在 taTME 期间的解剖过程中控制内镜来帮助主刀医生（图 22.2，图 22.3）。

器械

在单团队手术中使用的设备类型与双团

图 22.1　助手在头侧

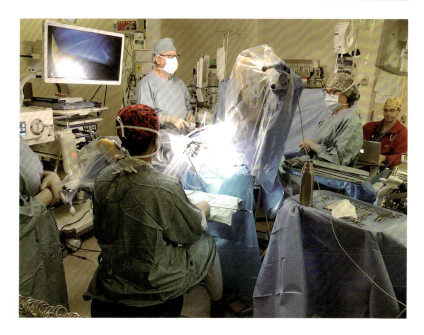

图 22.2　护士设置

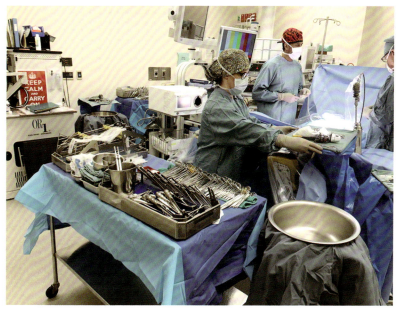

队入路方法使用的设备相同。都需要 2 个腹腔镜显示屏，1 个在头侧，1 个在脚侧。关于 taTME 设备的一般情况在本书已经讨论过了，这里只讨论一些单团队方法中的一些细节。

　　首先是要有一个固定装置，使患者可牢固固定在手术台上，防止他在极端位置（如倾斜的截石位和 / 或侧向倾斜）滑下或从手术台上摔下来（图 22.4）。对于应该使用哪种系统没有固定建议。在笔者机构，使用 Pink Pad（Pigazzi 患者固定系统®），它具有良好的安全性、多功能性和易用性。对于一个外科医生来说，这种系统可以有效地固定截石位患者，有助于外科医生进行盆腔解

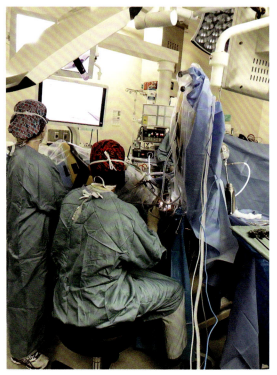

图 22.3　护士手持腔镜

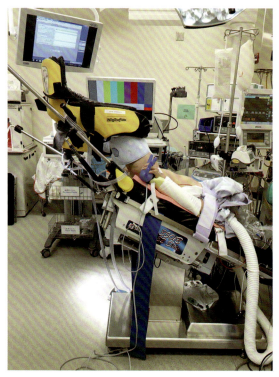

图 22.4　极端体位

剖。这是因为在腹部和经肛的解剖过程中，重力可以使小肠离开骨盆，避免其阻碍视野。

　　根据笔者经验，顶部有 1 个普通的充气口就足够了。Synergy® LEXION 充气端口消除了在骨盆深部解剖时遇到的烟雾问题。对于经肛手术，防止烟雾是非常重要的，这是使用常规充气器时常见的问题。使用 AirSeal® IFS 可显著提高经肛入路的手术视野清晰度，并能提供稳定的手术空间。

单团队手术的器械设置

　　如前所述，设置 taTME 的设备是一个复杂的过程，需要非常具体的计划和经验。由于设备的复杂和大体积，设备的设置对手术的成功至关重要。外科医生需要了解详细的手术步骤，并了解在整个手术过程中可能遇

到的困难。对于外科医生来说，确保团队成员了解手术计划并能根据术前设计进行操作是至关重要的。

　　单团队 taTME 的设备可大体分为经腹设备和经肛设备：

经腹：

——腹腔镜装置，带充气气源。

——额外的腹腔镜显示器。

——电刀和能量设备。

——吸引器。

——器械及护士。

经肛：

——腔镜装置，带充气气源（可能需要单独的独立机器）。

——电刀和能量设备。

——吸引器。

——器械及护士。

作为单团队的外科医生，手术时间的长短必须考虑到手术计划中，并尽可能地减少手术时间，可将手术分阶段进行。通过耻骨上横行切口或经肛取出标本。耻骨上横行切口取出 TME 标本具有减少剪切肠系膜和减少肠系膜破裂的优点，并有降低肿瘤细胞植入的优点。

对患者的腹部和会阴区域进行全面消毒。首先进行会阴区域的消毒，这样任何溅到腹部的污染物都可以在进行腹部消毒时再次消毒。在会阴区域使用无酒精消毒剂，对腹部使用洗必泰。

熟悉设备的使用是 taTME 过程中必不可少的，根据手术室的布局，设备的位置可能会有很大变化。建议在现有的许多构型中，

采用两种设置格式，因为这些设置在各自的机构中运作良好。腹腔镜设备和显示器的具体位置可以更改，以适应该手术室的结构（图 22.5，HSN taTME 手术室设置）。

设置方式 1：经腹腹腔镜主机置于患者的右肩侧，腹腔镜管线覆盖在右肩上。手术组（包括主刀医生和助手）站在患者右侧，从这里进行腹部手术。腹部手术的显示器放在患者左臀侧。腹部手术器械护士也站在患者左侧。

在患者右腿旁设置经肛腔镜主机，将绳索和充气管沿右腿悬吊。充气管覆盖在耻骨联合处，而经肛吸引器、电刀和其他器械放置在 Mayo 支架上，该支架横放于手术区域，类似于典型的经肛装置。该主机通常由两个显示器组成，一个用于腹腔检查，另一个用于经肛检查。放置在患者右腿旁边的经

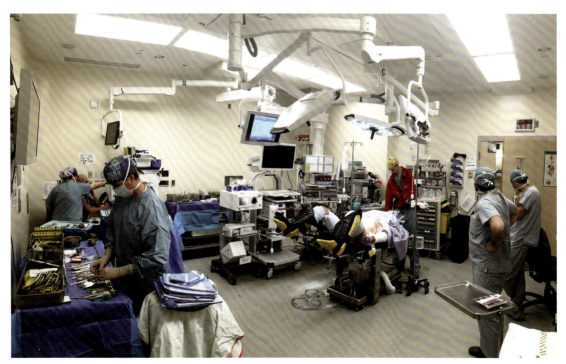

图 22.5　手术室设置

肛腔镜主机上的显示器，使经肛医生在进行 taTME 解剖时能够看到两个视角。同时也允许经肛医生操作时查看助手的动作，并确保其提供适当的牵引力。

　　设置方式 2： 将经腹腹腔镜主机置于患者右腿旁，显示器置于患者两腿之间。腔镜线置于患者右腿上方。额外的腹腔镜显示器置于患者左肩侧。电刀、能量器械和其他手术器械在患者的右肩侧。器械台和器械护士在患者的左侧。这样设置完成，手术的经腹部分就可以开始了。

　　经肛器械的安装包括将第二个腹腔镜主机设置在患者的右肩侧，在腹部能量器械的前面。这个主机的显示器直接置于患者头侧的中线上。腔镜线沿患者右侧向下延伸至肛部。经肛部分的电刀和能量器械置于患者的左腿侧。如果有额外的、独立的充气装置，也应该放在患者的左腿侧。用于经肛的手术器械和器械护士应位于患者左腿旁。

　　单团队手术中的护理团队必须了解设备的设置，以便在第一阶段手术进行时，第二部分手术的设置可以同时进行。

手术过程

从哪儿开始

　　单团队 taTME 手术建议从腹部部分开始。理由包括提前检查腹盆腔的情况，以排除其他部位的癌病，否则可能影响肿瘤的根治性。另一个原因，这种"腹部优先"的方法更受外科医生的青睐，特别是对于单团队 taTME 来说，是为了让助手熟悉解剖，提供适当的

反向牵引，以便外科医生在肛部能更好地完成 taTME 手术。

腹部手术

　　首先进行腹部的腹腔镜手术，主刀医生站在患者右侧，助手站在患者左侧。腔镜经脐切口进腹后，插入另外 3 个 5 mm 穿刺器（图 22.6）。患者为截石位。单团队手术入路的顺序已在前面描述[36]。经腹手术操作与腹腔镜下直肠癌前切除术没有区别，笔者的经验如下：

- 由内侧向外侧游离乙状结肠和降结肠，注意保护左侧输尿管。
- 由内侧向外侧游离降结肠脾曲，注意识别保护胰腺。
- 于胰腺下缘解剖结扎肠系膜下静脉。
- 充分游离左结肠。
- 识别直肠后间隙。
- 结扎肠系膜下动脉，使用血管夹或能量器械，在离主动脉起点约 1cm 处进行结扎。
- 横断降结肠及其肠系膜。
- 静脉注射 5mL indocyanine green（吲哚氰绿，ICG），通过荧光血管造影验证结肠横断点血供，根据 TME 原则将直肠进行解剖，直至腹膜反折处，打开腹膜反折。

　　在经腹入路手术过程中，助手站在患者左侧，观看位于患者左侧的显示器。在手术的下一过程中，患者为反向截石位，左侧朝上。助手将移动到患者两腿之间，手术医生保持位于患者右侧，观看位于患者左肩的显

图 22.6 穿刺的位置

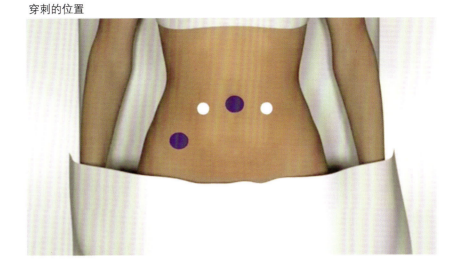

穿刺的位置

示器来改善视野。在这一阶段，外科医生将游离结肠脾曲，以获得足够长度的结肠进行吻合。至此，完成了经腹部分，再开始进行经肛部分的手术。

经肛手术

患者再次取截石位，将患者气腹关闭。助手挨患者右腿站立，主刀医生坐在患者两腿中间。在这个位置下，主刀医生进行以下手术步骤：

· 安置经肛平台，包括充气装置。
· 于病变下方荷包缝合直肠。
· 冲洗直肠残端。
· 切开直肠进入 TME 平面。
· 沿 TME 平面向上解剖直至与腹部相通。
· 或沿 TME 平面向上解剖，如其变得非常困难，则转换为经腹手术，最终完成 TME 手术。

可使用局部麻醉剂进行双侧尾神经阻

滞，这有助于使肛门括约肌松弛，使 TAMIS 平台更容易安放。Lone Star® 盘状拉钩可与 TAMIS 平台结合使用。这些均有助于 TAMIS 平台的安放。引入经肛平台后，用丝线将其与 Long Star 盘状拉钩固定。

一旦固定确切，对直肠远端进行荷包缝合，将直肠残端用 povidone（聚乙烯吡咯烷酮）和无菌水进行消毒清洗。

环周切开直肠，进入正确的 TME 间隙，直至将直肠进行充分游离。

在单团队手术的情况下，重要的是要准备好重新回到经腹入路，以完成直肠的环周游离。最终，外科医生将回到经肛部分以完成吻合，随后可能需要回到经腹部分以确认结肠方位，并在必要时进行回肠造口。

单团队 taTME 手术概述

手术采用常规的腔镜技术依次进行，具体步骤此前已有报道[35]，现总结如下：

（1）正确的体位（合适的束缚带，以便在

极端截石位进行安全的手术）。

（2）辅助监测（尿管、动脉通路、双侧静脉通路）和 ERAS（术后加速康复）原则。

（3）进行腹部手术（经腹腹腔镜解剖至腹膜反折水平）。

（4）转换部位的识别（腹膜反折以下，在直肠转角之前）。

（5）经肛手术（肛门拉钩，置入经肛平台，荷包缝合直肠远端）。

（6）会阴区消毒（杀菌剂大量冲洗）。

（7）经直肠全层切开。

（8）对直肠周围正确平面进行反复评估、确认。

（9）对重要神经血管结构进行识别、保留。

（10）肛腹交汇点（由助手进行牵拉提供张力），以便于进行直肠环形游离。

（11）细致地止血和标本取出（经肛与经腹）。

（12）重建消化道。

何时开始经肛手术

　　单团队与双团队手术方法不同，双团队手术中可同时进行经腹和经肛 TME 解剖，而单团队需依次进行经肛和经腹手术。这使得决定何时开始经肛手术尤为关键，因为这会影响到手术效率。

　　如前所述，手术通常先进行经腹部分，再进行经肛部分。对于单团队 taTME 外科医生而言，采用"先简单，后困难"的理念进行手术是很重要的。因此，运用自上而下的手术方法，从腹部向盆腔进行解剖，直到骨盆变窄手术变得困难为止。经腹途径的手术及范围至少要达到腹膜反折以下。一旦决定开始经肛入路，一定要记住首先降低腹腔气压，以便于低位直肠的游离。

护士和助手的任务

　　在经肛入路时，助手站在患者右侧、主刀医生左侧，根据主刀医生的要求提供张力，器械护士在头侧暂时持腔镜。笔者习惯让经验丰富的专科护士协助肛侧操作并持腔镜。助手站在外科医生左侧，使用可改变方向的镜头提供清晰的视野，防止对主刀造成干扰。持镜头的助手和护士应熟悉手术过程、镜子的功能和便于在狭窄视野内提供清晰的解剖图像（图 22.3～图 22.6）。

上下平面的汇合点

　　单团队手术入路的经腹经肛入路的切换点及直肠解剖与常规手术略有不同。在双团队手术的情况下，两个外科医生同时自上、自下进行解剖，相互提供张力和显露。在单团队的情况下，虽然也可以提供相同的张力和显露，但这些均是由助手提供的。因此，有一个经验丰富的助手非常重要，他可以提供外科医生所需要的视野。

　　在直肠标本进入腹腔前，助手需要将标本向上拉，这有助于在外科医生从下方行直肠解剖的同时观察操作所在的平面。更重要的是，要认识到当外科医生进行从下向上的 taTME 手术时，比双团队的 taTME 方法更加困难。这时助手的作用非常重要，当肛部手术完成时，助手需要将直肠向上拉出骨盆。

一旦两个空间相互沟通，助手将根据需要提供张力。如果助手不熟悉腹腔镜操作，则会对组织的牵拉造成影响，用力过大或不足都会损害 TME 的完整性。经腹经肛的会合点是不固定的，主要取决于病变的位置以及经腹进行了多少解剖。如果手术是从经肛开始的，那么助手的作用就会受到很大限制。

助手仍然在头侧提供张力。主刀医生可以观察经肛和经腹的两个屏幕，这对术中决策有很大帮助。此外，助手应确保肠道保持正确的方向，不发生扭曲，以便进行经肛取出或重建。

经肛 – 经腹转换

单团队手术需要注意的是，在操作过程中，经肛和经腹之间至少需要交替一次，通常为两次。这意味着必须及时地更换手术衣及手套，但可以高效地完成。

当经肛入路开始时，要确保有足够的空间留给主刀医生和助手，以便进行经腹入路，而不是被设备填满。外科医生应随时可以进行移动以完整地完成手术。

荷包缝合直肠以后，应从下向上进行 TME 手术。在多数情况下，这将持续到两个区域之间的沟通、直肠完全游离。如果在从下向上的解剖过程中出现极端困难，应该尽快恢复经腹手术。单团队手术可能会发现剩余的 TME 部分相当简单，因为近肛门部位的 TME 已经完成。

困难手术的处理

在单团队 taTME 情况下，主刀医生必须根据实际需要充分利用经肛和经腹入路。双团队的方法有助于手术同步进行，解剖也更快，直到两条入路相遇。然而，单团队进行手术时，必须适时进行两个入路之间的切换，以确保总是在进行最正确的解剖。

标本取出及消化道重建

一旦直肠游离完成，对于骨盆狭窄或体积庞大的标本，可以使用耻骨上横行切口进行取出。在这种情况下使用切口保护套是非常重要的。如果肛管松弛，肠系膜相对较薄，可考虑经肛取标本。

在单团队手术中，外科医生重新刷手后返回腹部，建立耻骨上横行切口，取出标本，重建消化道，最终关闭切口。应减少外科医生从上向下的位置变化次数以最大限度地提高手术效率。为了做到这一点，应该提高效率，在一定的时间内执行所有可以执行的操作。如果计划行保护性造口的话，应及时选择做造口的肠段，并将造口位置进行标记，识别近端肠管及远端肠管，以便将来进行回肠造口。

当准备好做肠管吻合时，主刀医生必须再次回到尾侧，恢复肠道位置，以便重建消化道。在这一环节中，助手从上到下的支持是非常重要的，再次强调助手必须能够在 taTME 的关键部分（如吻合口的构建中）发挥与外科住院医生相同的作用。在单团队 taTME 手术中，吻合口重建方式（手工缝合或吻合器吻合）与常规直肠癌手术没有区别，需考虑包括肿瘤位置、患者年龄及预期功能等方面。

记录结果

无论采用单团队还是双团队手术的方法，都必须记录该手术的短期和长期结果。为了确保手术质量，对于创新性的手术方案（如 taTME）都必须做好记录。目前国际上有两个主要的注册中心，外科医生可以在其中登记其病例。它们是 Pelican Cancer Foundation（欧洲）和 Ostrich Consortium（美国和加拿大），网站链接如下：

https://tatme.medicaldata.eu/

https://tatme.ostrichconsortium.org

与许多其他外科手术一样，建议记录手术的过程及肿瘤根治性方面的数据。上述内容对于确保任何 taTME 项目的安全和成功进行至关重要，也方便外科医生及目前 22 个单团队 taTME 机构将其结果进行比较。

一般认为对于相对困难的手术，当手术例数达到一定程度后，学习曲线会迅速上升。但对于单团队 taTME 手术来说，这并不准确。在初始手术实施的阶段，单团队手术学习曲线较慢，且有较高的并发症发生的风险。为此，强烈建议对病例进行网站登记，反馈手术结果。

结语

总之，在实施单团队 taTME 前，医疗机构及外科医生必须进行慎重仔细的考虑。机构支持、财务的持续支持、患者数量较多以及出色的外科医生技能均是确保单团队 taTME 手术成功的必备条件。笔者概述了在他们机构取得手术成功所必需的条件。然而，根据当地的条件（设备的使用、可用的人员）可能需要对上述内容进行修改。笔者认为，单团队 taTME 手术是可行的，但应该在特定的机构中进行。

（刘骞，郭立人　译）

经肛通道平台选择及仪器创新

23

Giovanni Dapri

引言

在过去的 20 年中，从经肛内镜显微手术（TEM）[1]、经自然腔道内镜手术（NOTES）[2,3] 和经自然腔道取标本手术（NOSES）[4] 中获得灵感，外科医生的创新者以及研究和开发者的注意力集中在经肛内镜技术的发展上[5-7]。Atallah 等在 2009 年开发了经肛微创手术（TAMIS）操作平台[8]。TAMIS 是对传统腹腔镜手术的创新性改进，采用腹部腹腔镜的设备和光学镜经自然通道进行手术[7]。

TAMIS 最开始应用于局部切除直肠良性和特定的肿瘤，随着经肛手术的发展，TAMIS 平台的通用性使其很自然地用于经肛 TME（taTME）[9-13]。理论上 taTME 有很多优势，包括可以精确地确定远端切缘，并在其下方开始游离，显示 TME 的神圣平面[14]。放大的手术视野和气腹的扩张利于显露出胚胎融合解剖层面，并保护侧方和后方的骶骨自主神经丛。标本随后可经肛取出，避免扩大腹壁戳孔或重新做腹壁切口来取标本，减轻了腹壁通道创伤，减少术后腹壁切口疝形成的风险。然而，该技术富有挑战性，并需要相对陡峭的学习曲线才能熟练掌握[15-17]。

TAMIS 还可以用于包括腔内直肠良性病变或者早期直肠腺癌的切除[18,19]，以及处理结直肠吻合口并发症，如吻合口瘘[20,21]、出血[22] 和狭窄[23]。TAMIS 和 taTME 可使用不同的经肛平台和设备来完成。本章将就这些平台的特点进行讨论。

平台选择

有多种手术平台可供复杂的经肛手术选择，这些平台大多仅问世十多年。这些平台有共通之处，也有很多明显和细微的差别。可根据材料特点将其简单地分为 3 个主要类型：柔性的、硬质的和半硬质的经肛通道平台。

经肛柔性的平台（以 TAMIS 为基础）

TAMIS 技术用的是可弯曲的、一次性的平台。这些平台大多数最初是由用于腹部的单孔腹腔镜手术（SILS）发展而来，并简单地用于经肛通道。然而，某些平台专为经肛手术（包括 TAMIS 和 taTME）设计。目前有 3 个主要的 TAMIS 平台和 1 个机器人手术平台正在使用。

（A）一次性的 SILS 套管（Covidien, New Haven, Connecticut, USA）（图 23.1）。它是一个有延展性的套管，由一个专门的、可无损伤置入的热塑性弹性体构成。大多数患者通道的内唇放在直肠肛管环上方。SILS 套管可选择容纳 3 个 5 ～ 12mm 的插管。SILS 套管的大小是 1.5（长）cm × 3.6（宽）cm × 3.7（高）cm。最初完成的病例就是使用该平台来开展 TAMIS 技术的[1]。目前已被 FDA 批准用于经肛通道手术。

（B）重复使用的 KeyPort 套管（Richard Wolf GmbH, Knittlingen, Germany）（图 23.2）。它由一个 55 cm × 33 cm 大小的柔性硅胶管、一个内腔 24mm 的可弯曲底座和一个可插入 3 个活瓣套管以容纳 3 个 5 ～ 15mm 器械的硅胶密封盖组成。2 个另外的卢尔锁连接头（Luer Lock connectors）可进行 CO_2 充气和主动或被动排烟。

（C）一次性 GelPOINT Path 经肛平台（Applied Medical, Rancho Santa Margarita, California, USA）（图 23.3）。这是世界上最常用于 TAMIS 和 taTME、并被 FDA 批准使用的平台。它专为经肛使用而设计。该设备包括 1 个专用的 GelSeal 帽、1 个插入器接入通道（access channel with introducer），3 个 10mm 袖套和 1 个充气稳定袋。GelSeal 帽提供一个柔性的支点以三角牵开标准腹腔镜器械，2 个旋塞阀用于排烟和充气。另外，一个无活瓣的 5mm 或 8mm 戳孔连接 AIRSEAL® 气腹机能轻易用于

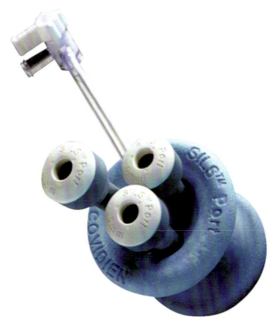

图 23.1　SILS 套管（Covidien, New Haven, Connecticut, USA）

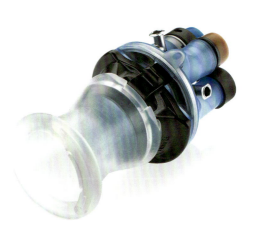

图 23.2　KeyPort 套管（Richard Wolf GmbH, Knittlingen, Germany）

TAMIS 平台的气腹稳定。一个简单的锁扣装置保护接入通道袖套在 GelSeal 帽，以便有需要时很容易被移除，有利于标本取出和通过手术野。这个接入通道自身包括可以安置缝合结的锁眼，可将装置缝在肛周皮肤上，这样能在整个手术过程中保持位置固定。GelPOINT Path 目前有 3 种接入通道长度：4 cm、5.5 cm 和 9 cm。面板（GelSeal）

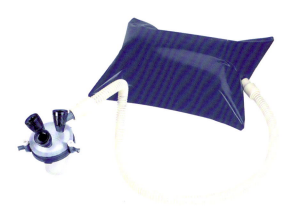

@2018 应用医疗公司版权所有

图 23.3　GelPOINT Path 经肛平台（Applied Medical, Rancho Santa Margarita, California, USA）

的直径为 40mm，接入通道的内径尺寸为 34mm。袖套可容纳 5mm 和 10mm 器械。气腹稳定袋可以使用可膨胀的储备来抑制气腹波动，从而稳定手术空间[24, 25]。

（D）　重复使用的硬性平台采用 Flex® Robotic System（Medrobotics, Raynham, Massachusetts, USA）（图 23.4）。它是世界上第一个商业化的机器人辅助的手术平台，FDA 批准其用于经肛通道，以给外科医生提供一个能够明确到达手术区域的非线性设备以及获得满意的空间显露[26,27]。虽然在整个手术过程中也在患者床旁，但是外科医生可以选择舒适地坐着或站着。软性机器人视野范围由内部和外部机械构成，并具有放大的 3D-HD 画面，运动幅度接近 180°。这个软性系统（工作头）的总共直径是 28mm。这个杂交系统是部分软性和部分硬性。接入通

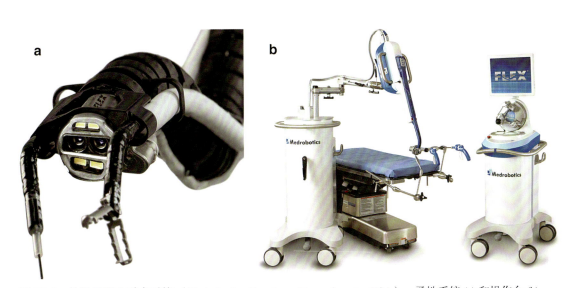

图 23.4　软性机器人手术系统（Medrobotics, Raynham, Massachusetts, USA）：柔性系统 (a) 和操作台 (b)

道在设计上与硬性 TEM 镜相似，其内层直径是 40mm。这个可重复使用的硬性接入通道也安装了床栏杆。由外科医生通过机器人辅助的支撑架来控制的柔性工作头是一次性使用的。

经肛硬性和半硬性平台（以 TEM 为基础）

经肛内镜微创手术（TEM）是 Gerhard Buess 在 1983 年开展的[1]。在 TAMIS 技术应用问世之前[7]，TEM 是复杂经肛手术的金标准。目前，有多种类型的硬性和可重复使用的平台可供选择，这些都是在 Buess 最初设计的基础上衍生而来的。一些外科医生偏爱使用这些平台而不是 TAMIS 平台来完成局部切除和 taTME 手术。根据现有的数据，使用复杂经肛平台获得的切除治疗效果似乎是相当的[28]。值得注意的，对于局部切除的病变，通常推荐患者采取相应的体位以便病变容易显露。例如，对于直肠中段的前壁病变，患者应该取折刀位。相反，如果采用 TAMIS 技术进行局部切除，患者的体位并不基于病变位置而最常取膀胱截石位。尽管如此，对于 taTME 手术，硬性和柔性系统都可用于改良截石位的患者。另外，不论哪种平台，双团队都是合理的选择。

硬性平台

（A） 经肛内镜手术（TEO）系统（Karl Storz Endoskope, Tuttlingen, Germany）（图 23.5）问世于 20 世纪中期，在原

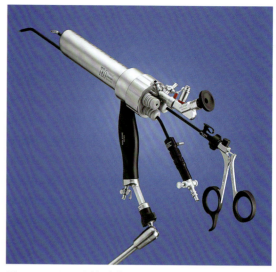

图 23.5 经肛内镜手术（TEO）系统

理和设计上与 TEM 内镜十分相似。它包括 3 部分：支撑臂的接入通道、填塞器以及用作接入手术器械和进入手术野的金属盖或面板。支撑臂（Martin）包含一个排气连接头。其接入通道有 3 种规格的长度：7.5 cm、15 cm 和 20 cm。金属盖包括 4 个套管孔，一个被镜头填塞，并可以冲洗。通道可以放入不同的手术器械，从 3mm 到 14mm。

（B） 可重复使用的狼牌 TEM 系统（Richard Wolf GmbH, Knittlingen, Germany）（图 23.6）是 Gerhard Buess 在 20 世纪 80 年代初设计和开发的原始系统。它是一个固定式的工作臂平台，可选择通过望远镜加上摄像头，也可单独通过双筒立体图像进行工作。光学器件可通过附件管道冲洗保持清洁。在光学视野孔以外，其他 3 个套管孔位于封帽内，可放入 5mm 工作器械。通道的

长度有 3 种规格：12 cm、13.7 cm 和 20 cm。

半硬性平台（TEM/TAMIS Hybrid）

（A）D- 套管或 DAPRI 套管（Karl Storz Endoskope, Tuttlingen, Germany）（图

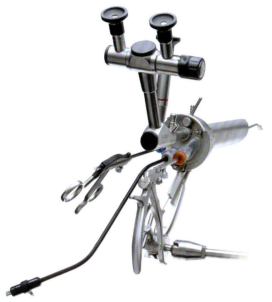

图 23.6　狼牌 TEM 系统（Richard Wolf GmbH, Knittlingen, Germany）

23.7）是一个半硬性平台，被设计用于复杂经肛手术，包括用于 taTME。该平台最初基于 TAMIS 进行开发。D- 套管的独特设计在于使用一个复杂经肛通道平台整合了普通腹腔镜的光学和三角测量的主要原则，即对辅助工具形成的工作三角二等分时，保持光学系统在中央[13]。它由 3 部分组成：1 个硬管、1 个填塞器和 1 个软性帽。硬管粗 30mm，长 7.5cm，方便通过肛缘放入直肠，且往往不需要在放入前先扩肛。它可以通过中心轴放入 10 mm 镜头和 2 个 5mm 器械。这个套管设计的优点在于游离过程中，不易出现器械尖端碰撞，若有需要，可加快腔内缝合的进程。有两个锁连接头的支撑，可通过 1 个连接头进行常规的 CO_2 充气，并通过第 2 个锁连接头出口排出游离过程中电外科产生的烟雾。D- 套管包括 4 个椭圆孔，当需要时可翻转套管以优化经肛通道。最后，在硬管内

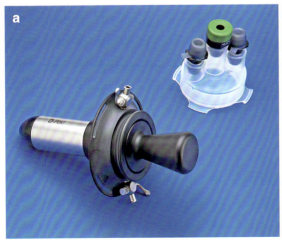
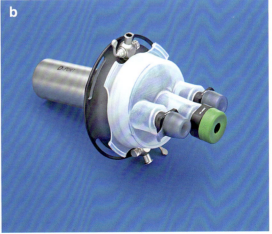

图 23.7　（a - b）D- 套管或 DAPRI 套管（Karl Storz Endoskope, Tuttlingen, Germany）：组件（a）和套管置入肛门后（b）

标记 4 个基本方位以协助外科医生在手术过程中的不同步骤进行定位，并帮助外科医生保持参照标志。

填塞器用于通过肛缘放入接入通道杆，在硅胶帽封闭接入通道之前拔除。可重复使用的硅胶帽由 3 个呈水平轴排列的套管孔构成（左侧 6 mm，中央 11 mm，右侧 6 mm）。它允许器械自由地移出通道端口外，该装置被设计为不需要将杆固定在床栏杆上就可以使用（而硬质平台则需要固定）。通道入口可以在中央通过 10mm 的镜头和 2 个辅助设备，经肛外科医生通过右侧和左侧的接入端口放入 5 mm 器械来完成手术。

（B）可重复使用硅胶帽的改良 TEO 手术系统（Karl Storz Endoskope, Tuttlingen, Germany）（图 23.8）。这个平台与上述的 TEO 平台相似，不同之处在于它的帽，因为它有一个柔软的硅胶帽，能容纳 4 个设备套管孔。就像标准的 TEO 和 TEM 一样，这个装置安装了床

栏杆来保持稳定性。TEO 的视野缩短，7.5 cm 长的轴可提供更好的器械操控性，这一点对于 taTME 尤其重要。该手术系统可允许专门针对 TEO 的专科器械和更多的传统腹腔镜器械进入。

taTME 手术器械

用于普通腹腔镜的传统直杆手术器械、头端可弯曲或者有关节连接的腹腔镜器械，

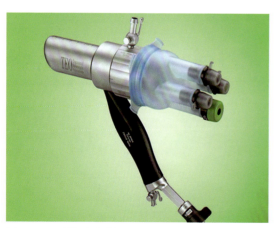

图 23.8 可使用硅胶帽的改良 TEO 手术系统（Karl Storz Endoskope, Tuttlingen, Germany）

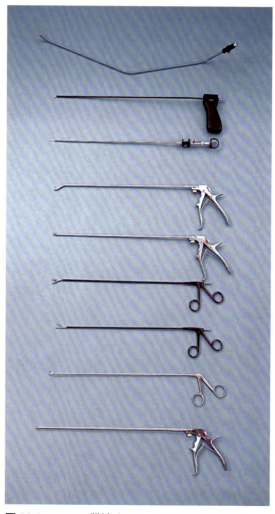

图 23.9 BUESS 器械（Richard Wolf GmbH, Knittlingen, Germany）

图 23.10 TEO 器械（Karl Storz Endoskope, Tuttlingen, Germany）：电凝钩（a）和针持（b）

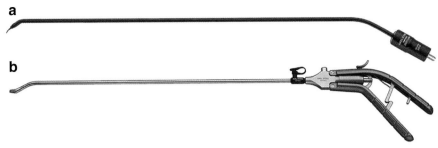

或专为 TEM 和 TEO 手术特殊设计的定制器械均可作为经肛手术平台使用的手术器械。经肛平台专用的器械包括：

（A）可重复使用的 BUESS 器械（Richard Wolf GmbH, Knittlingen, Germany）（图 23.9）。这些器械均有一个直杆，而其效应臂（effector arm）的远端操作端略微弯曲。这样给外科医生的两手之间留有一定的空间。

（B）可重复使用的 TEO 器械（Karl Storz Endoskope, Tuttlingen, Germany）（图 23.10）。杆的两头弯曲，中间部分保持笔直。这样的构型使得外科医生的两手之间和器械前端之间均留有空间，且不会相互干扰。

（C）可重复使用的 WEXNER 器械（Karl Storz Endoskope, Tuttlingen, Germany）（图 23.11）。器械杆有两个弯曲，一个在孔口插入处，使得有一定距离将镜头居中放置。另外一个靠近手柄，使外科医生不需要使用放大的臂来操作。在管道内和其远端的主轴仍然是笔直的。

（D）可重复使用的 DAPRI 器械（Karl Storz Endoskope, Tuttlingen, Germany）（图 23.12）。这些单曲（monocurved）手术器械都很相似，且形状均为半椭圆

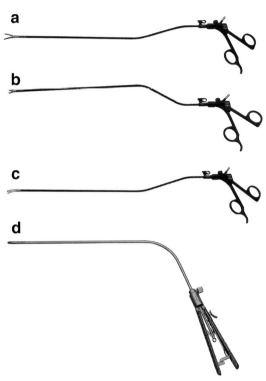

图 23.11 WEXNER 器械（Karl Storz Endoskope, Tuttlingen, Germany）：分离（a），抓钳（b），剪刀（c），针持（d）

形，这些器械在腔内进行操作时有一定的活动度，外科医生也有人体工程学的受益。由于这样大的弯曲幅度，使得外科医生能完成腔内游离和缝合，而且双手或者与扶镜之间不会相互干扰。外科医生的臂部动作和传统腹腔镜是相似的。

在用于光学系统的主中心套管孔侧面可将这些器械通过 D- 套管孔放

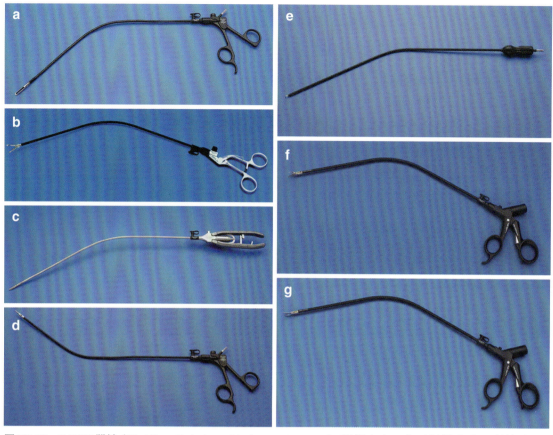

图 23.12　DAPRI 器械（Karl Storz Endoskope, Tuttlingen, Germany）：抓钳（a），钉砧抓钳（b），针持（c），剪刀（d），电凝钩（e），双极钳（f），双极剪（g）

图 23.13　柔性机器人器械（Medrobotics, Raynham, Massachusetts, USA）：手柄和杆（a），激光器前端（b），孔钳前端（c），分离钳前端（d），剪刀（e），针持（f），电铲（g），针刀（h）

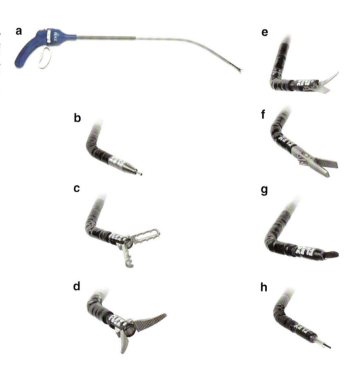

入。在套管孔的 9 点钟位置，其中一个单曲器械通常用于右利手的外科医生：抓钳（图 23.12a）和钉砧抓钳（图 23.12b）。后者在行圆形结直肠机械吻合这一步时插入，以便圆形吻合器推杆经肛放入与钉砧对接时能在盆腔里很好地控制吻合器的钉砧。在套管孔的 3 点钟位置（外科医生的右手），通常可以使用 5 个其他单曲、定制的器械，包括：针持（图 23.12c）、剪刀（图 23.12d）、电凝钩（图 23.12e）、双极钳（图 23.12f）和双极剪（图 23.12g）。

（E）可重复使用的柔性机器人器械（Medrobotics, Raynham, Massachusetts, USA）（图 23.13）。这些有关节的器械直径是 3.5mm，活动距离是 24cm。可通过器械支撑系统插入这些器械并沿着机器人视野设置的导向管进入。可以从肛门、通过直肠、进入远端结肠进行三角定位[27, 29]。手柄包括用于尖端旋转的控制环，与腹腔镜手柄相似。

结语

经肛手术的进展，特别是 TAMIS 和 taTME 的发展使得外科对开发新式通道和新的手术器械产生了兴趣，后者可以帮助术者完成复杂手术。曾几何时，TEM 是唯一的选择，现在成熟的经肛手术平台已经很多。这为外科医生和医院提供了更多的选择。

编者按

当经肛通道平台通常根据是否为硬质或者柔性进行分类时，这种分类法确实过于简单，并不能突出 TEM 和 TAMIS 技术之间最重要的区别。TEM 和 TAMIS 是与平台相关的技术，而不是单独的平台，意识到这一点十分重要。可能技术上最重要的区别之一是使用 TEM 时，通道本身接近手术区域。相反，使用 TAMIS，通道置于直肠肛管环上面，而 TAMIS 器械深入至手术区域。

TAMIS 的通道短和镜头自由移动的优势适合应对距肛缘不同距离的多区域手术，不需要重置平台，而大多硬质平台常常需要不断地调整马丁臂。这就是为什么 TAMIS 技术平台被普遍用于 taTME 的一个关键原因。然而外科医生的偏好和资源可及性最终决定了选择哪种平台。

作者声明

作者持有由（Karl Storz Endoskope, Tuttlingen, Germany）制造的 D- 套管平台和单曲手术器械的专利许可。

（杨盈，孟文建　译）

术中决策：中转 taTME，什么时候，哪些患者？

Isacco Montroni, Antonino Spinelli

引言

从一种方法转换到另一种方法总是让人难以接受。对于外科医生来说也是如此，这意味着首选的策略已经失败，他们的计划必须改变。这也给手术室医护人员带来了挑战，他们必须迅速改变工作环境，以创造最好的条件来完成手术。医院管理也面临挑战，因为有证据表明，中转手术会增加术中和术后的成本[1]。最重要的是，对于患者来说，从微创手术转变为开放手术将影响他的短期和长期预后[2]。

taTME 的引入使我们有机会把这些负面事件的损失降到最低甚至消除，使外科医生能够以最小的创伤完成复杂的任务，给患者带来更好的结果。总的来说，大部分手术都会中转为创伤更大的术式，很少会转为微创手术。

由于本章节相关的出版材料极度匮乏，以下内容主要基于笔者的个人经验和有限的文献资料。

中转 / 转换的解析

在《剑桥英语词典》中，"转换"的意思是"将某事物转换为另一事物的过程"[3]。这个词来源于拉丁语，它最初用来描述转向某物或某人时方向的改变。这个概念后来在宗教界被采纳，表示某些人的信仰发生了变化。而大多数美式橄榄球爱好者熟悉这个词是因为它经常表示射门得分或在触地得分后将球带到端线。但在医学上，"转换"意味着初始方式的"失败"而需要寻求另一种方式，这通常是"不受欢迎"的（不然将继续最初的选择）。外科医生采用的中转策略往往是次优选择（如增加腹壁创伤的程度），但更可控、更熟悉。

自从微创手术开展和广泛应用以来，"转换"被用来描述从腹腔镜 / 机器人手术到开放手术的转变，即中转。随着微创手术（MIS）经验的增加，结肠手术的中转率已被降低，目前全球公认结肠外科手术的中转率为 5% ~ 6%[4]。Bahma 等报道了来自美国外科医师学会国家外科质量改进项目（NSQIP）数据库的数据，他们指出在多变量分析中，高龄（>80岁）、BMI 分类为超重或肥胖、ASA（美国麻醉医师协会）3 级或 4 级、有吸烟史、有减肥史的患者中转率较高，而有腹水的患者中转率甚至更高。尽管随着微创结肠手术专业技能的不断提高，中转率一直在降低，但仍有大量的微创直肠切除术需要中转为开放手术。这是腹腔镜或机器人直肠癌手术的缺陷之一。COLOR Ⅱ随机对照试验（RCT）显示中转率接近17%[5]，而ROLARR研究报道了10%左右的中转率，机器人手术和腹腔镜手术在中转率上无显著差异（机器人为8.1%，腹腔镜手术为12.2%）[6]。有趣的是，ROLARR研究没有报道从机器人手术中转到腹腔镜手术的数据。在接受低位前切除术的肥胖、男性患者中，腹腔镜手术和机器人手术中转率更高（与腹会阴切除术相比）。而拥有以上特征的患者如果肿瘤较大，尤其是肿瘤位于直肠的前部，非常薄的直肠系膜使手术更具挑战性。

一旦微创手术中发现操作困难，应考虑3个问题。首先，中转为开放手术可能给患者带来更差的结局。第二，即使在转为开腹手术后，对一个骨盆狭窄、肿瘤体积大的肥胖男性，进行高质量的全直肠系膜切除术（TME）可能不是一项简单的任务。第三，转换成不同的手术需要熟练掌握所选的新策略，这可能需要外科医生掌握不同的技术。

为了回答第一个问题，Yang等[7]描述了许多可能导致中转的因素，包括肠损伤、出血、解剖不清和进展缓慢。所有这些因素都可以分为两类：（1）被动反应性中转（reactive conversion，RC）；（2）主动先制性中转（preemptive conversion，PC）[8]。被动反应性中转的定义是对一种术中并发症做出的反应，如出血或器官损伤。而主动先制性中转是为了避免并发症，原因包括解剖不清、肥胖或粘连、无法识别输尿管以及其他类似情况导致进展不良。在对222例腹腔镜手术转为开放手术的患者进行分析后发现，对术中不良事件进行被动反应性中转的患者相比主动先制性中转更有可能发生术后并发症（50% vs 27%，P =0.02），需要更长的时间来适应常规饮食（6天 vs 5天，P =0.03），住院时间更长（8.1天 vs 7.1天，P =0.08）。基于这些结果，研究者主张不要等到发生手术并发症时（被动反应性）才考虑中转，而应该在出现术中并发症前，早期（主动先制性）进行中转手术。

有关第二个和第三个问题，不幸的是，几乎没有公开的证据可供参考。但普遍的经验是，即使有最好的自动拉钩（如Bookwalter，St.Mark's拉钩），当中转为开放手术时，盆底的操作仍然非常复杂。直肠下1/3的视野受限以及不太理想的入路可能会导致一些错误操作，包括损伤周围结构（骶前血管、前列腺、阴道等）以及次优肿瘤手术，如撕裂直肠系膜或直肠系膜内切除。此外，当骨盆解剖不良时，可能很难到达直肠最远端。此外，经过肥厚的直肠系膜放置线性吻合器到盆底，然后在预定区域进行安全激发是非常具有挑战性的，可能导致多次激发或者在肿瘤上激发的次优结局。尽管如此，这是大多数结肠直肠外科医生在手术生涯里必须学习和经历的，随着时间的推移，直肠癌的肿瘤学结局会逐渐改善。

先前提出的第三个问题至关重要。中转为不同的手术方式确实需要对于新策略的信心，这只能靠经验来实现。决定从经腹微创手术转为taTME需要的不仅仅是对这项技术潜在优势的理论知识的了解，而是需要专业的 taTME 技术。正如几项研究所表明的那样，在复杂病例中从下向上解剖直肠是可行的 [9]。但不得不指出，高超的技术必须在事先培养。

第一次从微创手术到微创手术的熟练转换…以及从开放手术到微创手术？

从机器人手术到标准腹腔镜手术的转换已经在前面描述过了。尽管如此，这是很少进行的，因为腹腔镜手术很少能克服机器人器械辅助下所不能克服的问题。仅有少数的情况下会由机器人手术中转为腹腔镜手术，如机器人系统遇到技术问题或为了避免游离脾曲时的困难，通常发生在有计划的、两种技术结合的、机器人辅助的微创手术入路中。鉴于文献中的报道很少，这可能仅仅是一种轶事 [10]。

从腹腔镜 / 机器人经腹入路转为 taTME 似乎是 10% 直肠癌中转开腹手术的另一种选择 [6]。这给许多患者带来了合适的肿瘤治疗方案，他们虽然具有困难因素而不得不进行中转手术，但却并未丧失微创手术的机会。此外，对于因多种因素（如有多次手术史、无法维持气腹、骨盆入口受限等）而无法进行腹腔镜手术的病例，经肛进入盆腔也是一种可行的选择。所有这些患者都会从更好的视野和更好的下段直肠解剖中获益，并且相较于开放手术，taTME 还具有直视盆腔自主神经以及无须用力使用拉钩的优势。

taTME 技术优势在于解剖清晰、双荷包缝合以及单钉吻合。即使采用开放式切口进

行解剖，在直肠壁横断或双钉吻合（即远端直肠 / 肛管横断）时，仍可以采用经肛入路。在这些情况下，通过经肛平台（TAMIS 或 TEM）进行一个荷包缝合以及直肠切除术还是有价值的。同时，在吻合线断裂的情况下，进行 "taTME" 式的吻合术可能有助于外科医生克服这一障碍。这可能是笔者第一次以专业的、非理论的、实际的形式讨论从直肠开放手术中转为微创手术。

腹腔镜 / 机器人中转 taTME

在讨论从腹腔镜 / 机器人到经肛入路的转换时，应记住，进行 taTME 手术应事先计划好（作为一种潜在的替代方法），因为在直肠癌手术中，即兴发挥的空间很小。通过仔细阅读盆腔 MRI 影像资料和对患者进行准确的体格检查是将不当手术计划的风险降至最低的关键因素。结直肠外科医生应始终记住，taTME 不仅仅在技术角度是一项复杂的手术，它还需要额外的设备（以及手术人员的准备工作），这些设备不是常规在手术室中的，也无法马上获得。因此，为了降低患者的风险，同时给手术室的工作人员适当的安排时间，应该提倡主动先制性中转，而不是被动地改变想法。

经腹微创 TME 中转为 taTME 的原因通常是患者具备经肛入路的 "经典适应证"，即难以到达直肠远端 1/3 进行解剖、直肠壁交叉吻合和 / 或结肠肛门吻合术。对于被认为有较高中转风险的患者（肥胖男性，骨盆狭窄，直肠肿瘤体积大），外科医生应该有所准备。有证据表明，周密计划的经肛入路

手术可降低转为开放手术的风险，同时获得良好的肿瘤手术结局，降低环周切缘和远切缘的阳性率[11]。另一方面，由于女性骨盆异常狭窄或子宫体积特别巨大，也会导致解剖困难。极端情况下，直肠中上段不成比例的巨大肿瘤也可能阻碍下 1/3 的直肠系膜解剖。在这种情况下，可考虑中转成 taTME，利用经肛入路可明显获益，因而值得付出努力去进行中转手术。

因为中转手术病例往往比较复杂，因而建议采用双团队的方法；外科医生应该提前计划预备器械和资源以备中转 taTME 手术。在同步经肛和经腹入路的帮助下，在解剖、标本取出和吻合阶段都可以使大部分的困难部分简化和精确化。这有可能改善患者的短期和长期结果。虽然在这方面没有相关文献，但这些具有挑战性的病例能够采用灵活的腹盆联合入路，并汇集了两名结直肠外科专家经验，从而使患者在手术中获益似乎是合乎逻辑的。

TAMIS 中转 taTME

过去的 5 年里，局部切除技术已经取得了长足的进步，能够有效治疗直肠癌同时减少手术并发症影响。其中，经肛局部切除技术目前在每一位结直肠外科医生的职业生涯中扮演着越来越重要的角色。1983 年，Gerhard Buess 首次开发了经肛内镜显微手术（TEM），用于治疗高位直肠的良性肿瘤，几乎立即展现出优于早期直肠癌标准局部切除术的优势[12]。尽管有明显的优势点[13]，但由于学习曲线陡峭、器械成本较高和适用病例较少，该技术在外科界传播缓慢。近年来，外科学界对经肛内镜手术重新产生了兴趣。主要原因是对直肠癌自然病史的了解增加，适合保留器官手术的病例增多，以及经肛微创手术（TAMIS）技术的发展。在所有 TAMIS 潜在的适应证中，直肠的巨大管状腺瘤可能是从这类手术中获益最大的一个。这些病变很可能需要长期的、间断的内镜下黏膜切除，而 TAMIS 全层切除术仅用合理的时间在一次门诊手术中就能完成。TAMIS 既可以精确地切除肿瘤，又可以完成全层切除术，即使在最终病理诊断 T1 期腺癌的情况下，仍然可以达到潜在根治的目的。随着结直肠外科医生技术的不断提高，肿瘤的位置和范围对于手术的限制越来越小。虽然环周

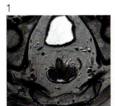 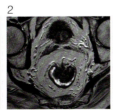 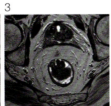 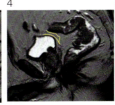 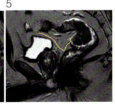

1 ~ 3. 盆腔磁共振横断位显示息肉基底部位于前壁

4. 盆腔磁共振矢状位显示基于放射图像的道格拉斯陷凹处腹膜反折

5. 盆腔磁共振矢状位显示基于外科手术的道格拉斯陷凹处腹膜反折

图 24.1　术前 MRI 显示直肠中段一个大肿瘤，放射科报告为 T1N0 的直肠肿块

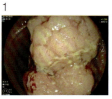
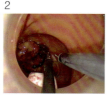
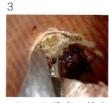
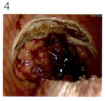
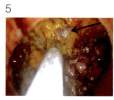

1. 内镜图像（术前肠镜）。两次活检证实为管状腺瘤

2.TAMSI 手术：病灶位于直肠中段，标记了切缘

3.TAMIS 手术：首先从直肠前壁开始全层解剖

4.TAMIS 手术：进一步扩大全层解剖的范围

5.TAMIS 手术：前壁无意中切开了道格拉斯陷凹（箭头所示处）

图 24.2　TAMIS 术中图像；从前方进入腹腔，即使是置入经腹的穿刺器并建立气腹，局部仍然无法安全解剖

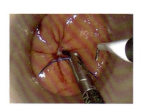
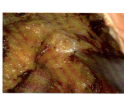
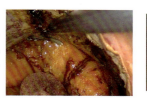
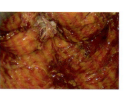

1. taTME 手术：病灶和穿孔处远端缝合荷包

2. taTME 手术：沿环周进行平面解剖

3. taTME 手术：与腹部手术组在前壁会师

4. taTME 手术：后方直肠系膜和臀部的展示。最终病理为 pT3N0，环周切缘阴性，壁外血管侵犯阴性

图 24.3　从不成功的 TAMIS 中转为 taTME 的术中图像。最终病理诊断为 T3N0 直肠中段腺癌，没有病理高危因素，环周切缘阴性

的肿瘤不再被认为是 TAMIS 的禁忌证，但病变位置在某种程度上仍然是禁忌。病变位置越高（特别是位于前方），全层局部切除的难度就越大。在手术过程中，道格拉斯陷凹（Douglas）的上方往往缺少气压张力，在解剖过程中进入腹腔的风险较高。而通常情况为维持气压，往往需要通过腹腔镜辅助阻断腹膜反折点。

其他选择包括在腔内完成切除和缺损闭合。在某些情况下，将 TAMIS 局部切除术中转为标准 TME 可能是明智的。为完成手术切除并缝合间隙，可将直肠气压安全地维持较长时间。如果最初的步骤就是切开，或者如果间隙太大，即使是在用 Veress 针或气腹平衡腹部压力之后也无法保持较长时间的直肠气压。如果发生这种情况，外科医生将选择 TME 手术，而经肛入路似乎是最合乎逻辑的解决办法。图 24.1 ~ 图 24.3 展示了 1 例位于直肠前部的大息肉（连续两次活检的管状腺瘤）。两位专业的放射科医生认为肿瘤位于盆腔内，肿瘤的整个延伸范围都低于腹膜反折点。但术中发现病变位于腹膜反射上方较远距离，尽管使用了高级的气腹装置，但在开始经肛切除术后气体很快进入腹腔，直肠气压立即消失。中转为 taTME 的优点包括：

· 能够在直接识别病变/间隙水平的同时进行荷包缝合。

· 由于从下方进入"处女"（意为未经干预的、完好的）直肠系膜平面，不受病变位置的干扰，因此有可能进行高质量的肿瘤手术。

· 有机会进行微创修复性手术，同时利用已经就位的经肛设备。

· 本例病变为 T3N0（0/23 淋巴结，周围切缘阴性，壁外血管侵犯阴性），尽管穿孔风险较高，但在同一手术中通过 taTME 以肿瘤根治方式毫不拖延地进行了切除。

结语

现代直肠癌治疗不能是一个即兴的尝试，需要事先计划和准备。尽管如此，任何结直肠外科医生都可能遇到需要中转手术的意外情况。综上所述，如果考虑转换成 taTME，应该主动先制性中转而不是被动反应性中转，特别是因为需要专门的设备。

中转的意义是从一种方法转换到另一种外科医生认为自己更专业或熟悉的方法。因此，中转为 taTME 需要专业外科医生。

最近发表的高质量研究表明，中转开腹率为 10%，从腹腔镜/机器人入路转换为经肛手术可能并不会少。这是笔者第一次可以可靠地从微创手术中转为微创手术，或者从开放手术中转为微创手术。

随着 TAMIS 手术适应证的增加以及试图突破界限来治疗直肠中段前位肿瘤，TAMIS 向 taTME 的转换也可能变得更多。在这些情况下，中转为 taTME 是一个迅速的、肿瘤学合理的治疗方法。

（高加勒，姚宏伟　译）

Masaaki Ito

引言

自从内镜手术问世以来，现代胃肠外科在手术方式方面已经发生了显著变化。内镜手术在直肠癌治疗中的引入，使得放大视野下进行良好的外科手术成为可能，特别是在狭窄盆腔的深层区域有了更好的可视化，这是开腹手术做不到的。因此，腹腔镜全直肠系膜切除术（TME）现已成为治疗直肠癌的标准化手术。但最近发表的一些来自世界各地的随机对照研究表明，与开腹手术相比，腹腔镜直肠癌手术在根治性切除直肠癌方面令人担忧[1-4]。这表明，腹腔镜手术是复杂的外科手术，需要良好的手术技巧。即使在腹腔镜辅助下获得了放大的视野，也不能否认在盆腔深部进行分离操作方面仍然存在局限。

在这种背景下，经肛全直肠系膜切除术（taTME）作为直肠癌的一种治疗方式应运而生[5-6]。传统上，TME 手术是从腹部开始，而 taTME 手术是从肛门反方向进行的，即自下而上的入路。虽然盆底是离腹部最远的区域，很难看到和解剖操作，taTME 入路的主要优势在于能够直接近距离观察该区域。

在临床实践中，这种手术有几个优点说明了它的潜在优势。具体来说，可以选择靠近肿瘤的深解剖层面，并可以看到应该保留完好的自主神经。因此，可以实现更好的根治性和直肠盆底功能的保留。直肠癌手术最初是在各种限制下实现的，被认为是"一种在最远端区域进行的外科手术"。然而，当从相反的方向接近时（就像 taTME 的情况一样），最远端的区域变成了最近端的区域。因此，taTME 是一种具有巨大前景的外科手术。本章回顾了实施 taTME 手术时腹部解剖的要点。

taTME 手术在腹部操作中的定位

taTME 手术关键部分的解剖，特别是远端和中段直肠系膜的切除，是从会阴侧入路进行的。腹部的分离操作通常从腹侧进行。taTME 可以通过两种方法实施，第一种是腹部组手术和会阴组手术同时进行；另一种是腹部组手术和会阴组手术依次进行。第一种方法腹部组和会阴组手术同时进行，因而会阴组完成了 TME 的大部分解剖。为此，腹部组必须处理的任务主要是从乙状结肠到结肠脾曲的血管结扎和系膜松解。

另一方面，在腹部组和会阴组依次进行的手术中，腹部的分离操作与平常操作略有不同，这取决于先进行腹腔内操作还是先进行会阴侧操作。表25.1 中总结了依次进行腹腔内操作为主和会阴侧操作为主的优缺点。

表 25.1 腹侧优先还是会阴侧优先？

	腹侧优先	会阴侧优先
手术视野	熟悉	需要时间适应
盆底解剖的困难程度	困难	相对简单
盆底腔镜器械的操作	部分受限	受限较少
外科解剖的理解	相对简单	偶尔困难
评估腹腔内肿瘤的侵犯程度	可能	不可能
无接触肿瘤分离	可能	困难
尿道损伤的风险	罕见	低位直肠有一定的风险
自主神经的保留	可能	血管神经束和盆腔脏神经保留得更好
解剖平面的选择	常规	可能取决于肿瘤的深度

腹腔镜下 TME 是一种常见的外科手术，

对腹侧解剖过程的解剖学理解没有明显的问题。但是，会阴侧解剖操作的解剖学理解比较困难，因此需要术者具备一定的经验和熟悉程度。taTME 手术时，各医疗小组必须决定是采用同时进行还是依次进行手术的方式，如果是依次进行手术，应考虑先进行腹部手术还是会阴手术。这样的选择必须根据手术团队的经验和对会阴侧解剖操作技术的熟悉程度来决定。如果不熟悉会阴部的解剖行 taTME 手术时，建议采用单团队或双团队的协作式手术方式，即手术的腹部部分优先。

从腹腔入路行 TME 手术的关键问题

了解直肠周围筋膜结构

清楚地了解直肠周围筋膜结构对于从会阴侧入路进行手术是必要的，甚至在从腹部进行 TME 手术时也是必要的。直肠系膜被膜即覆盖直肠和周围脂肪的薄筋膜层，是实施 TME 时最重要的标志。直肠系膜被一层腹下神经前筋膜包围。保留这一层可以保留腹下神经、盆腔自主神经丛和成对的神经血管束。

图 25.1 直肠周围筋膜

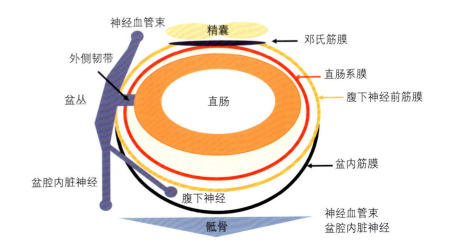

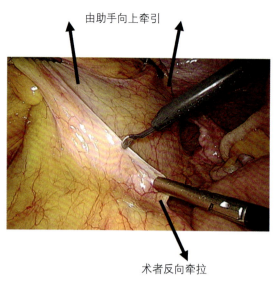

由助手向上牵引

术者反向牵拉

图 25.2 充分暴露后进入直肠后间隙

腹下神经前筋膜到达直肠前壁，在那里过渡到邓氏筋膜。盆内筋膜位于腹下神经外侧，位于直肠后壁，覆盖骶骨前平面的血管。进行直肠周围解剖时，对这些筋膜层的解剖学认识变得至关重要（图 25.1）。

当从腹侧进行 TME 手术时，从骶骨岬角进入直肠后间隙，以准确识别直肠系膜。在该区域，直肠系膜与腹下神经前筋膜之间存在潜在间隙，便于辨认直肠系膜。作为一种扩大视野的技术，乙状结肠附近用两把钳抓住并向上缩回，远离骨盆。通过这样做，乙状结肠的肠系膜被拉到前腹壁的腹膜表面。

图 25.3 直肠系膜的识别

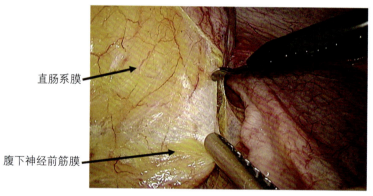

直肠系膜

腹下神经前筋膜

图 25.4 直肠前侧覆盖直肠的邓氏筋膜的识别

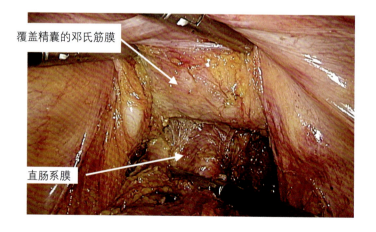

覆盖精囊的邓氏筋膜

直肠系膜

在距乙状结肠系膜根部约 1cm 处向上切开肠系膜，然后向左和向右切开，进入直肠后间隙平面（图 25.2）。通过从骶骨岬角向背侧（在骶骨的 S2/3 水平）拉动腹下神经前筋膜，可以更容易地辨认出筋膜和直肠系膜之间的平面，这是一层厚厚的黄色薄膜（图 25.3）。如果直肠系膜不能绝对准确地识别，就不能保证正确的 TME 解剖层面。

TME 的基本概念是在手术中识别直肠系膜，然后沿该筋膜进行解剖。对于早期病变，如 T1 和 T2 直肠癌，在传统的 TME 解剖平面上进行根治性切除是可能的。但对于 T3 和 T4 直肠癌病变，为了确保足够的环周切缘（CRM），有时有必要选择一个范围更大的解剖层面。在这些病例中，有意识地选择比直肠系膜更外侧的腹下神经前筋膜作为解

剖层面。腹下神经前筋膜是位于外侧的腹下神经和盆丛以及位于前方的邓氏筋膜的一系列膜结构。对于常规的 TME 解剖平面，邓氏筋膜被认为是覆盖精囊的筋膜（图 25.4）。同时，如果选择的解剖平面比常规 TME 分离层深一层，则邓氏筋膜在前壁成为分离层，而在直肠外侧是腹下神经前筋膜成为选择切除的分离层。如果把邓氏筋膜和直肠一起切除，对于男性来说，暴露精囊的那一层是进行解剖的地方（图 25.5）。然而，对于女性来说，相同的筋膜通常很薄，可能无法准确

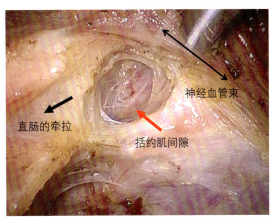

图 25.7　神经血管束后括约肌间隙的识别

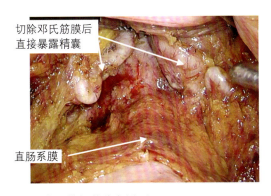

图 25.5　直肠前侧外分离层面

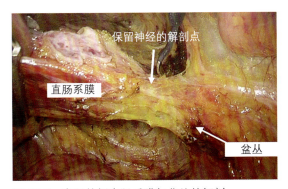

图 25.6　直肠外侧直肠系膜与盆丛的解剖

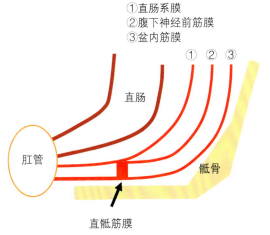

图 25.8　直肠后侧筋膜

识别。当解剖发生在切除部位附近的包括腹下神经、神经血管束（NVB）和盆丛的层面时，必须注意避免损伤这些结构，因为手术后可能会导致泌尿和性功能障碍。

然而，在直肠的外侧，通过向内牵拉直肠系膜，在腹下神经和盆丛之间获得一个足够的平面，并从最高点切断，可以保留神经（图25.6）。如果在肛管附近（TME的终点）原封不动地继续TME手术，则在NVB后面识别括约肌间隙（ISR），并开始解剖ISR（图25.7）。

如果从肛门侧行taTME手术，直肠后壁的解剖主要有两种选择：腹侧或盆内筋膜后侧解剖平面（图25.7）。在taTME中，由于在S2-3骶椎附近存在直骶韧带并有多个筋膜层融合，因此有必要分离该韧带。在这一区域，如果解剖是直线进行的，没有向L形骶骨曲线的顶端改变，则需要谨慎，以避免损伤位于骶骨前表面的血管。骶骨直肠韧带切除后，解剖层面的方向向上移动，这符合骶骨形状的解剖层面。相反，典型的从腹部入路的直肠周围的解剖分离包括直肠系膜和腹下神经前筋膜之间的层面的解剖。与taTME一样，有必要切除S2-3椎体区域的骶骨直肠韧带。

图25.8所示为会阴侧手术，解剖平面位于盆腔内筋膜后面，适用于T3期直肠后壁病变。在同时进行组的taTME手术中，从腹部到会阴的解剖平面有时会出现这样的差异。

神经血管束（NVB）解剖中的注意事项

在从腹侧入路的TME手术中，直肠前外侧区域的分离过程尤其具有挑战性。直肠的前外侧区域非常靠近NVB，很容易引发出血。此外，如果外科医生选择的解剖平面稍偏外，则可能发生自主神经损伤。笔者经常遇到由于这种损伤而发生的排尿功能障碍和性功能障碍的病例。

在骨盆狭窄的男性中，NVB附近的解剖操作可能很困难，因为钳子的操作受到限制。在肿瘤位于前外侧且肿瘤浸润深度≥T3的情况下，必须选择同时切除一部分NVB的解剖平面。然而，即使直肠癌是T1或T2，由于骨盆的限制，这一区域的解剖操作并不总是容易的。最近认识到的taTME手术的一个重要优点是从会阴侧对NVB有良好的可见性。在taTME中，NVB被视为具有一定长度的束状结构。因此，在NVB上方进行解剖不会导致神经损伤（图25.9）。在笔者的经验中，即使在taTME中保留神经的患者排尿功能障碍的发生率也较低。因此，当从会阴而不是腹部进行taTME时，可以在NVB视野良好的情况下进行选择性的解剖。如图25.10所示，当从腹部进行TME时，有可能损伤位于NVB中央侧的神经。在taTME中，很有可能在外围（即在过于外侧的平面上）进行解剖。因此，即使从保留神经的角度来看，在TME中进行解剖操作之前，最好是先具有一定程度的熟练度。因而，当感觉经腹入路行TME，在NVB区域进行解剖遇到困难，最好在该区域选择一个与会阴（taTME）技术配合使用的解剖层面，以优化正确的手术平面和随后的患者预后。

充分保证结肠血供的关键因素

在实施 taTME 时，无论是以同时进行还是依次进行的方式手术，腹部组的团队都负责肠系膜下动脉（IMA）血管的分离结扎和结肠系膜的松解。腹部手术的重要问题是保证充分的结肠血供和足够长的游离结肠长度，确保结直肠吻合后吻合口无张力。

在低位直肠前切除术（LAR）后吻合口位置较高的情况下，左结肠动脉（LCA）的分支部位可以在相对较低的位置结扎保留。然而，如果预计吻合口位于肛管附近的低位吻合口，腹部组必须进行脾曲的游离，以确保足够的长度，同时小心地保留供养结肠血供的边缘弓。为此，必须做 3 件事：①在 IMA 根部进行高位结扎；②完全松解脾曲；③在胰腺下缘分离肠系膜下静脉（IMV）。通过完成这些步骤，可以获得足够的游离结肠，并且结肠血供良好。其他步骤包括松解降结肠和乙状结肠系膜，分离 Toldt 白线，以及在选定的近端肠管位置进行边缘动脉的

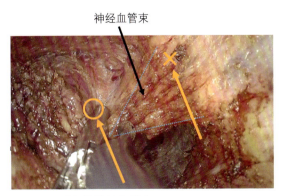

图 25.9　下方的神经血管束

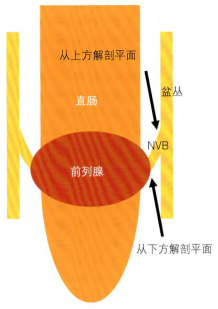

图 25.10　上下解剖平面的区别

体内分离。后者尤其重要，尤其是在经肛取出标本之前，血管（特别是边缘动脉）在这一过程中容易发生撕裂。

特别值得一提的是，通过吲哚菁绿（ICG）荧光成像来评估手术过程中的血供已经成为可能。因此，通过术中利用 ICG 进行实时灌注血管成像，可以降低因结肠血供不足导致的风险——如 Sudeck 点的存在，该点是乙状结肠中易患缺血性结肠炎的吻合口。

taTME 同时进行组手术中腹部组手术解剖应注意的问题

同时进行组的腹部组手术解剖有几点必须谨慎。在 taTME 中，需要维持盆腔内的腹部气压。因此，在手术的早期阶段，腹部手术和会阴手术的解剖层最好不要相通。特别是会合点通常是腹膜反折处。因此，在上下两组同时进行的腹部解剖中，在两组都准备

好会合之前，最好不要解剖位于直肠前壁的腹膜反折。同样，在解剖直肠后壁时，最好不要将分离面连接在腹腔和会阴间隙之间，而要紧靠骶骨直肠韧带。一旦腹部和会阴两侧相通，会阴侧和腹侧的腹部气压必须相同，否则会影响后续的腹部手术。

在所有解剖完成后，直肠肿瘤（与直肠和直肠系膜一起）被切除和取出。取出可以通过两种不同的途径——经腹或经肛。每条路线都有自己的优势和劣势。对于肿瘤体积相对较小且肠系膜不太大的患者，经肛取出标本是一个合理的选择。然而，当肿瘤体积较大或由于内脏肥胖导致肠系膜肥大时，存在损伤肠系膜血管和肠系膜本身撕裂的风险，在这种情况下，经腹途径是首选的。经腹取出的另一个优点是，外科医生可以检查边缘弓血管是否良好。特别是对于 ISR 和低位吻合的病例，必须充分游离结肠，以保持足够的结肠长度和良好的血供。

总结

与传统的 TME 手术相反，taTME 是一种从会阴侧进行的外科手术。与传统的 TME 相比，该技术显示了许多优点，特别是在治疗男性骨盆狭窄和内脏肥胖症患者方面。在选择得当的患者中，它在切除质量和患者预后方面可能优于 TME。

在本章中，重点介绍了与腹部解剖有关的要点。taTME 的腹部部分对于确保 taTME 手术的安全和正确进行至关重要。腹部组和会阴组同时进行的协调性很重要，对直肠周围膜结构的解剖学认识也是必要的。

（宋章法　译）

禅与荷包缝合艺术

Andrew R. L. Stevenson

引言

每一个外科操作过程都像是一个故事，有开始、过程和结局。虽然手术的每一部分都要求外科医生细心注意，但对于 taTME 手术，最重要的或许是开始阶段——荷包缝合。手术间隙的创造和完美的荷包缝合是随后手术成功的前提。本章节的编写主要是基于笔者个人和全球各同行专家的工作经验。对于新手来说，这个操作过程往往是非常费时的，因为新手总是需要多次尝试来达到完成密闭荷包的目的。

自 20 世纪 70 年代开始，笔者在各种研讨会上都能听到 Robert M. Pirsing 编写的这本广受欢迎的书——《禅与摩托车维修艺术》。这本书已经成为现代哲学的经典书籍。在这本书中，作者通过自身对质量和价值要求的变化探讨了"质量"的意义和理念。这跟外科医生要求用一种有效的、可重复的方式来完成一个完美的荷包缝合是一样的。花时间放慢节奏，反思并让你自己全神贯注于任务，这是一种流畅的状态，即著名心理学家 Mihaly Csikszentmihalyi 提出的一种精神高度集中的状态。

一个完美的荷包缝合既是许多 taTME 手术的起点，也是其终点。在本章节中，笔者将为外科医生提供自己追求质量和完美 taTME 手术的相关知识和实用的小技巧。

准备工作

荷包缝合一般有两种方法，主要取决于肿瘤距离肛缘或肛管直肠交界处的距离。荷包线可以通过使用撑开器直视下经肛放置，或者选择经肛内镜平台在内镜视角下放置。

大多数外科医生更熟悉经肛放置荷包线的技术，这可能是因为缝荷包线技术是由施行吻合器痔切除术或类似的手术发展而来的。与任何手术的所有步骤一样，关键在于适当的牵拉、暴露和光照度。牵拉可从远端肛管的外翻开始，可使用缝合线或专用的拉钩，如 Lone Star 盘状拉钩（Cooper Surgical, Incl）。然后，可以使用各种直肠镜来显示肿瘤的下缘。如果病灶在肛管直肠交界处以上，可以将手术平台直肠镜置入以便手术野暴露。然而，对于离肛管直肠交界处较近或肛管上端的肿瘤，只需在手术平台和内镜置入前通过使用直肠镜来缝荷包线。外科医生的头灯或自带光源的直肠镜可提供最好的光照度。由于这些复杂手术所需的所有设备挤满了手术室，所以如果可能的话，电池供能的头灯将会非常有帮助。通过直肠镜使用长持针器和镊子使进入远端直肠更为便利。

对于直肠上段肿瘤，进行 taTME 时，通过内镜平台放置荷包线是更为合适的。缝荷包线需要质量好的腹腔镜持针器。首选 26mm、1/2 圆的缝针，1-0 的 Prolene 缝线。在缝合或 TME 分离过程中，这种缝线不容易断。更小直径的缝针不仅更容易在一个小的空间里使用，且单次缝合不易缝到过多的组织。

如果经腹和经会阴手术是由两组医生同时进行的，那么一个良好的路径和适当的人体工程学对会阴组医生实施完美的荷包缝合至关重要。经腹组医生同样需要领会这个手术步骤的重要性，同时允许调整患者的体位和高度以方便经会阴组医生进行手术操作。尽管笔者优先选择站立位（肘部稍微伸展，助理相机架立在或坐在旁边一个舒适的位置）进行 taTME 手术，笔者依然经常坐着进行荷包缝合，只在需要的时候升高手术台，使其头朝下倾斜，就可获得完美的手术路径。

荷包缝合的原则

通常荷包缝合位置应距离肿瘤下缘 1cm，直肠切开位置应位于荷包缝合远端 1cm 处，这样直肠切开的位置就在距离肿瘤下缘 2cm 处。根据肿瘤位置的高低及其相对于肛门直肠交界处的位置，在肿瘤下方放置荷包线的距离可能略大于或小于 2cm。理想的状态是，当将缝合好的荷包线收紧并打结后，形成的褶皱应呈辐射状从中心向外周延伸（图 26.1）。

完美的荷包缝合是通过保证放置相同的缝针和采取等针距的径向缝合。通常是 8 ~ 12 针，这取决于直肠的周径。缝合线的间距要均匀，不能过大，也不能过小，要"恰到好处"。缝针应该在距离上一针位置几毫米的地方进针。当荷包线收紧和固定，最终将使直肠壁翻转，进而为直肠切开提供一个良好的平面。至关重要的是，荷包缝合有效确保了防止肠内容物和可能脱落的恶性肿瘤细胞进入术野。无论是通过直肠镜还是经所选平台的内镜"开放"进行荷包缝合，都建议在直肠内保留少量缝线。这将有助于防止打结或过度缝合影响术野清晰度或无意中形成结。

荷包缝合起始点的最佳位置没有硬性和严格的规定（笔者通常在 3 点钟方向开始），但是，在可见到的肿瘤远端开始荷包缝合通常是非常有效的，这能确保正确的缝合高度。

常见误区

1. 螺旋样缝合——在新手外科医生中，在距离肛缘不同的高度水平缝荷包并不少见。这是典型的在前壁方向走得太近，并经常在后壁方向走得太远，因而产生了一个螺旋形或偏离中心位置的荷包，进而使直肠切开变得困难，同时可能使得剩余的直肠肠管长度不够。为了避免这种常见的错误，外科医生需要非常注意地将每根缝线缝在距离肛缘或肛肠交界处等距离处。

2. 玫瑰花瓣样缝合（图 26.2）——这是进行荷包缝合时最可怕的误区之一。这是由于

图 26.1 完美的荷包

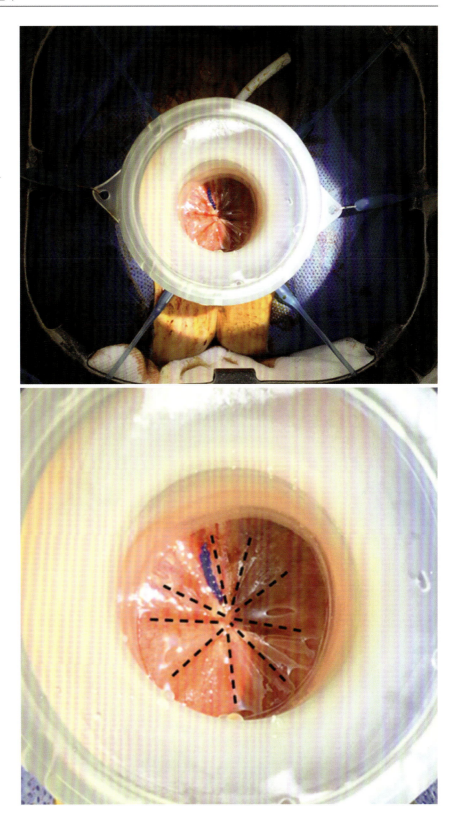

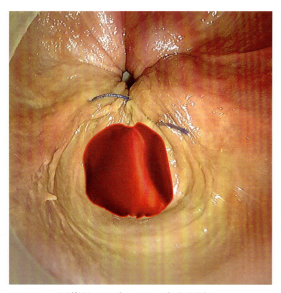

图 26.2　图像的左上角可见"玫瑰花瓣"

缝针缝了太多的肠周组织，简单点说就是一针缝太多组织了。当缝合收紧时，其呈现出来有明显的节段，缺乏对称的放射状褶皱。当气腹开始建立，这将变得更加明显。实际上，如果气腹持续存在，直肠黏膜和直肠壁的间隙将很可能变得明显，这可能导致荷包缝合的失败，届时肠内容物或黏液很可能会流到手术野，这是灾难性的。更重要的是，气体还使整个结肠膨胀，导致腹腔镜手术部分非常困难。

3. 过度缝合——与玫瑰花瓣样缝合相反的是外科医生用他们的缝针在直肠周围反复地进进出出，使得组织边缘很难集中到一起。这可能造成打结困难，并再次导致荷包中央存在空隙。

4. 缝合过深（图 26.3）——荷包缝合的每一次缝针的理想深度应该是通过黏膜层，至少是缝到直肠壁的环状肌层。然而，一些外科医生可能对他们初次尝试的荷包缝合的效果不满意，为了安全封闭肠腔，他们

选择在直肠壁的每一针都缝得非常深。缝合较深会有损伤邻近组织的危险，如盆腔肌肉、阴道或前列腺。虽然这样的荷包缝合看起来很安全，但是一旦切开就会产生问题，导致外科医生在错误的手术平面继续进行手术或损伤邻近组织。

5. 打死结（图 26.4）——你已经完美地缝好了荷包！所有的针脚都缝在了合适的、同等的高度（距离肛缘或直肠肛管交界处）、同等的缝合深度、完美的间隔距离。但是，荷包缝合尚未结束。笔者经常在各种研讨会上看到，那些富有激情的外科医生急于开始 taTME 手术解剖，会在此时迅速打几个结，并且经常在还没有把直肠边缘收到一起的时候打第二个结。对外科医生来说，这一阶段集中注意力非常重要，没必要让他们手一直握着持针器或镊子。如果用一根线来打紧荷包，第二个结也应该在打在相同的方向，以便让外科医生"收紧"结并把荷包线拉在一起。如果第二个结打的方向与第一个相反，通常导致第二个结出现问题。当你要进行一个位置完美的荷包缝合打结时，你就需要回到精神高度集中状态，发现你的"禅"。

6. 切缘过低——可以把荷包放在多低的位置呢？有时会特别低，尤其是体型较大的患者或者肛管较长的患者。这是使用直肠镜缝荷包时一个很常见的问题，因为距离肛缘的高度会受收缩和暴露的限制。这可能导致不必要的低位吻合，可能需要手工进行结肠肛管吻合术，进而导致潜在的、更差的肠道功能。如果直视下和直肠镜下放置荷包线的路径受到限制，推荐采用充气

图 26.3 缝合过深——缝合无意中缝到了深部组织，随后的解剖错误地进入了更深的层面

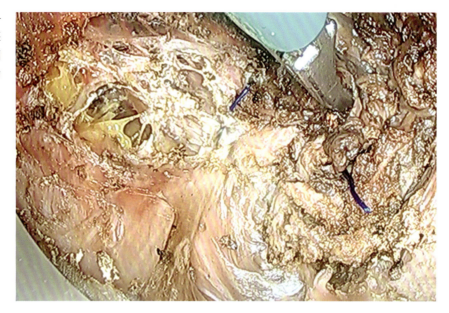

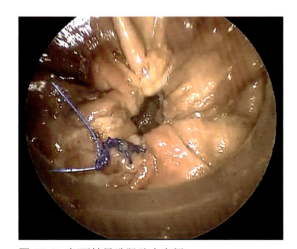

图 26.4 打死结导致肠腔未密闭

式经肛平台（如 TAMIS 平台）在内镜引导下行放置荷包线，以期减少不必要的低位直肠切开和吻合术带来的风险。

特别注意事项

虽然大多数的荷包线会放在"最佳位置"（距离肛缘 5 ～ 6cm 的位置），但是有时需要非常低或更高。对于进行括约肌间剥离的极低位的肿瘤，只有在括约肌间剥离开始后才可能进行荷包缝合。在这种情况下，可利用 Lone Star 盘状拉钩来显露和剥离，从肛管中部开始，一直延伸到括约肌间隙。当张力高的直肠肠腔解除张力，荷包缝合才可能得以进行。对于这些位置非常低位的肿瘤，如果在括约肌间剥离前放置荷包线，或在远端直肠进行"8"字缝合，一旦括约肌间剥离使其张力消失，荷包线则可以放置更远。

当荷包线缝在"最佳位置"以上，外科医生很难用手去打结固定。在这种情况下，需要经内镜下收紧荷包线并打结。这很具有挑战性，尤其是对于对内镜下打结不太熟悉的外科医生来说。内镜下打结可以使用内镜下推结器。另外，提前做好的线结环方便荷包线的收紧。当线长度为距离针 12 ～ 15cm 时，这很容易做到。为使外科医生更容易完成荷包线打结，线尾长度最好在 3cm。

当荷包线打结完毕，荷包缝合的末端通常在初次直肠切除和分离时牵拉用。通过在

荷包线尾部打很多个结（15 ～ 20 个）可提升它的牵拉作用。这就为外科医生提供了一个"手柄"，并在进行手术下一步（直肠切除）时起牵拉、收缩作用。

当外科医生认为完美收紧的荷包已经彻底封闭了直肠管腔，就应该进行直肠切除术。肠腔是否完全封闭，可以在直肠充气开始时，通过使用抓取器或吸引装置从中间探查进行检测。如果荷包紧而完整，没有形成"玫瑰花瓣"，那么外科医生可以用细胞杀菌溶液灌洗直肠，并非常有信心地进行直肠分开和分离。在解剖过程中，如果荷包线在任何步骤出现问题，无论是由于技术故障、缝线的意外切断，还是对标本的过度挤压，外科医生都需要有一定的能力来补救这种情况。这也可能再次涉及在更远处缝合荷包或内镜下"8"字缝合。还有其他可能的解决办法，包括使用圈套器 Ligature（Ethicon,Somerville, NJ, USA）) 将标本置于远端已经分离的直肠周围，然后进行反复灌洗，或将标本拉下至肛管，在直视下缝合。

远端荷包缝合

对于大多数接受消化道重建手术的患者，圆形吻合技术被广泛使用。与封闭直肠远端的双吻合器技术不同的是，taTME 手术将有一个开放的直肠远端残端。这将需要在更低的位置放置固定在圆形吻合器中心的吻合钉。虽然这将在关于吻合技术的章节中提到，但会阴组外科医生需要再次密切注意荷包线的结构。通常是在直视下使用手持式直肠镜来实现的，但如果直肠切开已经达到较高的水平，偶尔也需要通过内镜来实现。1–0 的 Prolene 线或同等粗细规格的丝线也可用于远端荷包缝合，且同样在 3 点钟的位置开始进行。荷包缝合是从管腔到直肠壁反复进行缝合。使用从直肠壁外进入管腔的"回旋镖"缝合技术可能有用。"回旋镖"是指持针器夹住缝针，从后朝向外科医生手的方向缝合。这将确保组织的全层缝合，并用吻合钉在完整的"甜甜圈"上进行吻合。当在圆形吻合器吻合钉周围尝试进行这个远端荷包缝合时，将再次需要集中的注意力或者保持流畅的思维。在这个手术中第 3 次需要荷包缝合是为了在近端结肠管放置吻合器砧。

这个手术的每一个步骤都同等重要。后续的每一个步骤都建立在前一个步骤成功之上。在 taTME 手术中，完美的荷包缝合是完成高质量 TME 手术的基础，且有助于保证远端切缘阴性。对于外科医生来说，明白荷包缝合的重要性，并集中所有注意力——呼吸、放松，享受那个特殊的禅意时刻，放慢脚步——以确保达到完美荷包缝合的目标。

（罗军，朱玉萍　译）

F. Borja de Lacy, María Clara Arroyave,
Antonio M. Lacy

术前准备

建议术前应由肠造口治疗师、专科护士或外科医生进行评估并定位造口，以避免术后造口相关并发症发生。手术前一天患者需进行机械肠道准备并口服抗生素。临床证据表明，手术切皮前 1h 予静脉注射抗生素预防性抗需氧菌与厌氧菌感染，可有效减少手术部位感染[1]。

为防止深静脉血栓和肺栓塞发生，建议患者从麻醉诱导开始直至术后恢复自主活动期间，持续穿着逐段加压弹力袜。在麻醉期间，药物的深度肌松作用有利于直肠扩张及气腹的建立，手术须留置导尿管。术前应用生理盐水和细菌杀灭剂（如聚维酮碘）彻底冲洗直肠，以清除可能干扰经肛操作术野或导致术后感染的粪便残余。

经肛手术团队需要常规的腹腔镜器械。若条件允许，建议使用头端可弯曲的 3D 镜头以及可持续排烟的充气装置，因其具有更好的景深效果、更精确的手 – 眼配合以及稳定的气腹条件。对于腹部手术团队，需要另一套完整的腹腔镜器械和装置。

"单" vs "双"

taTME 可以由单组团队续贯完成或由两组团队同时完成。推荐由两组团队同时开展手术，可以为手术提供更好的牵拉与对抗，并从两个视角清晰的呈现手术平面，缩短手术时间。两个团队之间的协作配合是 taTME 的一大特色。如果只有单组团队，推荐从腹部开始手术并在即将切开腹膜反折之前停止操作，然后转向经肛手术进行解剖。上述操作顺序可以防止腹膜后气肿的发生，否则将引起腹膜后空间变形，增加手术难度。在后续章节中将对单组团队 taTME 手术进行更详细的描述。

关于完全经自然腔道的 taTME 手术，目前仅有部分个案或者小样本的病例报道，且该术式只能作为临床研究在高度专业化的临床中心实施[2-4]。

患者体位

患者应置于改良截石位（Lloyd–Davies 体位）并配备可调节的活动腿架，防止术区污染。当术中需要调整体位时，手术台必须可以做到大角度的垂头仰卧位（图 27.1）。

当进行经肛手术操作时，主刀与助手需处于患者两腿之间，洗手护士在患者尾端左侧。当进行腹部操作时，主刀与二助、洗手护士需位于患者右侧，一助位于患者左侧偏头端（图 27.2）。

腹部手术入路

腹部手术入路将在后续专门介绍该主题的章节中描述。

腹部手术初始需要 12 ~ 15 mmHg 的气腹压力，于脐上置入 10mm 套管用于放置光学镜头。直视下将 12mm 的套管经右髂窝置入腹腔，同时在左右腹侧各置入 1 个 5mm 的套管。将乙状结肠远端夹闭后，经肛荷包缝合，可以防止结肠充气扩张。当肿瘤远端的荷包缝合完成且确定气密性良好后，上下两组团队可以同时开始手术。

推荐采用中间 – 外侧入路行肿瘤切除术。于距离主动脉发出点 1cm 处分离肠系膜下动

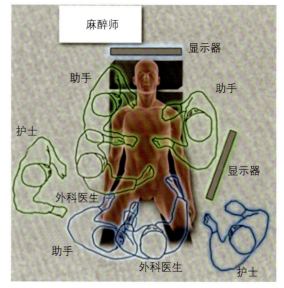

图 27.2　腹部与经肛手术组共同合作

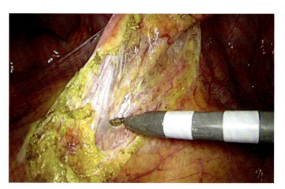

图 27.3　裸化肠系膜下动脉根部

脉，同时按照肿瘤根治手术原则切除系膜并清扫血管旁淋巴结（图 27.3）。显露腹膜后平面并辨认左侧输尿管后，使用血管闭合器、血管吻合器或常规血管夹结扎动脉。术中可见肠系膜下静脉在胰腺下缘的后外侧位置，采用上述方法予以结扎。沿 Toldt 筋膜分离融合平面，向上游离降结肠，必要时可以考虑松解脾曲。

沿着后方的无血管平面向尾侧开始游离直肠及其系膜。继续直肠环周分离操作（在男性患者中需保留邓氏筋膜），直至与经肛

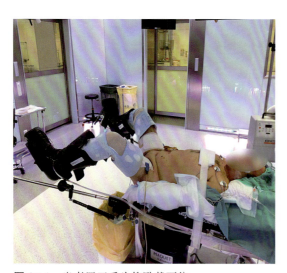

图 27.1　患者置于垂头仰卧截石位

组会师。

经肛入路

逆向 TME 手术

齿状线以上 2cm 的中低位肿瘤

在肛门指检及肠腔灌洗之后，置入肛门拉钩（Lonestar, Cooper Surgical, Trumbull, CT, USA）覆盖肛门，暴露齿状线，然后引入内镜平台并将其固定于会阴部皮肤。

本中心使用的是 TAMIS 接入设备（GelPOINT Path Transanal Access Platform, Applied Medical, Rancho Santa Margarita, CA, USA）。将 3 个套管插入 TAMIS 接入设备的硅胶帽中，呈倒三角状，并将摄像头置于 6 点钟位置。当需要行后方的直肠系膜分离时，镜头可换至 TAMIS 接入设备的侧孔。腹部手术组钳夹乙状结肠远端，协助完成直肠内充气。随后使用标准的腹腔镜器械开始经肛手术。如前所述，钳夹闭合乙状结肠远端可以

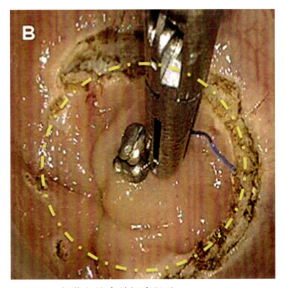

图 27.4　行荷包缝合关闭直肠腔

最大限度地减少结肠充气扩张的发生。

借助于 taTME 技术，在直视下更容易确定肿瘤的远端切缘。使用 26mm 缝针及 0 号 PDS 线于肿瘤远端行荷包缝合（在直肠同一水平均匀进针）关闭直肠腔（图 27.4）。紧密的荷包缝合可以有效防止粪便溢出及肿瘤细胞脱落，降低盆腔感染及局部肿瘤复发的风险。

使用聚维酮碘冲洗闭合的直肠残端后，于荷包缝合处远端使用单极电凝环形切开直肠（图 27.5），气腹压力建议设置为 ≤ 15mmHg。

推荐首先于 12 点钟方向切开直肠前壁，随后沿逆时针方向延伸。全层切开肠壁直至到达无血管的"神圣平面"，紧邻 Heald 教授所述的 TME 平面[5]。taTME 并不是一个简单的手术，找到正确的平面是手术的难点。然而，一旦正确识别解剖平面，借助于气体压力的加持以及手术操作区域的直线视野，该技术能够实现在 Denonvilliers 筋膜和 Waldeyer 筋膜内更加自然的分离操作，有效减少术中并发症的发生，如为了保持直肠系膜"信封套"的完整而导致的出血、自主神经损伤等。

向头侧的分离操作由电凝钩和双极抓钳

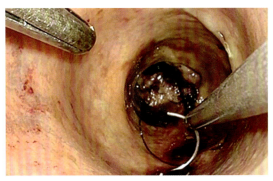

图 27.5　环形切开直肠

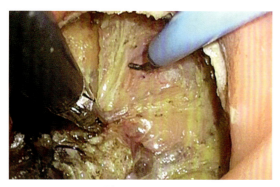

图 27.6　经肛沿"神圣平面"自下而上进行解剖

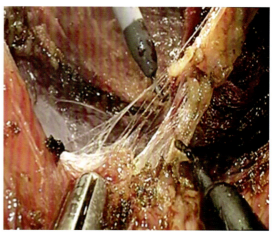

图 27.7　"会师"：两个手术层面打通并同时进行操作

完成（图 27.6）。笔者首先行直肠环周切开，以保持"信封套"的完整性，因此种操作平台（使用 TAMIS 设备进气）保证了持续的气压辅助的分离操作，能有效地定位直肠系膜最深部的正确平面，手术过程中总是能更加容易地找到前壁和后壁的 TME 操作平面。如若分离两侧边界存在困难，可以考虑将前后分离平面打通，以此作为指引。与经腹的 TME 手术相比，经肛操作将会增加侧盆壁损伤的风险。更加高清的腔镜视野可以帮助外科医生更好地辨认正确的侧边平面，防止 taTME 术中因气体张力辅助下的分离操作误入内骨盆筋膜的错误平面。当到达腹膜反折时，切开前壁组织即可进入腹膜腔。这一步操作可以留到最后，便于维持稳定的盆腔内气腹压力。当两组手术人员在腹膜反折处前壁"会师"后，即可开始同步操作，直至直肠、乙状结肠被完全游离（图 27.7）。

齿状线以上 2 ~ 3cm 的低位肿瘤

TAMIS 接入设备的管道平均长度将近 4.5cm，当肿瘤位置过低时将限制其置入，此时则需要传统的开放手术器械行经括约肌间切开（图 27.8）。Rullier 等[6]建议对毗邻肛管的肿瘤（距肛直肠环 <1cm）行部分内括约肌切除术（ISR）。对肛管内且未侵犯肛门外括约肌的肿瘤实施完全 ISR。需要谨记的是，部分或者完全的 ISR 手术将会显著影响术后的肛门功能。

当有足够的组织量时，建议立即行荷包缝合关闭直肠腔，防止粪便或肿瘤细胞溢出。此后再将内镜平台设备置入肛门内，并使用腹腔镜操作设备行经肛手术操作（如上所述）。

腹会阴联合切除术

这个话题将在专题章节中更详尽地讨论，在此仅做简述。当肿瘤侵犯外括约肌或预估术后肛门功能将严重受损时，需行腹会阴联合切除术。腹部手术采取标准的腹腔镜手术方法。而在会阴部手术操作时，首先使用单股缝线做荷包缝合关闭肛门，留下部分缝线作牵拉。距离闭合的肛门约 2cm 处沿肛周皮肤做环形切口，前方沿肛周疏松间隙以及肛

管 – 尿道 / 肛管 – 阴道间隙行分离操作，后方切割延伸至尾骨远端，两侧切开坐骨直肠窝脂肪组织。当使用 taTME 技术行腹会阴联合切除术时，需从后方切开并寻找骶骨前平面。当确认进入正确平面后，笔者习惯使用 TAMIS 技术及 GelPOINT 微型改良接入平台（Applied Medical, Rancho Santa Margarita, CA, USA）。3 个套管呈倒三角形排布，经肛解剖操作如上所述（图 27.9）。

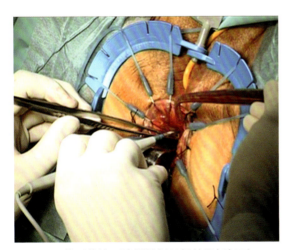

图 27.8　使用传统开放器械行经括约肌间切开

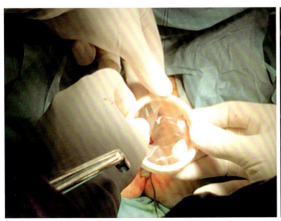

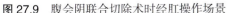

图 27.9　腹会阴联合切除术时经肛操作场景

部分直肠系膜切除术

外科医生接纳 taTME 手术的主要原因是其在处理中低位直肠肿瘤时体现出的优势。但在本中心，只要有充足的操作经验，taTME 同样适用于高位直肠病变手术，能缩短手术时长、降低中转开腹率，使患者获益。研究证实，对于上段直肠肿瘤而言，距离肿瘤下缘 5cm 的直肠系膜内仍可发现残留的肿瘤细胞[7]。因此，当实施部分直肠系膜切除术时，直肠系膜切除范围需距离肿瘤下缘至少 5cm。荷包缝合关闭直肠腔后，直肠及其系膜均被切开直至到达正确的 TME 平面。在直肠系膜内分离操作时会增加出血的风险，此时可使用血管闭合装置控制出血，尽管这会额外增加手术费用。使用 taTME 技术行部分直肠系膜切除术具有一定的挑战性，仅推荐经验丰富的外科医生实施。

关键解剖标记

经肛手术入路时，即便对于经验丰富的结直肠外科医生，盆腔的解剖结构仍然是十

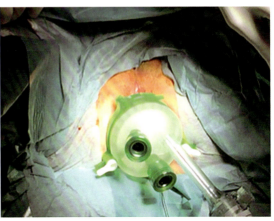

分新奇及陌生的。taTME 存在诸多潜在的隐患，导致解剖分离操作更加困难以及增加术中、术后并发症的发生率。因此，尽早发现错误并回到正确的操作平面是十分重要的[8-10]。

对于男性患者，直肠前方的前列腺及精囊腺可能会受损。对于女性患者，可能发生阴道穿孔，虽然能够在术中被安全修补。最令人害怕的并发症是输尿管损伤，特别是过度的侧方解剖会导致前列腺移位，使得输尿管在前壁解剖过程中处于危险境地[10, 11]。当无法判断时，外科医生应当撤除内镜操作平台并对前列腺及导尿管行触诊以协助判断。

在后方分离时要重视 Waldeyer 筋膜，避免损伤骶前静脉丛（图 27.12），从而降低侧方及前方分离解剖时走错平面的风险。此外，在侧方分离时要重视血管神经束的保护，减少术后肠道功能、泌尿功能及性功能的损害风险。

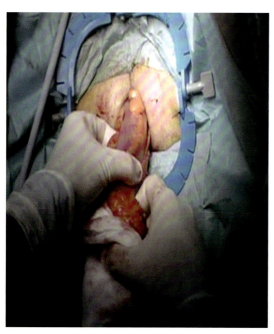

图 27.10　经肛标本拖出

标本取出

有两种取出标本的方法：经肛或经腹。经肛取出标本具有以下优势：维持腹壁完整性，减少手术部位感染及切口疝发生，同时减轻术后疼痛，更有利于美容效果。经肛取出标本前需要考虑以下问题：肿瘤体积，直肠系膜体积，结肠长度以及盆腔大小（图27.10）。为了防止标本取出时血管张力过高，建议游离脾曲。对于使用环状腔内吻合器行吻合（双荷包缝合）的病例，为了防止黏膜回缩导致吻合困难，在经肛标本取出前，需对开放的远端直肠袖口行荷包缝合。对于手工结肠肛管吻合的患者，在标本取出前要做好主要的 4 针缝合。

当存在肿瘤体积较大、系膜肥厚、骨盆明显狭窄等不利因素时，标本及括约肌均存在损伤风险，此时经腹比经肛拖出标本更具优势。大多数病例均可采用横切口，切口长度根据标本大小而定。切口需保护，防止发生切口感染或肿瘤细胞种植。无论采用哪种标本拖出方法，在腹腔内操作时，近端结肠及其系膜的游离都是必需的，并要注意在标本拖出时不要损伤边缘动脉。

吻合

尽管手术需要标准化流程，但是对不同患者来说，吻合存在明显的异质性。

因此，外科医生需要熟悉各种不同的吻合技术，包括端端吻合、端侧吻合、结肠 J 形储袋以及吻合器、手工吻合等。

当使用吻合器时，特别推荐单吻合器 +

双荷包缝合的办法。将吻合器钉砧置入近端结肠，做端侧或端端吻合。通常使用0号单股的聚丙烯缝线经腔镜平台在开放的远端袖口行第二个荷包缝合。对于中低位直肠肿瘤手术，也可以在撤除腔镜平台后，直视下手工做荷包缝合。对于高位肿瘤而言，手工荷包缝合极具挑战性，因此强烈推荐使用经肛腔镜平台及腔镜器械完成上述缝合操作。随后，将钉砧自第二个荷包中间拖出，将荷包缝线于钉砧处打结固定，并将吻合器与钉砧连接。可以使用多种不同的吻合器，包括腔内环状吻合器或PPH吻合器。PPH吻合器有着更长的钉杆（13.5cm），当面临超低位

taTME吻合需求时，可以更加容易地与吻合器钉砧对接。该吻合器可以提供更宽、更坚固的双层吻合圈。但是它的直径较大（33mm），带来的操作困难程度取决于患者的解剖条件。在任何一种情况下，低位直肠吻合时均可采用手工缝合开放的直肠袖（图27.11，图27.12）。吻合技巧将在后续章节中进行更加详尽的探讨。

（焦裕荣，丁克峰　译）

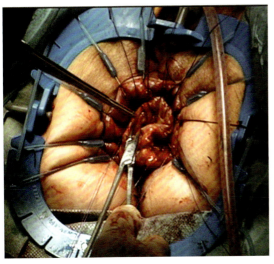

图27.11　手工缝合结肠肛管吻合口

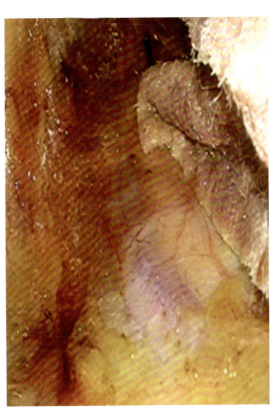

图27.12　骶前分离，可见静脉丛

Sam Atallah, Eric Rullier

引言

taTME 已成为直肠癌治疗的一种有效方式，最大的优势体现在超低位直肠癌手术中。此类直肠癌如果没有会阴部的操作辅助（如保留部分括约肌复合体以及完全切除肛管直肠复合体），单纯经腹手术将会极其困难。在超低位直肠癌手术中保留括约肌操作复杂。对大多数患者，外科医生以往会选择腹会阴联合切除术，这也导致了较高的并发症率和永久性造口。

随着技术进步，范式转换以及外科术式的探索，目前已经可以针对超低位直肠癌开展保留括约肌的根治性手术。在经括约肌间切除术的改进以及新辅助治疗的协同作用下，除外肛门外括约肌受肿瘤侵犯者，其余低位直肠癌保留括约肌手术已成为可能。结合 taTME 的会阴部操作是可行的，但需要仔细和明显的改进。本章节将概述使用 taTME 技术完成超低位直肠癌根治性切除术的诊疗策略。

ISR 技术在直肠癌中的发展以及告别 "2cm 规则"

在保留括约肌手术技术出现之前，Mile 手术（腹会阴联合切除术，APR）是超低位、局部进展期直肠癌的唯一肿瘤学根治术式。它首创于 1908 年，以发明者 William Ernest Miles（1869—1947）命名 [1]。类似于目前 taTME 手术，Mile 手术可由一组或两组医生完成 [2]。

在 20 世纪的大多数时期，并不缺少开展超低位、保留括约肌手术的技术，但是此类技术并没有运用到肿瘤患者。这项技术最早于 1888 年由 Hochenegg [3,4] 提出，"拖出式"技术在 20 世纪五六十年代十分常见，但主要应用于儿童患者 [5]。

随着现代化设备的出现，例如 1972 末由 Mark Mitchell Ravitch 发明的腔内闭合器 [6-8]，以及来自英国伦敦圣马可医院的 Alan Parks 爵士在 20 世纪 70 年代末提出的全结直肠切除及吻合技术 [9]，完全移除超低位直肠同时保留括约肌功能的想法得以实现。在当时，上述激进的切除技术仅适用于结直肠良性病变（特别是溃疡性结肠炎）。随后被应用于癌前病变，例如家族性腺瘤样息肉病[10,11]。由于难以实现根治以及局部治疗失败率居高不下，低位直肠癌的手术切除仍然具有挑战性。因此，对这类肿瘤，外科治疗往往都是激进地采用 APR 手术切除直肠及肛管。

20 世纪 80 年代，RJ Heald 介绍了基于胚胎层面手术的重要性[12,13]。同时，新辅助治疗联合 Marks 建议的独特会阴操作技术，为超低位、局部进展期直肠癌患者提供了根治性切除的机会[14-16]。这项技术被称为 TATA（经肛 – 经腹 – 经肛）手术，是众所周知的当代 taTME 手术的前身，因其首次描绘了在直肠癌中"自下而上"保留括约肌的根治性手术技术。有趣的是，在人体上实施 taTME[17,18] 以及 TAMIS 与 taTME 结合手术[19-23] 的首次报道比 TATA 手术晚了将近 1/4 个世纪。

直到 90 年代至 21 世纪早中期，根治性直肠切除术以及消化道重建术终于达到可接受的肿瘤学预后效果[24-29]。当认识到部分或全部的肛门内括约肌均可切除（特别是肿瘤降期后），适用于超低位直肠病变的经括约肌间切除术（ISR）成了合适之选，使许多患者避免了永久性造口。5cm 的远切缘需求经过重新认识后，逐渐变为 2cm 的安全切缘[30]。这种转变，部分有赖于 Golligher 及其后的研究者所揭示的肿瘤较少向尾侧播散的现象[31-33]。同时，越来越多的证据表明，只要切缘阴性即可[34]。环周切缘阴性以及手术标本质量（如 TME 分级）是最新的关注焦点[35,36]。

在 2005 年，Rullier（来自法国波尔多）等报道了 92 例远端直肠癌（距离肛缘 ≤ 4.5cm）患者接受 ISR 手术的研究结果[37]。

R0 切除率达到 89%，局部复发率 2%，5 年总生存率 81%。基于上述数据，他认为 ISR 手术技术可以实现保留括约肌的根治性切除，同时符合肿瘤学的原则。自此，直肠肿瘤距离肛门的距离将"不再是括约肌保留切除手术的限制"，终结了"2cm 规则"，同时符合肿瘤学原则，因此也创建了适用于直肠癌手术的新公理。超低位直肠癌患者是否适用于保留括约肌手术取决于肿瘤侧向侵犯深度（是否存在肿瘤侵犯外括约肌），而不是肿瘤下缘距肛门的距离。

低位直肠癌的标准化分类

低位直肠肿瘤与肛门括约肌复合体的关系可以基于 Rullier 远端直肠癌分类体系进行标准化的分类[38]（图 28.1）。根据肿瘤与肛直肠环以及肛提肌平面肌肉组织的关系，超低位直肠癌本质上可以分为 4 种：

Ⅰ 型：肛管上型，距离肛直肠环 > 1cm；
Ⅱ 型：近肛管型，距离肛直肠环 < 1cm；
Ⅲ 型：肛管内型，伴有肛门内括约肌侵犯（IAS）；
Ⅳ 型：经肛管型，肿瘤侵犯肛提肌或肛门外括约肌（EAS）。

上述类别肿瘤的外科选择建议如下：
Ⅰ 型：（超低位）前切除；
Ⅱ 型：部分经括约肌间切除术；
Ⅲ 型：完全经括约肌间切除术；
Ⅳ 型：腹会阴联合切除术（APR）。

图 28.1 低位直肠癌标准化分类体系

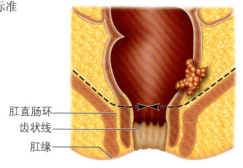
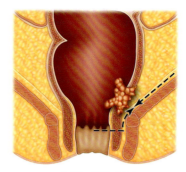

肛直肠环

齿状线

肛缘

Ⅰ型：肛管上型   Ⅱ型：近肛管型

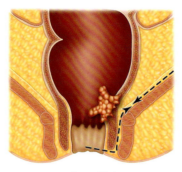
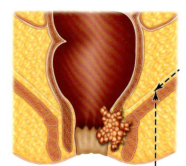

Ⅲ型：肛管内型   Ⅳ型：经肛管型

taTME 已经在上述 4 个类型的超低位直肠癌中有所应用。在本章节中，将比较 taTME 在Ⅰ、Ⅱ、Ⅲ型超低位直肠癌手术中的细微差别，以此提供实用的方法来解决直肠癌手术中的特殊问题。本文中描述的技术使用了 TAMIS 操作平台，同理也可使用 TEM 平台，这里不做叙述。使用 taTME 技术行腹会阴联合切除术（如治疗 Rullier Ⅳ型肿瘤）将在其他章节中详述。

taTME 标准化教学

taTME 引入外科实践需要特殊的训练程序来实施，以确保这项外科新技术的安全性[39-46]。线上学习模式以及基于网络的直播手术对于 taTME 的教学也是可行的[47-49]。通过尸体训练，大多数的课程提供了新颖手术方式的教学以及操作训练。上述训练最初关注于将 taTME 应用于远端直肠癌，而非超低位直肠癌（Rullier Ⅰ～Ⅲ型）。但反而是超低位直肠癌最适合使用 taTME 技术，文献对于这项技术却鲜有报道[50,51]。在此，将详细描述将 taTME 应用于 Rullier Ⅰ～Ⅲ型直肠癌的技术步骤。

技术原则

对于 Rullier Ⅰ～Ⅲ型的直肠癌，常规的 taTME 手术方法需遵循标准的流程（图 28.2）。尽管部分研究者提倡"会阴优先"入路[52,53]，在任何根治性肿瘤手术之前使用腹腔镜探查来评估腹盆腔肿瘤情况仍然是第一位的[54]。

对于中低位直肠癌及大多数的低位直肠癌（排除超低位 Rullier Ⅰ～Ⅲ型），taTME 手术使用的 TAMIS 平台及 GelPOINT 经肛操作平台（Applied Medical, Inc., Rancho Santa Margarita, CA, USA），均需适当的方法来放置 TAMIS 经肛通道。方法一：适当地放置经肛通道，使末端固定于肛直肠环上缘。使用持针器缝合肿瘤远端直肠，然后将密封套与通道相连接。建立腔内气体压力，使用 taTME 标准的操作技术开始解剖分离。方法二：将通道放置在位，硅胶帽密封并建立腔内气体压力状态，后续使用腔镜下持针器及操作器械完成后续步骤，包括肠腔荷包缝合。缝线打结可以通过体外打结后使用推节器来完成，但是缝线打结的整个过程通常完全使用手工打结技术完成。这两种方法均可选择肛门拉钩（通常使用 Lone Star 拉钩，Cooper Surgical, Inc.）来辅助暴露操作视野。

作为补充，常用的 TAMIS 及 GelPOINT 设备最初被设计出来时的目的是为了局部切除高位直肠肿瘤，而非那些可以使用 Parks 切除术来处理的低位病灶[55]。上述"高位操

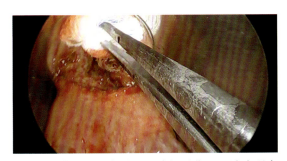

图 28.2　使用肛门拉钩可以直视后位 3cm 溃疡型直肠癌。肿瘤与齿状线的关系清晰可见。肿瘤位于齿状线上 1cm 之内区域，因此归属于 Rullier Ⅱ型直肠癌，至少需要行部分 ISR 手术以清除肿瘤

作"的设备也是受 1984 年 Buess 发明 TEM 内镜设备的推动与促进而产生的[56,57]。此外，TEM、TEO 以及 TAMIS 的发展均早于 taTME 的发展，目前并没有设计出专用于 taTME 的经肛操作平台设备。

在后续章节中将会详细描述使用 taTME 切除更加复杂的超低位直肠癌。因为 Rullier Ⅰ型与Ⅱ、Ⅲ型存在明显的区别，后续将单独就 taTME 切除 Rullier Ⅰ型直肠癌进行详细描述。

taTME 切除 Rullier Ⅰ型肿瘤

taTME 手术的标准流程是使用一组或两组医生团队。当经肛操作部分开始后，为了应对Ⅰ型直肠肿瘤，术者必须准备好微调初始手术步骤。

首要步骤便是在摄像头下寻找并确定原发灶的位置，在男性患者中，强烈建议观察一下前列腺[58]。在术中复习磁共振资料来评估盆腔内直肠、肿瘤与肛直肠连接部的位置关系是十分重要的，会为外科医生的手术提供重要指示[59]。后续进行直肠灌洗并置入自固定式肛门拉钩（如 Lone Star 拉钩或其他替代产品）暴露肛管，以协助显露超低位直肠。上述拉钩在整个 taTME 手术过程中始终保持原位，在完整切除肿瘤后行肠道吻合的过程中起到协助作用。吻合通常采用手工或器械的方法，但对于 Rullier Ⅰ～Ⅲ型直肠癌，通常采用手工吻合方法。

当自固定式肛门拉钩在位后，将患者置于改良截石位，对于Ⅰ型直肠癌，在置入经肛通道前，最好在手持肛直肠拉钩的辅助下行荷包缝合关闭肠腔（图 28.3），因为一旦

首先置入经肛通道，腔内部分将明显遮挡视野，无法在肿瘤远端缝闭肠腔。因此，在应对Ⅰ型肿瘤时，在肿瘤下方行荷包缝合然后再置入经肛操作通道是十分重要的步骤（图28.4）。

　　荷包缝合完成后，在行经肛切除术之前再次行肛管直肠灌洗（图28.5），随后在直视下行全层直肠切开术。在距离齿状线同一距离的平面环形切开所有象限的肠壁，以利于后续taTME解剖分离。此后经肛继续向头侧连续分离直至产生足够的距离和空间来置入TAMIS设备通道。此时，通道可以在拉钩的帮助下处于稳定状态（图28.6）。将硅胶帽连接至通道，应用已有的taTME技术沿着正确的平面（并不需要ISR）继续解剖。手术平面与超低位前切除术相同。随着分离操作的推进，经肛通道也随之前进直至到达肛直肠环上缘，通道的外环可以与皮肤进行缝合固定，防止操作过程中发生旋转。当手术完成时，尽管使用吻合器进行肠道吻合也可

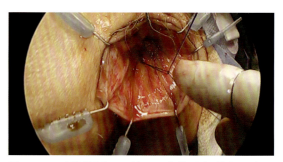

图28.4　通常使用2-0单股尼龙线进行荷包缝合，手工打结拉紧荷包缝线，关闭肠腔。注意荷包缝合与肛缘距离。图中所示情况已经使得远端直肠过短，无法置入TAMIS通道设备，因此需在直视下进行分离直至产生足够的空间

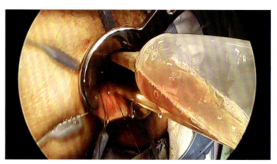

图28.5　在荷包缝合前、中、后期，均可使用灭菌、灭瘤制剂灌洗直肠腔。图中所示为荷包缝合关闭前冲洗肠腔。放置拉钩以暴露肠腔，确保有效的冲洗。下一步即移除肛门拉钩，手工打结，在进行切割操作之前确保荷包的紧密性

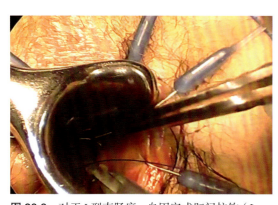

图28.3　对于Ⅰ型直肠癌，自固定式肛门拉钩（Lone Star盘状拉钩）可用于更好地暴露肛管。在直视下，手持肛直肠拉钩（该病例使用了小型Hill-Ferguson拉钩）置入肛门内，便于外科医生直视下在病灶远端行荷包缝合。该步骤是标准taTME的起始动作，是处理低位Ⅰ型肿瘤的必需操作

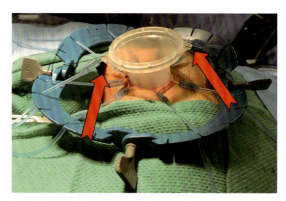

图28.6　一个重要的改进如图所示。通常TAMIS通道经肛门置入后，通道的末端位于肛直肠环上缘。因为这将无法显露超低位置的直肠，改进的策略便是：将Lone Star盘状拉钩锚定于通道上（箭头处）。这种设置下，通道仅部分进入肠腔并且被Lone Star盘状拉钩的钩子所固定。上述改进手段允许在比正常起始点更低的位置开始taTME操作

行，但通常需要手工吻合术，这取决于直肠残端的长度。

Rullier Ⅱ、Ⅲ型直肠癌的 taTME 手术

类似于Ⅰ型直肠癌，对于Ⅱ、Ⅲ型直肠癌，可采用一组或两组医生，使用标准的 taTME 操作进行手术。然而，因为Ⅱ型（需要部分 ISR）以及Ⅲ型（需要完全 ISR）肿瘤的特殊性，需要对 taTME 操作进行改进。自固定式肛门拉钩放置在位并显露肛管后，根据切缘的要求以及肿瘤位置，在腔镜下切除部分或全部的肛门内括约肌。有时候可在直视下用手持肛门拉钩进行 ISR 的起始操作（图28.7）。通常在放置好肛门拉钩后，采用锐性分离的方法进行 ISR 操作（图 28.8）。近期亦有单纯采用达·芬奇机器人外科手术系

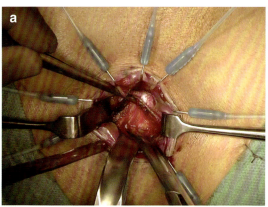
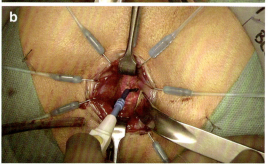

图 28.8　a. 在 Lone Star 盘状拉钩以及手控拉钩的辅助下，可使用扁桃体剪沿着 ISR 平面进行锐性分离。b. 使用电设备进行解剖

统而无须 TAMIS 平台设备的方法[51]来完成上述手术操作的报道（图 28.9）。

在即将完成 ISR（部分或全部）手术前（图28.10），直视下向头侧解剖直至远端肛管具备足够的活动度以便完成荷包缝合。上述操作可由手工完成或者在机器人外科系统的辅助下完成（图 28.11）。然后经肛通道可以被固定于肛门拉钩上。最后将 TAMIS 设备的硅胶帽扣紧，建立直肠内气体压力，沿着胚胎融合层面进行 taTME 操作，直至到达前腹膜反折的汇合点（图 28.12）。

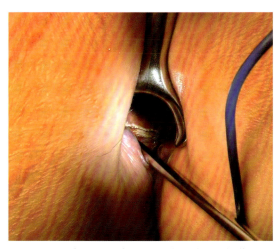

图 28.7　在直视下于直肠最远端开始 ISR 操作，可以看到白色的肛门内括约肌束，内括约肌在其远端被充分解剖分离。图中所示为Ⅲ型直肠癌接受完全 ISR 手术。无论是全部还是部分 ISR，上述操作均需在荷包缝合之前完成，因此对于不同的 Rullier 分型直肠癌，手术操作存在明显的技术差异

功能预后

在 20 世纪 50 年代，J. Goligher 与 E. Hughes

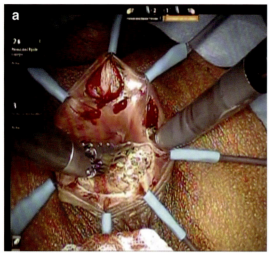

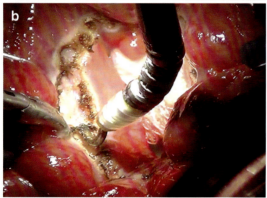

图 28.9　a. 仅仅使用 Lone Star 盘状拉钩或类似器械保持显露，并利用达·芬奇机器人外科手术系统完成 ISR 手术。Si 和 Xi 两种型号的达·芬奇机器人系统均可实现上述操作。b. 显示了使用达·芬奇 Si 外科系统的 5mm 器械可以完成完全 ISR 手术。可以看到一块纱布被放置在直肠腔内，在后方看到肿瘤下缘的位置

曾恰当地总结过：保留括约肌的直肠重建手术后，肛门功能与保留的直肠长度直接相关 [60]，即直肠残端越长（肛管直肠距离吻合线的距离），对排便功能的影响也越小。因此，即便完美地完成了超低位直肠肿瘤的 taTME 手术（Ⅰ ~ Ⅲ型）及消化道重建，仍不可避免地带来功能损害。对功能的影响因素还包括放疗导致的纤维化、年龄、性别、局部脓肿以及其他因素等。

尽管存在上述挑战，直肠癌行 ISR 手术的功能预后尚可接受。在一项纳入 101 例接受 ISR 手术患者的研究中，尽管 2/3 的患者每天排便少于 3 次，但有 1/2 的患者存在排便急迫感，1/4 患者存在排便困难 [61]。尽管目前 taTME 相关的临床数据有所增加，包括单中心研究及注册数据库 [62,63]，对于接受了经 taTME 行 ISR 手术的患者的功能预后数据到目前仍显不足，目前仍在继续研究当中。泌尿生殖功能同样会受到影响，但可归因于术中自主神经保留情况、TME 手术质量、局部因素（特别是放疗）[64-67]，并且与 ISR 手

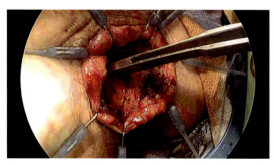

图 28.10　ISR 分离已完成。在 ISR 分离完成后，在远端直肠完成荷包缝合，然后使用 Lone Star 盘状拉钩固定 TAMIS 设备通道并开始正式的 taTME 分离操作

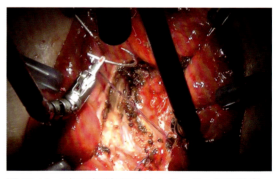

图 28.11　对于需要行 ISR 的 Rullier Ⅱ、Ⅲ型肿瘤，荷包缝合不是首要步骤，首先应当进行解剖分离操作。通常来说上述步骤在直视下完成，但近期部分中心也展示了使用达·芬奇外科手术系统进行上述操作。图中所示为使用 Si 达·芬奇外科手术系统完成 ISR 手术中荷包缝合的操作步骤

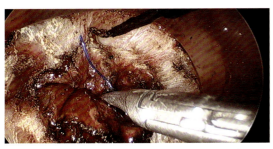

图 28.12 部分 ISR 手术已经完成，直视下完成荷包缝合，使用 Lone Star 盘状拉钩固定通道装置。将硅胶帽连接 TAMIS 设备后将其与气腹机相接（本例使用 AirSeal 设备），随后使用标准的 taTME 操作技术向头侧解剖分离至腹膜反折处

术无直接关联。但值得注意的是，在这种状况下，TME 手术会更具挑战性。

肿瘤学预后

对于 Rullier Ⅱ、Ⅲ型直肠癌，尽管使用 TAMIS 平台及 ISR 技术的 taTME 手术的预后仍属未知，但根据已有的使用或未使用经肛操作平台的 ISR 手术相关研究及系统性综述来看，推论是令人鼓舞的，并且支持采用 taTME 以及 ISR 手术方式来治疗超低位直肠癌[68-79]。Denost 等在 2017 年的一项对对照研究共纳入 100 例患者，随机分为经肛 ISR 手术组以及传统腹腔镜低位前切除手术组，平均随访时间 62 个月，ISR 组局部复发率 3%，5 年无病生存率达到了 72%。在局部复发率或者 5 年 DFS 方面，两组之间无显著性差异。另一项由 Marks 等报道的研究，共纳入了 106 例使用 TEM 手术平台行 TATA 手术的患者，回顾性病例对照研究对比低位前切除组与 TEM 经肛局部切除组。采取 TATA 手术的超低位直肠癌患者局部复发率 3%，平均随访时间 37.9 个月，总生存率为 95%[16]。

未来方向

解决超低位直肠癌的能力是 taTME 最大的优点，因此，训练和课程应当重点关注于此。后续将主要面向已经有 taTME 手术经验但仍希望提升自身技巧的外科医生开展进阶课程，目标是扩充关于超低位直肠癌处理的基础知识。特殊的训练模块应当关注对超低位盆腔的解剖，特别是男性盆腔的认识，以及前列腺相关解剖的认识[39,58,80]。

新的治疗策略包括选择性使用放疗[81]，包括对一些局部进展期直肠癌采用全身化疗替代放疗[82,83]，同时全程新辅助治疗（TNT）[84-87]或许可以提高肿瘤根治率。此外，在部分有经验的临床中心，若达到完全缓解，可采用观察等待策略，可减少手术切除的介入[88-91]。

随着越来越多的经验与数据的累积，可以更加细致地评估使用 taTME 进行手术的 Rullier Ⅱ、Ⅲ型直肠癌的肿瘤学预后情况。值得注意的是，taTME 手术并不能保证 100% 的远切缘阴性。至今为止，在一项较大的单中心研究中，共纳入了 186 位接受 taTME 手术的中低位直肠癌患者，远切缘阳性率为 8.1%[92]。考虑到这项研究的执行者极具 taTME 手术经验，因此需要对手术步骤以及技巧进行更加深入的学习与了解，亦强调了术前仔细评估以及外科医生接受新技术培训的重要性，例如使用 taTME 行 ISR 手术。

（焦裕荣，谢海艇，肖乾，李军　译）

29

Stephen W. Bell

引言

直肠肿瘤经肛内镜手术切除技术（特别是 taTME 手术）的发展在促进外科技术发展的同时，也导致患者出现多种潜在并发症。外科手术操作的基础是清晰地理解和辨认术中解剖标志以及辨别解剖平面。大部分有经验的结直肠外科医生对于直肠腹膜外部分的解剖结构非常熟悉，他们往往是通过由上至下的经腹途径来掌握这些解剖结构的。相同的解剖结构，从下至上（经肛）观察可呈现出不同的形态特征，因此有必要从该角度重新梳理一下上述解剖结构。本章将聚焦于介绍经肛全直肠系膜切除术（taTME）中的一些实用外科解剖结构。因为部分解剖结构已经为大家所熟知，所以本章并不会详细阐述直肠肛门、骨盆和盆底的所有解剖结构。

将按手术步骤顺序来描述解剖结构：

1. 肛管直肠结合部和盆底。
2. 荷包缝合相关的直肠腔内解剖。
3. 直肠壁切开相关的解剖层次。
4. 直肠筋膜外、浆膜下和盆内筋膜下平面。
5. 盆底解剖结构的变异。

6. 维持正确的解剖平面和平面转换的解剖标志。
7. （a）直肠后方游离过深：骶前静脉丛和骶骨；（b）直肠侧方游离过深：主要血管、输尿管和"盆腔扁桃体"；（c）直肠前方游离过深：阴道、前列腺和尿道。
8. 进入腹腔。

肛管直肠结合部和盆底

肛管直肠结合部周围的三维解剖关系是复杂多变的。解剖平面随着距肛缘距离和环周方位而改变：前后各异，男女有别。肿瘤的位置决定了荷包缝合的位置和直肠切开的位置。熟悉直肠切开的部位以及切开部位与肛管括约肌和盆底的精确位置关系对于术者而言是至关重要的。直肠环状肌与肛管内括约肌相延续。肛管外括约肌与耻骨直肠肌及盆底肌肉相延续。直肠纵行肌位于内外括约肌间隙，走行至肛管末端显著变薄且呈扇形分布，相对难以辨认。当直肠切开位置位于肛管直肠交界处以上，切开肠壁后的正确操作层面应在盆内筋膜的表面进行。行部分内括约肌切除时，切开层面始于肛管中上段的内外括约肌间隙，继续向上分离，跨过耻骨直肠肌进入盆内筋膜的表面。在肛管直肠结合部切开肠壁后，确认盆内筋膜并且维持在盆内筋膜表面而不是在直肠浆膜下层面进行解剖操作是非常重要的（图 29.1）。因为在这一水平几乎不存在直肠系膜，因此解剖层面内几乎没有脂肪组织。肠管的浆膜是白色的，并且应该位于手术视野的"中央"。盆内筋膜是覆盖于盆底肌肉上的纤维组织结构。如果切开至盆内筋膜的下方，可见粉红色的盆底肌，电刺激会导致肌肉的收缩。

与荷包缝合相关的直肠腔内解剖

荷包缝合的技巧已在第 26 章详细阐述过，这里将不再赘述。值得注意的是，正确

的荷包缝合位置可以将直肠壁均匀地内收，使荷包中心与直肠腔内中心重合。同时荷包缝合也改变了直肠壁的解剖，以及垂直切开直肠壁所需的角度。应从肠腔自内向外切开肠壁，但不要与肠腔呈 90° 角。切开角度应比 90° 角稍小一些，这也取决于直肠切开的确切位置和肠壁的松弛度，45° 角是较为满意的切开角度（图 29.2）。

直肠壁切开相关的解剖层次

在进入直肠系膜和系膜的筋膜外层面前，操作者依次切开直肠黏膜、黏膜下层和

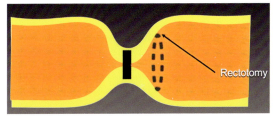

图 29.2　该图展示了荷包缝合影响直肠壁的效果图。行直肠切开时，直肠肌层的包埋改变了直肠壁切开的角度。Rectotomy：直肠切开

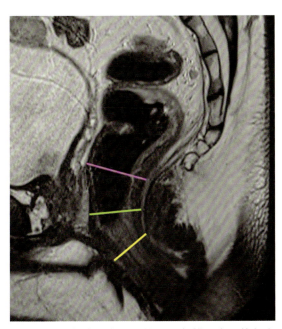

图 29.1　肛管直肠交界区的 MRI 扫描证实肛管与末段直肠之间角度的变化。彩色线条代表可能的直肠切开位置。当进行部分内括约肌切除时，切开位置为肛管内黄线水平。绿线位于肛管直肠结合部，后方为耻骨直肠肌。紫线位于盆底上方的低位直肠

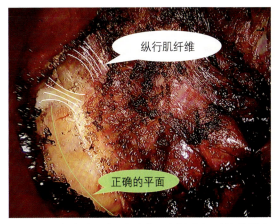

图 29.3　术中直肠切开照片。左侧为切开的黏膜边缘。左下方为直肠筋膜外层面，左上方为未切开的纵行肌纤维。在活体组织中，这些肌肉组织纤维比周围组织颜色更白

肌层。通常环周完全切开某层后进入下一层面。因此，操作者首先使用电刀在直肠黏膜标记预定切开处，然后切开黏膜和黏膜下层，最后分离肌层。直肠的纵行肌纤维为白色纤维，相对较为容易显现，并且易与后方的纤维脂肪组织相区分（图 29.3）。一旦肠壁环周完全切开，直肠壁变得更加游离，并在盆腔气腔压力作用下向头侧移动。如果没有观察到这种"释放"现象，说明直肠肌层并没有被完全切开。

直肠筋膜外平面、浆膜下平面和盆内筋膜下平面

　　辨认直肠系膜的筋膜外平面（Bill Heald 在行经腹直肠手术时称之为"神圣平面"）是 taTME 手术中关键解剖标志之一。行经腹直肠手术时，宽大的直肠系膜将筋膜外平面与浆膜下平面分隔。如上所述，在行经肛手术时，直肠切开的位置决定了进入筋膜外平

面的路径。此处直肠系膜通常非常薄弱或者不存在（图 29.4）。直肠浆膜下平面、筋膜外平面和盆内筋膜下平面之间几乎无组织存在。直肠切开的位置通常位于肿瘤下极远端 1～2cm。因此，如果在浆膜下平面游离会更加靠近肿瘤，导致切缘阳性可能。值得注意的是，一旦直肠壁环周被完全切开，气体压力会将直肠壁向头侧推移。基于上述原因，实时评估正确的操作平面是非常重要的，注意不能进入直肠肌层下的疏松结缔组织。而盆内筋膜可以定义为手术解剖的深部边界，应沿此层面表面向头侧分离。如果切开盆内筋膜并在其下方继续解剖，这将导致重要的解剖结构损伤（将在后文进行描述）（图 29.5）。粉红色骨骼肌暴露在术野中并受电刺激而收缩，这是分离层次过深切开盆底筋膜的重要视觉表现。另可见白色纤维组织（盆底筋膜）向中央回缩，盆底筋膜远端可见其切开边缘。

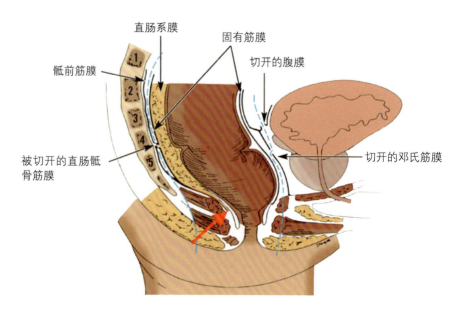

图 29.4　盆腔腹膜外器官侧面观。红色箭头代表通常直肠切开处。此处仅有少量或者无直肠系膜，这意味着在浆膜下层面和筋膜外层面之间几乎没有组织

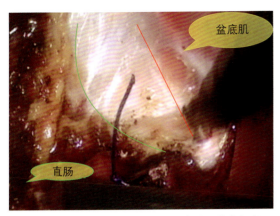

图 29.5 解剖至盆内筋膜下方并暴露耻骨直肠肌。红线代表易于进入的、过深的疏松结缔组织平面。绿线代表正确的切开平面，盆内筋膜附于盆底肌表面

从手术通道的视角看，前方解剖平面通常为水平方向，为手术通道方向的延续。在解剖游离该平面时，手术器械的操作角度通常为水平方向。如果手术器械向上成角，则可能导致分离平面靠前（过深）。反之，后方分离时需根据解剖平面及时调整角度，有时可与手术通道成 90° 角。当沿着盆底肌表面进行后方解剖时，外科医生必须意识到解剖的角度问题，避免进入直肠系膜或浆膜下平面。熟悉患者的 MRI 扫描影像学特征是非常重要的，能够使外科医生制订完善的解剖分离策略，并且掌握分离过程中解剖角度的预期变化，以维持在正确的层面中进行游离。

盆底解剖结构的变异

手术游离的方向主要由术中所见解剖结构所决定，但也可以从患者术前的影像学图像（尤其是 MRI 扫描）获得更多的信息。影像学图像能够为手术提供导航"路线图"。不同患者之间骨盆的垂直状态、远段直肠、

肛管和中段骶骨之间的角度均存在较大差异。如果外科医生术前观察测量相关数据，可以在术中操作时为解剖方向的改变做好准备，避免进入更深的层面，避免导致骶前静脉丛和盆底自主神经的损伤。图 29.6 正是强调了这点：a 中的患者骨盆角度较为垂直，并且肛管与中 – 远段直肠之间的角度非常小，骨盆方向几乎与直肠壁方向一致。然而，b 中的患者远段直肠 / 骨盆与肛管之间角度变化较大，几乎为 90°。骶骨末段前方也有一个几乎 90° 的方向改变。如果第一个角度变

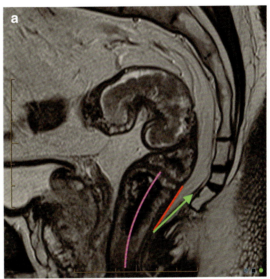

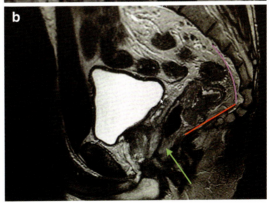

图 29.6 垂直骨盆（a）和平行骨盆（b）展现了不同患者之间低位盆腔解剖的巨大变化

化被忽略，可能会进入直肠浆膜下平面，导致切缘阳性的可能。如果第二个角度变化被忽略，可能会进入骶前平面，导致术中大出血。尽管在手术过程中需要特别注意观察相关解剖标志，将解剖游离保持在正确的平面上，但是掌握患者特定的解剖结构对于协助术者的操作也具有指导意义。

维持正确的解剖平面和平面转换的解剖标志

手术过程中，外科医生如果能清晰界定直肠筋膜外平面，通常手术游离速度会加快，尤其在进行直肠前方解剖时。维持正确的解剖层面进行游离是非常重要的，但一些术中所见解剖结构往往会误导外科医生进入更深的层面而进行错误游离。正确的解剖层面在视觉上是网状间隙结构，但必须通过外科医生进行主动锐性分离，而不是温和的钝性分离或"气体压力分离"。容易进入的过深平面在视觉上是疏松的结缔组织结构，几乎不用过多地进行游离就能进入这个层面，并且在意识到错误之前，外科医生可能已经在错误平面上快速游离了较长距离。

当游离平面转化时，盆腔气腔提供了非常重要的线索。切开筋膜平面后，即使只有极少的一部分气体进入新的平面，也会发生"O 形征"或"晕轮空泡征"（图 29.7）。外科医生应该认识到这一非常重要的现象，通过评估局部的解剖结构以选择正确的平面，是在原来的平面还是进入更深的平面继续进行解剖。更加常见的是，当在正确的平面上进行游离时，如果出现"O 形征"或"晕

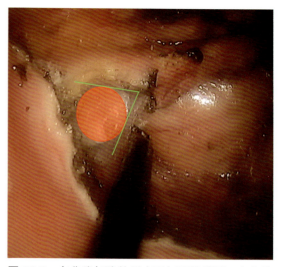

图 29.7 在盆腔气腔的压力下切开筋膜层，会突然出现圆弧形的开口（"O 形征"或"晕轮空泡征"）。这表明已经解剖至一个更深的层面。如果原解剖平面为正确平面，则应该避免进入更深的、常常是更易于进入的平面（红圈）。应返回到绿色三角形的顶部进行分离，维持正确的解剖平面

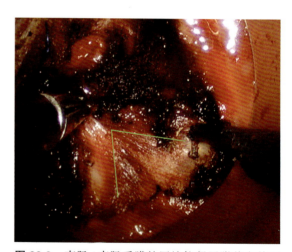

图 29.8 直肠／直肠系膜的回缩拉紧了附着在其下方的组织，形成三角形的外观。应在三角形的顶端而不是底部进行解剖

轮空泡征"则提示分离过深，应重新回到正确平面。

随着"O 形征"的出现，组织回缩可形成三角形形态。当直肠／直肠系膜的回缩离开手术区域时，较深平面的组织被拉紧呈帐

篷形。该帐篷的顶点是组织回缩张力最高处，从该点开始被抬起的组织逐渐变宽。图29.8展示了这种三角形的外观，本例于三角形的底部解剖，导致下方的筋膜组织被游离。应在三角形的顶点处解剖，使构成"帐篷"组织张力下降，恢复正常解剖部位，而不是在更深处进行分离（图29.9）。

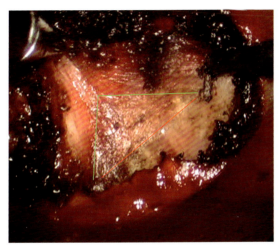

图 29.9　解剖三角形的底部（红线），进入了更深的层面，从而切开盆底筋膜并暴露了耻骨直肠肌。解剖的正确位置应位于绿色三角的顶点

直肠后方游离过深：骶前静脉丛和骶骨

紧贴直肠固有筋膜层后方的是一个疏松的网状间隙，几乎不含脂肪组织，并且非常容易进入。这一间隙后方为骶前静脉丛。骶前静脉丛由骶侧方和骶正中静脉交通吻合构成，汇入髂内和髂总静脉，并且通过骶孔与深部静脉相交通。这些静脉较粗，因此损伤后可能导致潜在的灾难性大出血。如果损伤到骶孔区域，静脉会回缩入骶孔，使止血更加困难。随着 taTME 后方切除向近侧推进，外科医生对于骶骨曲度的估计是非常重要的，必须在与骶骨相抵触前调整方向，向上

弯曲进行游离，使骶骨平面和分离平面平行。另外，这部分解剖（近端 TME 切除）可以由腹部外科医生进行操作，大多数情况下经腹操作更具优势。

直肠侧方游离过深：主要血管、输尿管和"盆腔扁桃体"

当进行侧方游离时，保持正确的游离层面同样非常重要。尤其是在骨盆的中、上部，会有游离过深的趋势。侧方切开过浅会有进入直肠系膜和违反 TME 肿瘤学原则的风险。同时，直肠筋膜外平面深处易于进入疏松结缔组织层面，可能诱使外科医生在术中进入过深的解剖层面。在这一间隙中有许多重要的解剖结构和疏松的脂肪组织填充其中。髂内动脉及其分支和伴行静脉位于这一间隙，同时也包括直肠中动脉。当切开的直肠系膜和标本向中央缩回时，这将拉紧下一层面组织，再次形成三角形。在直肠侧方筋膜外不仅存在纤维脂肪组织，也包括髂内动脉的终末分支：膀胱上动脉和闭孔动脉。这些血管通常与切除平面平行走行，但如果血管向内侧牵拉，则可能与解剖平面相交叉（图29.10）。如果继续向侧方分离至脂肪组织，导致脂肪组织下垂，并稍向内侧移位，呈现"扁桃体"外观（图 29.11）。Matthew Albert 称其为"盆腔扁桃体"。"扁桃体"的出现应使外科医生注意到侧方切开过深的事实，并向更内侧的平面进行适当的校正。如果没有意识到这一点，并且继续在该深部平面内进行解剖，则可能会损伤重要的血管，导致术中大出血，使术野污染和外科平面不清晰。

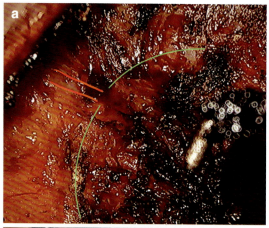

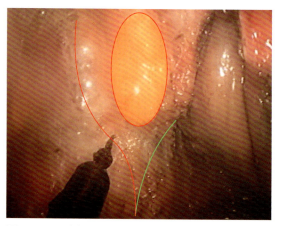

图 29.11 游离右侧侧盆壁的手术照片。右侧为直肠，侧方游离过多，暴露脂肪组织，形成"盆腔扁桃体"（黄色）。解剖过深至"扁桃体"会导致严重的出血（红线），绿线表示已经修正至偏内侧的正确平面

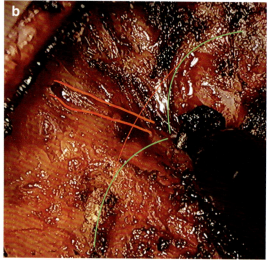

图 29.10 a. 侧盆壁无张力，血管平行分布。b. 侧盆壁被直肠牵引，侧方血管被牵拉入切割平面内（红线）。绿线表示需要进行平面的纠正以避免损伤血管

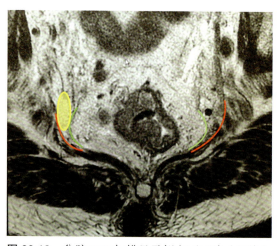

图 29.12 盆腔 MRI 扫描显示侧方不正确（红线）和正确（绿线）的解剖平面。如果游离偏外侧，可能会出现"盆腔扁桃体"（黄色），并且在该平面上进一步游离可能会导致严重的血管损伤和大量出血

值得注意的是，当经腹行盆腔游离时，"扁桃体"并不会出现，因为经腹分离时会直接跨过这些组织，并没有将它们提起。因此，这个侧盆壁解剖形态是 taTME 手术所特有的（图 29.12）。

输尿管位于前外侧象限"盆腔扁桃体"的近端。行经腹入路手术时，近端输尿管常被识别，并追踪输尿管进入盆腔。从下向上解剖时无法执行此操作。但是，如果在行

taTME 手术时存在问题，则应经腹识别输尿管位置。行 taTME 手术时通常看不到输尿管，它存在于较手术平面略深的层次。值得注意的是，盆底上半部分解剖的方向是从侧方逐渐内收，因为越向上直肠越狭窄。最常见的是在前方中线或靠近中线处穿透腹膜，

进入腹膜腔。确定了正确的层面，可继续向侧方切开腹膜。这将保持游离操作处于输尿管的内侧，并且应该避免过于向侧方游离（图29.13）。

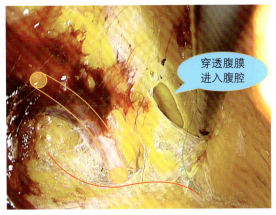

图 29.13 从下方看，穿透腹膜进入腹膜腔时可见右侧输尿管（黄色）。红线表示分离平面靠外侧，有损伤输尿管的风险。沿着绿线的偏内侧分离是正确的平面

直肠前方游离过深：阴道、前列腺和尿道

男性和女性直肠前方解剖结构是完全不同的。女性直肠阴道隔非常易于辨认，并且包括尿道在内的其他阴道前方结构没有损伤的风险。直肠前方平面中的解剖结构受肿瘤、放疗和既往手术史（如妇科脱垂手术）的影响。然而，在正常情况下，该平面解剖结构清楚，在术中较为容易辨认。直肠前方平面的解剖方向常为水平位，手术器械水平方向进入，并且外科医生的手与操作通道保持同一高度。

对于男性直肠前方的解剖需要更加谨慎地操作。taTME 手术最为让人关注的并发症之一是男性尿道损伤，但如果对解剖结构清楚了解并且通过细致分离和识别解剖标志，可以有效预防此并发症。当尿道暴露并有损伤风险时，问题往往发生在游离的早期。进

行腔内荷包缝合和直肠壁的切开后，直肠开始变得游离。当直肠仍与前列腺附着时，游离的直肠向后方收缩会向前列腺传递张力。通常有必要从侧方游离前列腺从而显露尿道，如果直肠末段后方和侧方分离层次过深，然后向前方和头侧分离时则易于损伤尿道。图 29.14 展示了前列腺侧方游离时正确与不

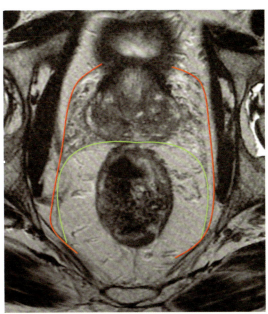

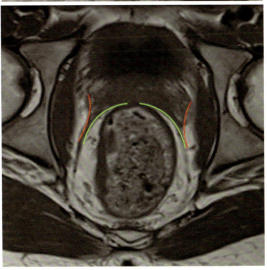

图 29.14 盆腔 MRI 扫描显示直肠系膜周围正确的（绿色）解剖平面和导致前列腺和直肠一起游离的不正确（红色）的、较深的解剖平面。这种更深层面的解剖使前列腺向后拉，暴露尿道并使其有损伤的风险

正确的层面。随着向后方的收缩，在直肠和前列腺重力的作用下，尿道显露在手术视野中（图 29.15）。可以看到直肠和其附着的前列腺呈哑铃状外观。尿道在中央呈现出纵向条索形态。此处没有需要解剖的平面，尝试解剖此处组织将导致尿道损伤。

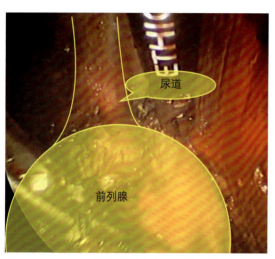

图 29.15　taTME 图片展示术中进入错误的平面游离前列腺，暴露呈纵向条索状结构的尿道

前列腺已经被游离的表现包括：

1. 直肠和前列腺呈哑铃状融合在一起，均位于解剖平面的后方。
2. 前外侧盆壁上可见肌肉纤维（男性患者前方不应有肌肉纤维）。
3. 没有组织平面的纵向条索状结构。
4. 手术外科医生的手放低，手术操作器械向上倾斜，表明分离的层面太靠前。
5. 当 2 点和 10 点钟方向的 Walsh 神经血管束被向下牵拉进入分离平面，可导致出血。

从下方可以清晰地辨认邓氏（Denonvilliers）筋膜，并且可以根据病情需要在邓氏筋膜的前方或后方进行解剖。邓氏筋膜的末端插入

到泌尿生殖膈内，难以分离和辨别。稍向头侧分离后，邓氏筋膜逐渐清晰可见。此时，可根据病情选择分离层次：于邓氏筋膜前方分离并显露前列腺包膜；于邓氏筋膜后方分离并使邓氏筋膜附于前列腺表面（图 29.16）。

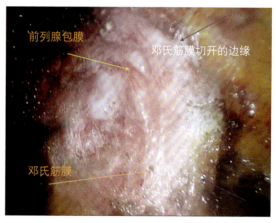

图 29.16　经 taTME 视角从后方观察邓氏筋膜，在邓氏筋膜与前列腺包膜之间进行分离。邓氏筋膜的末端难以辨别。因此，当术中辨别邓氏筋膜后，可以根据病情主动切开邓氏筋膜进入其前方层面

进入腹膜腔

当经肛和经腹入路同时进行时，可精准辨别腹膜反折。同时通过以上两个手术视野，可以安全地避免损伤一些重要结构，包括腹膜内器官（如小肠）。当仅有经肛手术组时，通过一些术中表现可提示外科医生正在逐渐接近腹膜反折。无论是男性还是女性，在直肠前方进行解剖时，腹膜反折区域的腹膜外脂肪组织较直肠远端多。腹膜反折处的组织也比较疏松。在切开腹膜反折前或刚切开腹膜反折时，由于骨盆气腔与气腹之间的压力差，会导致组织"震颤"现象。随着腹膜缺损的扩大，由于腹腔与盆腔间隙的相通和压

力的平衡，这种"震颤"逐渐减弱并且消失。切开腹膜前，可通过菲薄的腹膜观察到小肠和其他腹膜内器官微移的现象。意识到这一重要表现，可避免切开腹膜时造成不必要的损伤。侧方操作最重要的是要意识到输尿管的位置，并避免向侧方过多解剖，如先前所述和图 29.13 所示。通常安全的方法是从前

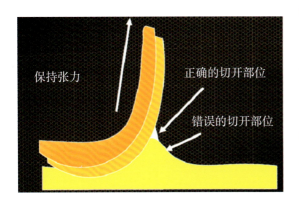

方穿透腹膜反折，然后继续向侧方分离腹膜反折，以确保侧方组织得到保护。

结语

以上为行 taTME 手术时所遇到的关键解剖标志，认识到不同患者和病变之间的差异也是非常重要的。放疗和既往的盆腔手术也会改变正常解剖结构或者使解剖结构形态有所变化。找到正确的平面并在正确的平面中维持解剖操作是行 taTME 手术的基础。遵守本章和本书中描述的原则将帮助外科医生保持更加安全的解剖，实现高质量的全直肠系膜切除并避免并发症的发生。

（施赟杰，王颢　译）

尿道损伤：经肛全直肠系膜切除术的新挑战

Heather Carmichael, Patricia Sylla

引言

经肛全直肠系膜切除术（taTME）可以改善低位直肠手术的暴露和视野，进而提高手术切除质量。然而，由于可能自尾侧向头侧游离前列腺而不是自头侧向尾侧游离，并显露尿道的前列腺部，因此 taTME 存在男性医源性尿道损伤的特殊风险[1]。taTME 有助于显露狭窄或较深的骨盆[2]，是目前男性直肠癌患者的首选治疗方法，因此这种尿道损伤的风险尤为重要。国际 taTME 注册中心（LOREC）的数据表明，1594 例实施 taTME 的患者中有 1080 例（67.8%）是男性患者[3]。此外，尿道损伤在其他保留括约肌的直肠切除术（如低位前切除术）中尚未见文献报道，也仅是腹会阴联合切除术的一种少见并发症，文献报告其发生率在 1.5% ~ 3.0% 之间[4]。随着 taTME 技术的推广，有必要进行专门的培训，熟悉解剖标志和危险因素，防止进入错误手术平面，导致尿道损伤。

尿道损伤的发生率

目前病例系列报道中的尿道损伤发生率

存在较大差异，并非所有 taTME 相关研究的系列报道都记录了包括尿道损伤在内的并发症。迄今为止，尿道损伤的发生率从几个大型病例组的 0% 到 Rouanet 等对 30 名男性患者研究中的 6.7% 不等[5]。许多大型病例系列报告都没有记录尿道损伤的发生率，包括 De Lacy 等[6] 对 140 例患者的研究、Veltcamp Helbach 等[7] 对 80 例患者的研究以及 Chen 等[8] 对 50 名患者的研究。另外，有 3 个系列报道了单例的尿道损伤，Burke 等[9] 对 50 例患者的研究中发生率为 2%，Kang 等[10] 对 20 例患者的研究中发生率为 5%，Perdawood 等[11] 对 100 名患者的研究中发生率为 1%。国际 taTME 注册中心的结果表明，在接受 taTME 手术的 1594 名患者中，有 12 名患者发生尿道损伤（0.8%），这与早期发表的一项包括 720 名患者的文献研究结果相似[3,12]。值得注意的是，大多数系列报告的尿道损伤发病率没有按患者性别细分，因此未单独报告男性的尿道损伤发生率[1]。这也部分解释了 Rouanet 等的发现，男性病例中尿道损伤率较高。表 30.1 报道了所有患者大型病例组（≥ 20 名患者）男性患者的尿道损伤率。

在这些大型病例中，尿道损伤的真实发

生率可能被低估。事实上，据该领域的专家称，国际注册机构已报告多达 18 例尿道损伤，但只有少数在外科文献中有报道（表 30.2）[13]。来自 38 名在北美接受过正式尸体手术操作培训的外科医生的匿名反馈表明，20% 的调查参与者在自培训完成以来至少经历过一次尿道损伤[14]。最近一项关于 taTME 尿道损伤的国际调查报告，实施 taTME 期间共发生了 34 例尿道损伤。其中只有 18 例报告给国际注册中心，且只有 5 例被纳入已发表的系列

报告中，这表明漏报这种并发症是一个严重的问题（Sylla 等提交出版的手稿）[15]。

此外，除非对外科医生进行有关男性尿道损伤的风险及预防方法的专门培训，否则随着 taTME 的实施，尿道损伤率可能会增加。尽管大多数接受培训者都有丰富的直肠癌手术经验，但在尸体手术训练中，意外分离前列腺（进入错误平面手术）的发生率很高。在一项研究中，近 20% 的尸体手术训练者无意中分离了前列腺，103 名受训者中有 2 名

表 30.1　记录并发症的大宗 taTME 病例报告的尿道损伤发生率

作者	年份	国家	例数	男性（%）	尿道损伤（n）	总体损伤（%）	男性损伤（%）
De Lacy[33]	2013	西班牙 a	20	55.0	0	0.0	0.0
Rouanet[5]	2013	法国	30	100.0	2	6.7	6.7
Velthuis[34]	2014	荷兰 b	25	72.0	不适用		
Atallah[35]	2014	美国 c	20	70.0	0	0.0	0.0
Fernandez-Hevia[36]	2015	西班牙 a	37	64.9	0	0.0	0.0
Veltcamp Helbach[7]	2015	荷兰 b	80	60.0	0	0.0	0.0
Tuech[37]	2015	法国 d	56	73.2	0	0.0	0.0
Muratore[38]	2015	意大利	26	61.5	0	0.0	0.0
De Lacy[6]	2015	西班牙 a	140	63.6	0	0.0	0.0
Perdawood[39]	2015	丹麦 e	25	76.0	0	0.0	0.0
Buchs[40]	2015	英国 f	20	70.0	0	0.0	0.0
Chen[8]	2015	台湾	50	76.0	0	0.0	0.0
De Angelis[41]	2015	法国	32	65.6	0	0.0	0.0
Rink[42]	2015	德国	24	75.0	0	0.0	0.0
Serra Aracil[43]	2016	西班牙	32	75.0	不适用		
Burke[9]	2016	美国 c	50	60.0	1	2.0	3.3
Rasulov[44]	2016	俄罗斯	22	50.0	0	0.0	0.0
Buchs[45]	2016	英国 f	40	80.0	0	0.0	0.0
Kang[10]	2016	中国	20	60.0	1	5.0	8.3
Lelong[46]	2016	法国 d	34	67.6	不适用		
Perdawood[11]	2017	丹麦 e	100	72.0	1	1.0	1.4
Maykel[17]	2017	美国	40	60.0	0	0.0	0.0
Marks[47]	2017	美国	373	68.9	0	0.0	0.0
Caycedo-Marulanda[48]	2017	加拿大	27	51.9	0	0.0	0.0
De Lacy[49]	2017	西班牙 a	186	63.4	不适用		
Penna[12]（注册）	2016	不适用	720	67.9	5	0.7	1.0

a ~ f 指可能存在患者重叠的前瞻性队列

表 30.2　外科文献中报道的 taTME 术中尿道损伤

	病理系列	肿瘤与患者特征	尿道损伤的类型和时间	处理和并发症	与外科医生经验相关的发生时间
1	Rouanet[5]	直肠前壁巨大肿瘤	未注明	术中发现尿道损伤，用经肛内镜手术进行缝合修补，无远期并发症	开始实践的时候
2	Rouanet[5]	合并 T4 期前列腺肿瘤	未注明	术中发现尿道损伤，用经肛内镜手术进行缝合修补，无远期并发症	未注明
3	Burke[9]	低位直肠前壁肿瘤（距肛缘 <3cm）	从前列腺分离直肠过程中发生的前列腺前尿道后壁损伤	术中发现尿道损伤，非外科手段进行处理，无远期并发症	有一定的实践经验的时候
4	Kang[10]	距肛门 5cm 环周生长的巨大肿瘤，患者合并有良性前列腺增生	解剖太靠前导致前列腺和尿道损伤伴大出血	中转为腹腔镜辅助手术	开始实践的时候
5	Perdawood[11]	新辅助放化疗后的进展期直肠癌	未注明	非外科手段进行处理，无远期并发症	未注明

在 taTME 训练期间意外地完成了盆腔脏器切除[14]。然而，有证据表明，通过专门针对尿道损伤的培训可以降低这种风险——同一组研究人员发现，通过对解剖标志和尿道损伤发生方式进行额外培训，可以降低前列腺分离发生率，在对尿道损伤和解剖标志进行专门培训后，发生率从 20% 大幅下降到 3.3%[14]。

尿道损伤一旦发生，就会对排尿及性功能产生极为不利的影响。Sylla 等记录的 34 例尿道损伤中，32 例（94.1%）是在术中发现[15]，其中 12 例（37.5%）转为经腹入路手术或计划外 APR 或 Hartmann 手术。在 34 例尿道损伤中，9 例（26.4%）发生了并发症，包括尿道狭窄（n=4）、直肠尿道瘘（n=3）、尿道裂开（n=1）或尿道会阴瘘（n=1）。这些有并发症的患者有 30% 的尿道修复失败需要永久性膀胱造口。对其中 22 例患者进行了性功能评估，其中 13 例（59%）出现勃起功能障碍。

理解解剖学标志

了解重要的解剖标志对于避免进入错误平面行 taTME 手术、防止尿道损伤至关重要[1,9,16,17]。对于 taTME，Atallah 等强调了外科医生应认识到的 3 个关键解剖学标志的重要性[16]。首先是成对的 Walsh 神经血管束，位于直肠和前列腺之间的侧面（在 taTME 解剖过程中位于 10 点钟和 2 点钟位置），每个都包括两个 3 ~ 4mm 的成对动脉血管[18]。解剖时应始终位于 Walsh 神经血管束以及 Denonvilliers 筋膜的后方[16,19]。其次，应该认识到前列腺下叶的形状是光滑、球形、对称的，通常为淡黄色[1,16]。不幸的是，由于致密的放射后纤维化、前列腺肿大或巨大的直肠前壁 T4 肿瘤引起的平面变形，识别直肠前列腺平面可能会变得非常复杂。最后，外科医生应该能够识别圆柱形的尿道前列腺部，以防进入错误的解剖平面[13,16]。

　　另一个重要的解剖学标志是直肠尿道肌（rectourethral muscle，RUM），尽管直到最近才得到充分重视（Sylla 等提交出版的手稿）[15]，但是了解这一肌肉、直肠前壁、前列腺后部和骨盆其他肌肉之间的关系是至关重要的。直肠尿道肌是一种致密的平滑肌纤维带，从直肠固有肌层向前延伸到尿道外括约肌。直肠尿道肌的解剖学意义已经在根治性会阴前列腺切除术的泌尿学文献中得到了广泛的

描述[20,21]。在低位直肠肿瘤（距离肛缘 5 ~ 6cm 范围内）的 taTME 过程中，必须将直肠尿道肌分开，以进入直肠前方和前列腺后方之间的平面。直肠尿道肌必须在靠近直肠的位置分开，因为分离这一肌肉太过靠前，会导致沿着前列腺下叶向前剥离，朝向尿道膜部[22]。如果不了解这些解剖关系，外科医生可能会将直肠尿道肌误认为是直肠固有肌层的残留，为了试图避免直肠穿孔而直接过于向前分离。

　　在 Sylla 等收集的 34 例尿道损伤中，导

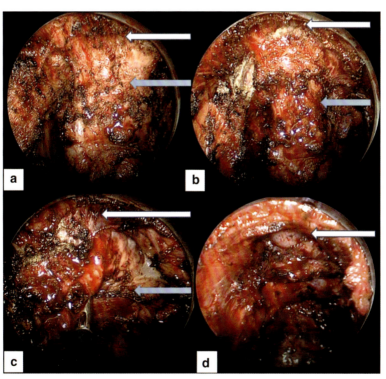

图 30.1　taTME 术中尿道前列腺部近乎损伤。在极低位直肠癌完成了完全内括约肌切除术后马上开始行 taTME。位于直肠前方的直肠系膜和前列腺后方之间的正确解剖平面很难确定。直肠尿道肌纤维在直肠前壁和前列腺尖部之间向前延伸，应该紧贴直肠前壁附近切开（a，蓝色箭头）。相反地，考虑到过于靠近直肠前壁和有直肠前壁穿孔的危险，会不经意进行过多向前分离（a，白色箭头）。错误的分离并且短时间延伸到前列腺尖部（b，白色箭头），但术者很快意识到了错误，并正确纠正至更低且更靠近直肠前壁的分离平面（b，蓝色箭头）。最终沿其左侧（c，白色和蓝色箭头之间的区域）显露前列腺，并正确沿着靠近直肠前壁的解剖平面进行分离（c，蓝色箭头）。完成 taTME 后，可以看见尿道前列腺部，且尿道括约肌周围有一个小缺损（d，白色箭头）。幸运的是，在这个尿道近乎损伤的病例中，经肛内镜联合术中膀胱镜检查证实，尿道保持完好

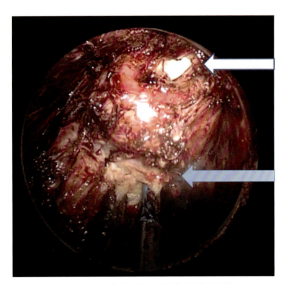

图 30.2　taTME 术中发生的尿道部分横断。taTME 前路解剖沿不正确的平面进行，解剖方向太过朝上并且错误地朝向前列腺尖部。尿道前列腺部的后部被切断。通过观察 Foley 导管（白色箭头）可以识别损伤。重新改为靠近直肠前壁（蓝色箭头）继续向下进行分离。最后确定并解剖直肠和前列腺之间的正确解剖平面，然后用缝线一期修复尿道损伤

致尿道损伤最常见的技术错误是未能如前文所述识别正确的 TME 平面或解剖标志，通常是因为组织平面变形（Sylla 等提交出版的手稿）[15]。许多外科医生指出，面对困难的前方分离，继续在后侧面和侧面进行剥离会导致前列腺"下垂"进入直肠，实际上会增加沿着前列腺下叶进行剥离的风险，从而将尿道膜部后部置于险境（图 30.1，图 30.2）。

除了识别解剖标志外，在手术前通过回顾直肠核磁共振成像（MRI）了解患者的特定解剖结构至关重要 [13,16]。这使得外科医生可以检查肿瘤的位置、肿瘤距肛缘的高度和环周切缘（CRM）。然而，正如 Atallah 等指出的，中线矢状切面的 MRI 检查可以更好地了解骶骨弯曲的斜率和水平直肠的长度 [13]。这种检查还允许外科医生评估前列腺和直肠前壁之间的解剖平面，包括可能影响该平面定位的因素，如骨盆过紧或狭窄，可能将前列腺更多地推向头侧并使尿道前列腺部更接近直肠前壁。肥大的前列腺可能会改变 taTME 中直肠前列腺筋膜和前解剖平面的正常进线方向或水平方向 [23]。

识别高风险患者

除了理解重要的解剖标志外，了解患者特有的危险因素也很重要，这些因素可能会使某些个体更容易发生 taTME 尿道损伤。如前所述，存在良性前列腺增生症、直肠前方巨大肿瘤累及环周切缘（CRM）、狭窄骨盆或肥大的骨盆肌肉组织的病例中，正常的解剖关系可能发生扭曲变形 [13,23]。在 Sylla 等分析的 34 例尿道损伤中，33% 的患者术前有前列腺异常，最常见的是良性前列腺增生 [15]。其他危险因素包括既往盆腔放疗、经直肠前列腺活检、根治性前列腺切除术、近距离放疗或其他盆腔手术史。有这些危险因素的患者很可能有纤维化、疤痕和直肠前列腺筋膜的融合，导致解剖平面不清，增加走错层面的概率 [1]。最后，肿瘤特征也会增加尿道损伤的风险，低位和前壁肿瘤损伤的风险最高，尤其是当 taTME 完成部分或完全内括约肌切除术（ISR）时。

以往已描述了几种术中技术有助于在 taTME 时更好地定位或可视化解剖的正确平面。首先采用术前直肠指检（DRE）这一形式简单的触觉反馈 [1]。该检查可以在手术开始之前对前列腺进行定位，并确定前方解剖

平面的几何形状。如果在 taTME 过程中前部解剖不清楚，外科医生还可以移除经肛入路的套管并进行肛门指检，以确定分离平面是否正确。

有一些数据表明，采用上下联合入路而非单纯经肛入路的策略可以降低尿道损伤的风险。在 Sylla 等对 34 例尿道损伤的回顾中，taTME 术中损伤大多发生在单纯经肛手术当中 [15]。上下联合手术入路可能会在 taTME 时更好地可视化和识别正确的解剖平面。

最后，在发生尿道损伤的情况下，既往研究指出：难以确定解剖标志和组织平面但坚持使用 taTME 方法是造成损伤的常见原因 [15]。至关重要的是，外科医生要做好面对困难解剖时改变策略的准备，并通过经腹或开放经会阴手术（类似于 APR 的会阴操作部分）来完成前方分离。面对无法正确识别的解剖平面，改变手术入路的"门槛"应降低。

新兴技术

新技术可能有助于防止尿道损伤，特别是对于上述存在解剖变异的困难病例。既往已有报道，通过透明的 Foley 导管放置红外光尿道支架（红外成像系统，史赛克公司，卡拉马祖，MI）作为识别男性尿道并避免损伤的技术 [24,25]。可以使用特殊的红外腹腔镜照相机滤光片来识别支架，并可以透过多达 12mm 的组织进行透照。一次可以同时使用多个红外支架以提高可视性 [1]。由于使用红外光，故发热量极少，且对组织的损害很低。taTME 中还使用了带有吲哚菁绿（ICG）的荧光成像技术，通过近红外波长的可视化

来识别组织结构 [25]。通过静脉注入染料以凸显手术区域中的血管，由于近红外波长更易透视，因此可以有效识别手术表面下的血管 [26]。taTME 中采用肿瘤周围注射 ICG 来更好地识别解剖平面，并且使用 ICG 评估直肠吻合口的血供是否充足。最近，在 taTME 的尸体模型中使用经尿道注射 ICG 可以使尿道可视化，有助于阐明如何在行 taTME 时更好地识别尿道以防止损伤 [28]。

taTME 期间，腹腔镜超声也可用于识别尿道。这项技术被广泛用于其他外科领域中肿瘤定位和解剖标志的识别 [29,30]。可以在 taTME 中使用类似的技术，通过彩色多普勒超声成像和 Foley 导管灌注来可视化前列腺并检测尿道。Atallah 等已描述了这一技术，尽管它在实践中并不常用 [1]。

最后，文献已报道将实时立体定向导航用于 taTME 的方法，并将其用于对 3 例前壁直肠癌患者的小型试验研究中 [31,32]。该技术使用专门的软件来整合术前成像和摄像头图像，以定位手术器械相对于多平面 MRI 或 CT 图像或术野的三维渲染的位置。该技术可成功地识别前列腺和尿道，并防止手术层面错误。然而，受限于不能区分直肠系膜和周围盆腔内筋膜的相邻平面，这使附近的自主神经处于危险之中 [31]。此外，该技术仅限于有必需的设备和术前即时成像的专业中心，而且可能会导致手术时间大幅增加 [33-49]。

结语

经肛全直肠系膜切除术（taTME）是一种治疗中低位直肠癌很有前景的新方法，但

与医源性男性尿道损伤风险相关。虽然文献报道的损伤率很低，但这可能低估了该并发症的真实发生率。随着 taTME 应用越来越广泛，尿道损伤可能会变得更为常见。

涵盖广泛教学方法的结构化 taTME 培训，包括会阴解剖学和避免器官损伤的策略（以及及时识别和修复器官损伤的能力）、尸体训练以及在外科导师指导下进行手术，这些都有助于在将来降低尿道损伤率。此外，使用红外线和近可见光光谱成像的新技术可能有助于识别尿道并预防损伤。

（池畔，黄胜辉，孙艳武　译）

如何避免男性尿道损伤

31

Sam Atallah, Itzel Vela

引言

从 taTME 的早期经验看来，很明显已经出现了一种新的术式特异性、性别特异性的并发症，正如 P. Rouanet 对该新手术的原始临床研究之一所描述的[1]，即经肛手术医源性男性尿道损伤。在 Rouanet 于 2013 年发表的该系列文章中，taTME（当时称为经肛内镜直肠切除术，transanal endoscopic proctectomy，TAEP）是通过经肛内镜手术（TEO）平台进行的。在接受 taTME 治疗的 30 名男性患者中，有两名患者（6.7%）出现了尿道医源性损伤。随后 Burke 等报道了使用经肛微创手术（TAMIS）平台连续 50 例患者（男性和女性）进行 taTME 的初步结果，其中发生了 1 例尿道损伤[2]。重要的是，taTME 期间的尿道损伤是男性患者所特有的。Burke 等在该系列研究中有 30 名男性患者，因此按性别调整的尿道损伤发生率为 1/30（3.3%）。

尿道损伤的真实发生率很难确定，而且这种并发症的发生率报道也有所不同，包括最近针对中低位直肠癌的 taTME 系列研究，实验组的 186 名患者中均未观察到尿道损伤[3]。由 Pelican 基金会资助的"低位直肠癌发展计划"（the Low Rectal Cancer Development，LOREC）数据库已用于注册和收集由外科医生自行报告的 taTME 手术的临床和病理信息。尽管可能存在数据偏差，但是由 M.Penna 等代表 taTME 注册管理协作机构分析了上述数据显示[4]，在针对良性和恶性疾病进行的 720 例 taTME 手术中（男性患者为 489 例，67.9%），有 5 例发生了尿道损伤（推测均为男性患者）。因此在该注册数据库中观察到的尿道损伤发病率是 5/489（1%）。

一般而言，尿道损伤发生的风险低于 5%。但这可能无法准确反映这种疾病的真实发生率，因为目前尚有一些尿道损伤发生的病例未被发表。此外，其他数据表明尿道损伤的风险可能更高，其中大部分是基于从培训课程中收集的数据以及来自临床实践中对 taTME 开展后的分析。迄今为止，在北美最大的培训中心，已有 220 多名外科医生接受了基于尸体标本的专门培训。在操作室中，每 5 位受训学员就会有 1 位在练习 taTME 过程中不经意游离了前列腺[5]。这项研究还指出，有 25% 的受访者表示在完成课程后回到各自机构开展 taTME 手术时发生了尿道损伤[5]。在尸体标本训练课程中，甚至还会发生意外切除器官的案例，这也凸显了泌尿系统潜在医源性损伤的严重程度和范围[6]，因此，仔细理解这种潜在的灾难性并发症是十分重要的。

　　尽管腹会阴切除手术（APR）也会导致尿道损伤，但并不常见，而在所有保肛手术中似乎仅有 taTME 会发生尿道损伤[6]。即使 taTME 与经腹经肛（TATA）手术（通常被认为是现代 taTME 的前身）相比，尿道损伤的发生率也明显不同[6-9]，这可以归因于在 TATA 手术期间外科医生通过恒定的触觉反馈来确认前列腺的位置，这也是 taTME 和 TATA 之间细微而关键的区别。尽管如此，男性的尿道损伤似乎取决于术中经会阴操作阶段。本章将分析和讨论 taTME 手术中尿道损伤相关因素。要成为一名成熟的 taTME 外科医生必须掌握在手术期间如何避免男性尿道损伤的方法，这也是 taTME 培训最重要的组成部分。

尿道损伤的特异点

　　taTME 手术行前位直肠解剖，在距肛门直肠环的距离小于 3 cm 时，容易发生男性尿道损伤[10]。在解剖远端直肠时，前列腺被牵拉向背侧，在此过程中，膜前尿道被暴露并会导致其后方的医源性损伤（图 31.1）。通过识别导尿管可以发现尿道损伤，从而避免尿道的完全离断。迄今为止，术中尿道损伤还没有出现过尿道完全横断的病例。

患者尿道损伤风险的评估

　　第一步是评估患者在 taTME 手术中发生

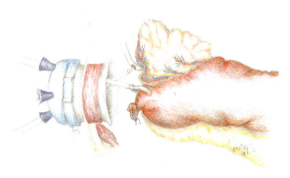

图 31.1　在远端 taTME 解剖期间，前列腺与尿道相对于直肠的解剖关系可使尿道的膜前部分处于医源性损伤的风险中。注意尿道的"垂直"表现，这在前列腺向背侧牵时非常典型

尿道损伤的独立风险因素[6]，外科医生事先了解这一点很重要，并且被认为是做好准备的重要步骤。目的是对可能发生这种损伤的患者进行风险分层，因为并非所有患者对尿道损伤都具有相同的风险[6,10]。如表 31.1 所示，尿道损伤风险分层取决于以下 6 个因素：①既往的局部治疗；②既往的局部手术；③泌尿生殖系统的先天性畸形或男性盆腔穿透性或钝性创伤病史；④存在良性前列腺肥大或者男性尿道固有疾病史；⑤既往的肛门、直肠或前列腺，尤其是慢性或复发性炎性疾病史；⑥肿瘤特异性因素，如放疗病史、前部低位和固定的病灶等肿瘤特征。此类局部晚期癌症对外科医生的手术根治提出了挑战，并且在实施 taTME 技术过程中可能由于向背侧牵拉前列腺 - 尿道复合体，从而使器官结构处于损伤风险中。

　　根据术前评估，尿道损伤风险较高的患者（包括上述 6 类患者），应考虑采用其他方法，包括腹腔镜和机器人手术，以到达骨盆深部。在上述情况下，保留括约肌的 TATA 手术也较 taTME 具有优势，因为它以

表 31.1 与患者相关的因素：可能会增加接受 taTME 的男性医源性尿道损伤的风险

既往的非手术局部治疗

先前的外部放射性新辅助治疗

先前使用外部放射疗法治疗前列腺癌

既往置入放射性粒子

先前注射 SpaceOAR® 水凝胶（可能）

既往的肛门、直肠或前列腺局部手术

前列腺癌根治术

先前的前列腺活检（多次）

既往远端直肠的局部切除（通过 TEM、TEO、TAMIS）

既往手术治疗复杂性的肛瘘和脓肿

任何途径的直肠尿道瘘修补

既往置入人工尿道或肛门括约肌

先天性畸形或外伤史

有尿道横断或尿道成形术的盆腔外伤史

直肠、尿道和泌尿生殖器隔膜及肛门先天性畸形的病史

通过任何方法修复先前的直肠尿道瘘的病史

前列腺和尿道膜部疾病的相关因素

良性前列腺肥大

同时合并前列腺癌

尿道狭窄

手术时难以插入导尿管（Foley）

与局部败血症有关的因素

先前的与回肠储袋失败相关的盆腔脓肿

复杂的慢性前位肛瘘（如括约肌上、括约肌外）

近期或活动性前列腺炎

近期或活动性尿道炎

与直肠肿瘤相关因素

低位，距肛缘 ≤ 3cm 的固定肿瘤

前位，距肛缘 ≤ 3 cm 的远端直肠癌

影像学检查显示肿瘤邻近前列腺和环周切缘

表 31.2 在 taTME 期间预防尿道损伤的步骤

1. 术前影像学检查（矢状位直肠 MRI）；评估前列腺的形状和大小；认识到哪些患者可能会增加尿道损伤的风险

2. 在开始 taTME 之前，外科医生应进行直肠指检。除了在低位直肠癌中感觉到肿瘤外，还应通过触诊检查前列腺，并注意前列腺的大小，形状和相对位置

3. 当解剖过程中前方层面不确定时，应移除 taTME 平台，并通过触诊重新评估前列腺

4. 以类似于输尿管支架的方式使用导尿管：当前列腺被意外牵拉游离时，一旦去除了 taTME 平台，即可触诊导尿管

5. 触诊导尿管同时施加振动或拖拉导尿管

6. 使用通过透明涂层导尿管放置带红外照明的尿道支架

7. 使用注射的吲哚菁绿定位男性尿道（当前为实验性）

8. 对 Walsh 神经血管束及其与前列腺包膜关系的准确了解

9. 对游离后前列腺后叶形态的准确了解

10. 对直肠外肌肉结构的准确理解，包括直肠尿道肌、Luschka 纤维和耻骨直肠肌前环部分

11. 了解感知完成的影响、参照系的丧失以及人为因素，这些因素可能导致不正确的平面解剖和尿道损伤

12. 当认识到前列腺和尿道位置不确定时，强行终止 taTME 手术，并且从腹部完成手术

害 [6、10、11]。这些在表 31.2 中进行了描述，与预防尿道损伤有关的解剖要点及 taTME 相关的细微差别将在以下各节中进行详细说明。

直肠尿道肌和直肠前 Luschka 肌纤维

恒定的触觉反馈进行操作，可以确认前列腺和尿道的位置。

但通过必要的培训和经验，仍然可以成功地实施 taTME 手术，并且可以采用辅助技术来定位尿道，最大限度地减少医源性伤

taTME 手术经肛部分的第一步是做一个荷包缝合 [12,13]。必须注意缝合的对称性，避

免缝合线超越直肠外纵肌，因为这会无意间进入切除范围之外的组织，如前列腺周围筋膜和直肠壁外侧的盆底肌纤维。然而，即使顺利完成荷包缝合，有时也难以进入正确的TME平面，尤其是在组织结构致密的前壁，进入神圣平面可能会因此受阻。在taTME手术中于距离肛门直肠环 ≤ 3 cm处进行游离时最常遇到这种情况。从直肠来源的肌束插入到盆筋膜和前列腺前筋膜[14-18]，这在直肠前方最明显，表现为直肠前Luschka肌纤维和直肠尿道肌的复合体，两者均位于耻骨直肠肌和肛提肌复合体的内侧（图31.2）。它们还包含来自肛管的联合纵肌纤维。在前方，直肠尿道肌和直肠壁前方固有肌层融合

变得十分清晰。在taTME解剖期间，它们表现为从膜前尿道和前列腺后叶到直肠前壁延伸的宽阔的"垂直"肌肉带，这使得很难区分这两个器官（图31.3）。一个常见的错误是把这部分肌束判断为"属于直肠"，经验不足的主刀医生会因此向前方过度游离，以致切除直肠尿道肌和Luschka肌纤维，这也是导致尿道损伤最重要的一个因素。因此，taTME外科医生尤其是在进行直肠远端前解剖时，必须保持对这些因素的警惕，并且必须重新理解相关的直肠外肌肉解剖结构。

前列腺与尿道的形态

如果在taTME期间游离了前列腺，则其后叶将被清晰地识别为浅黄色球形和对称性腺体，其特征为表面非常光滑[19]。外科医生

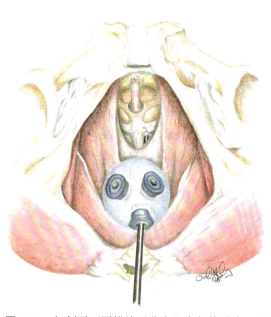

图31.2 解剖平面图描绘了盆底肌肉与前列腺、尿道和taTME装置之间的位置关系，荷包缝合后的第一步是切开直肠壁。直肠前壁因与Luschka纤维和直肠尿道肌纤维相融合，通常会增厚。外科医生必须横断这些结构方可进入神圣平面。从taTME角度看，连续的肌肉纤维看起来是同质的，这使正确的分离具有挑战性。注意前列腺侧翼的耻骨直肠肌。当不经意地游离前列腺时，可以看到前方的骨骼肌

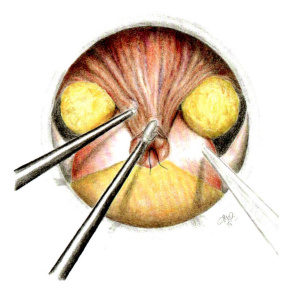

图31.3 在前方，远端taTME分离时，展示给外科医生一块模糊的肌束，该肌束直接与直肠壁相连，并与Luschka肌纤维及直肠尿道肌相邻。操作者面临的挑战是，要在前列腺与直肠前壁分开的位置准确地截断该肌束，而不损伤任何结构

有时可能会将这种"肿块"与位于前位的直肠肿瘤相混淆。然而，被游离的前列腺腺体的光滑轮廓并不是浸润性直肠癌的特征。此外，在12点钟位置也可以看到圆柱形尿道（图31.4）。最后，游离的前列腺表现为一个独立的结构，位于被游离直肠的腹侧，这两个结构共同形成了一个"8"字形[20]，应该训练外科医生快速辨别。建议 taTME 外科医生在手术期间保持整体视野，以便保持荷包线和直肠在手术视野内，这对术者来说是重要的参考依据。

前位耻骨直肠肌的暴露

盆底横纹骨骼肌是肛管的锥形延伸。从有利于 taTME 手术的观点看，由于前方前列腺的存在，这部分肌肉在前方中线 ±20° 角度内应该是看不到的。在该层面暴露了耻骨直肠肌说明已经游离了前列腺，应该立即再次评估手术层面（图31.2）。

Denonvilliers 筋膜

Denonvilliers 筋膜是男性独有的。这个双层信封样结构在直肠前壁和前列腺的后部之间建立了一个平面（图31.5）。该筋膜在泌尿生殖膜的插入点延伸到腹膜反折，有助于分离直肠和前列腺这两个结构。通过 taTME 和会阴气腹术，通常容易建立前方平面，从而解决了传统的直肠癌根治术最大的挑战之一，即沿直肠水平部分的前部解剖。然而，

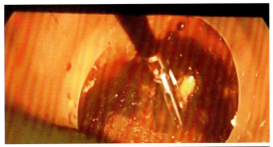
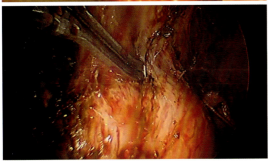
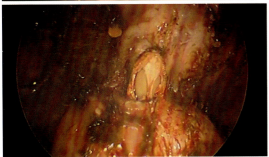

图 31.4 男性 taTME 手术期间医源性尿道损伤的视频截图

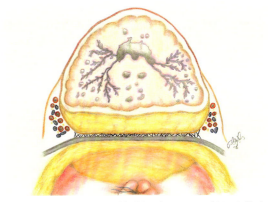

图 31.5 Denonvilliers 筋膜相对于 Walsh 神经血管束（NVBW）和直肠前壁的解剖结构的理解对于 taTME 技术的掌握至关重要。NVBW 位于双层筋膜的侧面，在 taTME 手术过程中会被向背侧牵拉。外科医生必须意识到这些结构。早期识别有助于保持正确的 TME 前方层面

Denonvilliers 筋膜层面及侧面的 Walsh 血管神经束在手术中会被向背侧牵拉，从而将膜前尿道移入手术区，容易受到伤害。

Walsh 血管神经束

迄今为止，大肠外科医生的手术培训通常未包括对前列腺及其神经血管复合体的正式学习。本质上 taTME 的专一优势是使得 Walsh 的神经血管束（NVBW）[21] 不仅实现可视化，而且通常可以用作重要的解剖标识，当 Walsh 的神经血管束被识别时，可以帮助术者保持在正确的平面上而避免其他组织器官损伤 [10,19,22]。NVBW 包含成对的神经、静脉和动脉。其中，在 taTME 期间最容易辨认的是动脉（图 31.6）。沿着前方的前列腺半球体，在 2 点钟和 10 点钟位置，在 Denonviellers 筋膜的侧面，分布着神经血管束的动脉，这些直径大至 4mm 的动脉被称为前列腺包膜动脉，起源于膀胱下动脉。当前列腺无意中向下偏转，且 taTME 外科医生进入过于向前的解剖平面时，NVBW 的可见血管变得明显。这提供了在中线尿道损伤发生之前重新调整解剖平面的机会。在控制出血后，重要的是重新评估解剖平面，从腹侧辨认 NVBW，以便保持正确的 taTME 前方层面。偶尔地，NVBW 未被识别而被切断，这常常导致容易辨认的动脉出血，而且由于血管直径的关系单极电凝经常不易控制出血。控制出血后，非常重要的一点是重新评估手术层面，确保 NVBW 位于前方以维持准确的前方手术层面。

一种可重复、安全的前方手术方法是沿着直肠背侧开始，然后逐渐向侧面扩展。这种方法容易识别源自 S4、S5 的支配直肠的神经分支，这些神经分支是远端直肠神经丛的一部分。上述结构通常在侧面可见，形成延伸到肠系膜信封样包膜的"三角形"[23]，并且通常可以在直肠系膜包膜的三角形入口点处辨认。然后，当解剖于腹侧从 3 点（或 9 点钟位置）向中线 12 点钟位置递进时，可以看到 NVBW 的动脉搏动，其沿前列腺侧方走行，被识别后能为外科医生提供所需的解剖视角，从而在正确的平面内安全地分离直肠尿道肌和 Luschka 纤维（图 31.7）。

外科医生的错觉与视觉完成

外科医生常通过理解在特定情况下的解剖平面并依据对具体参照物的认知来开展手

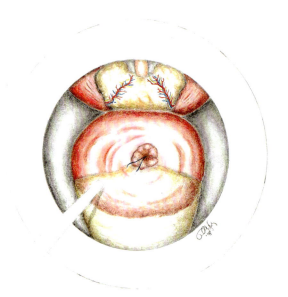

图 31.6　成对的动脉是 NVBW 的可见部分，可以在 2 点钟和 10 点钟位置沿 Denonvillier 筋膜的横向边界识别。在 taTME 解剖期间应始终识别这些标志性血管，其层面代表了手术层面的腹侧面。这是直肠远端前方解剖的关键步骤，可防止前列腺和前列腺前尿道向后牵拉

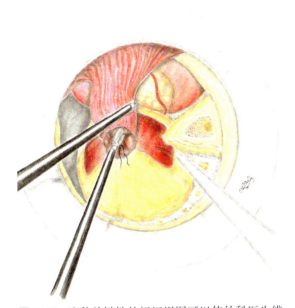

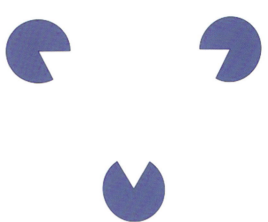

图 31.7 这种关键性的标记视图可以使外科医生维持安全的参照系，并在前方识别正确的分离点。在逐步的手术过程中，外侧神经分支，包括那些源自 S4 和 S5 神经根的分支，从直肠系膜旁开。然后，从前侧方识别 NVBW，它是 taTME 平面的腹侧最远部位。一旦确定了这种结构，就可以安全地离断直肠前壁与 Luschka 纤维和直肠尿道肌纤维的融合物

图 31.8 Kanizsa 三角是感知（视觉）完成的典型例子，人的大脑"完成"了实际上不存在的三角形的图像。这里，我们看到了一个实际上不存在的等边三角形，填充了实际不存在的内容会导致错觉，从而发生医源性损伤，这种情况在参照物缺失和解剖结构错误辨认时更容易发生

术[24]。基于成像技术的微创手术，其提供的视觉范围和参照物是由视野内包含的解剖标志物得出的。通常腹腔镜的视野很宽，从而在解剖过程中不断使外科医生能够定义和重新定义视觉参照物。尽管通过腹腔镜高清系统实现的光学系统可提供出色的视频质量，但在 taTME 手术中，隧道视线的存在产生了潜在的危险，因为相机镜头相对于解剖点的近距离定位可能会导致迷失方向。虽然将镜头伸缩至解剖区域附近可为术者提供增强的解剖学细节，但视野内的参照物可能会丢失。这可能会造成错觉，从而导致视觉上的完成现象。

当人类"脑补"视觉缺陷以完成只是幻觉的图片时，就会发生视觉或感官的完成现象[25]。原型的例子是 Kanizsa 三角形[26,27]，即人的大脑"完成"了实际上不存在的三角形的图像（图 31.8）。因此，视觉完成可以导致特定类型的迷失方向，即外科医生不知道正在处理的视觉提示其实是不正确的。

人们可以将胆囊切除术中的胆总管（CBD）损伤作为 taTME 术中尿道损伤的范例。目前已经了解到，CBD 损伤最有可能是由外科医生的错觉所致，而非病变难度或胆道解剖异常[28-30]。因此，由于对参考结构的丧失导致对解剖结构的不正确识别，以及由于视觉完成导致的认知错误，可以使得外科医生对手术视野内的解剖结构做出错误的推断，一旦确定，外科医生就不太可能改变手术方式，这是证实性偏倚的结果[31-34]。根据 Way 等[28]的说法，"一旦做出特定的判断，我们就会倾向于轻视新的区别性证据的重要性，并继续支持确认性证据。"因此，不幸的是，证实性偏倚可能导致（而不是最小化）手术

并发症。

总之，当外科医生的思维不正确地处理信息时会导致尿道损伤。主导因素包括：①失去参照物（由于未能在视野内保持重要的解剖学界标）；②感知完成（术者假设"填充"了解剖关系，并假定是真实存在的）；③证实性偏倚，即外科医生更有可能沿着危险的解剖平面继续手术，而不是处理表明这种方法不正确的新信息。

其他的人为因素

在男性患者中，建立正确的 taTME 前方层面可能是该手术最具挑战性的步骤之一。工作量增加，加上手术并发症很高，可能会大大增加外科医生的精神压力。总的来说，平衡手术层面的关键在于：过于偏前导致尿道损伤，过于偏向背侧损伤直肠壁，并有可能累及肿瘤本身，从而对肿瘤的完整性造成不可挽回的损害。由于正确和错误层面之间只有毫米量级的差异，因此在男性患者 taTME 手术中，外科医生解剖此处时压力最大。特别是对于没有经验的 taTME 外科医生，这种心理状态会增加焦虑感，会降低判断能力并导致手术错误。这就是 taTME 外科医生的督导计划对安全执行这一复杂程序显得至关重要的原因之一 [5,35-38]，它特别主张手术外科医生在建立 taTME 技能之前获得信心。

定位尿道的方法

目前，基本上有 3 种经会阴切除直肠的方法，分别是 APR、TATA 和现在的 taTME [39]。

借助 APR 以及 TATA 的原始描述，确认性的触觉反馈使术者能够不断评估前方层面，并且当在会阴部解剖期间无意中游离了前列腺时，通常可以识别并做出适当的调整。但是，taTME 手术，无论是使用 TEO、TEM 还是 TAMIS 平台都依赖于器械和感知（非触觉）反馈，而当前列腺被游离时这些感知反馈是不可靠的。因此，大多数专家现在提倡在前方层面解剖不确定的情况下移除平台并直接触诊前列腺，以至于 taTME 的培训课程现在建议在进行荷包缝合和引入平台通道之前，应进行直肠指检并评估前列腺基线，这一点非常重要。

此外，应该认识到，尿道已有效地插入了导尿管作为支架，当前列腺的后叶和膜前尿道无意中与直肠及其系膜一起被整块解剖时，可以通过触诊导尿管明确尿道的位置 [6]。泌尿系统和尿道定位的新方法也都充分地利用了尿道被导管置入的这一事实。将导尿管用于定位（直接触觉反馈除外）的有效示例包括：①施加的振动刺激，该刺激可由手术外科医生传播和触诊（图 31.9）；②腹腔镜超声检查（有或没有逆行导管冲洗）；③使用发光的近红外尿道支架 [6,40]。

较新的技术着重于生物荧光和有机染料的使用 [6,41,42]：其中包括在外科手术应用中研究最多的有机染料吲哚菁绿（ICG）（图31.10）。由于通过肝脏清除，ICG 不会在泌尿系统中排泄，因此全身给药不会产生尿道的荧光。但是，它可以直接滴入泌尿系统，从而与尿路上皮结合并观察到荧光 [41]。与大多数有机染料一样，ICG 具有重要的半透明性，可以使深层软组织变得可见。这种"可

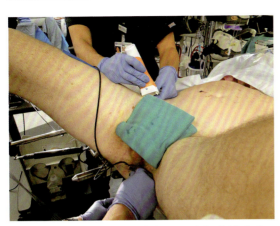

图 31.9 导尿管也是尿道支架。这个概念很重要，当尿道位置不确定时，taTME 外科医生可以使用它来定位男性尿道。在此，使用普通的电动皮肤推剪来传递振动刺激，当将其施加到导管上时，该振动刺激可沿着包括尿道的前列腺部分在内的整个方向记录出振动信号。然后，外科医生可以通过多普勒波形或听觉信号（如图所示）或更简单地通过触觉反馈来电子记录这种振动

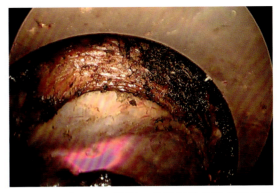

图 31.10 在 taTME 期间，将近红外发光支架放置在男性尿道中。在解剖期间可见，可提供有关尿道位置的增强信息

表 31.3 在 taTME 期间定位尿道的新方法和理论技术

当前应用的技术
直接触觉反馈
使用牵引释放在导尿管上的运动进行检测
振动刺激沿导尿管的传播
超声检测尿道 ± 逆行冲洗
多普勒检测振动导尿管
刺激传递
红外发光尿道支架的使用
立体定向导航增强现实
计算机控制学手术（仅限某些中心）
未来发展方向
使用有机染料和近红外成像
加速度计和激光多普勒振动计
被动毫米波成像
磁性或放射性同位素浸渍导尿管
导尿管的压电传感器涂层
术中 X 射线透视

见光谱之外"的增强可视性[6]使外科医生能够看到他们原本无法看到的东西。新型的有机染料可能会显著改善对更深层结构的检测，使外科医生能够在损伤发生之前鉴别包括尿道在内的重要结构[42]。

未来的发展可能包括导尿管材料的更新，这类导尿管充满了在近红外光谱中会发光的材料[6]，包括光稳定的量子点和代表石墨烯的六边形晶格的单壁碳纳米管[6,43-46]。最后，尽管目前还是处于实验性的盆腔内脏手术，但立体定向术中影像学和导航技术有望定位盆腔内脏，包括前列腺和尿道[47-54]。表 31.3 总结了在 taTME 期间定位男性尿道的当前方法和不断发展的新方向。

尿道损伤的处理

虽然经腹 TME 手术的主要并发症中并没有医源性尿道损伤，但大量的主要来自创伤的文献报道了尿道损伤的处理经验，尤其是受到钝器外伤和随后的骨盆耻骨支骨折的男性更容易发生尿道横断。根据 Goldman 分类，在泌尿生殖器膈近端发生尿道破裂被认为是 2 型尿道损伤[55]。这是 taTME 发生的损

伤类型，尽管是锐性而不是钝性损伤。在创伤的情况下，通过耻骨上导管引流和延迟的尿道修复来处理 2 型损伤。在这种情况下，禁止留置导尿管，即使仅怀疑尿道破裂，因为放置导尿管会导致假道的产生。但是，在 taTME 术中发生医源性尿道损伤时，应将导尿管留在原处且不要移开，因为它起着支架的作用，以便在初次修复后可以治愈缺损。多数 taTME 专家建议采用可吸收的缝合线和延迟的导尿管拔除术对尿道破裂进行初步缝合及修复（图 31.11）。

泌尿系统相关损伤

男性骨盆的三室结构由后部的直肠和前部的膀胱组成，正常情况下，这些结构被位于中隔室的前列腺所分隔。然而，这种"教科书"的安排并不总是精确的，因为男性以及子宫切除术后的女性都可以将扩张的无张力性膀胱移入骨盆中部。

膀胱无力导致膀胱容量超过正常值（~400 mL），有文献报道容量达到 6000 mL[56]。

扩张膀胱隐含的表面积增加，这时即使有导尿管进行了充分引流，也可能有导致膀胱损伤的风险。因此，在前位，腹膜反折以下 taTME 解剖期间可能会损伤膀胱而不会替代前列腺或尿道的损伤，因为膀胱的损伤往往发生在更近端（图 31.12）。

幸运的是，taTME 对膀胱的伤害并不常见，特别是两个团队 taTME 医生一起手术时，膀胱常被强制向腹侧牵拉，导致其受伤的可能性降低。行 taTME 术时，经会阴途径发生医源性膀胱损伤的风险较高，若经腹组和经

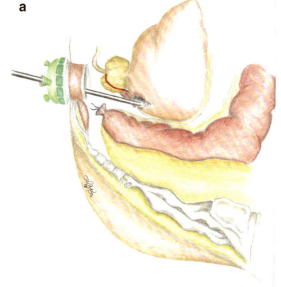

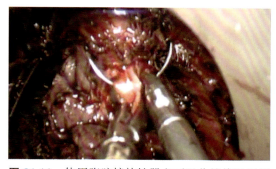

图 31.11 使用腹腔镜持针器和可吸收缝线通过经肛操作平台修复 taTME 期间横切的尿道。大多数专家建议修复尿道破裂并继续引流。请注意，肌肉的垂直带可能代表了直肠尿道肌和 Luschka 纤维的复合体

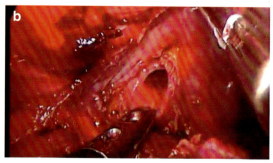

图 31.12 a. 如图所示，taTME 期间膀胱损伤发生在近端前部解剖中。请注意，膀胱本身并不总是位于骨盆腔前部。b. taTME 期间膀胱损伤，可应用经肛器械及可吸收缝线修复

会阴组两组医生同时进行手术，对于降低这种风险非常重要。

如果在 taTME 时识别出膀胱损伤，则建议对患者进行泌尿系统的评估，以排除三角区损伤并评估膀胱损伤的程度，这可以通过膀胱镜检查进行。此外，可将用于 taTME 的镜头推入膀胱，以评估器官并确保输尿管与膀胱的连接不受损伤。建议采用经肛平台进行，用可吸收缝合线分层缝合修复，并在术后延长导尿管的引流时间，并建议进行膀胱镜检查或对照剂造影以评估愈合情况。

（黄学锋　译）

经肛手术中的盆腔自主神经分布线路图

Werner Kneist

引言

除肿瘤学根治性原则外，全直肠系膜切除术（total mesorectal excision，TME）还应考虑盆腔自主神经的功能保护原则[1]。从一开始，taTME 就为更好地保留自主神经纤维带来了希望[2-4]。然而，由于复杂的神经解剖结构和患者、肿瘤、手术等各种相关因素，术中很难识别小骨盆的腹膜下神经结构。实现术中盆腔自主神经保护（pelvic autonomic nerve preservation，PANP）的难度似乎与获得高质量的 TME 标本的难度相似。因此，更具挑战性的高难度手术预示着增加神经损伤的风险也就不足为奇。PANP 的难度随着严重肥胖、男性骨盆狭窄且直肠系膜肥大、新辅助化疗、直肠中 1/3 的局部晚期肿瘤或位置非常低的肿瘤而增加[5,6]。上述因素均可通过 taTME 技术改善，因此 taTME 可以实现 PANP。

正如这本书所明确指出的，视频内镜辅助的自下而上（taTME）入路很有应用前景，但它需要外科解剖学的特殊知识、优秀的手术技巧、培训和大量手术经验的积累。这些要求对于实现神经保护尤为重要。

经肛保留神经的直肠系膜切除术

在呈现 taTME 手术所涉及的不同步骤时，对神经走行位置的宏观描述至少应该让外科医生了解在何处应谨慎保护泌尿生殖和肛管内括约肌神经。表 32.1 记录了既往进行 taTME 手术的作者报告的结果和经验。教学上，本章节是根据外源性自主神经盆腔支配的走行进行排列。

肛管内括约肌神经的终末支

完全括约肌间切除术切除了整个肛管内括约肌（internal anal sphincter，IAS），因此，它使神经支配变得无关紧要。然而，在部分括约肌间切除术中保留一些相关神经是可取的。最初开放式入路中，即使切口在齿状线处或齿状线以下，直径为 0.1 mm 的括约肌间神经几乎看不见（表 32.2）。神经嵌在脂肪组织中，其倾向于沿着肛管内括约肌而不是外括约肌走行。增强组织体积的注射和精心的准备有利于术中更好地保留神经[10,18-20]。

表 32.1　骨盆自主神经路线图 – 经肛全直肠系膜切除术中所见

作者	神经	基于	地形图	其他方面
Lacy 等 [2]	自主神经	内镜	完美的可视化，尤其在狭窄的男性骨盆	相信其可实现更精确的 PANP
Atallah 等 [3]	IHP 和神经	经肛机器人（3D）	机器人方法的清晰可见性促进了 PANP	有进一步细化的必要
Sylla 等 [7]	HN, IHP, PSN, NVB	内镜	离 IHP 和 NVB 太近的解剖可能导致功能紊乱	过度牵引和双重使用单极电凝和双极能量会导致神经损伤
Bertrand 等 [8]	IHP, NVB	胎儿和成人解剖学；用于骨盆解剖的 CAAD；taTME 经验	直肠中下 2/3 肿瘤在直肠前、外侧和后系膜解剖中，神经有损伤风险	胎儿解剖的三维重建为 PANP 的平面设计提供了思路
Aigner 等 [9]	HN, IHP, NVB, LAN, IASN	成人解剖学；宏观解剖，尾侧至头侧方向；taTME 经验	神经在肛管的上侧有损伤风险；沿"神圣平面"的骶岬水平	提肛肌上方的 NVB 是一个标志
Kneist 等 [10]	IHP, PSN, NVB, IASN	内镜神经定位	盆腔自主神经损伤的 5 个主要危险区（表 32.2）	术中功能完整性的验证似乎是可能的
Atallah 等 [11]	IHP	视频内镜；实时图像引导神经导航	筋膜层与盆腔神经丛间的区分度不足	有助于确保正确的解剖平面
Chouillard 等 [12]	NVB	视频内镜；单纯 NOTES 病例	神经识别率比腹腔镜方法更高（78% vs 33%）	两组标本质量相当，包括病理组织学检测的神经血管成分
Kneist 等 [13]	PSN, IRP	内镜神经定位	神经定位的识别率明显高于单独的视觉评估	完整的神经通路覆盖或嵌入盆内筋膜可以被证实
Atallah 等 [14]	NVB, IHP, PSN	taTME 经验；教学经验	S2/S3IHP 呈"弓"形走行，距肛缘 6 ~ 8cm；离肛缘 4 ~ 5 cm 后半圈无神经损伤的危险	在 10 点钟位置、前列腺和尿道表面的 NVB 的 4mm 血管可作为一个标志；气压分离组织间隙（pneumodissection）可发生在 IHP 的深处
Kneist 等 [15]	IRP	视频内镜的尸体教学课程	识别和保存 IRP 是培训的一个组成部分	识别 IRP 会显著增加辨认 NVB 的次数
Watanabe 等 [16]	PSN（S4），NVB	视频内镜案例	以自主神经为标志识别前列腺	避免尿道损伤
Schiemer 等 [17]	PSN, IHP, IRP, NVB, IASN	机器人；视频内镜；神经定位	外科医生很容易对两侧骨盆侧壁进行神经定位	监控集成在手术控制台；神经分布图的视频文档

注：HN：腹下神经；NVB：神经血管束；PSN：盆腔内脏神经；IHP：下腹下丛；IRP：直肠下丛；LAN：肛提肌神经；IASN：肛管内括约肌神经；IAS：肛管内括约肌；APR：腹会阴联合切除；CAAD：计算机辅助解剖；PANP：盆腔自主神经保护

表 32.2　经肛入路时自主神经处于危险的 5 个关键区域

关键区域	水平	神经节段	解剖	描绘
1	上肛管，在齿状线处	IASN 的终末分支	括约肌间	
2	肛提肌	IASN	（后）侧方截石位 4 点和 8 点钟位置	
3	骨盆侧壁在提肛肌水平之上	IRP 的后下边缘	截石位侧方 3 点和 9 点钟位置	
4	骶神经途经 S4、S3	PSN	后外侧	
5	前列腺 / 阴道	IHP 及其前部和 NVB	前外侧截石位 2 ~ 3 点和 10 ~ 11 点钟位置	

注：IASN：肛管内括约肌神经；IRP：直肠下丛；PSN：盆腔内脏神经；IHP：下腹下丛；NVB：神经血管束

肛管内括约肌神经

　　20 世纪 50 年代，Otto Goetze 在腹会阴联合切除术后标本中描述了从骨盆神经节最低点投射出来的簇状、分支状的细纤维。他认为通过经肛自下而上入路可以保护外源性 IAS 神经（extrinsic IAS innervation），且切除的位置越低，IAS 神经保留就越少，其控便效果则越差[18]。

当切口位于齿状线或 IAS 水平以上时，经肛视频内镜辅助入路适用于检查肛管内括约肌神经（internal anal sphincter nerves, IASN）[10]。在肛提肌水平，外源性 IAS 神经通过两侧不同数量（2 ~ 6 束）的神经束从截石位 5 点和 8 点钟位置走行到肛管 – 直肠交界处。根据肛管长度、肛管角度（90 ~ 100°）和手术台的位置（以及由此引起的神经移位）的不同，神经位置可能会有所不同。然而，对于这种神经支配，最初的后路解剖似乎是安全的。在随后的自下而上的直肠系膜分离过程中，可从尾端向头侧方向追踪到 IASN，其从外侧弯曲到前外侧[8–10,15,20]。

直肠下丛

在侧方解剖过程中，沿着位于直肠前外侧和前列腺或阴道后外侧边界之间三角内的 IASN，可到达直肠下丛（inferior rectal plexus, IRP）。下腹下丛（inferior hypogastric plexus, IHP）的亚丛位于前外侧，沿着骨盆侧壁，始于 3 点和 9 点钟位置（截石位），位于提肛肌的下内侧平面之上（图 32.1）。据报道，在直肠远端 2 ~ 3 点和 10 ~ 11 点钟位置是神经富集区域[10,13,15,20,21]。

神经血管束

在前外侧解剖过程中，必须识别海绵体神经和血管的组合结构——Walsh 神经血管束（neurovascular bundles, NVB）。对会阴体进行严格的超低位前方解剖不会对这些海绵

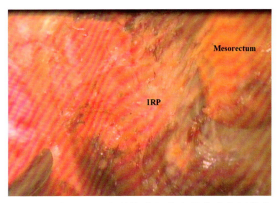

图 32.1 行 taTME 的男性直肠癌患者盆腔右侧的直肠下丛（IRP）

体神经造成损伤。首先，应通过定位双侧搏动动脉来识别 NVB。为了避免损伤神经、血管、阴道、前列腺或尿道，有必要找到一个合适的解剖平面。此平面位于 Walsh 的 NVB 后面和泌尿生殖膈（男性为 Denonvilliers 筋膜）的前方。

尾侧至头侧入路，神经从会阴体的侧面分开，沿着直肠系膜的前外侧表面走行。它们沿着前列腺的下缘或者沿着阴道的外表面，位于阴道的中下 1/3 交界处水平。然后，在 2 ~ 3 点和 10 ~ 11 点钟位置（截石位），神经可追溯到 IHP 的下前部[8–10, 12–17]（图 32.1）。

盆内脏神经

经头侧入路分离后外侧的直肠系膜有助于辨认盆腔内脏神经（pelvic splanchnic nerves, PSN）。但是，这些神经的一部分纤维直径小于 150μm，因此，辨认和保护这些神经可能相对困难。骶神经（主要来自 S3 和 S4）穿过梨状肌。一层薄的壁层筋

膜鞘覆盖这些神经走行的路径。大约在直肠中 1/3 和下 1/3 交界处，PSN 呈"弓"形汇入 IHP，在 taTME 术中特别容易看到这一结构。术前仔细准备并利用气压分离组织间隙（pneumodissection），PSN 可以被推向背外侧，而后可以追踪这些神经到前方。通过追踪走行到前方的自主神经，可以辨认 S4 及 NVB，并在识别前列腺后，才可保持在会阴部中央进行分离[10, 14-16]。

下腹下丛

IHP 多被描述呈三角形，位于壁层筋膜的两叶之间，走行于小骨盆的侧壁。IHP 的神经来源包括：腹下神经、盆腔内脏神经、骶内脏神经、交感神经干和肠系膜神经丛。根据盆腔器官位置和解剖结构，可以描述 IHP 的垂直结构分布。膀胱位于上段，生殖器官位于中间侧，直肠位于下段。IHP 的长度、宽度和厚度约为 40mm × 10mm × 3mm[22,23]。神经节细胞簇位于膀胱、精囊、宫颈旁和直肠中段的外侧。膀胱丛发出的分支多达 8 支，前列腺丛和直肠丛发出的传出神经多达 6 支[24,25]。除了传出神经，IHP 还含有传入纤维。

毗邻结构上，IHP 的头侧 – 背侧角位于髂内静脉汇合处。其腹侧 – 尾侧角位于前列腺的外侧，或在输尿管进入子宫韧带的入口点、子宫旁组织的底部。在自上而下的 TME 解剖中，可以看到 IHP 的背侧 – 尾侧角凸出到 S4 区域。由于存在进入错误平面的风险，且在随后的操作中会无意中完全切断一侧骨盆自主神经，如上所述，解剖过程必须识别

PSN，在解剖侧方间隙的过程中，必须注意避免打开壁层筋膜（切开筋膜会导致所谓的晕轮空泡征（halo sign）。根据一项国际共识声明，侧方解剖应在背侧和腹侧解剖分离后进行，以尽量减少损伤神经血管束的风险（替代方法也可能有效）。直肠系膜外、无血管的脂肪组织（脂肪柱）位于中段直肠的 3 点和 9 点钟位置，是一个重要的解剖标志，这些脂肪柱通常在 taTME 中可见，必须将其保留在外侧区域，因为它们容易发生内侧移位[10,14,26,27]。

腹下神经

在分离直肠侧韧带后，从尾侧向头侧分离"神圣平面"（骶前筋膜和直肠系膜筋膜之间的平面），向腹膜反折分离，直到骶骨岬水平。腹下神经（hypogastric nerves，HN）起源于盆壁筋膜下方的 IHP，在输尿管、髂内动脉和静脉内侧走行，术中可以看到这一闪亮的神经从尾外侧向头内侧走行。左侧 HN 的长度和宽度分别为 53.0 ± 1.0mm 和 1.7 ± 0.2mm，较右侧 HN（长 73.8 ± 19.4mm，宽 1.9 ± 0.0mm）明显地短和窄。

损伤 HN 及其上方的神经组织（即上腹下丛和肠系膜下丛）的风险低于小骨盆内神经受损的风险。国际 taTME 注册中心的结果显示，在 1594 例病例中，只有两例（0.1%）HN 切断，但这可能存在严重的低估，大家仍然未知真正的发生率。另一方面，经腹入路的神经损伤风险也很低。但是，同时进行的经腹和经肛手术若操作不协调，则可能出

现盆腔自主神经损伤的风险。最后，通过应用良好的牵引－对抗牵引策略，一个训练有素的双组操作方案可以提供一个更好的视角。因此，在骶骨岬水平上显露和保护自主神经可能比以前更容易实现[4,7,9,12,24-28]。

taTME 神经保护的未来技术

当前，尸体标本的解剖是 taTME 培训中一个关键环节。通过精心准备的教学资源可以详细学习腹膜反折下方的自主神经保护，这有助于外科医生了解复杂的神经解剖、相关证据以及手术误区。此外，应使用为训练和课程准备的解剖标本用于演示自主神经组织，然后使用一个带有福尔马林固定后的盆腔动手训练模块。在尸体模型中进行 taTME 时应教学员辨认和保护不同的神经节段[15]（图 32.2）。

术中电生理评估（如神经定位）可能为如何将 PANP 与微创 TME 方法（腹腔镜、经肛、机器人、杂交技术等）相结合这种复杂操作提供新视角。事实上，在 taTME 手术时，用电生理评估（80% 的准确率）识别盆腔两侧的 IRP 及其后支（IASN）比视觉评估（45% 的准确率）更有意义。完全机器人引导的骨盆神经定位更为精确和快速。这种方法未来可以在经肛手术中使用（图 32.3）。

混合现实技术和该领域的未来发展将有助于提高神经保护手术的精度。技术的进步将改善个性化规划、空间意识、术中导航，并且可以同时显示手术操作、神经监测和染色结果的混合成像（图 32.4）。此外，更好的可视化、电生理测量、术后

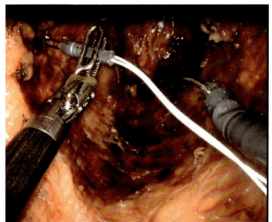

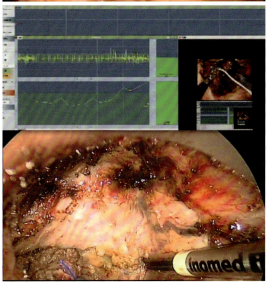

图 32.3 机器人引导和经肛神经定位检查。记录肛管内括约肌神经支配的肌电图及膀胱测压[17]

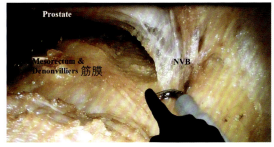

图 32.2 教员指示出左侧神经血管束（neurovascular bundle，NVB）位置，并由参与手术的外科医生予以保护（尸体操作课程的 taTME[15]）

图 32.4　混合现实技术在 taTME 开辟了将来更多的可能性[31]

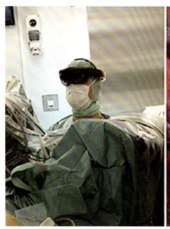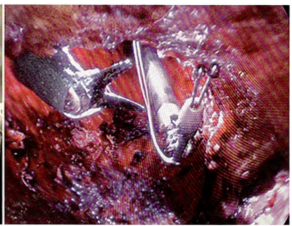

标本免疫染色、MRI 神经状态评估和回顾性手术视频分析可以改善质控程序以确认 PANP 的疗效[11,13,17,29-31]。

（黄颖，陈致奋，郑志芳　译）

手术充气向量、解剖扭曲及空气注入的固有影响

Sam Atallah, Albert M. Wolthuis, André D'Hoore

引言

开展经肛全直肠系膜切除（taTME）手术的前提条件是具备基本的外科技能，包括成熟的结直肠微创手术经验，以及丰富的经肛平台（如 TAMIS 或 TEM）操作的经验——特别是应用经肛平台直肠肿瘤局部切除的经验。但是，由于 taTME 手术并不是腹腔镜微创手术与 TAMIS 手术的简单结合，所以应该熟知 taTME 手术更多的重要细节。例如，taTME 手术的操作空间是如何建立的以及操作空间是如何通过气压来维持的。在某种程度上，无论是技术还是手术视野层面，空间的建立以及手术方式的操作与完全腹膜外内镜手术（如腹股沟疝修补术）均相似。因此，taTME 手术与腹腔镜手术的操作空间和手术视野的暴露截然不同，经腹充气几乎可以瞬间建立一个持续的操作空间，而在 taTME 手术中，通过 CO_2 注入可以对融合平面有一定的分离作用，所以充气本身就是该复杂手术的关键点。在本章中，重点介绍与腹膜下盆腔手术和充气相关的细节，以及 taTME 手术经肛操作时所观察到的气流的特殊作用。

腹膜下间隙手术

在 taTME 手术中，从荷包建立直至进入腹腔内，手术操作是沿着环绕直肠系膜信封的融合筋膜平面的潜在间隙进行的。这也许是所谓的"自上而下"与"自下而上"全直肠系膜切除术最根本的区别之一。腹腔镜的手术区域及操作空间是建立气腹后便确定的，而"自下而上"解剖的 taTME 手术所建立的操作空间是一个潜在的空间。这个空间是通过锐性分离与气体分离相结合的方式将胚胎期既已形成的融合层面分离而逐渐形成的。然而，术中可能沿着正确的平面分离，也有可能沿着错误的平面分离。在 taTME 手术中，由于平面是通过气动分离建立的，所以有可能出现解剖层面过深的情况，这在分离直肠侧方和后方时更容易发生。然而，根据 RJ Heald 教授的观点，当进入正确的平面后，在 TME 平面上气动分离有助于促进锐性分离。

在某些方面，taTME 手术在进行腹膜下间隙操作时类似于腹膜外手术（如腔镜下完全腹膜外疝修补术）[1,2]。然而，通常在游离之前安置一个球囊，以便于为整个手术过程

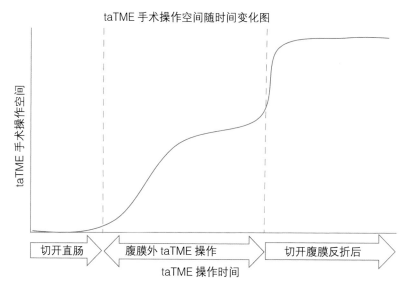

taTME 手术操作空间随时间变化图

切开直肠　腹膜外 taTME 操作　切开腹膜反折后

taTME 操作时间

图 33.1 在 taTME 的经肛部分手术中，操作空间的容积随着时间的增加而增加，在数学上可描述为：$\Delta VtaTME/\Delta ttaTME$ 或者 dv/dt，其中 $\Delta VtaTME$ 代表容积的变化，$\Delta ttaTME$ 代表解剖的时间。操作空间容积的变化速率并不是恒定的，这与不同的手术阶段有关。虽然直肠切除术中腹膜下的操作空间可忽略不计，但在 taTME 手术中成对数增加。最后，在腹膜反折前方与腹腔会合后，腹腔与盆腔便成为一个共同的空间

建立一个稳定的操作空间。在 taTME 手术中，由于操作空间不是通过球囊解剖建立的，而是按照 TME 原则进行细致的锐性解剖而建立的空间，所以操作空间的大小随着解剖时间的变化而变化[3-5]。因此，分离得越多，手术空间便越大，视野也越广。手术操作空间体积的变化与手术时间的关系在数学上可描述为：$\Delta VtaTME/\Delta ttaTME$ 或者 dv/dt（图 33.1）[6]。

手术向量

在标准的多孔腹腔镜或机器人手术中，可以通过任何象限的任何穿刺孔进行充气。尽管外科医生可能更喜欢使用镜头孔以外的穿刺孔作为充气孔，因为选用镜头孔作为充气孔会导致镜头起雾而使镜头清晰度下降。但是，大多数情况下使用哪个穿刺孔作为充气孔是随意的。由于腹腔体积较大，气体进入腹腔的方向通常与临床无关，所以不会出现目标解剖部位的变形，只能看到与前腹壁对称的穹隆部。但是，taTME 手术中气流的方向和大小都会对手术部位造成影响，包括对分离也会造成很大的影响。

经肛入路的充气有特定的方向和特定的力或大小。在物理学中，力的大小与其方向构成一个向量。因此，CO_2 注入的力加上气体传入的方向可以定义为充气向量[6]。taTME（图 33.2）术中的充气向量会形成一种复合效应。一方面，通过气动勾画手术平面和保持原始的手术视野可以极大帮助锐性分离。另一方面，taTME 充气向量产生了新的挑战，其中最值得注意的挑战有以下几方面：①超过 TME "信封"而显露了假的层面；②盆腔自主神经被抬起，若未被识别，则有潜在损

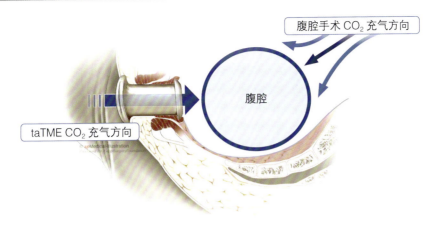

图 33.2 充气的力加上气体传入的方向组成一个充气向量。在腹部微创手术中，充气向量不会对手术部位和解剖造成明显影响。但是，在 taTME 手术中，充气方向会对目标解剖部位以及环绕直肠和直肠系膜的筋膜造成特殊的影响

伤可能；③如果在分离过程中出现盆腔的静脉破裂出血，则 CO_2 可能会进入血管引起静脉栓塞。

气流动力学

气体动力学和封闭系统内的牛顿流体动力学已经得到了充分研究，但这不适用于充气系统以及这种系统在手术过程中对人体解剖的影响。因此，对牛顿流体（比如外源性 CO_2）效应解剖学知之甚少。我们所了解的很多东西都是基于观察数据和已知的连续介质力学的物理原理[7-11]。

众所周知，因为气体的注入是通过一个封闭的气缸（经肛平台接入通道）传输的，所以气体的流动受气缸中运动定律控制。有两个重要的定律与气流有关。首先，Hagen-Poiseuille 定律[12]定义了 CO_2 在通过 taTME 传输通道传输时的流速。从本质上讲，通过通道的流速是可变的，即在传输通道的中心流速最高，在通道的外周流速最低。因此，

速度梯度以一种特殊的方式影响着目标解剖部位。根据观察到的数据，在 taTME 手术分离的背侧往往会发生直肠系膜的凹陷，从而观察到一种经典的解剖变形。这也产生了一个中心向前压缩的解剖动员。其次，Bernoulli 定律[13]认为能量是守恒的，虽然当 CO_2 从狭窄半径的注气孔和穿刺孔传输到更大直径的通道时速度降低了，但整体的气流速量是恒定的（图 33.3）。理解气流动力学有助于理解在 taTME 解剖过程经常观察到的气动效应和经典的解剖变形（见下文）。

气压周期性波动

自从 TAMIS 技术被用于经肠腔的局部切除手术[14]，以及随后在 taTME 手术中的使用[15-19]，这项技术的一个重要限制得到了很大的克服。最初，依赖于腹腔镜充气系统的 TAMIS 技术和基于 TAMIS 的 taTME 手术都是为经腹手术设计的，而不是为经肛手术或有限空间的腹膜下盆腔手术所设计的。

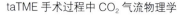

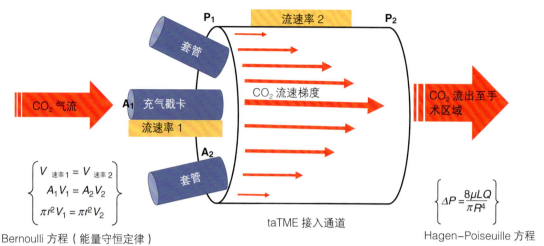

图 33.3 通过 taTME 装置控制 CO_2 流速的流体力学原理如图所示。从概念上讲，应该了解两个物理学定律。首先，HagenPoiseuille 定律指出压力随着气体前进的方向逐渐减小，从而形成一个压力梯度，ΔP（P1 − P2）。而且，该定律指出，气体的流速在气缸的中心最高，边缘最低，从而形成速度梯度。HagenPoiseuille 定律类似于能量守恒定律，即流速率是恒定的。在较小直径的气缸中（如穿刺器或注气管中）气体流速较快，在较大直径的气缸中（如 taTME 传输通道）流速相对较慢。但是，由于较大直径设备的横截面积较大，所以整体的流速率是保持不变的。ΔP 代表压力差，P1 代表进入通道外缘的压力，P2 代表进入通道末端靠近手术区域的压力，μ 代表动态黏度系数，L 代表气缸长度，Q 代表容积流率，R 代表气缸半径，A1 代表穿刺器横截面积，A2 代表 taTME 传输通道的横截面积，V1 代表 CO_2 在穿刺器中的流速，V2 代表 CO_2 在 taTME 传输通道的流速

因为不需要特别的手术设备，当时认为这是 TAMIS 技术和基于 TAMIS 技术的 taTME 手术的优势[14-16]（而硬质的经肛手术平台必须配备特殊设计的充气系统）。目前，TAMIS 手术及 taTME 手术虽然都可以用标准的腹腔镜充气系统完成，但当有可替代的充气系统时，更推荐选择替代产品以解决周期性波动以及烟雾聚集所导致的视觉不稳定问题。

气压周期性波动被定义为工作空间突然的、周期性的塌陷，包括 TAMIS 手术时的直肠腔和 taTME 手术时在腹膜反折以下的操作空间。由于经肛手术时操作空间有节奏的塌陷，因此有时将这种周期性波动称为"骨盆呼吸"。经肛的 TAMIS 手术以及 taTME 手术

需要持续稳定的气动分离，出现波动或者不稳定将会直接影响手术的安全性。

传统的充气系统是为扩张体积相对较大的腹腔设计的，这样的充气技术实际上是基于一个比较初级的机械模型。简而言之，该系统通过一次性注气孔以脉冲方式输送 CO_2 气体。腹腔镜充气系统的感受器可以感受压力变化，并根据设置的压力值放气或停止放气。因此，当腔内的压力下降到低于设定的压力值时，充气系统便开始注入气体直至达到所设定的压力值。即使有较小的压力波动也不会对腹腔的压力造成明显的影响，因此通过这种压力调节的充气方式是相当可靠的。但是，在较小的操作空间中，即使很小

的压力波动也会在充气系统对压力变化做出反应之前便造成操作空间的塌陷，从而严重影响手术视野（因为手术操作空间是靠气压维持的，所以必须保持压力稳定）。此外，由于烟雾不能分散在较大体积的腹腔中，这种空间限制导致聚集的烟雾无法有效消散，也会导致视野模糊。

大多数腹腔镜的气腹机从开始使用以来就没有升级过，在过去几十年里该设备的技术本质上未曾改变。现有的充气系统在腹腔镜手术中可以很好地工作，即使没有任何动力去改变这项技术，仍然能够完美地适合最基本的腹腔镜手术需要。然而，复杂的腹腔镜手术越来越多，特别是机器人在微创手术中的应用促使了充气系统的升级，这有利于经肛手术平台特别是基于 TAMIS 平台手术的发展。

为提高腹部微创手术（特别是机器人手术）的清晰度，充气系统已经升级了。特别是 AirSEAL® iFS 系统（最初由 SurgiQuest 公司开发，现在由 ConMed 公司开发）目的是利用无阀的穿刺孔系统创建一个无形的压力屏障[20]，以防止活瓣式穿刺器带来的因反复撤出及重新置入而弄脏镜头的问题（图33.4）。该系统还可保持气压稳定并能有效清除烟雾。具体来说，通过将专用的无阀穿刺器安装在三腔充气管中：这使得排烟、压力监测以及 CO_2 的传输可以分别被控制，而这些被认为是机器人手术及腹腔镜腹部手术的重要优势[21,22]。需要强调的是，AirSEAL® 系统并不是为经肛手术设计的，也不是为了解决 TAMIS 手术的周期性波动问题而设计的。相反，就像 TAMIS 技术本身一样，将

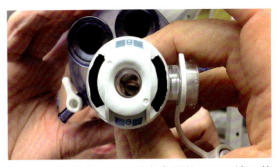

图 33.4　图示为 taTME 手术常用的 TAMIS 端口的面板。其中一个套管已被一个 8mm 的无阀穿刺器（AirSEAL®）所取代，该设备通过气动方式保持一个密封的压力屏障，而不是活瓣设计。因为活瓣设计通常会导致镜头进入时弄脏镜头。可以看到，穿刺器在其长长的通道上是完全透明的

AirSEAL® iFS 系统经肛置入时能解决"盆腔呼吸"和烟雾积聚的这一优势完全是偶然发现的[23,24]。

AirSEAL® iFS 系统是如今最常见的充气系统，与 TAMIS 平台联合使用以解决局部切除和 taTME 手术过程中的气压周期性波动问题。欧洲已有的数据表明，周期性波动是手术最重要的局限之一[25]。但是，AirSEAL® iFS 系统也有可能无法解决这一问题，因此可以考虑用手工制作的设备作为替代品。比如使用外科无菌手套置入 CO_2 套管中[26]以扩充手术操作空间，从而达到减小波动效应的目的，但这并不能解决烟雾聚集的问题。使用外科无菌手套这一临时的解决方案很实用，而且用成本较低的方式替代了无阀的穿刺孔系统。此外，2018 年 GelPOINT 经肛平台的制造商在其设备上加了一个储气囊，以同样的方式解决了波动的问题[27]。最近也有其他的替代选择，比如 TAMIS 模式下的 PneumoClear® 充气系统 （Stryker, Inc. Kalamazoo, MI, USA ）较标准腹腔镜充气系统

具有更加稳定的直肠扩张及盆腔扩张能力。

AirSEAL® iFS 系统被错误分类为高流量的充气器。但实际上，taTME 手术中 AirSEAL 模式下将压力设置在 8 ~ 12mmHg 时，8L/min 的气流速度是相当低的。该系统通过增加气体的流速来对压力变化做出及时反应。如果烟雾或血液影响了视野而需吸出时，吸除过程将导致气压突然下降，这将直接影响到维持手术视野所必需的气动膨胀的稳定性。为了弥补这一缺陷，AirSEAL® iFS 系统被设计成为可以将气流速度瞬间增加到 40L/min，这种快速、实时的反应是使 TAMIS 和 taTME 手术中保持视觉效果稳定的重要因素之一。通过该系统对气压进行持续的监测，极大地减少了周期性波动的问题。

即使是使用 AirSEAL® iFS 系统或者其他先进的平台，taTME 手术中进入腹腔时均可能因 taTME 充气压力与腹腔内的充气压力相互拮抗而导致气动膨胀的减少，从而最终影响手术视野。若经肛和经腹组同时进行，腹腔镜通道及充气器均存在，腹腔内的充气压力设定值应较 taTME 经肛平台的略低。这样便可保证形成一个"自下而上"的压力梯度，否则将导致手术区域的塌陷。若只使用单一 AirSEAL® iFS 系统，而传统的腹腔镜充气系统用于腹腔内，当经肛组与腹腔相通时，这样的设备布局，则会出现周期性波动。一般来说，最常用的方法是在腹膜反折线前方进入腹腔内，这应该是 taTME 手术最后一个重要的步骤。当与腹腔相通后，即使压力设定值合适也难免出现手术视野减小的情况。

解剖变形

无论是腹腔镜或机器人下腹部微创手术，由于充入的气体是均匀分布在一个大范围内的，所以不会造成脏器变形，唯一变形明显的是前腹壁的对称穹隆部位。然而，taTME 手术的经肛部分的解剖变形相当明显。这是由于充气设备在 taTME 解剖平面的建立上发挥了重要作用，同时由于直肠和直肠系膜被游离也导致了大体解剖变形（图 33.5）[6]。典型的是造成直肠系膜的凹陷，并且整个直肠及其系膜被压向前方，有时会导致解剖结构的辨认困难。在剥离直肠后方的过程中，系膜中央形成一个凹陷，使得系膜形成一个向腹侧的弯曲（图 33.6）。当侧方和前方分离完成以后，这种解剖变形将会挤压整个直肠及其系膜。

由于手术向量所产生的扭曲效应，导致系膜通常不呈椭圆形，所以直到移除标本后才能评估肠系膜的完整性。这意味着操作者需要依赖于对融合平面的理解，而且必须了解并鉴别出经肛手术过程中解剖变形的典型表现。这正是初学者进行 taTME 手术时不熟悉解剖结构的原因之一，也是为什么需要经验丰富的外科医生才能熟练掌握这项具有挑战性技术的原因。

三角形和晕轮征

通过气动剥离可以观察到随着自然融合层面潜在间隙的分离，偶尔有些地方会出现粘连，这些粘连的地方必须通过锐性分离来进行松解。附着点通常呈三角形粘连在筋膜

图 33.5 taTME 手术是通过肛门进行充气的。这种充气向量使得手术操作平面能够自然展开，也被认为是该手术的基本组成，对术中的锐性解剖和在腹膜反折部位以下建立手术操作空间等方面起到了极大帮助。然而如图所示，随着操作平面的展开，尤其是后方游离，直肠及其系膜会呈现出特有的大体解剖变形

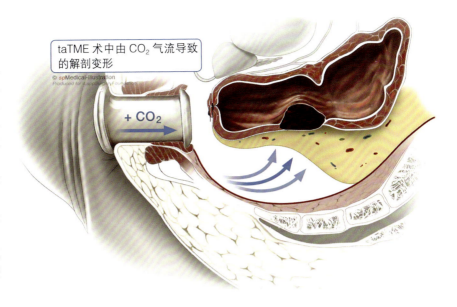

图 33.6 a. 显示了taTME 手术后侧的正确层面，在天使发丝（cheveux d'ange）和直肠固有筋膜之间的解剖。图中清晰地显示了直肠系膜背侧的凹陷，这是由 taTME 手术中充气向量所导致的解剖变形。在某些情况下，这样的解剖变形会让外科医生对手术解剖结构的辨识出现失误，从而可能会导致进入错误的手术平面。b. 解剖形态变化的艺术展示，阐明了典型的直肠系膜凹陷情况

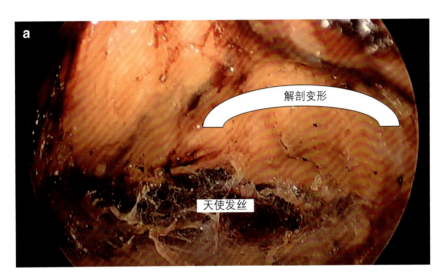

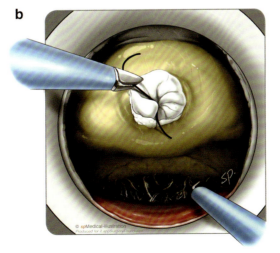

上，因此筋膜平面中出现的"三角形"可以作为定位正确平面位置的重要线索。此类三角形在手术分离的各个方向均会出现，尤其是在组织处于拉伸状态且未松解的粘连点时。这种情况在腹腔镜和机器人结直肠手术中并不少见。来自未松解的粘连点所形成的三角形并非 taTME 手术所独有，但此种手术中尤为多见。如果无法识别出粘连点（通常是三角形的内侧顶角），且在此点的背侧进行切除，则会进入直肠系膜，从而导致筋膜破损。由于此处气腹压力是均匀分布的，所以外观呈直线形的筋膜破裂后将变为圆形，改变后的形状也被称为"晕轮征"[28]。辨识三角形和晕轮征是 taTME 手术操作期间保持正确平面的重要标志。由于筋膜独特的分层结构，在 taTME 的操作中很容易进入错误的

平面。识别并正确地处理三角形和晕轮征在后侧的解剖中至关重要（图 33.7）。

错误的平面

气腹的进气方向对前侧和后侧的影响各不相同，这是 taTME 手术独特的入路方式所带来的众多特点中最基本的一条。从前部入路进入筋膜平面，手术步骤和标准的"自上而下"入路相似，两者并无明显差异。这是因为前部的筋膜没有指向性的分层。与之相反，在后侧和两侧分离时，直肠外筋膜有一个特定的方向，这种分层的方式使得当从下方进行解剖时，筋膜平面因为气腹的作用而倾向垂直于操作平面（图 33.8）。因此，在后侧和部分角度的侧向解剖时，随着解剖过

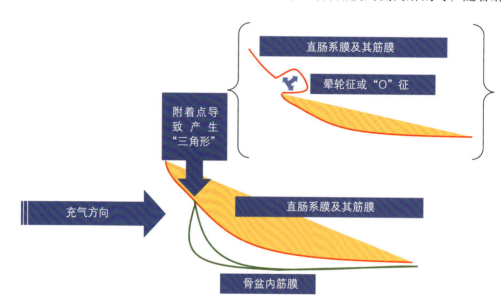

图 33.7　三角形和晕轮征是在所有微创手术中都能观察到的一种气腹征象，但对 taTME 手术来说尤为重要。正如 Bernardi 及其同事最初描述的那样，当筋膜平面的粘连点没有通过锐性解剖离断时，就会呈现出一个三角形。必须识别并离断该点，才能将附着的筋膜剥离开。这点在盆腔的后路解剖中尤为重要，因为此处直肠系膜与盆筋膜更难分离，当充气向量将肠系膜向上抬起时，附着平面表现为"垂直"于盆筋膜的三角形。由于气腹压力均匀地分布了张力，所以如果这个平面或任何筋膜平面在其粘连点以外的任何部位被破坏后，将会导致呈"直线"形的筋膜出现晕轮征或呈圆形改变。taTME 手术时，术者必须时刻注意是否出现了三角形和晕轮征，并据此情况调整手术平面

程 "逆筋膜分离"，直肠固有筋膜以外的平面会逐渐显露出来。其中对分离影响最显著的几个解剖结构是 Waldeyer 筋膜、侧脂肪柱（图 33.9）、S2 和 S3 的下腹下丛（图 33.10）。

重要的一点是，喷射的气流可将远端的直肠固有筋膜分开。在某些情况下，会导致其本身呈现出网状的外观，从而被混淆为是需要切除的平面。然而这通常是导致出现 taTME 手术中最常见的错误之一，即切开了直肠固有筋膜，破坏了直肠系膜的完整性，继而破坏了肿瘤的治疗原则（针对恶性肿瘤的切除手术）。正如 RJ Heald 所描述的那样，由于 taTME 独特的送气方向，所充入的恒压气体使得肠系膜固有筋膜（最内层的解剖平面）呈现出网格状的外观，从而可能让深部的解剖平面呈现出还需要进一步被分离的假象。在手术实际操作中，该错误往往发生在后路分离刚开始时。发生这种情况不仅是因为逐渐变薄的肠系膜本身（图 33.11），还因为

肠系膜本身沿骶骨会形成一个上翘的斜面。因此，在这部分的手术操作中需要将器械倾斜一定角度以适应患者骨盆的结构形态[29]。

CO$_2$ 泡沫和气体栓塞

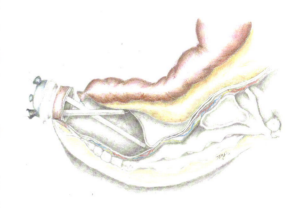

图 33.8 taTME 手术经肛入路时来自会阴方向的充气压力使得筋膜层面倾向于呈 "直立" 状态，这可能导致外科医生进入的平面过深。图中显示的是呈 "直立" 状态的 Waldeyer 筋膜。正确的平面是沿直肠筋膜的信封向腹侧面走，而向背侧过深的平面选择往往是错误的。"直立" 着的层面不是 TME 腹部入路的典型特征，而是 taTME 手术中独有的特征

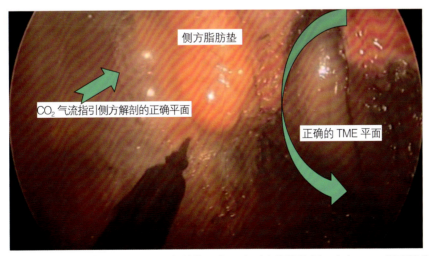

图 33.9 距肛缘 6 ~ 8cm 之间，在 3 点和 9 点钟位置有一个无血管脂肪层，它与 TME 平面是分开的，不是沿着 TME 信封的椭圆形表面走行的（弯曲的箭头所示部位）。进气压力向量的气压解剖作用会产生一个错误的间隙，可能误导术者进入这个错误的平面，常会引起骶前出血

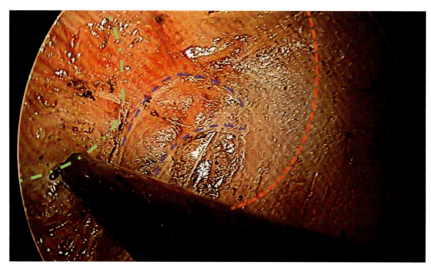

图 33.10　图中显示了 taTME 后侧的解剖，其中绿色虚线为正确的解剖平面，而红色虚线以下网格状的区域为错误的平面。走行在正确和错误平面之间的组织是发自 S2 和 S3 的下腹下丛。这些神经丛（用紫色虚线表示）呈"直立"形态，通常呈弧形或管状走行并垂直于操作平面。taTME 手术中，医生必须识别出这些神经丛，并且不要过度牵拉外侧的组织，否则会造成严重的自主神经损伤

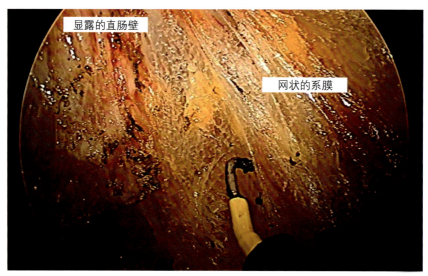

图 33.11　正如 RJ Heald 特别指出的，正确的 TME 平面是"最内层可解剖平面"。但是充气向量会切开直肠系膜，使其看起来像是正确的平面。这张图展示了已经被打开的 TME 后面的间隙。注意，系膜看起来呈无血管的网状结构，似乎可以继续游离。然而，实际上并非如此，在此视频截图的画面中可以清楚地看到，这被切开的系膜无血管区域已经露出了直肠壁的肌层

腹腔镜术中发生 CO_2 气体栓塞是致命的[30,31]。虽然大多数腹腔镜手术时静脉中都存在一定程度的 CO_2 气体泡沫，并且都有随之而来的空气栓塞的风险，但这种风险通常很小，并且在临床中此类手术发生气体栓塞的情况是极其罕见的[32]。然而在第一批小样本 taTME 手术效果的系列研究中，Rouanet 等的研究包括了 CO_2 栓塞的并发症[33]。尽管

在初始注册数据的系列研究中没有报道[34]，但是这种发生率可能略高于传统腹腔镜手术的趋势已经渐渐显现出来了。在撰写本文时，该研究仍在积极进行中[35]。目前推测最可能的发生机制是，在 taTME 手术过程中外源性气体进入了破损的压力较低的静脉血管中[6]，并且所使用的气腹装置类型和气腹模式可能会进一步加重这种情况。但这仍是一个尚待研究的领域。

当静脉的压力小于充入的气腹压时，注入的 CO_2 气体会进入静脉系统，并在此过程中导致右心室气体栓塞，从而造成心衰。在所观察到的病例中，具体表现是由于气压的作用，静脉并不表现出剧烈出血而倾向于闭塞。由于当气腹压力超过静脉压时会导致 CO_2 气体进入血管，因此强烈建议特别是当使用 AirSEAL® 等恒流系统时，应将进气压力设置为低于正常的静脉压，并尽可能地将进气压力设置为能够维持术野清晰的最低水平。此外应注意当呈头低脚高位（Trendelenburg 体位）时，可能会降低静脉压力，且重力和呼吸作用会增加进气量。这些因素都可能加剧 CO_2 进入破损血管的速度。

taTME 手术时，医生和麻醉师在发现呼气末二氧化碳（ET-CO_2）突然发生变化或变化无法解释时，应警惕是否发生了气体栓塞。通常来说观测到 ET-CO_2 突然发生变化，往往预示着循环系统功能受损。多数情况下，空气栓塞时 ET-CO_2 值会降低，但有时也会升高。发生 CO_2 栓塞时，需要外科医生和麻醉师共同快速处理。处理步骤包括立即停止输送 CO_2 气体，用生理盐水冲洗术野或用浸泡生理盐水的纱布填塞术野以防止气体泡沫

的进一步形成，此时应控制住仍在出血的静脉。同时，麻醉师应进行 Durant 操作，即保持适度的 Trendelenburg 体位（头低脚高位），同时将患者置于左倾位（手术台向左旋转）。这种体位被认为是可以减少或至少限制气体从右侧心脏进入肺动脉属支，因为该处由于气体屏障可使右心室流出道发生梗阻。此外，增加呼气末正压（PEEP）可以降低破裂静脉血管和中央血管系统之间的压力梯度，从而限制气体的进一步流入[36,37]。

对 taTME 手术期间气体栓塞过程的研究目前仍是一个热点领域。遗憾的是目前可替代的外源性气体仍不适用于 taTME 手术。例如氦气虽然本质上是惰性的，没有药理作用，并且不可燃，但在血液中相对不溶，从而更容易导致气体栓塞[38]。CO_2 气体仍是目前唯一可行的选择。

CO_2 气雾化的细菌和肿瘤细胞

taTME 手术与其他保留括约肌手术不同之处在于，前者是刻意地切开直肠壁（直肠荷包缝合的远端切开肠壁）[6,29,39]。从理论上讲，在 taTME 手术期间，细菌甚至脱落的活性肿瘤细胞都可以发生播散[40-45]，形成盆腔种植。这可能与以下因素有关：①机械性肠道准备不佳，或者病例为进展期癌症，肿瘤组织质脆易碎；②不正确的荷包缝合，或者 taTME 手术过程中切到了荷包缝合的直肠壁或打开了荷包；③在分离过程中，充入的 CO_2 使肿瘤细胞气雾化。理论上讲，在术后短期内可能造成盆腔脓肿和脓毒血症。更重要的是，从长期来看，肿瘤细胞种植可能会

增加局部复发的风险。值得注意的是，后者仅包括短期和中期的临床随访数据，且该数据尚未证实上述情况。

由于转移的复杂性，肿瘤细胞形成种植转移灶需要达到一定的沉积数量才能完成。在大多数情况下，即使有活性的脱落肿瘤细胞种植在手术区域也不会导致癌症的复发。相反，细菌则很容易在腹盆腔中繁殖，只需要较少的定植数量就能引起相关的临床感染，尤其是当定植细菌群混合了厌氧菌和兼性细菌时，它们在脓毒血症中可以表现出协同作用[46,47]。

为了将肿瘤细胞播散的风险降到最低，在切开直肠壁之前，应牢固地系紧荷包并进行充气测试以检查其严密性。细小的缝隙和不严密的地方应该加固缝合。多数专家建议在缝合荷包之前及缝合完毕之后应使用抗菌药物及杀肿瘤剂进行冲洗[28]。但即便是最细致的操作，可能也无法完全防止手术当中由于气动剥离所造成的细菌和（潜在的）肿瘤细胞播散到术野当中。2015年 Verthuis 等分析了使用 TAMIS 平台的 taTME 手术，其腹腔内细菌污染的情况[48]。在这个研究中，有23

例患者均在荷包缝合前后用聚维酮碘冲洗了直肠腔，然后进行了经肛的手术操作。然后，在 taTME 手术过程中，从腹腔镜的无菌操作口留取盆腔内四个象限的培养物，随后对患者进行了临床随访。数据显示，39%的患者肠道微生物（如大肠杆菌）培养呈阳性。此外，17%的患者出现了盆腔局限性感染，并且通过系统性地应用抗生素或联合经皮穿刺引流等非手术方法进行了治疗。这些数据表明，尽管进行了冲洗，但在 taTME 手术期间，原本无菌的腹盆腔出现感染的情况并不少见。在某些情况下，气腹可能是造成细菌播散的一个始动因素，但确切的机制尚不清楚。这些注册在档的数据是评估 taTME 手术及其能否安全实施的有力工具，在撰写本文时，欧洲 taTME 注册管理中心已经有超过3000多个登记在案的病例[49]。从这一宝贵资源中提取的数据有望在未来几年内极大地丰富我们对这一新兴手术的理解。

致谢：笔者感谢 Stephanie Philippaerts 和 iLappSurgery 基金会在编写本章所载的医学插图方面提供的宝贵帮助。

（肖国栋，郑恢超，童卫东　译）

taTME：全后肠系膜游离

J. Calvin Coffey, Rishabh Sehgal

引言

后肠是指在横结肠的第二部分和第三部分之间的连接处远端的肠段。游离后肠是指将后肠与其周围附着组织分离。但是，仅此还不足以对其进行切除。为了顺利切除后肠，还必须分离与后肠相邻的肠系膜，任何对高质量的结直肠切除的分析都会发现，游离肠系膜需要花费大部分的手术时间 [1-5]。一旦将肠系膜充分游离后，切除、重建肠道都可以快速地完成。

肠系膜在后肠分离中的重要性源于肠系膜和肠的胚胎发育。在发育过程中，肠系膜首先出现，肠管通过接受肠系膜的细胞和结缔组织输入在肠系膜周围逐渐成形。当肠系膜和肠管逐渐发育旋转到腹腔内的最终位置，肠系膜就会附着于后腹壁，包括位于消化系统前外侧的腹膜反折、肠系膜和腹后壁之间的 Toldt 筋膜以及诸如肠系膜下动脉等血管连接点 [6,7]。

游离后肠需要清楚肠系膜及肠道的位置形成机制，必须将腹膜切开以进入肠系膜和筋膜之间的层面并将其分开 [8-11]。

本章对 taTME 术中游离后肠的相关解剖学及外科基础进行阐述。幸运的是，从食管胃到肛门直肠交界处，其内脏手术的解剖学基础都是相同的，因此相同的解剖学原理始终适用。这意味着从横结肠系膜到脾曲、左半结肠系膜、乙状结肠系膜和直肠系膜等各个部位的解剖技巧都是相同的。

下面将简要叙述 taTME 中后肠游离技术的发展情况，随后将详细描述该技术的解剖学基础。下文将通过部分文献对后肠的胚胎发育进行概述，但是对此方面的详细描述不在本章内。然后，本章将对所涉及的手术操作进行描述，最后总结不同操作平台的现状。

发展历程

迄今为止，肠系膜的解剖学研究仍然不甚明了。由于腹膜由肠系膜决定，因此腹膜的解剖同样相当复杂 [12-14]。主要原因是普遍认为肠系膜由多个单独的区域（或"多肠系膜"）组成（图 34.1），这种理念在与肠系膜解剖相关的学科，如解剖学、外科学、影像学等学科中均占主导地位 [13,15]。对结直肠外科医生而言，肠系膜在术中相当关键。因此，接下来将对肠系膜、腹膜和筋膜这些缺乏明确解剖学解释的结构进行技术上的描述。

　　游离肠系膜的经验总结如下：首先，确定 Toldt 白线（如果有的话），并将其用作开始分割腹膜的解剖标志。然后，将肠系膜"剥离"回中线，以利于离断其中的血管。再将肠系膜分离至肠管，依次分离肠管[16-20]。

　　大多数欧美的肠道外科医生早就意识到游离肠系膜的重要性。英国的 Jamieson 和 Dobson 早在 1909 年就强调了这一点[14,21]。1942 年，Congdon 等也强调了肠系膜的重要性，他说美国外科医生通常进入特定的层面并沿着该层面游离可以减少出血[22]。在参考文献中，解剖学基础仍然没有改变（图 34.1）。

　　RJ Heald 于 1982 年确定了肿瘤外科中肠系膜解剖的重要性[23-25]。Heald 在描述被他称为全直肠系膜切除术的技术时，曾花费了大量时间说服外科界关于肠系膜、筋膜和腹膜解剖学基础的重要性[26-33]。几乎同时，腹腔镜开始应用于结直肠手术。在腔镜下，外科医生就可以看到放大 20 倍的解剖标志和高分辨率的图片。这种外科医生与组织之间新的相处模式（即外科医生不再直接用手夹持组织）意味着他们的手术解剖入路必须基于精确的模型。尽管如此，上述模型的细节仍然难以捉摸，事实上，很大程度上被忽略了。外科医生通过模仿操作来学习基于肠系膜解剖的高质量手术，但并没有与之对应的解剖学习过程。

　　在 2012 年，笔者团队阐述了肠系膜的解剖学特点[34]，发现它是从十二指肠空肠曲到

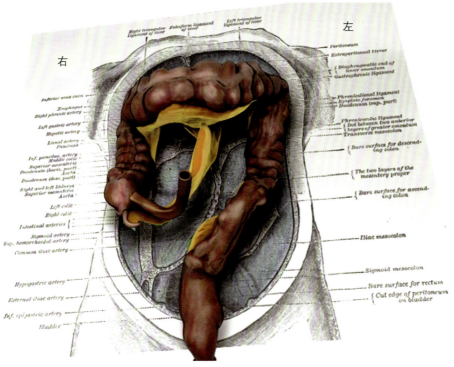

图 34.1　经典肠系膜和肠解剖模型的描述。根据该模型，多处的结肠系膜直接附着于后腹壁，难以明确肠系膜与升结肠和降结肠的关系

肛门直肠交界处的连续结构[1,5,12,15,34–40]。 接下来是格氏解剖学的更新，从而纠正了 150 多年来其与小肠系膜附着有关的理念[41]。

教科书的原始引文（《格氏解剖学》（大约 1858 年））中提到：

"它的根部很窄，与椎骨相连，长度约 6 英寸（15.2cm），从第二个腰椎的左侧斜向右侧骶髂关节联合发出[42]。"

第 41 版《格氏解剖学》中的更新说明指出：

"结肠系膜沿结肠的整个长轴延伸，并与近端的小肠系膜和远端的直肠系膜连续[43]。"

肠系膜连续性是一个具有重要意义的"简单"属性。 目前，对肠系膜系统性特征的研究越来越多。 例如，现在已经认识到，肠系膜不仅仅是将肠保持在适当位置的腹膜的单纯折叠，而是将所有腹部消化器官保持在适当位置并与其他系统连续的组织的集合。 一旦肠系膜和相关器官处于最终位置后，

腹膜反折就会在消化系统周围出现，从而将其保持在所有位置（图 34.2）。 此外，肠系膜的某些区域被固定在腹后壁， Toldt 筋膜介于两者之间（图 34.3）[44,45]。

肠系膜连续性的最重要意义可能是外科医生得以正式脱离基于腹膜的外科解剖模型而采用基于肠系膜的更精确的解剖模型。 因此，对外科医生的后肠游离技术方法进行评估提示，外科领域早在很久以前就采用了肠系膜模型而不是腹膜模型，也就不以为奇了。

命名原则

任何对于手术操作的文字描述（如 taTME 有多个操作步骤）都需要一套专门的术语。 例如，分离腹膜反折称为腹膜切开术。 将肠系膜与下面的筋膜分开称为系膜筋膜分离[37,38,46–53]。

由于这些术语描述了外科手术对解剖结构的破坏，因此它们的派生和含义必须是解

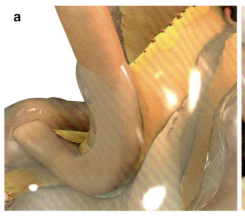 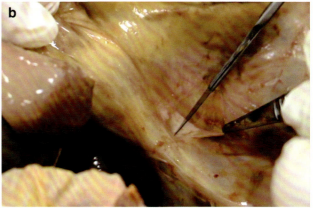

图 34.2 腹膜反折：a. 小肠肠系膜到达后腹壁并延续为右半结肠系膜的数字模型。半透明的是腹膜反折、桥接后腹壁和肠系膜之间的间隙。b. 实体解剖中与图 a 相似视角的腹膜反折，小肠系膜向侧方延续为右半结肠系膜，反折已部分分离

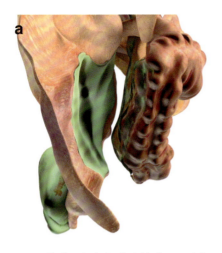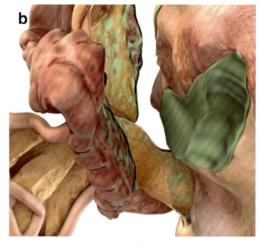

图34.3 Toldt 筋膜，绿色部分为筋膜。a.示意通过系膜筋膜分离方法将右半结肠和结肠系膜从后腹壁移除后显露的 Toldt 筋膜。b.示意通过系膜筋膜分离方法将左半结肠和结肠系膜从后腹壁移除后显露的 Toldt 筋膜

剖学相关的。反之则要求它们所基于的解剖学基础必须是准确的。

由于既往错误的肠系膜和腹膜解剖模型 [5,13,15,38]，这些术语一直处于缺失状态。明确肠系膜和腹膜的解剖结构意味着可以产生一组解剖学上准确而又有意义的术语，如腹膜切开术和系膜筋膜分离。

下一节将定义本章其余部分中通常使用的术语。尽管这些可能不会在本书的其余部分中得到广泛使用，但它们在全球和国际上的使用率正在增加 [5,13,15,47,54]。定义术语是一项非常重要的实用工具，它使研究者和外科医生能够准确地描述技术活动。另外，该类术语以完全基于解剖的方式组成，直观提供解剖部位，读者易于理解所描述的概念。由于任何操作都由多个单独的活动组成，这些活动是顺序发生或串联发生的，因此适当的术语可以全面地描述后肠游离过程 [8–11,55]。这种基于解剖方法的术语可以让手术实现严格的标准化，而与实施该手术的平台无关。

定义和术语

- *后肠*：从远端横结肠（结肠系膜）到直肠肛管水平的肠管和肠系膜。
- *肠系膜*：维持所有腹部消化器官位置并与人体系统连续的器官。
- *腹膜反折*：无论器官与腹壁的距离远近，指连接壁层腹膜和脏层腹膜之间的腹膜桥梁。
- *层面*：是指两个连续面（如接触面）和延续表面之间的区域。
- *系膜筋膜层面*：肠系膜和筋膜下之间的区域。

评论：这可以说是结直肠手术中最重要的平面。它贯穿整个手术过程，具有重要意义。

- *Toldt 筋膜*：器官与腹壁紧密接触时，位于器官与后腹壁之间的疏松结缔组织。
- *系膜筋膜分离*：分离系膜筋膜层面的组织。

评论：系膜筋膜层面由肠系膜和筋膜下组织构成。系膜筋膜分离是指将肠系膜与筋膜下组织分离。这是将肠系膜（和肠）分离所必需的关键步骤。在实现肠系膜分离之前，需要进行系膜筋膜分离。

·*腹膜切开术*：切开腹膜反折。

评论：这是关键步骤，当医生刚开始检查腹腔时，无法看到系膜筋膜层面。为了暴露该层面，必须首先切开腹膜反折。

·*附着*：区域系膜固定到后腹壁的方式。

·*分离*：将肠系膜从后腹壁分离。

·*切断*：完全将肠系膜分离切除。

解剖基础

肠系膜是连续的，这意味着横结肠的肠系膜与左半结肠（即左结肠系膜）的肠系膜连续（图34.4）。左半结肠系膜继续与乙状结肠系膜相连并延续至直肠系膜[1,5,12,15,34,35]。

传统意义上，后肠一词仅指肠道，以前曾认为某些区域（包括左半结肠系膜）不存在肠系膜。下文中，"后肠"指的是结肠脾曲远端的肠道及系膜（图34.5）。直肠系膜终止于盆底上方的顶点，这是肠系膜的解剖学终点。腹部肠系膜的起点则位于食管胃交界处[1,5,12,15,34,35]。

左半结肠系膜附着于后腹壁，Toldt筋膜出现在腹壁和它之间[1,5,12,15,34,35,56]。乙状结肠内侧系膜与其一样，但外侧面未固定，可活动。因此，如果从内向外看乙状结肠，就会观察到内侧区域是附着的，而外侧却是游离

的（图34.6）[1,5,12,15,34,35,56]。

乙状结肠系膜的内侧和外侧区域汇聚在直肠乙状结肠交界处延续为直肠系膜。一直到中、上段直肠的后方和侧面（图34.7）。在末段直肠，直肠系膜延续到直肠前方，形成了领子或衣袖样形状（图34.8）[1,5,9,12,15,34,35,56-59]。

肠系膜（以及腹部消化系统本身）通过中央、中间和外周三种方式固定其位置。在中央，肠系膜固定于肠系膜下动脉起源处。在外周，肠系膜由于反折的形成而固定。在这两者中间，肠系膜通过Toldt筋膜附着。这些附着随胚胎期间生长发育而发展，在结直肠手术游离后肠的过程中被分离。下文将分别进行描述。

直肠系膜通过它与骨盆之间连续的Toldt筋膜附着/固定在骨盆侧壁上。筋膜在直肠系膜和毗邻结构之间延伸直至盆底，形成所谓的Waldeyer筋膜。Waldeyer筋膜不是独立的筋膜，而是Toldt筋膜的延续部分。

在直肠系膜的前部，筋膜同样也插入到直肠系膜和前方结构之间（男性为精囊和前列腺，女性为子宫颈和阴道）。Toldt筋膜在直肠系膜后方外侧向前方延伸，居于直肠系膜和前方结构之间。此处筋膜被称为Denonvilliers筋膜。与Waldeyer的筋膜一样，Denonvilliers的筋膜也不是独立的筋膜，同样是Toldt筋膜的延续部分。

肠系膜通过外周的腹膜固定在位。当器官与后腹壁紧密相邻时，腹膜"离开后腹壁"到达器官并桥接两者之间的空间，即腹膜反折，它在外科手术中具有重要意义（图34.9。

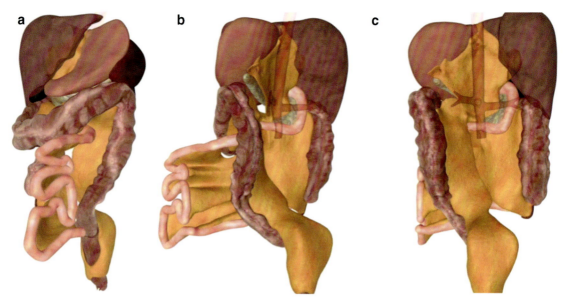

图 34.4　肠系膜（当前模型）。a. 前方视野；b. 前侧方视野；c. 后方视野

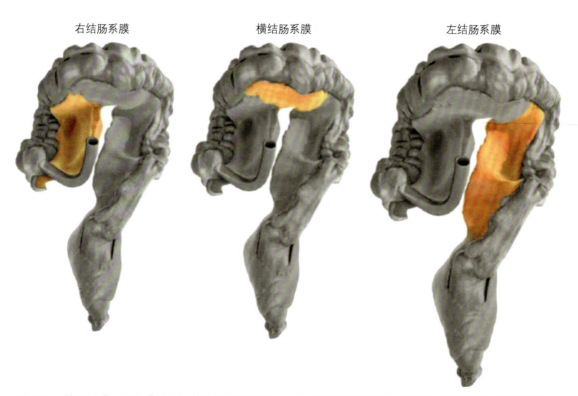

图 34.5　结肠系膜（摘自《胃肠外科的肠系膜原理：基本原理和应用原理》第 2 章 "肠系膜和腹膜解剖"）

腹膜反折连续存在于整个肠系膜和肠管周围。从降结肠的侧面沿着乙状结肠系膜的侧面延伸，直至乙状结肠系膜与后腹壁分开而变得游离。在乙状结肠系膜和左半结肠系膜的内侧同样也存在腹膜反折，起源于腹部中线（图 34.10）。从十二指肠空肠曲开始，该反折沿左半结肠系膜的内侧延续至乙状结肠系膜的内侧，继续向下直至上段直肠系膜和直肠。

位于乙状结肠系膜内侧的反折一直沿直肠系膜的右侧向尾侧延伸，称为右直肠旁反折。而乙状结肠系膜的外侧反折则沿着直肠系膜的左侧向尾侧延伸，称为左直肠旁反折。骨盆中部水平，左、右直肠旁反折向前方延续形成前方的腹膜反折，此处为腹腔的最低点。

肠系膜下动脉（IMA）从腹主动脉腹侧发出，在髂血管分叉近端发出分支进入乙状结肠系膜。当 IMA 进入肠系膜时，被 Toldt

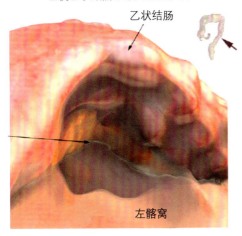

图 34.6　乙状结肠系膜侧面视野（摘自《胃肠外科的肠系膜原理：基本原理和应用原理》第 2 章 "肠系膜和腹膜解剖"）

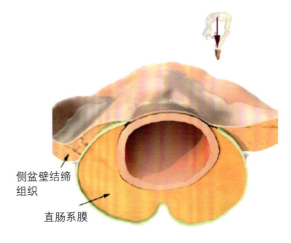

图 34.7　从上方看直肠系膜轴向视图（摘自《胃肠外科的肠系膜原理：基本原理和应用原理》第 2 章 "肠系膜和腹膜解剖"）

图 34.8　直肠系膜的矢状位视图（摘自《胃肠外科的肠系膜原理：基本原理和应用原理》第 2 章 "肠系膜和腹膜解剖"）

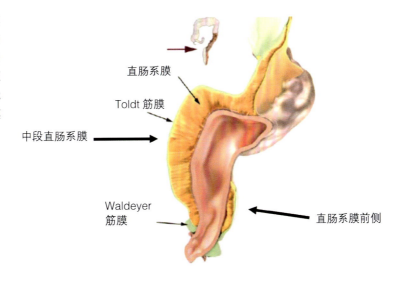

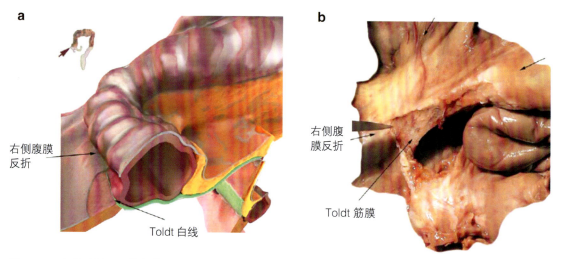

图 34.9   腹膜反折：a. 数字模型显示腹膜反折，桥接后腹壁和结肠右侧之间的空间。b. 尸体上与图 a 相似视野的反折，反折已使用手术刀分开。反折下方可见间皮下结缔组织（摘自《胃肠外科的肠系膜原理：基本原理和应用原理》第 2 章 "肠系膜和腹膜解剖"）

筋膜延续形成的结缔组织以及包含血管在内的肠系膜的结缔组织共同包绕形成血管鞘。

筋膜位于肠系膜和后腹壁之间，为腹部外科医生提供了重要的解剖标志。腹部的肠系膜区位于筋膜前，而非系膜区位于筋膜后。筋膜后方为腹膜后结构，如肾脏，输尿管和生殖血管。因此，Toldt 筋膜将腹部的肠系膜和非肠系膜区分开。重要的是，术中不需要切开筋膜确定其下方的结构[1,5,6,9,12,15,34,35,56–59]。

最后要提到的是结肠各种弯曲[5,10,12]，结肠肝区和脾曲尤其重要，可将其理解为以肠系膜为中心的 4 个部分组成（图 34.11）。在每个弯曲处，肠系膜从附着变为非附着，其结构变化很大。可将其分为纵轴部分和放射状部分来理解，放射状部分源于结肠中部，肠系膜根部区域固定在此处位置，当其沿放射状延伸时，肠系膜逐渐变得游离。而横结肠系膜的纵轴部分则从横结肠系膜（游离区

域）延伸到左半结肠系膜（附着点）[1,5,10,12]。

反折的其他组成部分是腹膜、结肠和筋膜。筋膜介于肠系膜和后腹壁之间。脾曲反折很难直接观察。最好是先从左腹膜反折向近端向脾曲方向来看。在脾曲位置，由于网膜不同程度上黏附于此处，因此无法直视下明确其各项组成部分。而在肝曲中，各组成部分却可以直接看到[1,5,10,12]。

游离技巧：包括 taTME

打通肠系膜通道

在腹腔镜或机器人 taTME 手术中游离后肠，倾向于采取由内侧到外侧的方法。而在开腹手术中，从外侧到内侧的方法更佳。无论哪种方式，至关重要的是首先保障肠系膜通道的顺畅。这样外科医生可直接进入肠系

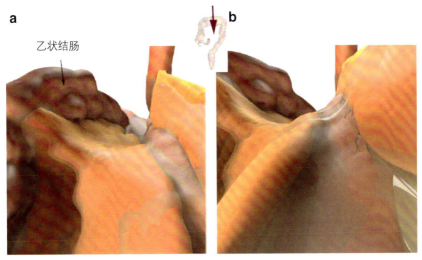

乙状结肠

图 34.10 乙状结肠系膜内侧处的腹膜反折：a. 数字模型从左上方至右侧视野显示桥接后腹壁和乙状结肠系膜空间的反折。b. 数字模型从中线上方向下方的视野显示桥接后腹壁和乙状结肠系膜空间的反折（摘自《胃肠外科的肠系膜原理：基本原理和应用原理》第 14 章 "开腹手术中肠系膜的外形"）

膜并顺利进行手术。障碍包括大网膜以及小肠系膜与左结肠系膜和乙状结肠系膜之间的粘连。在开始游离之前，需确保左结肠系膜和乙状结肠系膜间的粘连等障碍已充分解除[54]。

外侧到内侧的分离和乙状结肠系膜的游离：腹膜切开术

一旦肠系膜通道疏通，下一步就是明确乙状结肠左侧的反折位置（图 34.12）。将乙状结肠系膜从后腹壁提起，乙状结肠系膜和下面的筋膜处于伸展状态。这时反折在拉伸下可以看到（即处于张力状态）形成一个凹陷，在此处腹膜与后腹壁分离并延续到乙状结肠系膜的间皮层[9,54,58,59]。

该凹陷标记是腹膜切开的起始点。此处仅有腹膜，与下方脂肪组织无关。腹腔镜手术中，因为 CO_2 气体扩散穿过筋膜间隙，该

标记显示得更清楚。经典外科书籍描述了识别 Toldt 白线并从中间入路将腹膜切开的重要性。笔者不主张依赖这个标志，因为它的存在程度不一，还可能发生在与腹膜反折无关的区域，过度依赖会导致手术切开点不明确。但如果 Toldt 白线明确存在，它代表了 Toldt 筋膜与腹膜的相交线。

分离与切断：乙状结肠系膜 – 系膜筋膜分离

腹膜切开的目的是确定系膜筋膜层面。如果没有切开腹膜（无论是脏层还是壁层腹膜），就无法识别系膜筋膜层面。如果腹膜切开之后系膜筋膜层面不明显（经常存在），外科医生要么进入筋膜前方平面（直接在肠系膜或在系膜内部分离），要么进入筋膜后方平面（分离平面过深，进入腹膜后方）。

为了明确正确的分离层面，可将乙状结

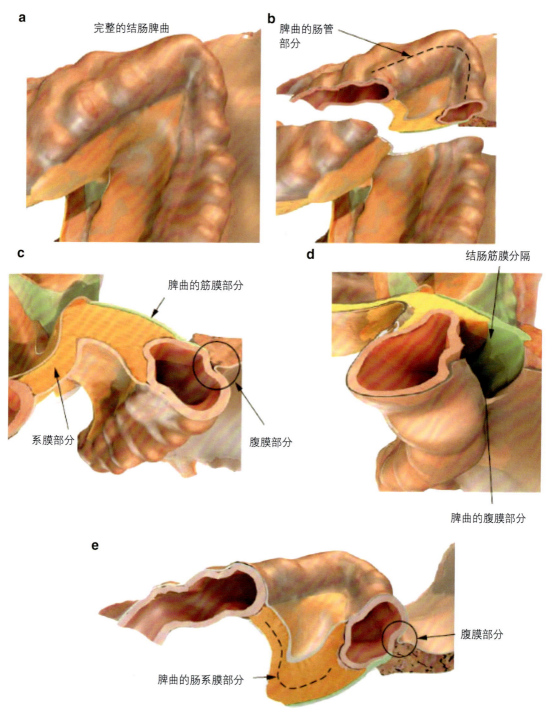

图 34.11　脾曲，摘自《胃肠外科的肠系膜原理：基本原理和应用原理》第 20 章"脾曲游离的肠系膜部分"。a. 完整的结肠脾曲。b. 移除非弯曲区域后的弯曲区域视图。c. 移除弯曲区域后的非弯曲区域视图。 结肠、肠系膜、筋膜和腹膜各部分显示明显。d. 完全移除脾曲后的左侧视图。反折已被移除，以展示腹膜、结肠、肠系膜和筋膜之间的关系。e. 原位展示移除肠和肠系膜的非弯曲区域后的脾曲。该视图展示了结肠、肠系膜、反折和筋膜之间的关系

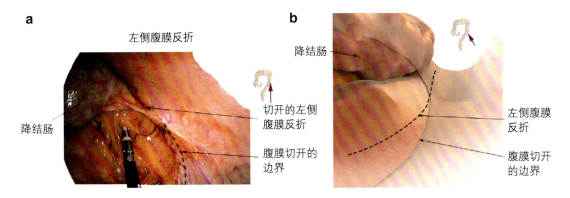

图 34.12　从乙状结肠侧面看乙状结肠系膜侧方反折。a. 分离左侧乙状结肠时显示的左侧反折术中视图。b. 打开反折后乙状结肠系膜的侧方数字视图。摘自《胃肠外科的肠系膜原理：基本原理和应用原理》第 13 章 "腹腔镜手术中肠系膜的显示"

肠系膜从后腹膜提起，通过牵拉将筋膜置于更大的张力下。当筋膜处于拉伸状态时，其与肠系膜之间的间隙在张力作用下显示得更加明显[1,9,15,54,58,59]。如何用器械进入该间隙不在本章的讨论范围之内，其他章节会详细介绍如何在开腹、腹腔镜和机器人手术中安全实现此目的[60]。

建立系膜筋膜层面后，将肠系膜与筋膜分开，并以这种方式分离（非切断）。两者的分离被称为系膜筋膜分离，是腹部和肠道手术中最重要的步骤之一。然后拓展切开，确定另一连续的肠系膜区域以进行分离。继续向头侧和尾侧进行分离，直到将左侧腹膜反折游离至中间，将乙状结肠系膜完全分离[5,8,9,12]。

左侧乙状结肠系膜反折分开后，通过分离 IMA 及其周围的肠系膜[2]及血管鞘，将 IMA 分离并切断（即将肠系膜完全从下方的腹部非肠系膜区游离）[5,8,9,12]。

由内侧到外侧分离乙状结肠系膜

该分离技术动作与上面详述步骤相同。

乙状结肠系膜左侧的反折分开后，识别系膜筋膜层面，并通过分离系膜筋膜将肠系膜从下面的筋膜分离。在 IMA 根部环周重复此操作，直到将 IMA 根部显露。Toldt 筋膜在 IMA 周围聚集，必须在血管根部附近将其完全游离。游离后外科医生就可以在乙状结肠系膜下方操作，逐渐将乙状结肠系膜与下方筋膜分离，最终到达左侧腹膜反折。也可以改变方向和入路，从下到上，从左髂窝向脾曲处进行分离操作，将乙状结肠系膜完全分离[5,8,9,12,58,59]。

从外侧到内侧分离左半结肠系膜

侧腹膜切开后，沿脾脏方向向近端延续。降结肠通常通过 Toldt 筋膜融合到后腹壁，该筋膜介于这些结构之间。将结肠从后腹壁提起，使两者之间的连接处于拉伸状态，在适当的张力和反张力作用下可以将它们锐性分离。继续向内侧进行分离，遇到肠系膜后，同法将肠系膜从后腹壁牵开，继续分离直到中间反折的位置。然后应尽可能继续向近端延伸，直至脾曲的肠系膜附着部位，因此处通常会阻碍进一步的分离，此时术者可选择断开结肠系膜或完全游离脾曲的肠系膜部分。通常建议使用后者，因为需要在 taTME 中为吻合提供足够的游离肠管。无论哪种方式，肠系膜分离都需要将肠系膜（包含肠系膜下静脉（IMV））到肠壁表面的同一水平面全部分离 [5,8,9,12,58,59]。

需要注意的是，IMV 包含在肠系膜中，但它并不将肠系膜连接到腹部的非肠系膜区域。因此，对肠系膜的固定不起作用，但是对于整体分离肠系膜的连续区域以便进行切除来说，了解这一特性很重要 [5,8,9,9,12,58,59]。

从内侧到外侧分离左半结肠系膜

考虑到肠系膜、腹膜和筋膜的连续性，内侧至外侧分离的技术涉及上文中相同的技巧，只是从内侧至外侧的方式进行。首先切开内侧反折，将左半结肠系膜提起，使其处于张力状态，这样有助于识别层面并分离其结构。值得注意的是，通常会在肠系膜和背侧筋膜之间看到一条白线。这也是 Toldt 白线的一个区域，在这里提到是为了强调外科医生不应过于依赖这一标志来指导手术解剖。相反，应该以肠系膜、筋膜和腹膜表述解剖学外观和标志。与外侧至内侧的步骤一样，脾曲肠系膜也会阻碍进一步的分离。必须将其完全分离后，才能整体游离 [5,8,9,12,58,59]。

脾曲

对脾曲的解剖一直很少被描述。原因可能是根据经典模型，肠系膜区域在脾曲处开始或结束。换句话说，开始或结束点的解剖应该是显而易见的（图 34.1）[1,5,10,12]。肠系膜很容易被当前基于肠系膜模型的腹部解剖学所解释。每个弯曲以汇集到肠系膜为中心的4 个部分组成。在脾曲，汇集处位于远端横结肠系膜和左结肠系膜之间（图 34.11）。肠管环绕于肠系膜的周围。腹膜反折的存在，导致上方和侧方的系膜难以直接看到。大网膜与结肠脾曲反折处融合程度不一。既然脾曲被认为由这些部分共同组成，因而切断各个组成部分方能游离脾曲 [1,5,10-12]。

从内侧向外侧游离脾曲

如果从内侧开始向外侧游离，应尽可能地由内侧向头侧游离左半结肠系膜，直至脾曲的肠系膜附着部位。此处会阻碍进一步游离，这时将脾曲系膜与下面筋膜分离，完全游离肠系膜并进入小网膜囊。到此时仅剩大网膜和腹膜反折来维持固定脾曲的位置 [1,5,10-12]。

大网膜可在胃大弯侧网膜血管弓外分开，并且从中间向外侧一直分离至脾脏。此处，大网膜融合到结肠脾曲上，使后者无法看见。游离大网膜，将其向内下方牵拉，显露出下方的结肠脾曲。 然后向左侧继续游离脾曲直至降结肠侧方。至此，脾曲肠系膜被完全游离，并可向中间游离到结肠中动脉根部 [1,5,10-12]。

从外侧向内侧游离脾曲

如果从外侧向内侧游离，则分离的顺序

与上述不同。首先，从外侧将左侧的反折切开，尽可能向头侧游离到大网膜与脾结肠区融合的区域。此处会阻碍进一步游离。这时，可以分开大网膜进入小网膜囊，尽可能地向侧方游离大网膜。然后，将大网膜向内下方牵拉，使网膜置于柔和的张力下将其分离。由于大网膜和脾曲反折处融合，前者的分离通常与后者密切有关。先分离反折，脾曲的肠系膜部分即可显露，它通过 Toldt 筋膜附着于后腹壁。继续按上述方法游离，将肠系膜与筋膜分开，最后游离结肠中血管根部，分离完毕[1,5,10–12,57–59]。

展望

taTME 术中后肠的游离可以用上述基于肠系膜的方法可靠而安全地实施。此外，基于肠系膜模型而衍生出的专业术语能使人们严格地进行标准化操作。这些术语使得 taTME 手术拥有精准的解剖解释，让外科医生实现可重复的操作。此外，新术语有助于手术步骤说明的标准化。这对于 taTME 的手术尤为重要，因为经肛取标本和超低位吻合通常需要完全游离整个后肠。

目前，对直肠手术的大多数争论聚焦于使用哪种方式进行，比如开腹、腹腔镜、新近开展的机器人或 taTME 手术。由于结直肠手术的解剖学基础直到最近才明确，因此不能严格使之前的手术操作标准化，从而很难去相互比较这些手术方式。所以接下来很长一段时间内难以知道哪种方式最好。外科医生最好是采用基于腹部解剖中对肠系膜模型的了解情况，实施他们认为最能明确术中胚胎学路标的方式进行手术。具体取决于外科医生、患者和病情。

（曾子威，康亮，徐维，刘华山 译）

António S. Soares, Manish Chand

荧光显像引导下手术

尽管绝大部分手术都是在可视光（白光）下进行的，但其他电 – 磁光谱，特别是近红外（near-infrared, NIR）光谱的应用，也可以辅助术中决策并最终改善部分患者的预后。荧光显像旨在通过静脉或腔内注射荧光基团或荧光染料，从而明确解剖、生理和病理的变化。这种方式可为手术提供重要信息，指导手术决策并可能降低吻合口瘘等手术并发症的发生率。本章将详述基于荧光显像引导的外科手术的理论基础，并进一步阐述该技术在结直肠手术特别是经肛手术中的应用和将来的研究方向。

荧光基团的特性

荧光基团是经特定波长的光场激发后，能够以荧光形式释放能量的一类基团[1]。鉴于其吸收和释放能量的特性已为人熟知，这些基团的光物理特性在众多工业领域中已得到应用，其中也包括了在特定手术中的应用[2]。术中应用最广的是近红外光场（700 ~ 900nm）。在此波长内，人体内大多数的荧光基团并不发出荧光[3]。当波长减小时，主要由血红蛋白释放荧光；当波长增大时，主要由水释放荧光。因此，在术中使用近红外光场以外的波长时，这类体内荧光基团将释放干扰信号。理想的荧光基团应尽可能不受背景荧光的干扰，且其发出的荧光能穿透一定深度的组织结构。目前大多数荧光基团仅能穿透数毫米的组织，临床应用较为局限。

具有临床应用价值的荧光物质应能用于术前或术中。因此，除了基团的光物理特性，其药效动力学及药代动力学特性也相当重要[4]。一种理想的用于术前的荧光基团应具有可预测的半衰期。而对于术中应用的荧光基团，则更强调具有快速体内分布及排泄的特性。

笔者可以通过配有特殊滤镜的摄像头来辨识此光场下的荧光，而且市场上也已有多种这类摄像头可供选择[5]。不同器材可辨识的波长范围存在一定差异[6]。这项技术在微创手术（腔镜手术或机器人手术）中具有广泛前景。

吲哚菁绿（ICG）

ICG 是一种七甲川菁荧光基团，是临床

应用范围最广的荧光物质。ICG 具有疏水性，经静脉注射后，与白蛋白形成复合物，进入循环。其血浆中的半衰期为 3 ~ 5min[7]，随后通过胆汁排泄。该荧光基团激发波长的峰值和释放波长的峰值分别为 807nm 和 822nm[5]。ICG 过敏的发生率较低（0.103%），且过敏反应通常较轻[8]。其中低血压反应仅可见于 0.034% 的患者。ICG 的结构含碘，因此存在碘过敏史（如增强 CT 造影剂）的患者应避免接触 ICG。

血管灌注造影（perfusion angiography，PA）的定义

血管造影是一种用于观察血管结构的技术。该技术由 Osborn、Egas Moniz 及 Frossmann 等在 20 世纪前叶提出。其方法最初为静脉注射不透射线的造影剂随后行 X 光检查[9]。近年来，随着多种新式荧光剂的问世及更精细的影像手段应用，业界对血管造影技术的关注不断提升。相较仅用于术前的传统血管造影，这些新技术的发展使得术中实时血管灌注成像成为可能。

术中血管造影为评估器官（如结肠）血供情况提供了条件。结肠的血供在结肠切除及吻合中至关重要，是术后吻合口瘘发生的决定性因素之一[10]。目前，尚无在行结肠吻合时评估结肠血供的标准方法。临床上最常用的评估结肠血供的方法为检查边缘血管弓的搏动，观察待吻合肠段的断端出血情况以及肠段的颜色变化[7]。然而，这些方法较为主观，缺乏客观量化指标。此外，这类方法对乏血供组织边界的确定较为模糊。在结肠

术中应用 ICG 荧光能在行吻合术时更为客观地评估吻合口的血供。因此，相较于传统临床评估手段，ICG 荧光更易于指导术中切缘的判断[11,12]。血管灌注造影的发展日新月异，应用面日益广泛，关于其有效性的报道也不断增多。

血管灌注造影在结直肠外科中的应用现状

吻合口瘘仍是结直肠术后最难应对的并发症之一。吻合口瘘可导致术后并发症增多，住院时间延长，患者 ICU 转科率升高。吻合口瘘相关的额外开支仅英国国民医保即高达 110 ~ 3500 万英镑（990 ~ 3150 人民币）[13]。AL 患者平均额外开支高达 3372 ~ 10 901 英镑（3 万 ~ 10 万人民币）。除经济负担外，吻合口瘘还是接受手术治疗的结直肠癌患者不良预后的危险因素[14]。

虽然患者的围术期管理及外科技术比以前有所发展，结直肠吻合口瘘的发生率仍高达 19%[15]。吻合口瘘常发生于需要接受直肠低位吻合的患者，特别是需要接受 taTME 术的患者。对 taTME 登记数据的统计指出，多达 91.6% 的直肠癌患者采用了直肠低位吻合[16]。该统计纳入了 1594 名接受经肛手术方式的患者，其吻合口瘘的发生率为 15.7%[16]。前期研究指出，结肠与直肠残端血供的减少与高吻合口瘘风险相关[17]。利用 ICG 的灌注血管造影在目前的结直肠外科中研究最多。该技术的应用可减少术后吻合口瘘的发生率，且这种更为客观的血供评估方法可使吻合口获得最理想的血供。目前，血管灌注造影最

常应用于左半结肠切除术，在右半结肠切除术中的应用也日益增多。

离断结肠时行灌注血管造影可帮助外科医生判断肠管是否仍为缺血状态。经静脉注射的 ICG 造影起效快（通常在 1min 内），借此，外科医生可通过 NIR 设备评估肠管的灌注状态。富血供与乏血供肠管的界限通常较为明确，可据此指导近端肠管离断位置的选择 [11,18,19]。在左半结肠切除术中，需要游离近端肠管使得吻合口达到无张力状态，届时肠管残端的血供完全依赖边缘动脉弓 [20]。业界普遍认为过多游离近端结肠将导致吻合口血运不足，导致血管源性吻合口瘘风险的升高。这也是行结肠 NOSE（natural orifice sepcimen extraction，经自然腔道标本取出）术时主要的顾虑。NOSE 术是 taTME 术中较为常用的标本取出方式。有综述指出，与传统的开腹标本取出术相比，经肛标本取出术疼痛较小，手术及住院时长相近 [21]。由于 NOSE 术需要将标本经肛拖出并体外离断，因此相较于传统式式，其需要游离的近端肠段较多。如图 35.1、图 35.2 所示，在 taTME 术中行经肛标本拖出时，由于用力牵拉肠管，可能导致边缘血管弓撕裂。该情况在需要游离较多近端肠管时尤为多见。边缘血管近端离断时，末端边缘血管将失去血供，进而使得肠管残端缺血并最终导致吻合失败。在该情况下，近端肠管的灌注血管造影因其可客观评估肠段血供，成为手术的有力补充。

有证据表明，对于左半结肠切除术，在肠管吻合后行机械性通畅试验可降低并发症的发生率 [22]。然而，该试验不能提示吻合口的血运状态。目前，用于评估吻合口血运的

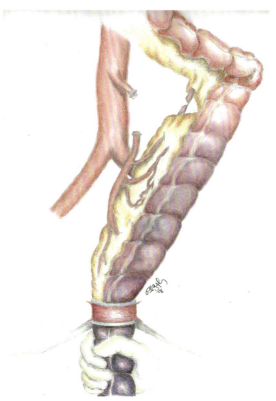

图 35.1 经肛手术行经自然腔道标本取出术引起边缘血管损伤的示意图

常规手段仍局限于观察肠腔内（采用术中内镜）、外肠段是否变色。而通过灌注血管造影可以评估吻合口组织的血供状态。有文献指出，该技术也可用于浆膜（肠腔外）或黏膜（肠腔内）血供的评估 [23]。

结直肠手术的临床结局

利用 ICG 评估结直肠吻合口的临床结局已研究得较为透彻，该技术的可靠性及安全性均较高。研究表明，ICG 评估在绝大多数（97% ~ 100%）的病例中均可顺利完成 [24]。据报道，行术中 ICG 评估的患者，人均手术时间仅增加 0.5 至 6.8min [24]。

一篇发表于 2016 年的系统综述 [19] 纳入

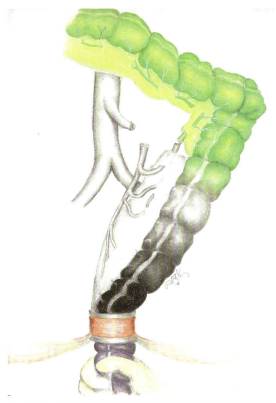

图 35.2 经肛取标本时边缘动脉损伤后受累区域灌注情况（绿色：灌注良好；黑色：无灌注）（插图由山姆·阿塔拉和保罗·冈萨雷斯提供）

了 13 项研究共计 1388 名接受结直肠吻合术的患者。该研究指出，在接受术中血管灌注造影（不论是否改变手术决策）的患者中，吻合口瘘发生率为 3.3%，而对照组吻合口瘘的发生率为 7.58%，具有显著性差异（*P*<0.01）。需要指出的是，在不同研究中关于吻合口瘘的诊断标准不尽相同：部分为临床诊断，部分为影像学诊断，甚至有的研究未提及吻合口瘘的诊断方法，因此该研究可能存在较高的偏倚。

Blanco-Colino 等于 2017 年发表的包含 1302 名患者的系统综述及 meta 分析中纳入了来自 2003 年至 2015 年间的 5 项非随机研究，它们在分析中引起偏倚的风险为低至中

度。在这些纳入的研究中，关于吻合口瘘的定义同样未能统一。当利用纳入的全体病例进行汇总分析时，ICG 在吻合口瘘发生率方面没有更低的比值比（OR 0.51，96% CI 0.23 ~ 1.13）。而当纳入病例为结直肠癌患者（956 名患者）时，ICG 在吻合口瘘发生率方面表现出更低的比值比（OR 0.34，CI 0.16 ~ 0.74）。在针对直肠癌病例的分析中也有同样的结果（OR 0.19，95%CI 0.05 ~ 0.75）。在总体病例中，有 7.4%（2.5% ~ 10.6%）改变了离断平面的手术决策。

紧随这篇系统性综述，最近发表的一项研究纳入了因结直肠恶性或良性疾病行手术治疗的 504 名患者[11]。其中，143 名（28.3%）患者接受了右半结肠切除术。该研究中，右半结肠切除术后吻合口瘘率与先前文献的数据一致（分别为 2.8% 和 2.6%，*P* 值为 0.928）。在接受左半结肠切除术的病例中，该研究的吻合口瘘率为 2.6%，而历史报道的对照组的吻合口瘘率为 6.9%（*P* =0.005）。相较先前的各项研究，该研究纳入了更多的未经筛选的样本。

治疗决策的改变

在微创手术中应用血管灌注造影可改变术中决策，结肠离断位点的选择常更偏向近端（即残端）[11,12,25–29]。仅分析入组患者超过 100 例的临床研究时，血管灌注造影的应用改变了 3.7% ~ 19% 病例的手术决策[24]。近端结肠的血供是吻合成功的决定性因素，通常取决于边缘动脉的完整与否。术者可以辨认出肉眼可见的缺血肠段，而对于仅剩数毫

米的残端血供情况通常较难评估。利用荧光显像着重评估切缘血供可以辅助外科医生更为精确地评判吻合口肠段的活性。精准选择离断位点可以保证吻合口两端肠管为灌注充足的活性肠管。

行回肠造瘘术的决策

在直肠低位前切除术中，血管灌注成像还能辅助决策是否有必要行回肠转流性造瘘术[30]。据 VOIR 研究报道，在 90 例接受低位前切除术的患者中，未行回肠造瘘术的比例为 6%[11]，且这批患者没有 1 例发生吻合口瘘。研究称，血管灌注造影的结论足以支持避免回肠造瘘的决策。虽然此结论有待进一步研究和探索，但避免回肠造瘘可以为患者带来经济及生活质量（quality of life，QOL）方面的获益。回肠造瘘状态通常需要持续数月的时间，且常伴随多种并发症。此外，造瘘也给卫生系统带来了经济负担。

回肠肛袋的评估

TAMIS 平台及 taTME 技术已应用于回肠肛肠袋修复性直肠切除术。基于目前研究，该技术前景较为光明[31-33]，且使用频率较之前增高。在一些病例中需要行肠管延长术以便将回肠肛袋拖至远端并行吻合[34]。在此过程中需要游离特定系膜，可能需要结扎回盲部、右半及肠系膜上动脉的远端 1/3，此时肠管的供血依赖于中结肠动脉的右支以及边缘血管弓。由于术中需要结扎数支重要血管，血管灌注造影可作为手术的有力补充。荧光

显像在此方面的应用先前已有报道[11,35,36]，且为目前研究的热点。

局限性

虽然关于 PA 的研究不断增多，但其适应证及最佳获益人群的选择仍有待明确。因此，这需要我们获取关于 PA 术后临床结局的更高级别的证据，进一步理解 AL 的病因学，实现荧光信号的准确量化，并进一步研发优质的靶向荧光基团。

血管灌注造影减少吻合口瘘的现状

目前关于使用血管灌注造影能否减少吻合口瘘的发生率尚缺乏随机对照研究的证据。这项利用荧光技术的应用目前处于 IDEAL 2b 期[37]。尽管 PILLAR Ⅲ 随机对照研究曾经对外开放招募，但仍于 2017 年宣布关闭[38]。IntAct（利用术中荧光血管造影预防直肠癌手术的吻合口瘘）研究目前处于公开招募阶段[39]。该研究纳入对象为接受腹腔镜 TME 术及 taTME 术的患者。作为国际性多中心随机对照研究，此研究依据是否行术中血管灌注造影进行分组，主要观察结局为术后 90 天内是否发生吻合口瘘。该研究招募的目标是在 36 个月内纳入 880 例患者。血管灌注造影可影响在结直肠吻合以及回肠肛袋成形术后继续行回肠造瘘术的决策，从而使患者潜在获益。在该方面值得展开进一步研究。

引发吻合口瘘的多种病因

灌注血管造影虽可以评估组织的血供，但其难以评估其他造成吻合口瘘的病因。外科医生对于吻合口瘘的预判不够可靠[40]。患者自身因素（营养情况、术前放化疗、身体虚弱）以及技术相关因素在吻合口瘘的发生中起重要作用[41]。最近开展的微生态失调以及微生物群系研究在机制层面揭示了对吻合口完整性的影响。手术被认为是一种巨大的生理性应激，而术后修复的机制尚未被完全揭露。近期有证据指出，术前肠道准备、预防性使用抗生素以及手术创伤对吻合口的微生态有显著影响。而这些因素影响微生物群系的具体程度则尚未完全阐明[42]。这些影响可能导致具有毒性表型的菌群不成比例地增殖[41]。缺乏正常菌群可能会促进感染的播散和脓毒血症、吻合口瘘以及超级感染（如艰难梭菌）。通过构建基础模型，研究人员提出，处于修复期的感染及损伤的肠道组织能筛选出具有高表达胶原酶表型的菌系，这些菌系可导致吻合口瘘[43]。基于菌系的研究方法现已被 RNA 测序以及转录组学分析所取代，这些进展有助研究微生物的生态[42]。随着微生物群系研究逐渐深入，探索微生物群系在预防吻合口瘘方面有着广阔前景。

荧光强度的量化

目前尚无法在手术室实时量化荧光强度。实时量化荧光强度可以使不同术者的技术标准化，并有可能将荧光的强度与预后相结合。由于在当前实践中仅进行定性评估，

该目标尚难以实现。

靶向荧光基团

ICG 是一种非特异性荧光基团。细胞标志物的研究[44]以及相关技术的共同发展促生了合成的靶向荧光基团[45]。靶向荧光基团作为荧光辅助外科的一个领域，其发展促进了定制化荧光的产生，并为患者带来了获益。这些分子的调节通路尚未标准化[46]。这些通路是当前业界研究的热点。

结论及未来展望

在结直肠外科，特别是结直肠肿瘤外科的观察性研究中，荧光血管造影展现出光明的应用前景。降低吻合口瘘的发生率及其伴随病症至关重要。当前开展的随机对照研究可进一步揭示该技术对患者治疗上的提升。正如数据所示，未来该技术的应用层面将不断拓宽。此外，非血管因素在吻合口瘘形成中的机制仍亟须进一步研究阐明。基于先前研究，微生物群系也可能是吻合口瘘的影响因素。

未来荧光辅助外科将稳步发展。未来发展方向包括荧光强度的量化手段以及合成的靶向荧光基团。该技术定将提升外科学手段的精确度，提高治疗质量，改善患者预后。届时，外科医生、科研人员以及医疗产业需通力合作，将研究的进展有效而安全地应用于临床实践。

（戴思奇，戴晓宇　译）

围手术期准备及术后护理

Anuradha R. Bhama, Alison R. Althans,
Scott R. Steele

术前评估

病史和体格检查

对于经肛全直肠系膜切除术（taTME）的术前评估，应从详细的病史和体格检查开始，这是患者评估中最重要的部分。通常情况下，患者首次去外科就诊时已经确诊，外科医生的任务就是评估手术是否合适，并制订最佳的手术方案。对患者当前的症状进行全面描述是很重要的，这些症状可能表明疾病的良恶性，并获知患者对自身病情的理解。身患恶性肿瘤时，患者可能并没有症状，病变可能是在常规筛检中被发现的。其他患者可能出现直肠出血、大小便失禁、直肠疼痛、体重减轻、贫血、排便习惯改变、腹泻、便秘或腹痛[1]。应该询问患者的排便习惯，包括他们的粪便质量——"铅笔样细"的粪便可能是临近梗阻的迹象。患者可能还会有腹胀、腹部绞痛、恶心或呕吐等主诉。评估这些类型的症状是很重要的，因为它们可能预示着不全性梗阻，并可能改变最初的手术策略。如果有必要的话，在采用新辅助治疗之前首先进行肠道转流手术。

所有男性患者均应记录基线期排尿和性功能。据报道，直肠癌术后排尿功能障碍的发生率在30% ~ 70%[2-5]。同样，直肠癌术后男性性功能障碍的发生率为30% ~ 64%[6-8]。因此，术前记录基线功能以评估术后的变化是很重要的，而且通过病史和体格检查对前列腺进行充分的评估很关键。通过多普勒超声检查，可以确定腺体的形状和大小。此外，既往前列腺手术史，如根治性前列腺切除术或尿道重建手术与taTME手术的计划密切相关。这有助于提醒经肛外科医生前方平面存在的潜在困难。

应该采集女性的分娩史，包括妊娠、阴道分娩、其他器械辅助分娩的次数。这些病史对于评估括约肌潜在功能很重要。按照这些原则，评估术前排便功能也十分必要，这将有助于决定是否适合进行直肠肛管的吻合。对于那些潜在术后排便困难的病例，肛管测压可以用于括约肌功能的客观评估。

其他病史采集应包括既往的治疗史、手术史和家族史。既往病史通常可以指导进一步的术前检查。心脏科、血管科、肺科或麻醉科的专家可以在术前对基线功能和心肺状态进行评估。这些专家还可以协助暂时停止或桥接抗凝治疗，或决定术前是否需要使用下腔静脉滤器。有肾损伤史的患者通常需要与他们的肾病科医生进行药物和液体管理的优化和协调，以及计划围手术期透析。糖尿病、免疫抑制、肥胖和吸烟者都必须在术前加以处理和控制[9]。应考虑到这些可能增加吻合口瘘风险的各种并发症。

全面的体格检查应集中于腹部检查和直肠指诊。腹部检查应评估先前的疤痕或疝，这应考虑在手术计划中。腹部查体应检查是否有腹胀（提示部分梗阻），以及器官增大或肿块（提示可能的转移性疾病）。应注意患者的体型，这对术中体位和腔镜戳孔的放置有重要作用。肥胖也可能影响造口标记的定位。

鉴于 taTME 的目的是保存括约肌，仔细的肛门直肠检查是至关重要的。这种检查可以采用左侧卧位或俯卧折刀位进行，取决于患者的耐受性和外科医生的偏好。首先，应对肛周皮肤进行外部检查，以评估肛裂、瘘管、脓肿和赘皮。因溃疡性结肠炎需制作回肠储袋而行 taTME 手术的患者应进行彻底的肛门直肠检查，以确保无意外的肛周克罗恩病迹象。应要求患者挤压括约肌，以评估肛门外括约肌的功能。其次，直肠指诊是必要的，因为这将提供有关功能以及任何恶性疾病的范围和位置的信息。骨盆周围肌肉的状态也可以通过指诊来评估。如为恶性肿瘤，外科医生应注意肿瘤与肛门边缘及括约肌复合体的关系，肿瘤是否浸润局部组织、肿块的大小以及肿块的质地和活动性等性质。taTME 是一项特别有帮助的技术，因为经肛入路可以更直接地看到和明确远端边缘，而这对于使用传统经腹入路[10]的患者来说更具挑战性。对女性来说，如果怀疑肿瘤侵犯了阴道壁，就应该进行阴道检查。采用直肠 – 阴道双合诊，可能有助于描述真正的侵犯程度。这部分内容将在术前 MRI 分期部分进一步阐述。

术前检测

在一般的术前评估中，外科医生应始终知晓并寻找可能影响吻合口瘘风险的因素。已有一些研究确定以下各项可能是瘘的危险因素：男性、肥胖、吸烟、慢性免疫抑制、低蛋白血症、肿瘤 > 25mm，以及术前使用类固醇和非甾体抗炎药物[11,12]。作为术前筛查评估的一部分，所有腹部手术患者一般都应进行常规实验室检查，包括完整的血细胞计数、血清生化、凝血功能和血型。检测还应包括对患者营养水平和蛋白质储备的评估。对于直肠癌患者，也应在术前评估 CEA 基线水平。育龄妇女必须做尿妊娠试验。患者可能需要前往麻醉门诊进行评估，以确定是否需要进行进一步的检测，如血红蛋白 A1C 水平、甲状腺功能检查、铁质检查、心电图、应激压力测试或其他测试。应注意营养状况、药物滥用筛查、术前阿片类药物使用评估和其他特殊用药。这可能包括抗凝、免疫抑制和化疗。

有必要在直肠指诊后进行内镜下观察。这可以通过软式或硬式直肠镜完成，可以采用或不采用麻醉措施。若是良性疾病，应进行直肠镜检查以排除任何潜在的恶性肿瘤。通过内镜观察病变可以对病变的周长、脆性以及远端和近端范围进行描述。内镜检查也可以判断腔内梗阻的程度，这将有助于确定患者在开始新辅助治疗前是否需要粪便转流。可以通过活检来确认病理。如果还没有做，所有患者都应该进行完整的结肠镜检查以排除多原发病变。

分期是任何癌症患者术前评估的关键。考虑到病史和身体状况，询问全身症状如体重减轻和疲劳是很重要的。检查时，应特别注意肌肉萎缩、腹胀、肝肿大和淋巴结病变[13]等体征。如前所述，询问有关排便习惯改变和梗阻迹象的问题是很重要的。使用ASCRS 和 NCCN 分期指南对所有直肠癌患者进行局部和远处分期也有必要。远处分期应行胸部、腹部、骨盆 CT 检查，局部分期应行盆腔 MRI 增强检查[14]。对于 MRI 有禁忌证的患者，直肠内超声可用于局部分期。所有患者都在一个多学科肿瘤专家组内进行报告，由多学科专家小组对临床表现、放射学信息和病理切片进行审查，从而为每位患者制订个性化的治疗方案[15,16]。taTME 患者的新辅助治疗原则与其他术前直肠癌患者的治疗原则是一致的。根据多学科肿瘤专家组的建议，患者通常会接受短程或长程的放化疗，然后在适当的时间间隔后切除肿瘤。PET 扫描不常规使用，应遵循多学科肿瘤专家组的建议选择性应用。

术前造口标记

应在术前明确造口部位，这包括转流性袢式回肠造口和末端结肠造口。术前标记的患者术后效果较好[17]。患者应该经常被告知可能需要做造口术。转流性袢式回肠造口不能防止但可降低发生吻合口瘘时的严重程度[18]。在某些情况下，即使打算施行 taTME 联合一期吻合术，也会出现无法施行吻合而必须行末端结肠造口的情况。无论发生这种情况的可能性有多低，都应该在术前对患者进行标记和告知。

括约肌评估

除了全面的体格检查外，还有一些研究可用于评估内外括约肌的功能和解剖结构。由于采用了经肛法，因此为了规划和比较的目的，记录基线功能是很重要的。肛门直肠测压术可以在不使用镇静的情况下进行，从而提供有关括约肌解剖和功能的信息。首先，可以测量肛管的长度。男性的括约肌通常比女性长，可评估的功能指标包括直肠肛管反射、直肠感觉、直肠顺应性和排便时腔内压力变化。其次，提供静息和挤压压力。测量首次感觉的容积、首次排便冲动的容积和最大耐受容积。通常进行球囊排出试验：1min 内无法排出球囊的患者，疑似有排便障碍[19,20]。测压有异常的患者也可能需要排粪造影或肛门内超声检查。肛门内超声，特别是对女性，将提供有关括约肌解剖的信息，以及是否存在产伤导致的肌肉缺损。对于有异常的患者，应仔细评估直肠切除保留括约肌是否合适，并根据个体化选择患者。

术后加速康复（enhanced recovery after surgery, ERAS）

尽管命名为"术后"加速康复，但

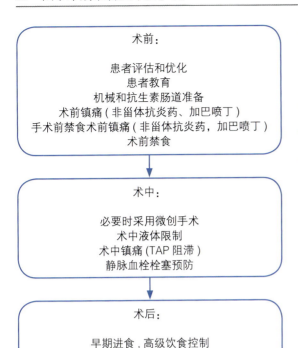

术前：

患者评估和优化
患者教育
机械和抗生素肠道准备
术前镇痛（非甾体抗炎药、加巴喷丁）
手术前禁食术前镇痛（非甾体抗炎药，加巴喷丁）
术前禁食

↓

术中：

必要时采用微创手术
术中液体限制
术中镇痛 (TAP 阻滞)
静脉血栓栓塞预防

↓

术后：

早期进食，高级饮食控制
静脉血栓栓塞预防
术后镇痛（多模式，尽可能避免阿片类药物）
术后液体限制

图 36.1 术后加速康复

ERAS 通路包括结直肠手术患者的术前、术中和术后组成部分，可优化整个围手术期的治疗（图 36.1）。

术前阶段包括对患者的初步评估、患者教育、机械和抗生素肠道准备、术前镇痛和术前禁食。ERAS 的术中阶段包括微创方法的应用，如 taTME、术中液体限制、镇痛和静脉血栓栓塞预防。术后阶段包括早期喂养和饮食的提前、静脉血栓栓塞预防、特殊镇痛方案、液体限制和出院计划。虽然每个机构都有自己独特的 ERAS 制度，但也有通用的指导方针。

术前

术前评估应侧重于优化患者的一般情况

以及术前的特殊因素。在手术前进行 4 周以上的戒烟和限制饮酒已被证明可以改善术后结果[21]。通过对患者的教育和 / 或额外的蛋白质补充来优化营养支持，也可以改善患者的整体状况。对并发症的评估和优化也是必要的，这可能包括亚专科医生的若干评估。术前评估可能包括使用改良的衰弱指数（MFI），该指数已被证明有助于识别可能需要额外资源的患者。这些患者可能被选定参与预康复计划，以进一步优化结果。

除了对患者进行优化外，术前教育也是至关重要的。在疼痛控制、饮食改良、患者参与康复和出院标准等方面，应与患者设定明确的目标。在手术准备过程中，所有患者都要进行机械肠道准备。尽管在肠道准备预防感染或瘘方面的效用仍存在疑问，但它在腹腔镜手术中仍因若干优点而被广泛使用。机械肠道准备后的肠道低压使操作和标本取出更加容易[22]。添加口服新霉素和甲硝唑与机械肠道准备仍存在争议，但一些研究表明，使用后可显著降低术后手术部位感染率[23]。鉴于该手术的性质，在放置 taTME 入路荷包缝线时，应彻底清除直肠内的粪便，以便看到直肠黏膜。此外，如果术中遇到荷包线失效，结肠准备可以帮助限制细菌进入手术部位。

传统的方法是患者从手术前的午夜开始禁食。一些中心已经选择允许患者在手术前 2h 继续饮用清澈的液体，或为患者提供各种含碳水化合物的液体以在手术当天早上饮用。这一策略背后的理论是减少胰岛素抵抗可能加速恢复[24]。没有确切的数据表明这种方法可以改善手术结果，实际上却可能增加麻醉的风险[25]。在得出明确的结论之前，有必要对这个问题进行更多的研究。

手术前，患者应给予静脉血栓栓塞预防。麻醉诱导前皮下注射 5000 单位肝素已被证明可降低静脉血栓栓塞率[26]。遵循 SCIP（surgical care improvement program，手术治疗改进计划）指南，在切皮前 60min 内静脉注射抗生素，已被证明可以将手术部位感染的风险降到最低[27]。几种抗生素方案可以使用（单用或联用），包括头孢西丁、厄他培南、氨苄西林 / 舒巴坦、头孢曲松、头孢唑林、甲硝唑、环丙沙星、庆大霉素和克林霉素[28]。结直肠手术在切皮前 60min 内静脉注射抗生素可显著减少手术部位感染[29,30]。还应预防性使用止吐药物。阿维莫泮在微创手术中的应用仍存在争议，目前在结直肠手术中的适应证包括开放的非转流性造口手术[31,32]。

术中

在 ERAS 指南中，有几个术中要素需要手术团队和麻醉团队共同参与。首先，外科医生应该尽可能使用微创技术，无论是腹腔镜还是机器人。腹腔镜手术已被证明可以改善手术结果，包括减少手术部位感染、感染并发症、疼痛评分、吻合口瘘和缩短住院时间[33-38]。

应避免使用长效阿片类药物，因为它们会导致术后肠梗阻。在术前，患者可以使用各种非甾体类药物（扑热息痛、塞来昔布）或神经性止痛药（加巴喷丁），以尽量减少对阿片类药物的需求[39]。另一种可能减少阿片类药物需求的辅助疗法是腹横肌平面（transverse abdominus plane，TAP）阻滞[40,41]。这可以通过麻醉医生或外科医生来完成。这种阻滞的目的是麻醉供应腹壁的神经（T6 到 L1）。研究表明，TAP 阻滞可以立即改善术后疼痛的结果，并降低阿片类药物的需求量[42]。

术后常规鼻胃肠减压已不再被推荐。患者可完全放弃胃肠减压，或在手术期间使用口胃管，在手术结束时拔除[43]。患者的体温应保持在常温（36 ~ 38℃）。实现常温的方法包括使用温暖的空气毯子、温暖的手术室环境温度以及温暖的静脉输液。维持正常体温已被证明可以减少手术部位的感染[44,45]。手术引流管的使用也应慎重，因为放置引流管的证据存在争议[46,47]。

其中一个比较有争议的项目是术中液体的管理。术中液体复苏有两种方法：传统的和限制性的[48]。传统上，采用大剂量液体维持以补充无知觉的液体损失和估计的失血量。最新数据表明，这种自由的液体复苏方法与术后不良结果有关[49,50]。几个随机对照试验的结果喜忧参半。另一些研究表明，限制性的、目标导向的液体复苏与术后并发症减少、早期肠道功能恢复和住院时间缩短有关。其他研究仍然表明，开放的液体管理方法可以提升治疗效果[52]。然而，仍需要进一步的随机对照研究来确定结直肠癌患者的最佳液体管理方法。

术后

术后 ERAS 对患者康复至关重要。在过去的十年中，结直肠手术患者术后护理的几乎每个方面都有了实质性的转变。典型的是，鼻胃管没有被留在原位，患者的饮食恢复得相当快。患者在术后第一天开始吃透明的液体食物，然后开始吃全液体食物，然后是低残渣饮食。研究表明，术后立即进食固体食物的患者比开始进食液体食物的患者总住院时间短[53,54]。患者可以根据自己的耐受水平自行调节饮食。如果保留鼻胃管进行胃肠减压，则要密切监测引流量和引流性质。应尽快拔除胃管，让患者在可能的情况下开始进食。使用非甾体抗炎镇痛药物和神经性镇痛药物的多模式镇痛有助于减轻麻醉药品的依赖，从而减少肠梗阻，进而减少住院时间。早期活动也是减少肠梗阻的一个主要因素，鼓励患者在外科病房的走廊上行走，每天在辅助下行走 5 次。此外，液体管理是明智的，并且由于患者耐受口服，静脉输液率被最小化。

出院后计划应在进入外科病房后立即开始。如有必要，入院时即可获得物理治疗的评估和建议，并及早确定出院需求。患者护理团队在术后的第一天开始工作，进行切口造口护理，以适应管理患者的造口。

增强术后恢复需要患者护理团队的所有成员的协作和参与。这不仅包括手术团队，还包括术前护理团队、术后护理团队和管理术中因素的麻醉团队。通过对患者具体需求的仔细关注，ERAS 可以让患者安全地出院，而没有增加再入院率或其他并发症的风险。用于传统腹腔镜和开放直肠癌手术的 ERAS 流程也应适用于接受 taTME 手术的患者。

结语

正确的患者选择和围手术期处理是 taTME 手术获得良好术后效果的首要步骤。与开腹手术相比，这种结合气腹和患者体位变化的手术会导致独特的生理变化。虽然在 taTME 手术患者的围手术期评估和治疗之间有许多相似之处，但细微差别确实存在。术前检查和评估后的决策应与麻醉科、内科及外科团队一起做出。即使是一个简短的评估通常也可以确定围手术期并发症的危险因素，如果必要的话，可以进行密切的监测和干预。

（刘凡，郭鹏　译）

taTME 术中并发症

T. W. A. Koedam, Jurriaan Benjamin Tuynman,
Sam Atallah, C. Sietses

引言

对有经验的外科医生而言，腹腔镜直肠手术的术中并发症并不多见。大多数文章报道的并发症是术后 30 天内的所有不良事件[1]。文献报道的术中并发症发生率为 12% ~ 13%[2,3]。

经肛全直肠系膜切除术（taTME）为中低位直肠癌患者提供了新的治疗选择。taTME 提供的经肛入路和优势对于肥胖的骨盆狭窄的男性患者尤其适用。同时从上和从下解剖直肠，可能改善远端切缘和环周切缘。但是，这项新技术仍存在一些潜在风险。虽然基于胚胎发育的解剖平面与标准腹腔镜直肠癌手术是一样的，但是经肛入路使得这些平面的辨认更加困难[4]。

taTME 自下而上的手术方式使得原先的解剖结构产生变形并变得陌生，这可能导致严重的手术并发症。taTME 国际注册中心登记的 1594 名患者，总并发症发生率为 30.4%，其中 8.0% 的患者需要二次手术。30.6% 的患者发生了术中并发症，而这主要是由经肛操作引起的（18.0%）。经肛手术引起的内脏损伤发生率为 1.8%，包括尿道、直肠、阴道、膀胱和下腹神经损伤[5]。Perdawood 等报道的

taTME 的术中并发症发生率为 13%，与腹腔镜和开放手术相当[6]。

Koedam 等报道了 taTME 的学习曲线。尽管并未描述术中并发症发生率与学习曲线的关系，但是在前 40 例患者中严重并发症发生率确实高。在吻合口并发症和脓肿发生中也观察到相同的学习曲线[7]。

大多数术中并发症可以通过标准化的手术流程来预防，本书其他章节将详细讨论。大多数并发症源自对解剖平面的错误判断，特别是在直肠侧壁和腹侧。taTME 国际注册中心登记的手术有 5.7% 进入了错误的平面，但仍存在漏报的可能[5]。过于贴近直肠的解剖容易切入直肠系膜或损伤肠壁以至于穿孔，从而破坏标本完整性，这将增加局部复发风险[8]。在 TME 平面外的解剖则可能导致神经血管损伤，增加出血风险。

taTME 可以分解成明确、可遵循的步骤。每个步骤中，都有可能出现并发症。以下各节中将详细阐述。

荷包的应用和肠腔的准备

taTME 手术中需用荷包缝合封闭直肠腔。

正确的缝合位置和质量对成功解剖并获得充分的远切缘至关重要。荷包应完全闭合直肠腔（图 37.1，图 37.2）。肠腔未完全闭合或解剖过程中荷包松开可能会导致细菌和肿瘤细胞污染手术区域（图 37.3），增加感染和复发风险，后果与直肠穿孔相似[9]。另外，如果荷包缝合不完全，近端肠管管腔会扩张，使得腹部手术更加困难。

感染是 taTME 手术的一个特有问题。这是因为手术中需要切断直肠壁，这可能会破坏手术的无菌原则（传统腹部手术会使用切割闭合器解剖，同时封闭离断肠管）。Velthuis 等[17] 报道了 23 例使用 TAMIS 平台实施的 taTME 手术的患者，在用荷包关闭肠腔前后用灭菌液灌洗肠腔。术中，术者经腹腔镜套筒置入无菌拭子在盆腔采集 3 个样本。据研究发现，39%的样本培养出了结肠菌群，其中 44%的患者术后发生盆腔感染并需要治疗。笔者认为，超过 1/3 的患者细菌培养阳性，局部感染在 taTME 手术中很常见。因此，尽管感染是术后并发症，但往往与术中没有充分冲洗和恰当地缝合关闭肠腔有关。

全层切断直肠

缝合肠腔后，taTME 的下一步是环周全层切断直肠壁。切断肠壁前，采用荷包缝合来牢固地闭合肠腔十分重要。没有足够的张力就很难找到正确的解剖层次。肠壁肌层解剖时很容易走错平面，尤其是张力不足时。医源性肠穿孔不仅使 taTME 的下一步变得更加困难，而且也可能污染手术区域并破坏肿瘤的完整性。男性患者直肠前壁的解剖特别具有挑战性。延伸至前列腺和尿道的交叉分布的纤维（直肠尿道肌和 Luschka 纤维）会形成一块平滑的肌层，看起来似乎是直肠壁的一部分，但事实并非如此，主刀医生必须将其适当地分开以确保进入正确的前方分离平面，确保前列腺不至于被向后牵拉导致壁内段远端的尿道损伤。

后平面和前平面

环周全层切断直肠后，大多数 taTME 手术医生选择从更为安全的背侧开始解剖 TME 平面。但是要避免从后正中开始，因为直肠骶骨韧带使进入正确平面变得困难，很容易过深进入直肠骶骨筋膜后面，导致骶前静脉丛出血。

在背侧找到正确的 TME 平面后，应向两侧延伸拓展，但不要超过 4 点钟和 8 点钟

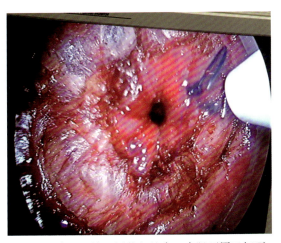

图 37.1 直肠远端已用荷包缝合，直肠环周已切开。虽然荷包是完整的，但是由于荷包线未完全抽紧，荷包中心存在缺陷。此时，手术医生应停止 taTME 操作进行再次缝合，通常可通过"8"字缝合关闭孔隙。即使是这种小的孔隙，也可能导致粪便溢出和肠腔扩张，增加解剖困难

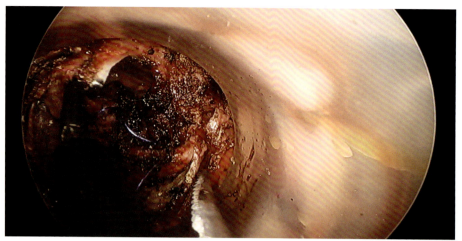

图 37.2　在此失败的荷包的示例中，荷包本身完整并已抽紧。但在前平面解剖过程中，荷包被损坏松开了。从前壁可以看到肠腔。荷包被破坏的情况常发生在解剖过于靠近直肠或荷包缝到直肠壁以外的组织时

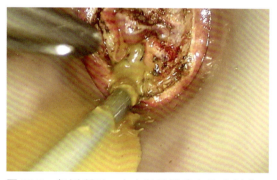

图 37.3　如图所示，在未行肠道准备的病例中，taTME 解剖过程中荷包松开，导致大量粪便溢出。这说明确切的缝合封闭肠腔十分重要

位置。接下来，从后平面通过向侧方拓展转至前平面进行解剖。当向两侧解剖至直肠系膜被膜时，可能会导致并发症。例如，在气腹作用下外科医生可能会过度解剖至直肠系膜外平面，损伤盆腔自主神经丛，从而导致术后功能损害（图 37.4）。侧向解剖可能导致骶前静脉损伤、盆腔侧壁静脉甚至髂血管出血（图 37.5），这种出血很难控制。4.2% taTME 手术患者术中盆腔出血超过 100 mL[5]。

　　盆底骨骼肌呈圆锥状包绕直肠和直肠系膜。通常肌肉表面有筋膜包绕。但 taTME 解剖过程中可能会破坏该筋膜层。当前外侧肌肉清晰暴露时（图 37.6），往往提示外科医生走错了平面。特别是在男性患者，这表明包括尿道在内的前列腺复合物体被无意解剖了。这可能导致尿道横断，这是 taTME 最严重的特有并发症。本书有独立章节介绍尿道损伤。简而言之，对于男性患者，由于肛管直肠角的存在，经肛置入的 TAMIS 平台直面前列腺。由于前列腺紧贴直肠前壁，外科医生很容易进入太过前方的层次，从而游离前列腺（图 37.7）。松动的前列腺后叶将向下移位，导致尿道易受损伤。通过必要的培训，经验丰富的 taTME 外科医生可以很快地发现前列腺的移位，并立即矫正平面。taTME 注册数据中有 0.8% 的患者术中发生尿道损伤。但是，真正的男性尿道损伤发生率可能会更高，此类情况可能不会被主动上报至登记库。女性患者可能会发生阴道后壁损伤。该损伤可能不如尿道损伤那么严重，且可以通过指诊检查阴道后壁来避免。膀胱损伤很少见（0.1%），通常可以通过放置尿管，经肛缝

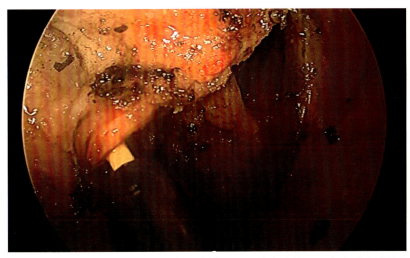

图 37.4 图示左侧的勃起神经即将被电凝勾烧断。该神经是一种内脏神经，发出副交感神经至生殖器，在男性控制勃起。患者术后发生勃起功能障碍。注意，侧向裸露的肌肉提示解剖太靠外侧，已远离直肠系膜被膜

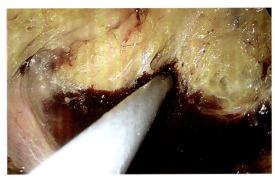

图 37.5 在后方和侧方解剖平面过深时，可能导致骶静脉出血。外科医生必须意识到骶骨存在生理弯曲，不能持续向前直线解剖。不及时转弯上行将导致严重的静脉丛损伤，这种出血非常难控制，同时融合平面也将更加难观察到

合来处理（图 37.8）。此外，必要时可通过膀胱镜检查确认膀胱三角无损伤[5]。

可以通过逐步解剖来防止前列腺和尿道的移位。在解剖侧方平面之前，先确定前平面。前后平面会师后进行侧方平面的解剖。未来的话，吲哚菁绿可帮助显示尿道，降低新辅助放疗或外科医生学习曲线相关的尿道损伤。目前，这项技术的应用仅有有限的尸

体标本实验数据[10]。发光近红外尿道支架是另一种尿道定位的方法[11-13]。

吻合

由于 taTME 从切断直肠壁开始，总是留下一个开放的直肠残端要缝合荷包用于吻合。根据直肠断端的长度，可以吻合器吻合或手工缝合。如进行吻合器吻合，应在直肠断端处仔细缝一个荷包，以确保在腔内顺利吻合。不紧密的荷包可能导致吻合失败（吻合口瘘）。幸运的是，由于吻合口通常很低，可通过经肛或在直视下定位瘘口并加固（图 37.9）。

其他并发症

CO_2 栓塞是罕见但严重甚至危及生命的并发症。外科医生和麻醉医生均应敏锐地发现这种危险，并及时救治。当解剖过程中遇

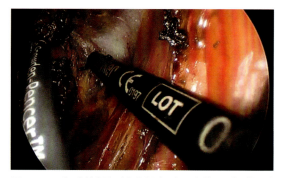

图 37.6　在后外侧解剖过程中可以清楚地看到裸露的盆底骨骼肌。这些肌肉通常由筋膜覆盖，裸露的肌肉意味着解剖平面过深

到意外出血时，充满盆腔的 CO_2 将进入相对低压的静脉系统。目前，文献仅报道了 1 例这种病例，仍待研究。这是典型的 CO_2 栓塞症，其血氧饱和和血压降低，并在停止充气后恢复[14]。CO_2 栓塞的风险仍待研究，但是根据在 taTME 手术界交流的病例来看，实际发生率可能远比报道的高。

腹膜后气肿也是 taTME 相对标准腹腔镜手术独有的一种并发症。腹膜后气肿常是由

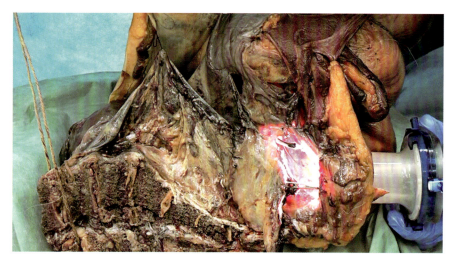

图 37.7　前列腺紧贴远端直肠前壁，因此尿道损伤成为 taTME 最可怕的并发症之一。在解剖过程中，前列腺可能会背侧移动，使得壁内段尿道被拉入解剖平面（照片由日本 Ichiro Takemasa，MD 提供）

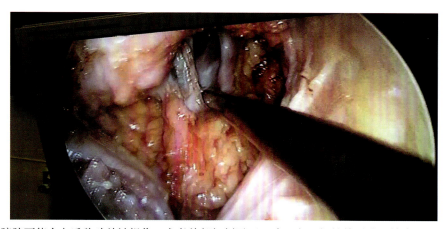

图 37.8　膀胱可能会向后移动并被损伤。术者前部解剖平面正确，向上超越前列腺和精囊后，遇到膀胱并发生损伤。腹部的助手可以同时向腹侧牵拉膀胱，暴露汇合点处前反折，避免膀胱损伤

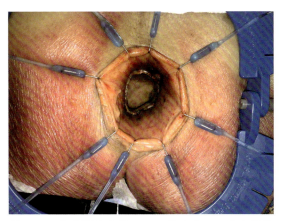

图37.9 吻合器吻合的taTME的吻合口。吻合的位置较低，允许直视下腔内操作。如果吻合口边上出现小漏，可以很容易地修补

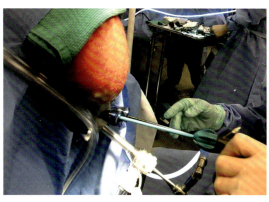

图37.10 微创手术中可能导致皮下气肿，尤其是taTME。这里展示的是严重的阴囊气肿。皮下气肿是自限性的，不需要特殊治疗，无后遗症

单团队先经肛入路开始手术造成的。CO_2积聚在膜腹后，使随后的经腹手术更加困难。此外，不完全的荷包缝合可能导致肠腔扩张，使得从上方暴露手术区域更具挑战性。皮下气肿甚至可以导致颈部的捻发音。taTME术中男性阴囊可能发生气肿（图37.10）。但是，这些影响都是一过性的，没有后遗症。

其他并发症还包括手术区域的肿瘤细胞播散，文献已经报道了至少1例[15]。因此，手术医生在术中应注意在荷包缝合前后使用可杀灭肿瘤细胞的液体（如无菌注射用水）进行冲洗[16]。最后，经肛取出标本可能会由于剪切力而导致肠系膜边缘动脉缺血。这将在另一章中单独详细介绍。

（张丽娜，余峰，李军 译）

TAMIS 及 taTME 术后的功能影响

Elisabeth C. McLemore, Patricia Sylla

肛门直肠功能评估

经肛微创手术（TAMIS）和经肛全直肠系膜切除术（taTME）可能会影响排便、性功能和排尿功能，现有一些研究正在评估这些手术操作对功能的影响，但可供审查的数据仍较为有限。本章将讨论目前已知的 TAMIS 和 taTME 术后肠道功能的变化。

肛门直肠生理和排便是盆底肌肉组织和括约肌群收缩 – 松弛动态交替作用的结果[1]。正规的肛门直肠功能性评估包括肛门测压、动态排粪造影、横断面成像和失禁评分系统，如克利夫兰诊所失禁指数（CCII，表 38.1）[1, 2]。肛门测压能够测量直肠顺应性、容积、肛门静息压和收缩压。排粪造影能够评估排便时盆底肌、直肠及括约肌松弛的协调性[3]。

肛门失禁的严重程度可以采用多种问卷调查方式进行评估。评估大便失禁（fecal incontinence, FI）的严重程度可以使用多种工具进行测量，从医疗指导问卷到反应分级评分系统，如CCII[1]。CCII评分系统评估了气体、液体粪便和固体粪便意外失禁的频率和严重程度[1]。现有多种有效的调查问卷评估患者肠道、膀胱和性功能的状况以及其对生活质量的影响，这对术前评估和术后监测功能特别有帮助[1, 4-7]。

结直肠功能结果问卷（colorectal functional outcome questionnaire, COREFO）是一种经过验证的评估结直肠手术后肠道功能的工具[4]，低位前切除综合征（low anterior resection syndrome, LARS）是一种公认的低位前切除术后以肠道习惯改变为特点的综合征。患者常表现为急便感明显、便次增加和聚集性排便。LARS 评分系统是另一种可有效用于评估直肠术后功能的工具[8]，TAMIS 和 taTME 分别是经肛显微手术（TEM）和低位前切除术（LAR）相对现代的演变，因此目前可供审查的功能结果数据有限。TAMIS 和 taTME 治疗后的肠道功能结果将在本章的余下部分分别进行评述。

TAMIS 的功能学结果

TAMIS[9] 是经肛内镜显微手术（TEM）技术的现代演变，TEM 由 Gerhard Buess 在 1983 年首创[10]，已成为结直肠外科的一种颠覆性技术。研究的初步结果显示，与经肛切

表 38.1 克利夫兰大便失禁评分

大便失禁类型	小于 1 次/月（1）	1~2 次/月（2）	每周（3）	每天（4）
气体				
液体				
固体				
使用护垫				
影响生活				

注：评分范围：5~20 分
最低分 ~ 没有大便失禁：5 分
完全大便失禁：20 分

除术（TAE）比较，TEM 具有较高的切除质量，其边缘阴性率更高[10, 11]。长期结果显示，TEM 切除直肠病变的局部复发率比 TAE 更低[12–16]。

最近，多个经肛平台被开发出来，新的技术和术语（如 TAMIS）拓宽了 TEM 技术的应用范围。在考虑任何经肛内镜手术切除直肠病变的技术之前，首先必须对患者进行系统评估，以正确描述直肠病变的特征和分期。病史和体格检查是术前评估的基础，然后再考虑手术方法，如 TAMIS。全面评估全身健康状况对明确患者耐受全身麻醉的能力和确定手术方式非常重要。在计划行 TAMIS 时，之前的肛肠手术病史是一个重要的考虑因素。因为，肛门或吻合口狭窄的存在会妨碍外科医生建立经肛手术平台。同时，出现大便失禁或临界失禁可能会改变手术计划，因为经肛内镜显微手术（TEM）报道过暂时性和永久性大便失禁[17, 18]。多个小样本的关于 TEM 的研究报道了肛门测压时括约肌静息压力的短暂下降，这与手术时间成正比，术后 12 个月静息压力可以恢复到基线水平[19–22]。肛门括约肌静息压的改变并没有转

化为对排便功能的任何有害影响，在对 41 例 TEM 病例的研究中，Cataldo 等发现，与术前相比，术后 6 周大便失禁严重程度指数（fecal incontinence severity index, FISI）和大便失禁生活质量评分（fecal incontinence quality of life, FIQL）均无明显变化[17]。

最近的一项研究纵向评估了 102 例 TEM 患者的肛门直肠功能和生活质量。通过术前和术后 6、12、26、52 周分别评估，发现一般生活质量得分（EQ–5D）在术后 6 周和 12 周显著降低，但在 26 周回到基线。与之相似，通过结直肠功能结果问卷（COREFO）评估肛门功能，发现在术后 6 周较差，但在术后 12 周恢复到基线水平[23]。然而，两个 TEM 系列研究报道了在 TEM 后的长期随访中，使用 St.marks 大便失禁评分或 Wexner and Kamm 失禁评分评估后，发现存在持续的括约肌功能障碍[24, 25]。Dafnis 等在 TEM 术后进行了中位时间长达 22 个月的随访，48 例患者中有 37% 存在不同程度的大便失禁，并发现该症状与手术时间相关[25]。Restivo 等还报道，对于 89 名接受 TEM 手术的队列患者，在为期 40 个月的中位随访中，有 28% 的患者出现不同程度的大便失禁。术前放疗和围手术期并发症是功能障碍的独立危险因素[24]。

与 TEM 相比，TAMIS 是一种较新的外科技术。因而，TAMIS 术后报道的功能数据没有 TEM 研究可靠。Albert 和 Atallah 在 2013 年报道了他们的前 50 例 TAMIS 术后的结果，包括切缘、标本完整性和术后并发症[26]。随后，TAMIS 的应用不断增加，这可以由一些中等量的样本研究的发表反映出来[27]。然而，

大多数早期 TAMIS 病例研究没有关于功能结果的报道。在 Schiphorst 等进行的一项小型前瞻性研究中，37 例患者针对 TAMIS 术后的功能结果进行了术前和术后 3、6、9 和 12 个月的 FISI 评分[28]，17 名术前排便能力下降的患者术后有 88% 的患者 FISI 评分有所改善，而 18 名排便正常的患者中 83% 的患者 FISI 评分没有变化，这表明 TAMIS 术后的肛门直肠功能可能得以长期保留。

2017 年，Clermonts 等报道了 42 例接受 TAMIS 手术患者大便失禁的发生率[29]，在中位随访时间 36 个月（24 ~ 48 个月）的随访中，FISI[30] 被用来评估失禁状况。术前 FISI 评分平均为 8.3 分；TAMIS 术后 1 年，FISI 平均得分为 5.4 分（P=0.5）；3 年后，FISI 平均得分为 10.1 分（P=0.01）。总的来说，11 名患者（26%）的排便能力得到改善，20 名患者（48%）的排便能力有所下降[29]。

最近，有研究比较了 37 例接受 TAMIS 手术的患者与健康对照组，从而进一步评估 TAMIS 治疗后患者的生活质量[30]，生活质量结果采用简短的 36 健康调查（SF–36）问卷进行评估，TAMIS 组的术后生活质量评分与荷兰健康对照组相似。与健康对照组相比，接受 TAMIS 手术的患者在社会功能领域的生活质量得分较低（84 vs 100，P = 0.03）。随访 3 年，研究者认为 TAMIS 是一种安全的技术，术后生活质量评分与健康病例匹配的对照组相似。大便失禁评分和报告的生活质量之间似乎没有联系。但是，TAMIS 对排便和 / 或生活质量的潜在负面影响不应被低估，应在术前谈话时进行讨论[31]。

研究者对 TAMIS 和其他经肛内镜手术切除术后功能结果的正式评估越来越感兴趣，大家都急切地等待 TAMIS 在大样本、多中心研究下的长期功能结果。同时，建议遵循 Clermonts 和他同事的警示性报告，并继续在术前告知患者使用任何类型的经肛入路装置行经肛内镜手术后对社会和功能结果的潜在影响。

功能结果：taTME

随着人们对经自然腔道手术越来越感兴趣，经肛和腔内外科手术技术的动态发展仍在继续。这些技术开始于经肛直肠腔内手术切除直肠肿块，现在已发展到经肛根治性切除直肠癌。第 1 例 taTME 病例是在 2009 年由 Sylla、Rattner、Delgado 和 Lacy 完成的[32]。提升与 taTME 技术相关的视野和操作空间非常受人关注，这一要求已经使得许多外科医生返回解剖实验室重新接受 taTME 技术相关的直肠癌手术培训[33, 34]。

有几个正在进行的临床试验进一步评估了 taTME 技术的安全性和效果，这些试验中多数除了评估 taTME 术后的肿瘤学结局外，还评估了功能结果。由 Patricia Sylla 主持的一项经肛 TME（taTME）的多中心 Ⅱ 期研究目前正在招募 Ⅰ ~ Ⅲ 期直肠癌患者（NCT03144765）。Tracy Hull 博士主持的一项名为"经肛全直肠系膜切除术治疗直肠癌对肛管生理和大便失禁的影响"的单中心临床试验也在积极招募患者，以进一步评估这项技术（NCT03283540）。COLOR Ⅲ 是一项国际多中心随机临床试验，比较 taTME 和腹腔镜 TME 对中、低直肠癌的疗效，该试验也增加了次要终点的功能结果评估，并积极招募患者。

由于没有多中心Ⅱ期和随机Ⅲ期临床试验的结果，目前对 taTME 术后功能结果的情况知之甚少。Veltcamp-Helbach 等于 2018 年 7 月发表的初步比较综述表明，在接受 taTME 和腹腔镜 TME 的患者中显示出可比的功能和生活质量结果[35]。共有 27 名接受 taTME 手术的患者和 27 名接受腹腔镜 TME 手术的患者被要求完成 5 份与功能结果和生活质量相关的问卷。所有 taTME 手术均由 Gelderse Vallei 医院的一名外科医生完成，并进行了至少 7 个月的随访[27]。taTME 在一项关于大便失禁的评分中表现较差，两组间 LARS 症状及排尿功能预后相似[35]。

TME 对肛门直肠生理和排便的影响是复杂的。这可能取决于解剖学、医学和外科因素，包括患者年龄和术前功能、术前是否进行放疗、是否进行了经括约肌间切除术、直肠切除的范围以及结直肠或结肠肛管吻合重建的水平和类型。TME 后直肠容量储藏功能的动态丧失、盆腔肌肉组织的潜在失调以及适时收缩和放松括约肌复合体的影响，是学术界、社会和公共卫生研究团体越来越感兴趣的领域。与此同时，明智的做法是遵循目前文献中的警示性报道，并继续在术前告知使用任何外科技术方法的直肠癌 TME 术后对社会和功能结果的潜在影响。

（廖秀军　译）

肿瘤转归

Sharaf Karim Perdawood

TME 标本的评分

自 Bill Heald 提出全直肠系膜切除术
（TME）以来，TME 就一直被认为是中低位
直肠癌的标准术式，并且 TME 术后肿瘤的长
期预后得到显著改善[1-3]。顾名思义，手术的
目标是达到完美质量的 TME，即直肠系膜被
"完全"切除。不幸的是，这一目标并非轻
易能够实现，尤其在某些解剖因素使切除变
得困难的情况下，例如骨盆入口狭窄的肥胖
男性患者。随着 TME 手术在开腹手术时代的
引入，在大多数情况下，训练有素的结直肠
外科医生可以获得完美的标本，并且这些数
据在许多研究中是可重复的。即使是最近，
开腹手术的数据也显示出非常高的患者满意
度[4,5]。根据开腹手术的现有证据，新的微创
技术必须与这些标准进行严格的比较，以保
障切除肿瘤的手术质量不受损害。自从腹腔
镜手术发明以来，腹腔镜直肠癌手术是否能
复制开腹直肠癌手术的结局目前还没有明确
的答案。毫无疑问，腹腔镜手术的短期益处
毋庸置疑，但肿瘤学结局仍存在争议[6-12]。
为了寻找实现完美 TME 的最佳方法，机器人
和经肛手术等技术进步被认为是以微创方式

实现 Heald's TME 的努力尝试，尤其是在低
位直肠这种常规手术困难的情况下。

无论采用哪种方法，外科医生都必须保
证 TME 手术的质量尽可能接近完美。幸运的
是，切除标本的 TME 分级是标准化的。来
自病理学家和外科医生的努力以及直肠癌手
术方法的进步促进了切除标本的标准化和可
重复性[13-15]。最近一项随机临床试验的分析
显示，TME 的手术层面是局部复发的独立因
素（$P = 0.002$）[16]。根据多数大样本的研究
数据来看，开腹 TME 术后"完整"标本的比
率是可以接受的，但腹腔镜 TME 手术与开腹
TME 相比则完整率偏低。因此，taTME（一
种改进了游离途径的微创技术）通过提高
Phil Quirke[15] 定义的直肠系膜标本的完整
率，可以即刻显示出对改善手术质量的效
果。

最初报道的 taTME 病例显示直肠系膜"完
整"率非常高，有些甚至报道了 100% 完整
的 TME 标本[17-24]。然而，像"满意的"或
"好的"这样的术语在描述标本是否"完整"
或"接近完整"时应该谨慎。随着这一术式
被越来越多的人采纳以及对复杂病例的手术
指证放宽，标本"完整性"的比例出现了一

种下降的趋势[25-28]。这些研究显示"完整"标本的比例从 47% 到 84% 不等。已发表的 taTME 注册研究数据中大宗的病例汇总包括 50 ～ 186 名患者，显示了良好的结果，标本"完整性"比例可与通过标准腹腔镜方法获得的标本相媲美[28-37]。

在 Penna 等[29]进行的 taTME 登记研究中，96% 上的 TME 标本为"完整或接近完整"（85% 完整、11% 接近完整、4% 不完整）。然而，患者分别来自几个中心登记，在病例入组上可能有偏倚，尤其是最开始的病例。来自巴塞罗那的分别纳入 140 名和 186 名患者的两份报道可能是重叠的，尽管如此，其中纳入 186 名患者的报道是迄今为止发表的最大规模的报告[30,31]。他们标本完整率分别为 97.1% 和 97.5%。毫无疑问，这些都是经验丰富、taTME 技术已经标准化团队的出色结果。但大多数结直肠外科医生仍然认为 taTME 是一种复杂和富有挑战性的手术方法。到目前为止，病例数量第二多的大宗文献报道来自丹麦[34]，标本"完整性"能达到 86%。其他中心研究的标本完整度也同样能达到至少 84%[28,32,37]。Velthuis 等（2014）的一项比较研究表明，与腹腔镜方法相比，taTME 方法改善了 TME 质量（96% vs 72%，$P < 0.05$）[37]。

研究人员得出的一个明显结论是使用 taTME 手术改善了手术入路，进而改善了 TME 的手术质量。这个结论在使用经肛平台的 taTME 方法出现之前，就已经被类似的经肛手术切除所证实了。Marks 等[37]报道了 370 例经肛入路的 TME 直肠癌手术。96% 病例的 TME 标本是"完整的"或"接近完整的"。

综上所述，尽管目前还缺乏随机对照试验，但 taTME 似乎克服了低位直肠切除的困难，并在某些病例中可能有较好的 TME 质量。

环周切缘

直肠癌手术最重要的目标之一是获取一个切缘阴性的完美标本。直肠系膜标本的环周切缘对预测局部复发和远处转移有很大的影响[38,39]。环周切缘的结果是 TME 手术中最主要也是最具挑战性的一个内容。大量研究表明，直肠癌标本的环周切缘阳性率高得令人担忧，如果肿瘤位于直肠最低部则情况更糟[40-42]。到目前为止，已发表的一些 taTME 研究已经显示了相当可观的环周切缘阴性的比例。Rouanet 等[19]报道的 30 例行 taTME 手术的晚期直肠癌患者中有 87% 的患者切缘为阴性。总的来说，大多数研究未报道环周切缘的问题，这在一定程度上可能是因为选择的病例并不困难。在已报道的病例统计中，累及环周切缘的比例从 0 到 11.8% 不等[22,25,34,36,43-47]。来自国际注册中心的数据显示，环周切缘阳性率为 2.4%。然而值得注意的是，7.1% 病例没有提及环周切缘[29]。De Lacy 等[31]报道的切缘阳性率为 8.1%（以 CRM ≤ 1 mm 为界限，排除 T4 期肿瘤），8.1% 的阳性切缘率是单中心报道比率最多的。Perdawood 等[48]的研究表明，开放、标准腹腔镜和经肛手术的患者具有相似的切缘阳性率。在与标准腹腔镜方法对比时，可以清楚地证明 taTME 在环周切缘上的优势[49-52]。Denost 等在一项比较经肛入路直肠根治性切除术和腹腔镜手术的随机对照试验中显示，经肛入路的环周切缘阳性率明显低于腹腔镜组（4% vs 18%，$P = 0.02$）。

这些数据表明，与标准腹腔镜手术相比，taTME 具有更高的直肠癌治疗的潜力，taTME 的环周切缘的阳性率更低，这是迄今为止已发表的大多数论文证实的。然而，必须谨慎解读这一点，因为这些病例大多来自对 taTME 手术有特殊兴趣和经验的治疗中心。在适当的训练和经验下，采用这种新的直肠癌根治性切除术可以降低环周切缘的阳性率。

远端切缘

在腹腔镜或开腹 TME 手术中，术者是在没有直接观察肿瘤的情况下完成直肠离断的，这些技术依赖于术者对肿瘤的触觉评估。这可能会导致不必要的低位吻合。更糟的是，采用这种自上而下的方法，确实存在横断肿瘤导致肿瘤病灶残留的风险。这种风险在理论上可以在 taTME 手术中消除，因为术者可以直接看到肿瘤，可以精确地横断直肠腔，并留有适当的安全边缘。虽然从理论上讲，远端切缘阳性的风险应该是零，但观察到的情况并非如此。虽然已注册登记研究[29]的数据显示远端切缘阳性率很低（0.3%），然而其他研究数据与此相矛盾。事实上，据报道，来自手术经验最丰富的中心[53]的远端切缘阳性率高达 8.7%。虽然用 taTME 治疗直肠癌仍然观察到远端切缘是阳性的，但总的来说，能获取更长的远端切缘仍旧是值得肯定的[54]。Fernandez-Hevia 等在 2015 年的一项研究中发现，与腹腔镜手术相比，taTME 手术的远端切缘更长（2.8 cm vs 1.7 cm，$P < 0.01$）。这并不一定是一种优势，太长的远端切缘可能会导致吻合成功率低，最终影响功能结果。

局部复发

直肠癌手术最重要的目标是清除局部肿瘤，达到无病生存。因此，局部癌症复发是评价手术质量的一个重要参数。一项比较两种方法治疗直肠癌[55]的随机对照临床试验中，标准腹腔镜和开腹 TME 组的局部复发率均为 5%。这项研究的主要研究终点是 3 年的局部复发。

taTME 仍是一种相对较新的手术方法，而且最大宗病例的长期随访结果尚未公布，但已经有局部复发的病例报道。Rouanet 等[19]报道随访 30 例患者，21 个月后发现有 1 例局部复发。复发病例在手术时就累及了环周切缘。Veltcamp 等报道 80 例接受 taTME[32]手术患者中有 2 例（2.5%）局部复发，随访时间为 30 个月。Lacy 等报道 140 例患者的局部复发率为 2.3%，平均随访时间为 15 个月[30]。de' Angelis 等[56]报道 32 例患者中有 1 例（3.1%）局部复发，随访时间为 24 个月。Burke 等报道，在平均 15.1 个月的随访期后，50 例患者中有 2 例（4%）出现局部复发。

在 taTME 手术问世近十年后，还有更多的研究结果需要等待，重点关注包括局部复发在内的长期结果。如何导致复发也是一个需要探讨的问题，诸如横断直肠、CO_2 的气腹，肛门括约肌拉钩以及从肛门拖出标本的操作。这些都可能导致肿瘤细胞植入，增加局部复发的风险。曾报道 1 例腹腔镜下结直肠手术的局部复发就怀疑是由于置入的 port 平台所导致的 [57]。

远处转移

关于直肠癌 taTME 术后远处转移的数据正在慢慢浮现。然而主要问题还是随访时间相对较短。Atallah 等 [25] 报道了 20 例平均随访 6 个月的患者中，有 1 例（5%）出现远处转移。Lacy 等 [30] 在 140 例患者 15 个月的随访中发现 7.6% 的转移。Buchs 等在 40 例患者的随访中发现 6 例（15%）有远处转移。

在这项研究中，病例组合中低位肿瘤数量相对较多，尽管标本分级质量可接受，但并发症发生率相对较高。Burke 等在经过 15.1 个月的随访后，报道 50 例患者中有 8 例（16%）远处转移。Mege 等在平均随访 13 个月的 34 例患者中报道了 15% 的转移 [58,59]。

从文献中看，笔者无法得知这些转移病例是发生在较晚期癌症患者中，还是发生在标本质量较差的患者中。随着随访时间的延长和患者人数的增加，进一步的研究可能会更有助于我们了解 taTME 术后的远处转移率和转移模式。

（孙华屹，张宏　译）

taTME 联合脏器切除术

40

Sami A. Chadi, Dana Sands

引言

开创经肛门全直肠系膜切除术（taTME）的目的是优化远端直肠的肿瘤学效果。外科医生注意到，随着 TME 平面的可视化和解剖水平的提高，有望改善会阴入路的肿瘤预后。由 Sylla 和 Lacy[1] 首创的自下而上的"迎面"方法，已被报道拥有良好的 R0 切除率和低 CRM 阳性率。然而，在某些情况下，尽管多学科团队尽了最大努力用新辅助治疗缩小肿瘤，以提高切除的可操作性和 CRM 阴性的可能性，但如果切除恶性肿瘤所侵犯的邻近结构，仍然可以为患者提供切除后的无病状态。在大规模的专科中心，通过专业间恰当的协调已经取得了良好的结果——较高的 R0 切除率[2]。这种联合脏器切除技术依赖于特定外科团队对于胚胎层面、盆腔血管解剖及其他盆腔器官的血供、侧壁和骶孔神经的分布熟练掌握，以及基于切除结构和局部因素（如先前的放射治疗）的重建技术。

文献中很少报道 taTME 联合脏器切除术，通常被称为经肛全盆腔切除术（transanal total pelvic exenteration，taTPE）。此外，它们往往只在少数专业的、大规模的机构中才

做[3,4]。taTPE 的合理性在于通过 taTME 可以比较容易地进行前列腺和尿道的游离。讽刺的是，taTME 的阿喀琉斯之踵（即无意的尿道损伤）很可能是 taTPE 被开创的一个促成因素，因为在 taTPE 中尿道作为计划手术的一部分是被有意切除的。因此，taTPE 以及已知的、专家手中高质量的 taTME 切除术的优点，吸引了外科医生们来探索此技术，以寻求一种有效的目的性切除的方法。

需要强调的是，"完全"切除并不是一贯的目标。根据肿瘤切除的要求，选择性的前部或后部切除也是可以的，这部分被报道的病例主要包括那些无全身性疾病的患者，或者因为有转移而妨碍根治性切除术的患者。此外，肿瘤侵犯到前列腺、阴道后壁和 / 或骶前和侧壁筋膜的潜在风险的患者应进行 taTPE。肛提肌或外括约肌受累也可在会阴气腹下行肛提肌外入路切除术，这将在单独的章节中讨论。

鉴于 taTPE 的早期经验，笔者将讨论各种治疗原则以及手术方法，这些方法已被证明是气腹下行联合脏器切除至关重要的，重点是手术的技术方面。本文将简要讨论联合脏器切除术的肿瘤学原则，因为它们与

taTPE 的技术有关。

患者适应证

治疗的适应证可分为基线性特征和原发肿瘤的可切除性。至关重要的是，要确保患者充分了解切除术所带来的生理改变，以及较长的恢复时间和生活质量的变化，即使是利用低位结肠肛管 / 结肠直肠吻合术进行重建的情况下也是如此 [5]。研究表明，当患者表现出高水平的基线生活质量指标时，他们表现最好。患者应被告知生活质量的改善可能需要 2 ~ 12 个月才能显现出来 [5,6]。微创入路进行联合脏器切除可能有助于术后恢复和重建积极的生活方式，但只能在特定的病例中可行 [7]。然而，切除的范围仍然是并发症的主要原因，而且该手术仅在高度选择性的患者中可行。大部分患者，即使不是所有患者，都接受了新辅助治疗，以减轻（肿瘤）负担并提高 R0 切除的可能性 [2,8]。然而，接受新辅助治疗始终与更多的术后并发症相关。

从肿瘤学上讲，外科医生在开始这样的努力之前，必须对实现切缘阴性（R0）切除的可能性有信心。因此，重要的是让所有相关专业的同事参与进来，这些专业可能包括泌尿外科、妇科、整形科，以确保在相应阶段进行必要的重建。让每个专业的外科医生对患者进行评估，以确保对可切除性进行专业评估，并讨论手术知情同意和围手术期及术后的期望值。此外，多学科肿瘤会议（MCC）讨论可以进一步优化治疗方案及可切除性评估，并制订合适的辅助和 / 或新辅助方案。

解剖方案

在开始手术之前，外科医生必须与其他专业的合作者计划好各方面工作。对于 taTPE 来说，这一点极为重要，因为许多其他专业人员可能不清楚该技术的细节和要求。通过排练过程确定手术顺序对于解决所有手术中潜在障碍至关重要，这些障碍包括患者的体位、必要时体位的改变、术中的解剖困难、手术过程中的特定专业相关的分步实施以及分期重建（胃肠道、泌尿系或可塑性肌源性 / 肌皮肤性）。

影像学检查在这类手术中至关重要。CT 成像有助于显示系统性疾病和局部肿瘤的范围。MRI 可以有效显示局部病变范围的细节。这有助于细节把握，包括筋膜受累、其他盆腔器官受累的程度，以及盆腔血管的附着或侵犯。此外，核磁共振已经被证明可以更好地评估肿瘤的活力及新辅助治疗后肿瘤的消退情况 [9]。外括约肌或肛提肌的受累程度可通过经肛超声进一步明确，其灵敏度（与 MRI 相比）更高，可用于描绘早期 T 分期 [10]，使外科团队可以考虑括约肌保留的可能性。

关于肿瘤切除范围的细节取决于术前影像，术前影像最好在新辅助治疗完成后并在合适的时间间隔内复查。这将因机构和新辅助治疗方式的不同而有所不同。切除的范围应为 MCC 讨论的一致决定。保留其他盆腔器官结构的可能性将取决于专业间的评估。当需要盆底肌肉切除时，例如在肌肉侵犯或需要骶骨切除的情况下，保留括约肌通常是不可能的。关于括约肌的保留可以分为功能性和肿瘤性两个方面。功能性因素在个体化基础上考虑，并根据患者的意愿，取决于术前的排便自控力以及术后对胃肠功能的期望。肿瘤学因素包括肿瘤与肛门直肠交界点（ARJ）的距离，以及在部分或全部括约肌间切除的患者中内括约肌或外括约肌的侵犯情况。

手术入路

在男性整块前列腺和精囊切除术[3,4,11]中已经报道了经肛入路的可行性，同样还包括少数坊间报道的联合阴道后壁切除的手术。Hayashi 和他的同事讨论了侧方盆腔淋巴结清扫术作为腹腔镜全盆腔切除术联合 taTPE 技术的一部分进行。笔者在本手术中完成经腹盆腔侧壁解剖，值得注意的是，前列腺切除术在经腹手术阶段完成[11]。

平台

taTPE 应用的主要平台是一次性经肛平台（Gelpoint Mini® and Gelpoint Path®, Applied Medical, Rancho Santa Margarita, CA, USA; SILS Transanal port, Medtronic®, Minneapolis, MN, USA; Keyport Flex®, Richard–Wolf, Knittlingen, Germany）和固定或刚性平台（Transanal Endoscopic Microsurgery, Richard–Wolf, Knittlingen, Germany; TEO®, Karl Storz Endoskope, Tuttlingen, Germany）。每个平台都为外科医生和手术提供了优势。大多数外科医生在标准的 taTME 和经肛内镜手术中都会使用他们觉得舒适的平台。

保留括约肌或会阴整体切除术

首先需要做的决定之一是确定括约肌保留是否可行。如果患者的括约肌可以保留，那么就可通过 taTME 中使用的标准方法开始解剖。解剖的细节将在别处讨论，并取决于肿瘤的远端范围。Knol 和 Chadi 提出的改良 Rullier 标准可以为评估提供一个图形参考框架[12]。简单地说，如果肿瘤出现在距 ARJ 超过 2cm 的地方，可以在气腹下进行经肛切除术，并将 TAMIS 平台的通路固定好。如果距离 ARJ 不到 2cm，通常在用 Lone Star 盘状拉钩或类似的方法去除肛门后，用非内镜下的方式进行荷包缝合。如果计划进行全部或部分的括约肌间切除术，则通常在荷包缝合之前或之后的适当平面上开始切除。当 TAMIS 器械对接后，解剖从传统的经肛手术（通常被描述为经肛经腹或 TATA）过渡到盆腔气腹条件下手术。考虑到相对传统的直肠周围解剖，这种方法通常更容易操作（尤其是对于没有进行过 taAPR 的外科医生）。

如果不能保留括约肌，那么外科医生应该对 taAPR 有一定的经验，因为解剖平面可能非常不同，并且需要对盆底肌肉组织有详细的了解才能作为指引向近端游离。在这里仅作简要介绍，在另一个专门的章节中会更详细地介绍。

外科医生需要决定肛提肌内切除术还是肛提肌外切除术。由于盆底肌肉组织的筋膜平面更容易遵循，因此肛提肌外肌层更适合 taAPR 入路。确定了尾骨和臀大肌的标志点，在坐骨棘处识别尾骨和闭孔内肌。肛提肌从尾骨和闭孔内肌的附着处游离。这提供了进入上提肌间隙的途径，允许沿闭孔内肌继续进行解剖。这个手术是在每个侧面进行解剖的。在解剖过程中，需要识别和结扎阴部内动脉。会阴体向前，沿会阴横肌向后下降。在男性患者中，这将引导外科医生在前列腺前叶切除时到达膜尿道水平。在这个水平上，可以在直视下切断尿道，保持远端暴露，以便在前列腺切除的情况下进行重建。女性解剖的细节将在下面介绍。

前列腺、精囊和膀胱

直肠远端肿瘤可侵犯至前列腺包膜或前列腺实质。考虑到术中剥离过程中难以明确和预测前列腺浸润的程度，虽然可选择部分前列腺切除术，但很难采用。邻近前列腺筋膜的肿瘤通常可以采用实质内切除术。在进入直肠前列腺筋膜（Denonvilliers 筋膜）前平面后，经腹手术通常更直接，可保留精囊和尿道。

当决定进行全前列腺切除术作为手术的一部分时，在手术决策过程中咨询泌尿科医生手术计划是明智的。切除术通常需要切除精囊，而精囊通常是经腹和经肛切除术相汇合的部位。在此过程中，输精管位于精囊的外侧。当直肠前面的腹膜反射被切开时，精囊就被识别了，通常在腹膜反折前 10 ~ 20mm。沿着平面，在精囊前面进行外科解剖，以确保它们与手术标本一起被整体包括在内。当血管被识别时，通常可以用能量装置切断。然后在精囊的远端前方进行解剖，与经肛的分离进行交汇。必须注意让经肛组进行前列腺游离。

taTPE 手术计划中的一个附加决定是决定是否必须切除膀胱。最基本的是评估膀胱三角区，如果被肿瘤侵犯，就要求进行全膀胱切除术。前列腺切除术可采用经尿道和经会阴联合入路。在输尿管被识别并尽可能靠近膀胱分离后，经腹切断输尿管周围脂肪以保留血管。腹膜从侧面向脐正中韧带切除，而 Retzius 间隙是随着平面的游离而进入的。应切断脐尿管和脐正中韧带，以避免损伤腹壁下血管，尤其在使用垂直腹直肌肌皮瓣重建会阴的情况下。

Retzius 间隙的平面一直扩展直至到达并打开盆内筋膜。这一水平分离输精管，露出侧壁和髂外血管，以便结扎膀胱上、下动脉和膀胱动脉。当获得足够的近端和远端控制时，暴露并用能量装置结扎上背部静脉复合体。该手术过程的后一个部分通常可以在经肛部分进行，将在下面讨论。

在 taTPE 的会阴部分，如果计划保留括约肌，外科医生首先在预期的远端边缘进行全层直肠切除术。解剖后沿骶前平面向后推进，然后在 TME 平面外面和侧面进一步推进，包括盆腔内脏筋膜。这将指导外科团队在传统的 TME 平面外进行横向扩展解剖。前列腺被固定在尿道前方。手术组可以在内脏盆腔筋膜外侧，沿着腹膜外切除。在传统的解剖过程中，这通常是一个错误的解剖平面，因为它意味着外科医生在外 TME 平面上，最终进入 Retzius 间隙和前列腺前面。当进入这个平面进行前列腺全切除术时，应注意避免骨盆侧壁中易受损伤的各种神经束。此外，当保留膀胱时，更靠近 Retzius 间隙近端进行切除将使膀胱保持在前方附着。当继续向前剥离时，膜状尿道被识别。下一步尿道与导尿管一起被切开。或者可以将导管留在原位，以便定位剩下的部分继续在膀胱后壁后面进入腹膜腔。必须注意辨认背静脉复合体，它位于前列腺的前部，更靠近前列腺。一旦识别出背静脉，就可以用血管闭合系统将其与尿括约肌的其余部分分开。如果不能确定该平面的横切面，通过更熟悉的经腹入路进行操作可能更安全。通过经肛入路平台将膀胱推进至横断部位的远端，然后可以重建尿道。膀胱尿道吻合术是在导尿管（作为支架）上进行的，由间断可吸收缝线缝合完成。当重建完成后，便形成了一种端对端、侧对端或结肠 J 形储袋的结肠直肠重建和吻合术。

计划进行膀胱前列腺切除术时，上述章节中讨论的侧切术将继续延伸到隐窝和前列腺前间隙，更接近膀胱。侧行隐窝间隙的剥离可更近距离地继续进行，便于进入膀胱前面的空间，从而将其置于后部整体切除。这种解剖通常与经腹解剖同步进行，在此过程中，两种入路将在会合点进行沟通。从腹部入路行回肠导管重建术，同时置入输尿管。

当不计划保留肛门括约肌时，前列腺和膀胱的入路仍然相似，而不是尿道前入路。当会阴体下降到会阴横肌的后面时，剥离术被带到尿道的近端。肿瘤切除的其余步骤如上所述。必要时，可使用生物网或肌源性／肌皮瓣推进重建会阴，通常与整形／重建外科团队联合进行。

女性患者和 taTPE

到目前为止，还没有出版物或视频报告

通过 taTPE 对一名女性患者进行前路切除术。研究者们对这种方法进行了讨论和理论化。许多女性患者的术前切除术都要求整体后路阴道切除术。理论上，taTPE 入路的主要技术障碍是阴道后壁切除后难以维持盆腔气腹，因为 TAMIS 平台不能闭合整个会阴缺损。因此，无论是否保留括约肌，都可以从后方和侧面进行游离，使肿瘤和标本附着于阴道后壁。此外，如果肿瘤学上允许的话，应注意保护阴道外侧的自主神经。一旦会阴切开术在后方和侧面与经腹组相交通，经腹组也可以继续进行解剖，达到预期的阴道切除术的头侧极限。阴道切除术可经阴道和经会阴进入阴道穹隆，并在受累阴道周围进行。如果保留了肛门，阴道前壁可以闭合，也可以不进行额外的重建。如果不保留肛门，通常可以用肌皮瓣重建阴道后壁和会阴。如果打算进行全子宫切除术，标准的子宫切除术可以通过 Morrison's 囊与阴道穹隆相连，继续向前剥离。在这个解剖过程中，必须注意避免损伤膀胱和尿道。

术后注意事项

患者的术后病程与采用标准切除术的患者并无差异。文献报道，当采用微创方法进行根治性手术时，患者康复更快[7,11]。导尿管应由泌尿外科团队管理，尿道转流至回肠后放置的输尿管支架也应如此。此外，如果进行了结肠肛管吻合术，在行预防性造口还纳之前，应进行吻合口评估。

（安勇博，张忠涛 译）

taTME 在腹会阴联合切除术中的应用

Suguru Hasegawa, Tomoaki Okada, Daibo Kojima,
Akira Komono, Ryohei Sakamoto, Naoya Aisu,
Yoichiro Yoshida, Yoshiharu Sakai

引言

腹会阴联合切除术（APE）是治疗失去保肛机会的低位直肠癌患者的重要术式。APE结合了腹部操作与会阴部操作，通常后者是在直视下进行。已有相关报道称APE与不良预后相关，表现为术后局部复发率高及总生存期短。这些现象很可能与较高的环周切缘阳性率有关，特别是前方切缘[1,2]。即使皮肤未受肿瘤侵犯，大范围皮肤切开仍在截石位或俯卧位手术中被用于增加术野的显露[3]，特别是在前方。尽管近期已有报道描述了腹腔镜下肛提肌和坐骨肛门窝的分离[4]，但用这种方法依然难以使前方达到良好的术野暴露。

近期发展的内镜下自下而上入路的直肠癌手术，即经肛全直肠系膜切除术（taTME），相较于腹腔镜手术有较多优点。这种入路也能被用于APE，即通常说的经会阴APE（tpAPE）。tpAPE相较于传统方法有几个优点，例如其用于进入会阴所做的皮肤切口小，但却具有更良好的术野暴露。本章陈述tpAPE的手术步骤。

解剖学基础

APE术中有几个重要且特定的解剖学标志，该手术要求术者对肛管周围横纹肌、平滑肌复合体的解剖有全面的掌握。图41.1展示了肛管周围解剖示意图（下面观）。肛门外括约肌（EAS）位于肛管下部，有时会分成2~3个部分（皮下部，浅部，深部）。其形状呈梭形，部分向前和向后分别与球海绵体肌和尾骨相连。会阴横肌有时会与EAS前部的肌纤维交织，形成泌尿生殖－直肠隔的前部。在APE手术中，肛门外括约肌是前部解剖的重要标志。

耻骨直肠肌位于会阴横肌的后方，呈U形，两侧呈吊带状将直肠向前牵引形成肛直角，是直肠闭合的主要肌肉。肛提肌是一块薄扁的肌肉，呈片状，解剖学上分成坐骨尾骨肌、髂尾肌和耻骨直肠肌，是盆底的主要肌肉。

一些平滑肌结构在APE手术中也具有重要意义。在男性患者中，直肠尿道肌（或会阴体）是直肠纵行平滑肌层向前部的延伸，在前列腺下方与尿道括约肌相连。而裂孔（hiatal）韧带是直肠纵行平滑肌层向后部延伸至尾骨的组织。在APE术中这些结构必须

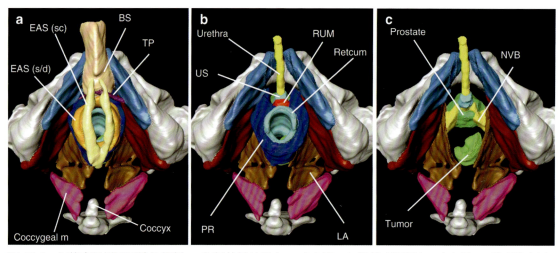

图 41.1　肛管直肠周围区域的解剖：a. 肛门外括约肌（EAS）水平；b. 耻骨直肠肌（PR）水平；c. 前列腺水平。BS：球海绵体肌；LA：肛提肌；NVB：神经血管束；RUM：直肠尿道肌；TP：会阴横肌；US：尿道括约肌

被分离，然而通常在这里很难找到一个合适的切除平面。

患者体位与手术设置

患者体位采用改良截石位。由于经肛 / 会阴入路手术的操作区域较小，持续的烟雾吸排以及稳定维持的气腹对于保持术野稳定与干净十分重要。因此，许多外科医生倾向于使用 AirSeal® 吸引系统。笔者采用两组同步手术的方法，即腹腔镜手术组和经会阴手术组同时进行手术。该方法的主要优势在于术野暴露更加容易并且能缩短手术时间。由于这些原因，近来两组联合操作的方法相较于单独操作更受欢迎。图 41.2 展示了两组联合操作的手术设置。其中放置监视器的目的是便于每位术者能同时观察两个术野。

手术步骤

笔者先前已经发表了一份多媒体文稿，

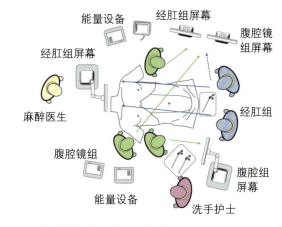

图 41.2　手术设置（两组同步手术法）

对 tpAPE 手术进行了演示[5]。放置完患者体位后，首先围绕肛周做环形皮肤切口，并且与肿瘤保持适当的距离。皮下脂肪组织使用电刀进行分离以便于之后精确放置 GelPOINT-mini® 设备的套管。皮肤切口太大时可使用荷包缝合，以防止手术期间的气体泄漏（图 41.3）。固定 GelPOINT-Mini 装置后，维持气腹在 8 ~ 12 mmHg，并分离皮下和坐骨肛门窝脂肪（图 41.4）。

可以根据肿瘤浸润程度从几个切除平面

中进行选择，包括括约肌间平面、肛提肌外平面或坐骨肛门平面（图41.5）。识别出尾骨的尖端，充分暴露两侧肛提肌（图41.6）。向后分离肛提肌至尾骨尖端前方。裂孔韧带是连接尾骨和直肠的白色纤维组织，需要特别小心地分开，防止其游离到直肠系膜或直肠后壁。找到直肠系膜平面后，向双侧逐渐分离肛提肌，并且分离覆盖肛提肌的盆腔内筋膜，借此进入直肠系膜平面（图41.7）。

继续进行后方的解剖，直到该平面与腹腔镜的手术区域相连为止。肛提肌的分离程度可由术者自行决定，主要取决于肿瘤的侵袭程度。这里需要在两侧识别盆内脏神经根，特别注意避免损伤盆内的自主神经（图41.8）。

接下来处理前方的解剖。由于男性患者存在尿道损伤的潜在风险，因此对前方进行解剖时男性往往比女性更困难。因此，在此讨论男性患者的解剖。会阴横肌将前方的泌尿生殖区域和后方的肛门直肠区域分开，是重要的解剖学标志。紧靠会阴横肌后方进行解剖，在这里显露两侧前后走行的耻骨直肠肌。这里尚无明确的解剖学标志来分离耻骨直肠肌和肛提肌。因此应根据肿瘤浸润程度确定解剖线，判断是肛提肌扩大切除还是标准切除（图41.9，图41.10）。

分离耻骨直肠肌后，显露会阴体或称直肠尿道肌，其包含丰富的平滑肌纤维和纤维结缔组织。这里没有确切的解剖学标志，故应特别注意防止损伤尿道、神经血管束和前列腺（参阅下面的"如何避免尿道损伤"）。腹腔镜辅助确定前列腺的轮廓，以确保在该区域进行安全而充分的解剖（图41.10）。在确定了前列腺尖后，接下来的步骤几乎与

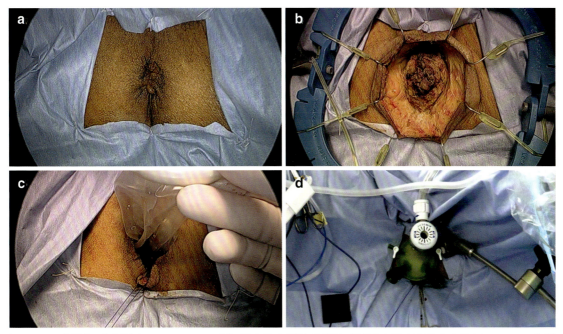

图41.3 皮肤切开后放置 GelPOINT。a. 当肛周皮肤未受肿瘤侵犯时可最大程度上缩小皮肤切口；b. 一定程度上分离皮下脂肪以放置 GelPOINT 设备；c. 荷包缝合有助于保持手术区域气体密闭；d.GelPOINT® 放置完成

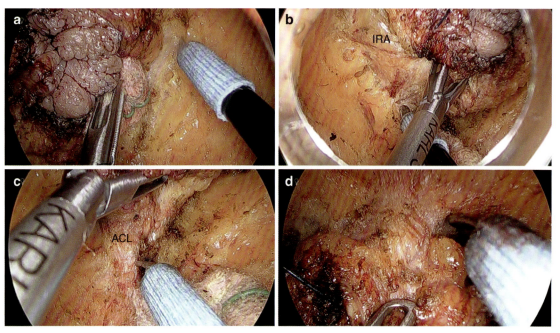

图 41.4　分离坐骨肛门窝脂肪。a. 左侧；b. 右侧（IRA 直肠下动脉）；c. 后侧（ACL 肛尾韧带）；d. 前侧

图 41.5　APE 中的会阴切除平面。a. 坐骨肛门 APE；b. 肛提肌外 APE；c. 括约肌间 APE（基于 Holm 等发表的模式图修改）

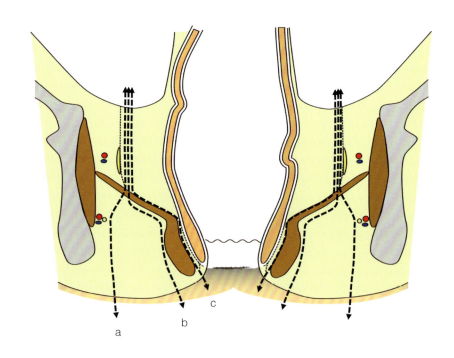

taTME 相同。在这个切除平面下，区分前列腺和直肠是比较容易的。

继续向头端充分解剖直至与腹腔镜解剖的区域相连。最后，在腹腔镜组的协助下，于直肠系膜和盆腔自主神经之间切除双侧的直肠系膜（图 41.11，图 41.12）。腹腔镜分离乙状结肠肠系膜和乙状结肠。从下方取出手术切除标本，并进行永久性乙状结肠造口术。

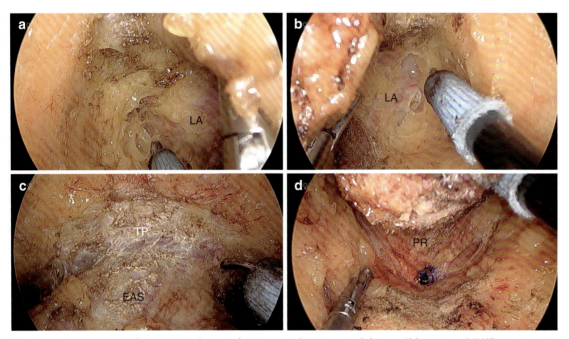

图 41.6　肛提肌和耻骨直肠肌的显露。a. 左侧（LA：肛提肌）；b. 右侧；c. 前侧（TP：会阴横肌，EA：肛门外括约肌）；d. 后侧（PR：耻骨直肠肌）蓝色标记指示尾骨尖端

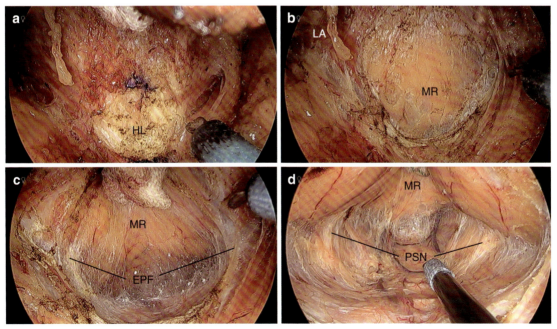

图 41.7　肛提肌的分离及进入 TME 后平面。a. 肛提肌的分离（HL：裂孔韧带）；b. 后方直肠系膜的显露（MR：直肠系膜）；c. 后方直肠系膜的切除（EPF：盆腔壁筋膜）；d. 双侧盆腔内脏神经的识别（PSN：盆腔内脏神经）

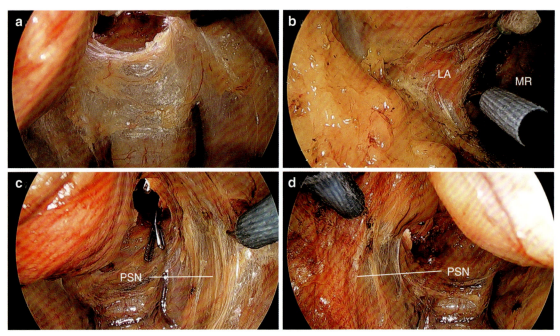

图 41.8　切除平面的侧向延伸。a. 解剖平面与腹腔镜组相连；b. 向右侧扩大分离肛提肌（LA）；c. 在直肠系膜与左侧盆腔内脏神经之间解剖；d. 在直肠系膜与右侧盆腔内脏神经之间解剖

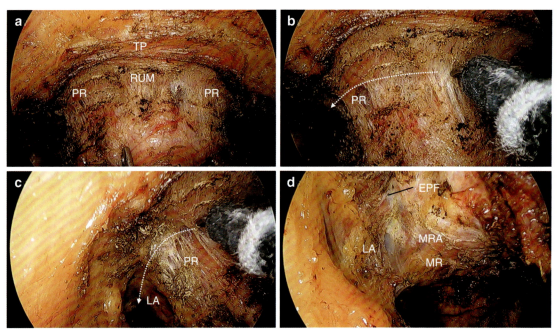

图 41.9　右前侧方的清扫。a. 沿会阴横肌后方分离后的术野；b. 右侧耻骨直肠肌（PR）的分离；c. 右侧耻骨直肠肌（PR）及肛提肌（LA）的分离；d. 肛提肌（LA）分离后的术野（EPF：盆腔壁筋膜；MRA：中直肠动脉；MR：直肠系膜；RUM：直肠尿道肌；TP：会阴横肌）

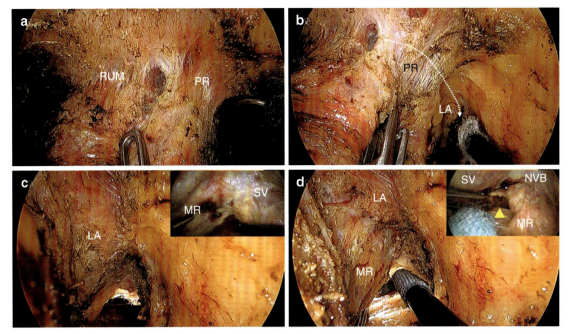

图 41.10 左前侧方的清扫。a.左侧耻骨直肠肌弓（PR）的分离（RUM 直肠尿道肌）；b.左侧耻骨直肠肌弓（PR）和肛提肌（LA）；c.腹腔镜辅助下解剖结构的显露和识别更加清晰（LA：肛提肌，MR：直肠系膜，SV：精囊）；d.肛提肌（LA）分离后，在腹腔镜的辅助下于神经血管束（NVB）和直肠系膜之间进行解剖

tpAPE 术中如何避免尿道损伤

尿道损伤是手术中非常重要且后果严重的并发症。对于男性患者而言，由于 tpAPE 手术的切除平面更偏向前列腺的侧面，因此与 taTME 相比，tpAPE 手术中尿道损伤的风险可能会增加。目前已经提出了几种防止这种严重并发症的方法，如尿道照明支架的放置、术中超声检查和立体定位导航[6,7]。该区域最关键的解剖学考虑是确定前列腺尖。腹腔镜有助于预测前列腺的轮廓，尽管腹腔镜只位于前列腺上界的水平。

沿直肠阴道隔清扫

对于女性患者，借助指诊和触觉反馈，术者可以在直视下于阴道的最下部分离会阴体，尽管这里没有确切的前方切除平面。一旦在阴道后壁和直肠之间确定了清晰的切除平面，保持该平面朝向会阴就变得相对容易。这个解剖过程可以借助触诊阴道穹隆获得的触觉反馈来完成。

tpAPE 的利与弊

利

· 术野暴露良好，尤其是前方。

· 与腹腔镜操作相结合时不存在术中漏气。

· 若肛周皮肤未受肿瘤侵犯，可最大限度地缩小皮肤切口。

· 两组手术操作同时进行，手术时长缩短。

弊

· 由于手术时肛管周围的解剖结构相对复

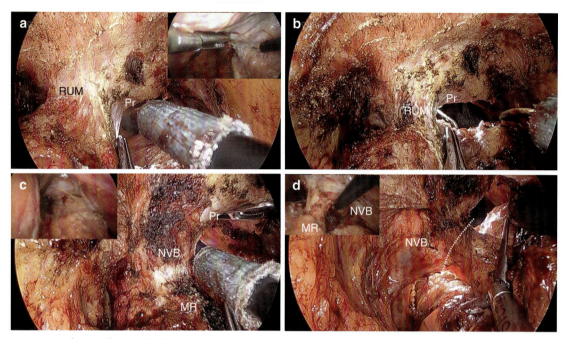

图 41.11 直肠尿道肌和右侧神经血管束的清扫。a. 在直肠系膜和前列腺（Pr）下部分之间清扫，直肠尿道肌（RUM）呈纵行且发白的纤维；b. 直肠尿道肌（RUM）的分离（Pr：前列腺）；c. 在右侧神经血管束（NVB）和直肠系膜（MR）之间解剖；d. 最后，分离右侧的粘连，完成 tpAPE 手术（NVB：神经血管束，MR：直肠系膜）

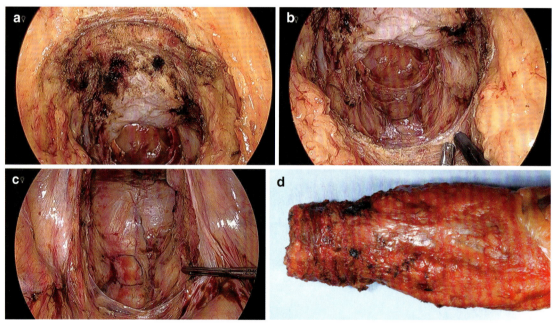

图 41.12 手术标本取出后的术野。a. 经肛门视角；b. 经肛门视角；c. 腹腔镜视角；d. 手术切除的标本

杂，因此尽管具有良好的视野，在前方确定合适的切除线依然困难。

· 经会阴的操作需要额外的费用和耗材。

（梅彦侠，周欣毅，凌立勉，李军 译）

经腹经肛联合入路的 Hartmann 还纳术

Jean-Sébastien Trépanier, F. Borja de Lacy,
Antonio M. Lacy

引言

1921 年，Henri Hartmann 在法国外科协会第 30 届大会上首次描述了以他名字命名的手术[1]。它最初被提议用于直肠癌的治疗，试图降低与腹会阴联合切除术相关的并发症发生率，腹会阴联合切除术由 William Ernest Miles 在 20 世纪初提出。目前，Hartmann 手术仍然在选择性和紧急情况下普遍用于各种良恶性疾病。手术后，许多患者将永远不会接受结肠造口还纳术（或 Hartmann 还纳术，HR 手术）。文献中，结肠造口还纳比例在 28% ～ 60% 之间[2,3]。恢复肠道连续性通常是一项技术上具有挑战性的手术，其死亡率和并发症发生率分别高达 10% ～ 50%[3]。结肠造口术患者的生活质量常因各种原因而降低，通过 HR 手术可以改善生活质量[4]。

在过去的几十年里，大家对微创手术（MIS）的兴趣有了显著增长，而且手术创伤的减少也证明了这一点，也让许多接受结直肠手术的患者获益更多。因此，已尝试使用多孔或单孔装置的腹腔镜方法进行 Hartmann 还纳术[5-9]。根据最近发表的文献[10-14]，经过培训的医生进行此类手术是安全的，并且

术后恢复更快，并发症更少[10-14]。2014 年还曾发表过一篇通过机器人手术方法进行 HR 手术的病例报道[15]。

即使有这些不同的微创手术方法，HR 手术仍然是一项具有挑战性的工作。根据 ACS–NSQIP 数据的研究，使用腹腔镜进行 HR 手术的比例仍然很低（17.6%）[16]。当选择腹腔镜手术时，中转开放手术率高达 50%[17]。最近一项对 276 名患者进行的回顾性研究显示，腹腔镜 HR 的益处存在争议：未能证明在住院时间和并发症发生率方面存在差异[18]。因此，寻找一种不同的 HR 手术方法仍然是有意义的。

随着经肛手术的迅速发展，从经肛内镜显微手术（TEM）[19,20] 到经肛微创手术（TAMIS）[21]，以及最近的经肛全直肠系膜切除术（taTME）[22-24]，世界各地的外科医生已经掌握了自下而上的解剖方法。在经肛操作存在优势的病例中，经腹联合经肛入路进行 Hartmann 还纳术（combined transanal–laparoscopic transabdominal Hartmann reversal，taHR）可作为另一种选择。Antonio Lacy 的团队曾对其进行过描述[25-27]。到目前为止，这种手术方式仍然处于实验阶段，应该仅在

经肛手术方面有专业经验的医疗中心开展。

这种方法的预期优点包括：①通过完整的阴道平面进行经肛分离；②提高直肠残端的定位能力（特别是直肠残端较短且被腹膜覆盖时）；③在狭窄骨盆手术中获得最佳视觉效果；④双荷包单吻合术的优点是直肠组织无纤维化或无钉线。本章旨在描述 taHR 手术并分享各种技巧和误区。

术前准备

应充分告知患者这种重建肠道连续性方法的创新方面。此外，笔者认为每个病例都应纳入前瞻性登记以评估手术结果。理想情况下，患者应成为研究方案的一部分，并获得内部审查委员会的批准。所有患者术前均应接受直肠指诊检查和直肠残端及近端结肠内镜检查。对直肠残端进行对比造影，以测量其长度并显示其在骨盆中的位置。结肠造口手术前，应测定肠道功能的基线水平，以提供重建后肠道功能的预期结果，并排除 HR 手术可能导致生活质量低下的那部分患者。当直肠残端较短（＜15cm）时，可考虑采用经肛经腹联合入路。对最初实施 Hartmann 手术的适应证和第一次手术情况的了解对于正确的计划是至关重要的。此外，再次盆腔手术会使输尿管处于损伤的危险之中，因此术前应考虑放置输尿管支架。

手术配置

对于 taHR，笔者倾向于两个手术组共同手术，以便于用两个视角进行平面解剖。因

此两个小组同时进行手术，每个小组包括 1 名外科医生、1～2 名助手、1 名洗手护士和 1 套专用仪器。

技术描述

taHR：腹部操作

只要有可能，腹腔镜手术是腹部手术的首选操作途径。应该从结肠造口取下开始，在结肠造口部位放置一个单孔平台，并建立气腹。切除黏膜皮肤交界处，在结肠开口处进行荷包缝合，并系紧在端端吻合器的钉砧上。然后将钉砧送回腹腔。单孔操作平台固定在原造口位置，并产建立气腹（设置为15mmHg）。理想情况下，将 5mm 或 10mm 的 30° 镜头通过戳卡插入单孔操作平台，在直视下插入其他套管针，如图 42.1 所示。通常需要进行一定程度的粘连松解，以便安全

表 42.1 taHR 手术步骤

腹部操作步骤	经肛操作步骤
1. 关闭并取下结肠造口	1. 放置柔性经肛操作平台
2. 在近端结肠放置 EEA 吻合器钉砧	2. 评估直肠残端
3. 造口位置放置单孔装置	3. 直肠切除部位的选择及黏膜缝合
4. 建立气腹	4. 直肠切开
5. 放置戳卡孔	5. 解剖和会合，拉出直肠残端切除部分
6. 松解粘连	6. 直肠开放残端进行荷包缝合
7. 游离左侧结肠和脾曲	7. 在钉砧上系紧荷包线
8. 如有可能，识别直肠残端	8. 双荷包缝合、单吻合术
9. 在腹腔镜引导下进行吻合	

放置戳卡。镜头戳卡放置在中心位置，远离放置其他仪器的戳卡，以避免干扰其移动。或者将3个戳卡（或套管）通过结肠造口伤口的柔性单孔平台引入，以进行腹腔镜单孔腹部解剖分离。

为了进行无张力吻合术，通常需要游离左侧结肠。如果之前在Hartmann手术中没有游离过结肠脾曲，为了获得更多近端结肠，则可以游离结肠脾曲。

然后注意力转向盆腔。直肠残端通常通过Hartmann手术中放置的蓝色聚丙烯标签缝线来识别。如果直肠残端较长且易于识别，建议进行腹腔镜下的HR手术。如果直肠残端较短或盆腔有多处粘连，可采用taHR技术。

taHR: 经肛操作

taHR的经肛步骤与taTME相似。主要区别在于taHR不需要进行全直肠系膜切除。此外，在taTME直肠切除术前，缝合关闭肠腔在taHR是一个可以省略的步骤。

这样taHR经肛操作的第一步是放置经肛操作平台。笔者倾向于应用柔性的TAMIS平台（Gelpoint Path Transanal Access platform; Applied Medical Inc., Rancho Santa

Margarita, CA）而非刚性TEM平台（图42.2）。然后，在直视下对直肠残端进行评估，寻找最适合吻合的位置。通常情况下，为了避免在纤维性或狭窄的直肠壁上造成吻合，决定切除先前Hartmann缝合线/缝合线下方的直肠近端部分。如果需要切除较长的直肠段，可以用0号聚丙烯荷包线缝合直肠腔。随后切开直肠，垂直切开直肠壁（图42.3，图42.4）。一旦分离到达直肠周围脂肪，向头侧分离至理想的会合点与经腹组会合。在此过程中，直肠残端的旧钉线被完全切除并通过经肛平台取出。接下来，用0号或2-0

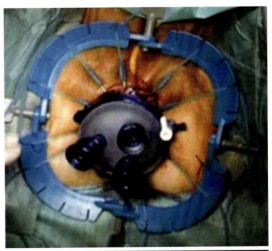

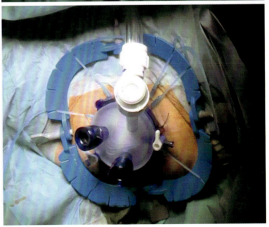

图42.2 带肛门拉钩的软性经肛操作平台

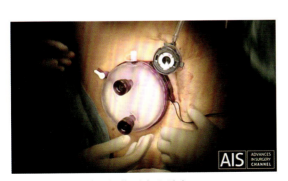

图42.1 放置单孔操作平台和戳卡

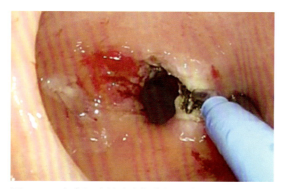

图 42.3　在直肠残端狭窄部位切开直肠

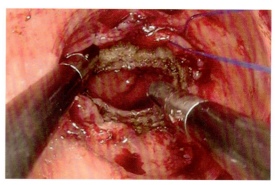

图 42.5　在开放的直肠残端放置荷包缝合线（经肛看）

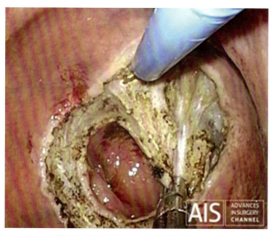

图 42.4　直肠切除到达全直肠系膜平面（右上角）

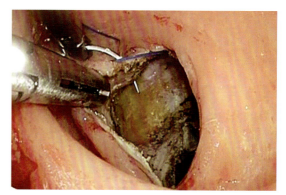

图 42.6　另一个经肛角度看荷包缝合

聚丙烯缝合线在开放的直肠残端进行荷包缝合（图 42.5，图 42.6）。近端结肠与钉砧在适当的地方被拉入骨盆入口。直肠残端荷包线系在砧骨的中央杆上，就像 PPH 吻合器一样。如果使用标准的 EEA 吻合器，可以用引流管或导尿管引导砧座。将钉砧连接到吻合器后，形成双荷包缝合单吻合术（图 42.7，图 42.8）。根据外科医生的喜好和结肠的特点，进行端端或端侧吻合术。可以通过腹腔镜和经腹进行吻合口检查，同时进行空气测漏试验。如果在完成吻合术前对结肠或直肠的血供存在顾虑，则应使用吲哚青绿（ICG）

荧光成像进行术中血流灌注评估。低位结肠直肠吻合术时需要做临时性回肠转流造口术。如果外科医生认为有必要，可在盆腔放置引流管，并在出院前拔除。

结果

对 10 名患者进行的初步研究结果显示，并发症发生率为 30%，无吻合口瘘，无中转开腹手术[27]。1 个病例转变为手辅助操作，以帮助分离粘连。3 例患者出现并发症：1 例手术部位感染（腹壁和盆腔）接受抗生素和

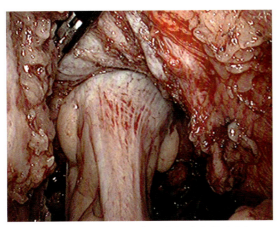

图 42.7　端端单吻合器联合双荷包吻合的建立（EEA 钉砧仍在近端结肠内）

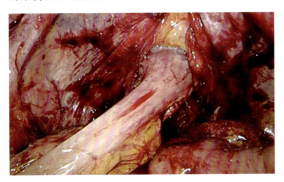

图 42.8　完成吻合的最终视图

经皮穿刺引流，2 例出现肠梗阻。

结语

　　腹腔镜腹腔联合 taHR 是一种新的恢复肠道连续性重建方法，需要进一步的研究来证明这一程序的安全性并阐明其适应证。然而在具有经肛外科专业经验，特别是有 taTME 经验的中心，通过微创方法来完成 Hartmann 还纳术将是有价值的手段。

　　致谢：感谢 www.aischannel.com 进行媒体支持。

　　资助：没有资金资助。

　　　　　　　　　　　（马德宁，鞠海星　译）

完全 taTME
（pure NOTES taTME）

43

Joel Leroy, Frédéric Bretagnol, Nguyen Ngoc Dan, Hoa Nguyen Hoang, Truc Vu Trung, Chuc Phan Ngoc

引言

20 世纪伊始，Miles（1906）[1] 率先提出直肠癌的肿瘤学切除术，将直肠癌的局部复发率由 90% 降至 30%。他明确了完整切除（en bloc）全部直肠及区域淋巴结并获得阴性切缘（R0 切除）的获益。

1982 年，Heald 等提出了直肠癌的全直肠系膜切除（total mesorectal excision，TME）的概念 [2]，该术式一直是全世界进展期直肠癌外科治疗的金标准（图 43.1）。虽然熟练的外科医生实施腹腔镜切除术与开腹切除术有相同的肿瘤学疗效，但 TME 技术仍然富有挑战性，特别是对于因低位直肠癌需接受开腹手术、常规腹腔镜辅助手术或机器人辅助手术治疗的患者，后者在肥胖患者中更具优势 [3]。

经肛全直肠系膜切除术（taTME）并非一个全新的概念 [4]，而是在 20 世纪末发展起来的数种手术技术的集合，包括经肛内镜显微手术（transanal endoscopy microsurgery，TEM），经肛经腹手术和经肛微创外科手术（transanal minimally invasive surgery，TAMIS）。2010 年，Patricia Sylla 与 Antonio Lacy 报道了他们在腹腔镜辅助下使用 TEM 完成 taTME 的初步经验，表明该术式具有令人鼓舞的安全性与有效性 [5]。

下文所述的技术，将仅通过经肛内镜进行直肠周、腹膜后间隙的分离，从而完成符合肿瘤学原则的 TME 手术。笔者将在实验和临床应用两种条件下分别进行阐述 [6-9]。

基本原理

进展期直肠癌手术的金标准是 TME，可在腹腔镜（90%）或机器人（10%）辅助下通过微创方式完成，也可通过经腹的开放手术完成。20 世纪 80 年代，Gerald Marks 提出经肛入路的 TME，用于在放化疗（radiochemotherapy，RCT）后、体弱以及肥胖等具有"困难骨盆"的低位直肠癌患者中完成手术。20 世纪 90 年代，其子 John Marks 结合腹腔镜的使用对这一方法加以更新 [10]。这些技术都属于联用两种方法的杂交技术，因而被称为经腹经肛直肠切除术（transabdominal transanal，TATA）[11]。

与大多数研究者相同，笔者以经肛入路完成超低位直肠癌"自上而下"TME 的括约

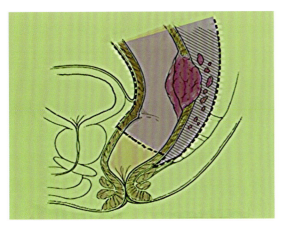

图 43.1　直肠癌的 TME 切除原则。直肠系膜及其尾部包裹在筋膜形成的"信封"被整块切除

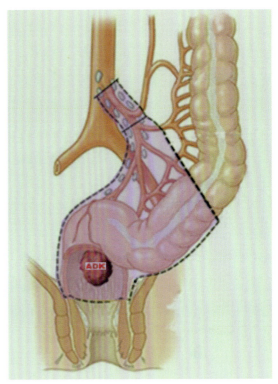

图 43.2　直肠癌肿瘤学切除及淋巴结清扫的金标准

肌间切除（intersphincteric resection，ISR）步骤，也经肛以 TEM 平台完成局部全层切除。近年来，一些外科医生提出，可以采用 Gerald 和 John Marks 在 TATA 中提出的概念，以经肛可视内镜平台协助完成腹腔镜 TME 中远端直肠的操作步骤。Zorron（2014）将这种入路命名为"自下而上"的 TME，与"自上而下"的 TME 相对应[12]。但在这种方式中，经肛逆行完成的仅有远端或部分直肠系膜的游离，因此将该方式称为远端部分或全直肠系膜分离术（total mesorectal dissection，TMD）可能更加合适。这两种技术都使用联合方法完成（经肛和腹腔镜），在本书的其他章节中有详细的描述。

笔者的研究领域集中于探索完全以经自然腔道内镜手术（natural orifice transluminal endoscopic surgery，NOTES）完成全部手术步骤的可能性，包括：切除直肠及直肠系膜，分离肠系膜下血管，整块清扫淋巴结（图 43.2），经肛取出标本，并行结肠直肠吻合或结肠肛管吻合。直肠的肿瘤学切除术要求完整切除直肠及由直肠固有筋膜包绕的全直

肠系膜，获得阴性的远近端切缘（R0 切除），并整块切除系膜内的肠系膜下血管和淋巴结（图 43.3）。多数研究者还游离脾曲，但其目的仅为确保吻合口无张力，而非其他肿瘤学因素。

人们已针对早期直肠癌的治疗提出多种不同的技术。20 世纪 80 年代早期，Gerhard Buess 使用一种专门设计的手术器械（即 TEM）引入了局部全层切除术，并在一些经筛选的病例中取得了成功[13]。手术的局部复发率很低，但并不是零。笔者认为，肿瘤学治愈性的切除必须包括对直肠系膜内淋巴结的分析，以降低局部复发导致治疗失败的风险。为避免低估肿瘤的真实分期，获得尽可能准确的肿瘤分期尤为重要。

2010 年 6 月，笔者首次以完全经肛入路

图 43.3 男性中骨盆横断面及筋膜的解剖标志

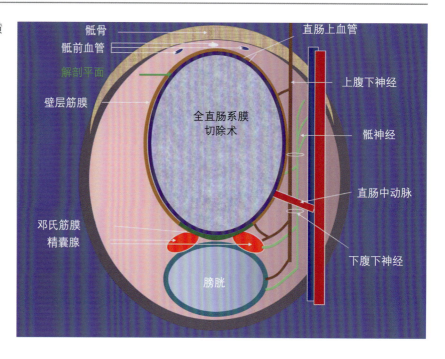

完成了直肠及其系膜"信封"的肿瘤学切除术。患者是一位 55 岁男性，职业为家庭医生，行直肠中段息肉切除术后发现局部复发，肿物的形态疑似为侵袭性病变，但活检未能证实恶性。因术后存在功能结局不良的风险，患者拒绝了标准的根治性手术治疗（自上而下的 TME）而更愿意选择经肛局部切除。根据肿瘤的特点，笔者为患者实施了完全 taTME。最终病理结果提示侵袭性腺癌，分期为 pT2N1（1/15 淋巴结转移阳性）。

这是 1 例完全 taTME，手术时间很长，大约 6h，除了腹膜后、纵隔与颈部间隙的弥漫性气肿外，患者术后病情平稳，恢复相当快。随后患者接受了辅助放化疗。随访 6 个月后，发现了肝转移灶，并及时予以切除。目前该患者无病生存，且功能结局良好。

笔者在下一例患者中也实施了完全 taTME 以根治其肿瘤。但考虑到这位患者曾接受新辅助放疗，在吻合肠管之前在右髂窝建立了一个通道行腹腔镜探查，用以控制血管分离的质量，协助肠管的游离，并完成保护性回肠造口。

分析这些初步经验后，笔者标准化了该手术的步骤。现在看来，这些步骤具有较强的可重复性。随着手术过程的改进，手术时间显著缩短。近期，一位女性患者（BMI=29kg/m^2）接受了完全 NOTES 入路的直肠癌手术。她此前没有腹盆腔手术史，肿瘤位于直肠中段，分期为 T2N0（图 43.4，图 43.5）。手术在 2h 内完成。由此可见，笔者已较好地总结和规范了手术步骤。但该手术的技术要求很高，其适应证仍局限于早期肿瘤。

患者选择

实施完全 taTME，最为重要的是选择合适的患者。在与患者充分讨论这一术式的风

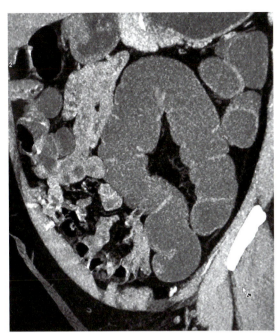

图43.4 CT 显示长而柔顺的乙状结肠肠袢（完全 taTME 的理想病例）

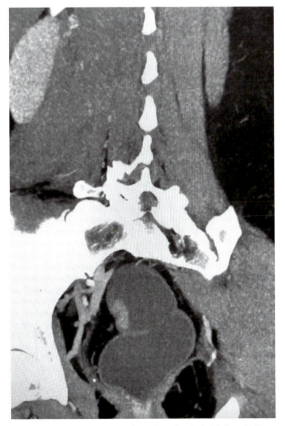

图43.5 CT 显示 T2 期直肠中段侧壁癌（同一患者，完全 taTME 的理想病例）

险、获益和替代措施后，同意接受该手术的患者被纳入了完全 taTME 前瞻性试验。目前，笔者选择了中低早期直肠癌患者（T1，T2 期）（图43.6），而排除了局部晚期（T3、T4 期）的患者。

外科技术

手术设备

手术设备与器械对这一手术的成功至关重要。笔者使用 TEO® 平台（Karl Storz Tuttlingen，Germany）。这是一个直径 4cm 的直肠镜操作套管（图43.7），远端呈上长下短的斜面，近端的转换器上有多个器械通道，可经其置入直径最多 2cm 的纤维内镜等不同尺寸与功能的器械进行操作。每个器械都配备特殊的密封帽以保持密封。

TEO® 的内镜及操作套管有短、中、长 3 种规格，分别为 7.5 cm、15 cm、20 cm。以扩张器充分扩肛后，套管被置入直肠内，并以带关节的支臂固定在手术台上。调整支臂可以改变 TEO® 的位置，使得镜头能够向直肠近端移动，这在完全 taTME 中是必需的。手术操作必须在套管的轴线上完成，因此操

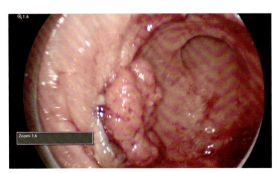

图43.6 内镜下所见 T2 期直肠中段癌

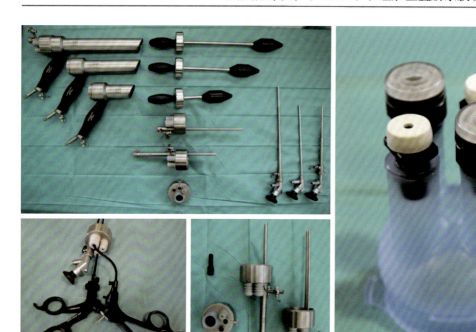

图 43.7　Karl Storz 公司的经肛内镜手术用 TEO® 平台

作空间的大小由套管的尺寸、长度及手术器械的尺寸决定。TEO® 平台的主要优点是套管的形状能够提供环形的张力，这与内镜医生使用透明帽暴露视野，以便在其内部切除息肉的过程类似（图 43.8）。通过提供环形张力，TEO® 可暴露出更大的手术视野，使术者能够在视野正中安全地进行分离。同时，无须额外使用拉钩便可在分离平面上形成通道。这使得术者可独自一人完成操作。

　　除转换器上的操作通道外，直肠镜镜身上另有 2 个接口，1 个是气腹口，1 个是镜面冲洗口。TEO® 套管的手柄上还有 1 个排烟口。为了建立操作空间，有效排出术中产生的烟雾从而保证清晰的手术视野，必须使用可连续高流量注入 CO_2 的专用恒压气腹机（ENDOFLATOR® 40 SCB, Karl Storz, Tuttlingen, Germany），气压一般设为 12 ~

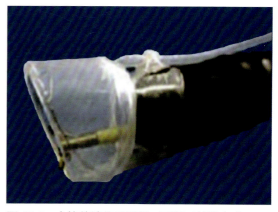

图 43.8　内镜前端的透明帽，可用于辅助完成 EMR

15mmHg。可将所使用的电外科能量平台设为低功率（20w）以减少烟雾的产生。

　　为了减少烟雾，笔者使用低功率（20w）装置和现代化电能量装置。该平台包括 1 个固定在设备上的 4.5mm 摄像机镜头，并通过光缆连接到冷光源。镜头的顶端是向下倾斜 30° 的 Hopkins®。摄像机镜头的镜筒长度有

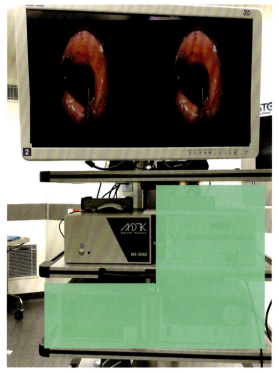

图 43.9　MedicalTek：用于 2D–3D 实时视频转换的盒子（同时支持 2K 和 4K）

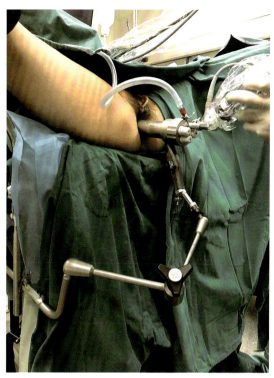

图 43.10　U 形关节臂固定在手术台上，以维持 TEO® 设备

2 种，1 种是 21cm，适用于 7.5cm 和 15cm 平台；1 种是 28cm，适用于 20cm 长度的设备。镜头连接的是全高清 2 K 视频腹腔镜摄像机。最近，笔者使用了 4 K 摄像机（奥林巴斯）并测试了 2 K / 4 K 3D 摄像机（图 43.9）。

按照人体工程学，液晶显示器（LCD）监视器（最小 35° 对角线）安置于耻骨上方。使用特殊的可高压灭菌的 U 形固定系统将 TEO 设备固定在手术台上，其上带有 HR 旋转插座的快拆接头以便将 KSLOCK® 固定在手术台上。它适用于欧洲和美国标准导轨，侧面有可用于调节支架高度和角度的夹具（图 43.10）。

TEO® 面板由 3 个通道（2 个 5mm 和 1 个 10mm）组成（图 43.11），可以插入手术器械，其中包括与常规腹腔镜手术所用的相同的器械，因此，TEO® 类似于 TAMIS。也有适用于 TEO® 和 S–Portal® 系统的特殊装置（Karl Storz, Tuttlingen, Germany），长的操作器械和 S. Wexner、J. Leroy 研发的带旋转尖端的双曲线仪器。

单极装置可以连接到任何类型的腹腔镜设备。根据笔者的经验，具有最佳性能的单极工具是由日本 Olympus 公司设计的具有吸烟装置的 5 mm HF 单极电刀（图 43.12）。还推荐使用其他能量设备（如 THUNDERBEAT® 平台或 LigaSure Advance®（美国康涅狄格州纽黑文，Covidien），来安全可靠地闭合血管。为控制局部出血，不仅使用双极电凝以及单极电凝，必要时还使用 Olympus 公司 J. Okuda 设计的集吸引、冲洗、单极电凝为一体的远端止血器（图 43.13）。

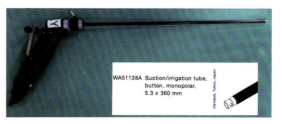

图 43.13　集吸引、冲洗、单极电凝为一体的远端止血器（用于控制盆腔出血）

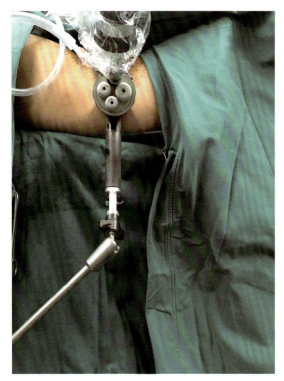

图 43.11　固定在 TEO® 上的通道帽，有 3 个工作通道，其中 1 个用于镜头

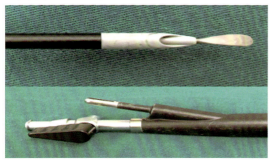

图 43.12　带排烟通道的单极电刀（Olympus，日本）

步骤

所有患者均接受标准的术前肠道准备。具体而言，患者接受 3 ~ 8 天的无渣饮食，并且在手术前 1 天施行机械清肠。笔者根据最新的指南数据，对肠道准备的方案进行了修改，包括将完整的机械性肠准备与口服抗

生素结合使用[14]。

该操作的具体步骤在已发表的文章中进行了详细描述[28]。在全身麻醉下，将患者仰卧在截石位 / Lloyd–Davies 体位下，安置导尿管，并在小腿周围放置填充物以保护小腿的腓总神经。患者的臀部应略微超出手术台的下缘。采取预防血栓形成的措施，包括防血栓弹力袜、间歇性气动压缩装置和静脉足泵。推荐使用可以遥控的能够改变体位的手术台。

如前所述，控制监控屏幕位于术者视轴方向的耻骨上方。出于安全原因，控制面板元件（CO_2 气压，CO_2 输出，供气量，能量装置）应放置在手术团队视觉范围内以便快速使用。腹腔镜设备应提前在手术室准备好，以备万一转换或联合使用。如果需要通过腹腔入路，则患者体位也要兼顾，方便这两种方法的实施。术者和 1 ~ 2 助手坐在患者两腿之间操作，助手将操纵 TEO® 以便在手术过程中不断改变位置（图 43.14）。

解剖

步骤 1：荷包缝合关闭直肠远端

为了防止粪便和癌细胞污染并避免结肠充气，在距离肿瘤下缘的远端 1 cm 处行荷包

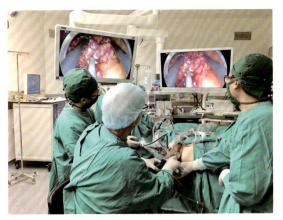

图 43.14 接受 taTME 安装的患者及手术团队

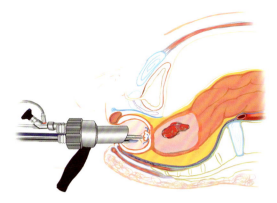

图 43.16 荷包缝合位置应至少在肿瘤下 1cm

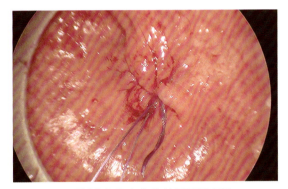

图 43.15 采用荷包缝合完美封闭远端直肠

缝合（图 43.15）。缝合必须紧密，以避免近端直肠和结肠充气（图 43.16）。 然后用碘伏溶液大量灌洗远端直肠，对远端肛门直肠进行消毒。

步骤 2：开放直肠后间隙

首先将直肠黏膜从 10 点向 2 点钟位置切开（图 43.17），进行全层直肠后壁切除术（图 43.18）。解剖平面从直肠筋膜的后方开始，并沿着后方中线的平面向上延伸。使用充气法进行的解剖切除有助于识别该空间（图43.19）。根据笔者的经验，在大多数情况下，解剖是在骶前筋膜后进行的。最近，我们已成功地沿骶前筋膜和固有筋膜之间的平面进

行，打开的这平面正好在融合点之上，很容易进入 RJ Heald [2] 所描述的"神圣平面"（图43.1）。该胚胎平面不仅利于肿瘤的精确切除，而且提供了安全的、不损伤盆腔自主神经的无血管区平面。向头侧解剖越过骶骨尖，腹膜后间隙正好暴露于主动脉分叉下方。在完全 taTME 技术中，可以用 TEO® 直肠镜自上而下向前推进并从侧面达到骶骨岬水平。通过使用 TEO® 平台的"肛门支架"作为圆形拉钩展露手术视野，对直肠系膜向前和内侧有效牵开。

步骤 3：头侧和侧向游离

如果最初进入的平面不是"神圣平面"，而是位于前筋膜后方间隙，则必须注意避免向后切开，否则可能会伤及自主神经丛和骶前静脉。当进入骶前间隙而不是"神圣平面"时，随着向头侧和两侧面的游离，操作会越来越困难。

随着侧向游离的进行，15 cm 长的 TEO® 直肠镜会进入到直肠和侧壁筋膜之间的位置。这将逐步显示直肠中血管，并暴露自主神经分支，该分支穿过直肠侧壁骨盆筋膜，

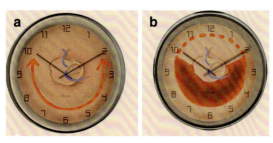

图 43.17　荷包线下切口绘制 (a：后，b：前)

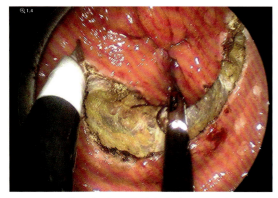

图 43.18　从 2 点到 10 点钟方向全层切开直肠

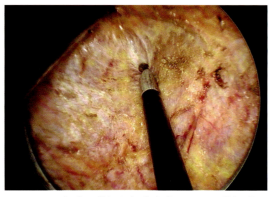

图 43.19　直采用单极电凝分离直肠后和骶前间隙。无须另一个牵开器，只要缓慢推入 TEO® 以打开间隙

位于直肠和直肠系膜的外侧神经丛（包括勃起神经）（图 43.20，图 43.21）。

需要注意的是，在完全 taTME 分离中，由于腹膜反折未被切开，未进入腹腔。在这种解剖操作中，影响手术暴露的主要因素不是 CO_2 气体的压力，而是 TEO 直肠镜的变动。CO_2 只在低压（12 ~ 15mmHg）下使用，以

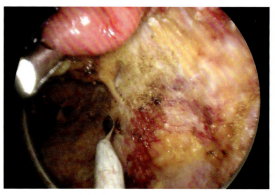

图 43.20　左外侧分离，沿外侧壁筋膜滑动（白色结构）。可见神经分支穿过

保持良好视野。安全进行骨盆外侧游离的标志是沿着侧壁骨盆筋膜的内侧走行，筋膜呈白色，这样可以避免对解剖结构包括下腹壁神经丛的医源性损伤（图 43.22）。

步骤 4：向前扩展直肠周围间隙

一旦完成了直肠系膜的后壁和侧壁剥离，其余的远端直肠将从 2 点到 10 点钟位置进行游离（图 43.17，图 43.23）。女性患者必须完全解剖直肠壁才能进入直肠阴道平面（图 43.24），男性患者必须游离出前列腺后平面（图 43.25）进行解剖直至达到腹膜反折水平。

步骤 5：游离前腹膜反折并打开腹腔

此步展示了女性直肠子宫窝（道格拉斯窝）（图 43.26）和男性直肠膀胱窝（图 43.27）。与经腹切除一样，这一步骤在男性患者中更加困难。对于病变位于前壁的男性患者，双层的 Denonvilliers 筋膜应保留在直肠系膜上以确保肿瘤清除，并且注意防止泌尿生殖道受伤（前列腺、精囊和尿道）。对于这些步骤，TEO® 平台可通过牵拉筋膜提

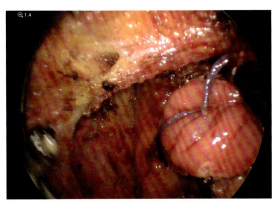

图 43.21　右外侧分离，肉眼可见神经丛

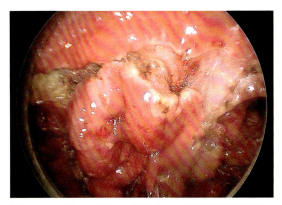

图 43.23　从 2 点到 10 点钟方向全层切开直肠前壁

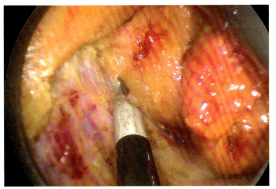

图 43.22　右侧壁筋膜（白色），保护前腹下神经丛

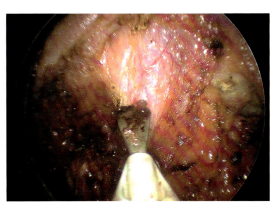

图 43.24　女性患者，邓氏筋膜，可见道格拉斯窝

供充分的暴露，这有助于精确、安全地进行解剖。

步骤 6：继续进行直肠系膜和腹膜后腹腔的解剖

　　一旦打开腹膜反折，将直肠轻轻向下牵拉，以暴露和分离直肠系膜根部的侧方（图 43.28）。接下来，通过腹膜入口点沿着道格拉斯窝将直肠头侧推入腹腔。此时，患者处于倾斜的 Trendelenburg 体位，使得小肠尽可能坠入腹腔上方，更好地暴露盆腔。就像传统腹腔镜手术一样，借助腹腔内 CO_2 气压将小肠推向腹腔，使其远离盆腔以利于手术的实施。向前推直肠可暴露出直肠根部与侧方

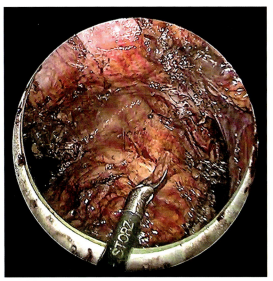

图 43.25　男性患者，邓氏筋膜前叶、直肠后壁和道格拉斯窝

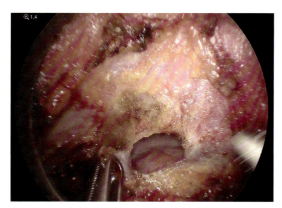

图 43.26   女性患者，打开道格拉斯窝

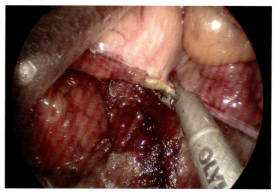

图 43.28   直肠系膜根部左侧的近侧分支

暴露（图 43.32），通过该套件可以沿肠系膜下血管背侧解剖至乙状结肠系膜根部。继续在乙状结肠系膜腹膜后进行游离可以暴露肠系膜下动脉（IMA）的起始部（图 43.33）。将乙状结肠内侧及外侧腹膜游离并抬高腹侧肠系膜，有利于视野的暴露。在该步骤中，较长的器械（43cm）有助于术者获得更好的手术角度，也更符合手术人体工程学。

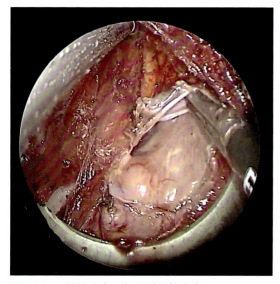

图 43.27   男性患者，打开道格拉斯窝

步骤 8：离断肠系膜下血管和乙状结肠系膜

从肿瘤学角度出发（以及提高可及性），IMA 高位结扎是标准的手术术式（图 43.34）。另外，对于早期肿瘤及良性病变，可对直肠上动脉的分支进行游离[15-17]。在使用 THUNDERBEAT® Type S（奥林巴斯，日本东京）或 LigaSure®（柯惠医疗，美国纽黑文）封闭或夹闭肠系膜下血管后进行低位或高位离断（图 43.35）。随后离断 IMV，并在 IMA 高位结扎后离断左结肠动脉。

形成的间隙（图 43.29），利于分离腹膜后间隙。

步骤 7：游离肠系膜下血管根部

现在使用 20cm 长的 TEO 长直肠镜。通过单极电刀在直肠后平面推进至骶骨岬。注意防止损伤后方的骶前静脉、内侧的直肠系膜、盆腔神经、输尿管和沿外侧走行的髂血管远端分支。随着直肠系膜根部的牵拉，进入主动脉前方的腹膜后间隙，小心地保留主动脉前筋膜和腹下神经丛（图 43.30，图 43.31）。如上所述，视野由圆形 TEO® 套件

在腹腔内进行乙状结肠系膜的离断（图 43.35），最佳离断部位为乙状结肠肠袢的最高点。可先将肠系膜离断，或通过 TEO® 装置上 12mm 的手术通道，使用直线闭合器离

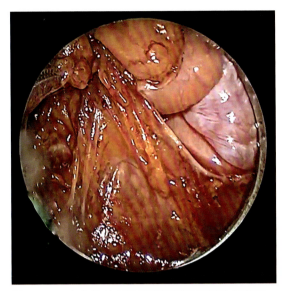

图 43.29 向上掀起直肠系膜根部暴露骶骨岬前面

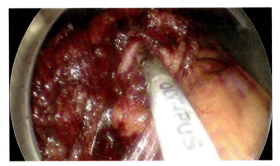

图 43.32 20cm TEO® 在完全 taTME 手术时腹腔内的视野（在分流造口前通过右髂窝戳卡观察）

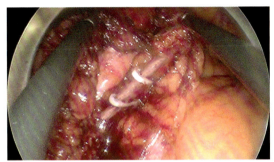

图 43.33 解剖 IMA 起始部

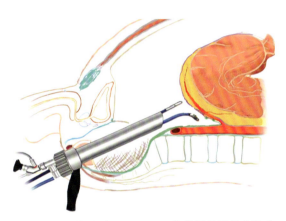

图 43.30 男性患者：20cm TEO® 从骶骨岬前方沿主动脉进入腹膜后间隙

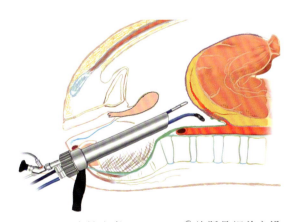

图 43.31 女性患者：20cm TEO® 从骶骨岬前方沿主动脉进入腹膜后间隙

断乙状结肠。应用密封装置（sealing device）离断肠系膜（图 43.36）。在分离最后，通过颜色判断血运情况，或用吲哚菁绿（ICG）评估肠道血流灌注情况（图 43.37）。为了更好地离断肠系膜，可将所有的直肠系膜向侧面推入右髂窝。

乙状结肠系膜离断结束后，将直肠远端通过 TEO® 直肠镜缓慢拉出（图 43.38）。轻柔地从腹腔中取出标本，过程中需注意保证直肠系膜包膜、血管蒂以及肠系膜淋巴结的完整性和质量（图 43.39，图 43.40）。同时确定近端切缘以及远端切除的极限（图 43.41）。

接下来，离断经肛拖出的乙状结肠。游离适当长度的乙状结肠，保留合适的血运，

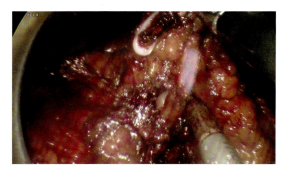

图 43.34　夹闭并离断 IMA 主干

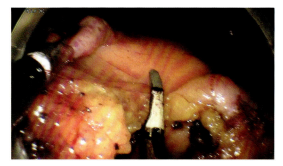

图 43.35　应用密封装置（sealing device）分离并离断 IMV

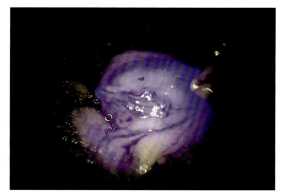

图 43.36　离断乙状结肠系膜

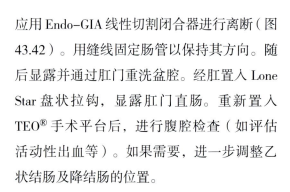

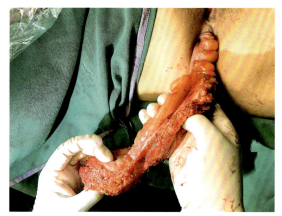

图 43.37　应用 ICG® 控制血运

应用 Endo-GIA 线性切割闭合器进行离断（图 43.42）。用缝线固定肠管以保持其方向。随后显露并通过肛门重洗盆腔。经肛置入 Lone Star 盘状拉钩，显露肛门直肠。重新置入 TEO® 手术平台后，进行腹腔检查（如评估活动性出血等）。如果需要，进一步调整乙状结肠及降结肠的位置。

步骤 9：低位结直肠或结肠肛管吻合术

吻合可以是端侧吻合或端端吻合的结直肠吻合或者结肠肛管吻合。根据临床情况进行吻合器吻合或手工吻合。端侧手工吻合相对容易，操作过程中根据操作平面选取 TEO 平台或 Lone Star 盘状拉钩（图 43.43）。可

采用间断缝合（首选）或连续缝合。

端侧吻合时，选取血运良好的肠管，在拟吻合处远端的对系膜侧切开结肠[9]。经过切开处置入抵钉座，并从近侧结肠对系膜侧穿出肠壁。然后，用直线切割闭合器在抵钉座和结肠切开处之间横行切段肠管。在抵钉座周围进行荷包缝合。将导尿管连接在抵钉座上作为抓手，以防抵钉座过度回缩进入腹腔。将抵钉座推入盆腔，随后将短 TEO® 再次经肛置入。检查盆腔是否有出血，并调整近端肠管方向确保肠管无扭曲。在吻合前，将引流管迅速置入盆腔，以排空残留的气腹。

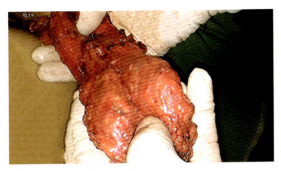

图 43.38　经肛拖出标本

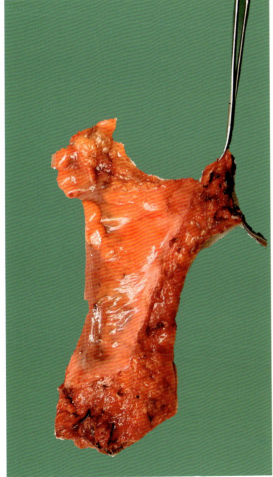

图 43.39　直肠标本的肉眼观

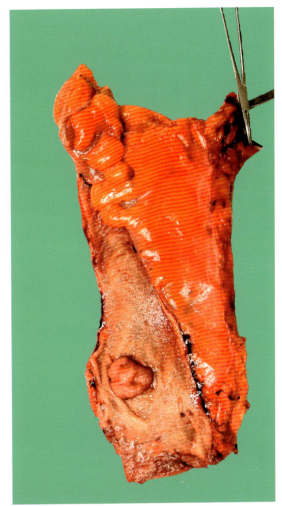

图 43.40　肿瘤切除及血管的质量控制

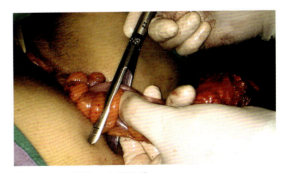

图 43.41　切除：末端边缘

移除抵钉座上的导尿管，使用凯特钳抓持抵钉座。将管状吻合器插入并连接抵钉座，通过镜下视野调节，进行吻合。

术后护理

术后应遵循快速康复（ERAS）原则，并

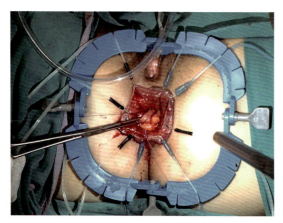

图 43.42 应用线性闭合器离断乙状结肠

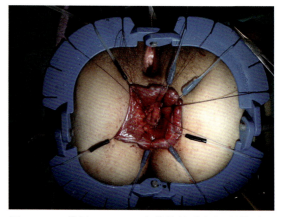

图 43.43 使用 Lone Star 盘状拉钩进行视野暴露，使用间断缝合进行低位结直肠的手工端侧吻合

给予标准镇痛方案（对乙酰氨基酚和口服阿片类药物）。

讨论

为什么选择完全 taTME？

完全 taTME 引起了笔者的关注。该入路通过提供了良好的视野范围以及更精确的 TME 解剖（尤其是早期直肠癌），可改善临床结局、肿瘤及功能预后。尤其是无疤痕的根治性切除可显著改善患者术后的愈合及恢复。因此，患者不仅术后能完全恢复活动和功能，并且接受辅助治疗的时间并没有明显的延迟。

借助于日本经腹膜后入路左半、右半结肠肿瘤切除术[18]及完全腹膜后妇科肿瘤淋巴结切除术[19, 20]的经验，笔者中心进行了经肛入路的直肠肿瘤切除。我们的实验及临床经验总结了完全 taTME 的可行性及安全性。在既往文献中，大多数报道了经肛直肠游离的混合技术，但未超过 S2 椎骨层面[21–30]。仅有少数团队进行了完全 taTME 手术[31, 32]。如

前所述，即使拥有了特定的专业技术，也只有特定的患者可以从该术式中获益。

为什么使用 TEO® 平台?

TEO® 平台不仅仅是戳卡装置。当 Gerhard Buess 开发革命性的 TEM 设备时，他提出了一种自动充气方法以暴露直肠腔[13]。但当时他只做直肠肿瘤的全层切除术，并没有想到使用该直肠镜设备可以作为隧道进行环形撑开，并且可以更彻底地整块切除。TEM 或 TEO® 这种硬质平台具有暴露解剖平面的优势，而 CO_2 气流有助于保持术野的清晰。TEO® 内镜可以在直肠确定方向，在腹膜后打开手术视野，该操作方式类似于内镜医生在 EMR 手术中端帽的使用方式（图 43.8）。

目前，笔者中心正在探索将 TEO® 与脚踏开关或语音控制的机械臂相连接的可能性，以改善人体工程学及功能性排列，使外科大夫无须熟练的助手，自己便可更自如、更迅速地操作，借此可降低手术成本。

为什么采用腹膜后入路？

数十年传统自上而下的 TME 经验告诉我们，直肠和结直肠的解剖是根据胚胎平面进行的手术，甚至是沿腹膜后进行。所有重要的血管和相关的自主神经都位于腹膜后间隙内。而 TME 主要沿该平面进行解剖，这成为该术式的主要挑战。因此，在解剖过程中需要注意重要血管和神经结构的保护。在笔者中心以及全球另外几家特定的中心中，完全 NOTES 自下而上的经肛直肠乙状结肠解剖已形成标准化术式。接受适当的培训及经验的积累，从腹膜后入路似乎是对血管丛处理的最佳方式[6, 8, 9]。笔者发表的数据结果也得到了其他专家的验证[33]。

游离脾区是否必要？

对于大多数医生，脾区的游离是 TME 的步骤之一。但是越来越的共识指出，脾区的游离不是必要的，越来越多的专家建议应根据患者实际情况进行选择。通过游离脾区，可获得足够的肠管长度，尤其适用于肠管超低位吻合。游离脾区对肠管的血供几乎没有影响，但会增加术中和术后并发症的发生率。正如 John Marks 的成功演示，在解剖或其他原因必须游离脾区的情况下，可应用合适的长器械进行经肛脾区游离[34]。该过程可用手术纤维光束镜作为辅助工具[9]，这使完全 taTME 包括脾区的游离成为可能。

教学与练习

无论是开腹、腹腔镜、机器人或是经肛入路的直肠癌 TME 手术，均对技术要求较高。根据既往经验，从腹腔镜手术应用至今，

手术步骤标准化对培养外科医生必不可少，传授者在教授新术式之前，自身应掌握并充分理解该技术。在笔者中心已经有大量针对特定患者的完全 taTME 的手术经验，并已标准化。最近，我们在 2h 内完成了 1 例完全 taTME 直肠癌根治术，患者为女性，T2 期直肠中段肿物，乙状结肠肠袢较长，无腹部手术史（图 43.4 ～图 43.6）。教授 taTME 并非易事，Sam Atallah 在最新的文章中证实了此事的难度[35]。应用新鲜的尸体模型进行训练似乎是最好的办法。在世界范围内，更先进的培训体系正在研发中[35-37]。

结语

进行腹部无疤痕的经肛 TME 肿瘤切除术是可行的。该概念主要基于为直肠肿瘤患者提供手术治疗为目的。

患者的选择十分重要。该术式的最佳适应证是经过或未经过新辅助治疗的中高位的早期直肠癌患者。完全 taTME 也可以用于处理纯内镜无法处理的"良性直肠息肉病"。在笔者的经验中，未经过新辅助放化疗的患者应避免造口转流。

该术式的主要局限性在于局部晚期直肠癌患者及肥胖患者。

自上而下以及自下而上的 TME 手术均是胚胎平面的手术。在进行完全 taTME 手术之前，必须牢记自上而下的解剖技术，以便更容易进行胚胎平面的解剖。

（胡茜玥，张筱倩，庄孟，刘正，王锡山译）

完全机器人 taTME：经验及挑战

Marcos Gómez Ruiz

引言

在过去的 20 年中，全直肠系膜切除术（TME）因为改善了直肠癌患者的预后，得到了外科医生的公认[1]。

与其他任何肿瘤外科手术技术一样，TME 手术质量直接影响局部复发和生存[2,3]。在直肠癌标本的病理评估中，环周切缘（CRM）和手术层面是明确的局部复发独立预测因子[4]。同时，不仅在肿瘤学方面，功能结局也对患者术后生活质量产生重大影响。在当前用于直肠癌治疗的外科手术技术中这些结果并不总是令人满意。

开腹手术治疗直肠癌是世界上大多数中心的治疗标准。这种方法在患者术后康复、疼痛、住院时间和出血等方面结果都不理想[5]。腹腔镜结直肠手术始于 27 年前[6]，以期改善开腹手术的临床、肿瘤学和功能结局，腹腔镜直肠切除术在短期临床结果中显示出明显的优势[7,8]。但是，ALaCaRT 和 ACOSOG Z6051 试验后来质疑了腹腔镜治疗直肠癌的肿瘤学结局。与开腹直肠癌手术相比，这些试验未能达到腹腔镜手术的肿瘤学非劣性结局[9,10]。

在 2000 年初，机器人辅助手术进入临床。这项新技术因为改进的立体视觉效果，更精巧的仪器设备以及可减轻外科医生疲劳感的出色的人体工程学设计，尤其是对于长时间复杂的手术而言效果更明显，因此比腹腔镜手术更具有明显优势。机器人辅助手术已被证明（在单中心的经验和一些荟萃分析报告中）具有较低的中转手术率、更好的 TME 质量，较低的 CRM 阳性率和更快恢复的泌尿生殖功能[11]。它比腹腔镜手术更容易学习，提高了自主神经保护和加快泌尿生殖功能恢复的可能性[12,13]。此外，在非常复杂的直肠癌 TME 中，例如经括约肌间切除以及经腹肛提肌切除，与腹腔镜手术相比，机器人手术具有更高的性能和安全性[14,15]。尽管有这些令人鼓舞的数据，但在与腹腔镜手术比较术后结果时，ROLARR 试验未能确立机器人辅助方法的明确优势[16]。此外，在成为新的标准治方法之前，还必须解决机器人手术的费用问题。

CRM 阳性率和局部复发之间存在密切关系。但是，机器人辅助 TME 手术对 CRM 阳性率的影响仍然存在争议。几项研究报告显示，与腹腔镜 TME 手术相比，CRM 的阳性率没有明显差异[17,18]。也有一些回顾性病例匹配研究发现，机器人辅助 TME 手术 CRM 的阳性率显著降低[19,20]。目前，评估机器人辅助手术中 TME 质量的文章有限[20]。回顾当前有关 CRM 的文献，是被定义为 <1 mm[21] 或 2mm[19] 的离散变量，而不是以 mm 为单位的连续变量。当然，如果肿瘤（或阳性淋巴结）CRM 阳性，此时不仅代表阳性切缘，还意味着 R1 切除。

Araujo 等[22] 发表的综述报道了 32 篇报告中的 1776 例接受机器人对直肠癌进行肿瘤特异性直肠系膜切除后患者的肿瘤学结局，报道显示病理结果无显著差异，淋巴结数目和 CRM 阳性率。在这些病例中，平均收获淋巴结数量在 10.3 ~ 20 枚之间，而 CRM 的阳性率在 0% ~ 7.5% 之间。尽管研究之间存在一定的异质性，但与腹腔镜手术和开腹手术相比，机器人切除后的 CRM 阳性率有降低的趋势。值得注意的是，对于直肠癌手术来说，TME 的切除质量和 CRM 的状态比获取的淋巴结数目要重要得多。

经肛全直肠系膜切除术

经肛全直肠系膜切除术（taTME）是为了克服手术的固有局限性，无论是开腹、腹腔镜手术，还是最近的机器人经腹（也称为前方）入路。实际上，在不利的解剖情况下，骨盆狭窄、内脏型肥胖、前列腺肥大或新辅助放化疗的患者中腹腔镜低位前切除术（LAR）仍然特别具有挑战性。在这些情况下，直肠的暴露、分离和远端直肠钉合极具困难。避免在狭窄的骨盆中进行远端闭合，从会阴

部分离似乎更具优势。在这种情况下，使用腹腔镜钉合器进行闭合非常困难，往往需要多次击发才能闭合，而这会增加吻合口瘘的可能性[23]。经肛吻合的潜在优势已经有国际注册研究报道，该研究报道的有关低位吻合数量和低吻合口瘘率的问题值得关注[24,25]。

自下而上（从尾侧到头侧）或者说逆行游离技术的思路可能为外科医生提供直视下操作并具有确定远切缘的一些优势。经肛在肿瘤下方进行荷包缝合可确保获得足够的肿瘤学远端边缘，充气可使直肠系膜分离利于直肠游离。近距离显露游离直肠系膜可减少对周围器官（如阴道、前列腺、盆丛神经和骨盆内血管）的损伤。更重要的是，从 taTME 角度游离避免了腹腔内骨盆结构和内脏的影响，因为在这种操作环境中，不需要为了游离直肠而将它们往头侧牵拉。

该技术本身要求进一步掌握骨盆的解剖结构以及熟练使用当前用于该术式的外科设备，包括操作平台和充气设备。但与机器人低位前切除术相比，因为 taTME 术中出现尿道损伤和具有更高的远切缘（DRM）阳性率而备受挑战[26]。

在 M.Whiteford 于 2007 年首次在尸体模型中描述 taTME 之后，P.Sylla 和 A. Lacy 于 2010 年将 taTME 在中段直肠癌患者中首次成功应用于临床[27]。自 2010 年以来，taTME 在全球范围内产生了重要影响，并且在过去 8 年来，与 taTME 相关的文献数量显著增加[28]。这一理念在欧洲、北美以及南美部分地区（如巴西）和东南亚得到国家培训计划的支持，以确保安全开展。

关于腹腔镜辅助 taTME 的一些队列研

究[29-32]表明，就短期结局而言，taTME 是可行且安全的，在入选的病例中可提供高质量的 TME 标本。Wolthuis 等[33]回顾了 20 项研究，包括 323 名患者，其中大多数研究是少于 100 名患者的单队列前瞻性研究。他们使用了多个经肛操作平台，腹腔镜采用多孔或单孔平台，手术分别经肛或经腹先开始。当选择两名手术外科医生同时手术时（塞西尔手术法），手术时间明显减少。

该综述清楚地表明，taTME 目前仍然以非标准化的方式开展，这反映了外科医生正在探索超低位直肠癌的技术极限。

已发表的排除 T4 期肿瘤病例的队列研究显示，CRM 阳性率为 0% ~ 5.4%[33]。最大的研究包括 140 名患者，报告 CRM 阳性率为 6.4%[34]。但该研究并未排除 T4 期肿瘤，且所有涉及 CRM 阳性的患者都可以通过 MRI 正确预测[35]。短期并发症和肿瘤学结局与其他腹腔镜 TME 病例队列相当[33]。

在迄今为止最大的 taTME 病例队列中[33]，CRM 阳性率为 2.5% ~ 6.4%。回顾性多中心研究中比较了 taTME 和机器人 LAR，CRM 阳性率相似[26]。为了更准确地评估这些数据并验证肿瘤学结局，还需要进行长期随访。

远端直肠癌（距肛缘 3cm 以内）的男性患者与 taTME 相关的尿道损伤的发生率很高，其部位在前列腺前尿道后壁。Atallah[36]在他的 taTME 北美培训计划中观察到，大约 20% 的受训者（都具有相当的直肠癌经验）在尸体实验中会无意间游离前列腺并进入不正确的层面，这强调了对此项不熟悉的技术进行充分培训的重要性，taTME 期间的其他注意事项包括对自主神经丛的认知[37]和相关章节中叙述的其他解剖结构。

通过适当的培训后，可以认为 taTME 是直肠癌外科手术治疗方式的真正进步。然而，它是否真正具有优势，仍需要系统的科学证明[38,39]。目前，已有相关随机试验来探讨这个问题。国际 taTME 注册中心迄今为止已报道 1500 多个案例[24,25]。在欧洲，已经设计并正在开展 GRECCAR II 试验[40]、COLOR III 试验[41]和 RESET 试验，这些试验将 taTME 与其他现有的方法进行比较。其中 COLOR III 和 GRECCAR II 是前瞻性多中心随机比较 taTME 和腹腔镜 TME 的临床试验，但仍需要数年才能有结果。在此期间，在专家中心外仍须谨慎开展该技术。

机器人经肛全直肠系膜切除术（Robotic taTME）

机器人 taTME 的临床经验始于 2013 年，Atallah 等[42]报道了第 1 例家族性腺瘤性息肉病和两个同时性肿瘤的病例。笔者小组报道了使用一个自主设计的 PAT 平台（Developia-IDIVAL，Santander，Spain）和 80mm GelPOINT 凝胶盖（Applied Medical，Rancho Santa，CA, USA）在尸体实验中的机器人 taTME 经验[43]。2013 年 8 月，笔者进行了欧洲首例临床病例[44]。迄今为止，关于机器人 taTME 的文献很少，并且所有这些都仅报道了早期经验[45,46]或少数案例，报道认为该技术可行且安全[47]。

Atallah 等发表了他们的使用达·芬奇 Si 机器人系统进行 taTME 的 3 例患者的初步经验[48]。他们用腹腔镜方法进行腹部操作，使用机器人进行 taTME。采用经肛微创手术（TAMIS）平台（GelPOINT 经肛操作平台）与机器人操作臂对接。

这 3 例患者中，平均年龄 45 岁（范围 26～59），BMI 为 32 kg/m^2（范围 21～38.5）。肿瘤大小为 2.5cm。所有病变均在直肠远端 5cm 内。平均手术时间为 376min。DRM 和 CRM 均为阴性，最短 DRM 为 1cm。1 名独立的胃肠病理学家对直肠系膜的切除质量进行了分级，其中 2 例接近完整，1 例完全完整。

笔者报告了最初 5 例完全机器人 taTME 的初步研究结果[49]。我们使用了经肛入路通道直肠镜（PAT, Developia–IDIVAL, Santander, Spain）。PAT 经肛置入，使用 GelPOINT 凝胶盖堵住直肠镜并放置戳卡。该平台（本质上是 TEO 和 TAMIS 的混合体）可与达·芬奇 Si 手术系统（Intuitive Surgical, Sunnyvale, CA, USA）最佳横向对接，而无须机械臂运动。所有患者均机器人辅助下多孔通道左半结肠游离，机器人辅助 taTME，超低结直肠吻合器吻合或手工结肠肛管吻合以及预防性回肠造口。4 名 Ⅲ 期患者在手术前接受了长程新辅助放化疗。在所有患者中，对 TME 标本的病理检查均显示直肠系膜完整，近端、远端和环周切缘阴性。通过这些初步结果，笔者认为该技术是可行的，并可提供良好的病理和术后结果。

目前，Li-JenKuo 等[50] 报道了最多的机器人 taTME 的病例。采用单个机器人游离左半结肠游离。在该研究中，有 15 位患者接受了机器人 taTME，其中 2 例中转开腹。出现的并发症包括 1 例输尿管损伤、1 例

Clavien-Ⅲ b 并发症（小肠梗阻）。

完全机器人 taTME: Santander 经验

手术步骤

下面将介绍使用达·芬奇 Si 手术系统和双对接技术在 taTME 的应用。

患者全身麻醉，插入导尿管，使用脚蹬将患者置于截石位，通过直肠指检以及直肠镜检查确认肿瘤位置。在腹部左上象限置入气腹针，注入 CO_2（平均压力为 12 mmHg）建立气腹。接下来，将机器臂戳卡分别置入右上象限（12～15mm 和 8mm），右下象限（2 个 8mm 戳卡）和脐周区域（12～15mm）。患者右侧倾斜位，首先用常规腹腔镜检查腹腔，确认没有明显的腹腔内粘连及肿瘤远处转移后，将达·芬奇 Si 机器人放置在患者左侧（图 44.1），将单极剪刀放在第 1 臂上，第 2 臂中放置带孔双极抓钳，在第 3 臂中使用双开孔抓钳，使用 30° 12mm 腔镜，首先游离脾曲，根部结扎肠系膜下血管。然后游离乙状结肠及降结肠，直到骶岬附近明确输尿管和髂血管。然后断开机器人手术系统的对接，将患者置于头低脚高位，并稍微向右倾斜，准备下一阶段手术。

当肿瘤距肛缘 3 cm 以内时可先进行部分括约肌切除术。首先，放置 Lone Star 盘状拉钩（Lone Star Medical Products Inc., Houston, TX）或 PPH 肛窥（Ethicon Endosurgery, Cincinnati, OH）。从肿瘤远端至少 1 cm 处环形切开黏膜和内括约肌。继续向头侧经括约肌间切除

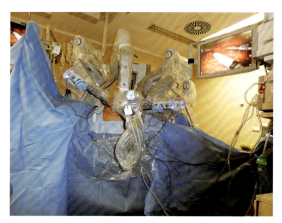

图 44.1　达·芬奇 Si 系统放置在患者左侧

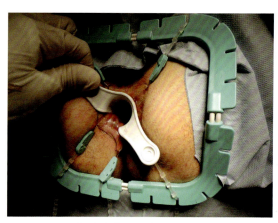

图 44.2　ISR 切除或荷包缝合法的肛管暴露

1 ~ 2cm，再行荷包缝合闭合肿瘤下方的直肠（图 44.2）。

闭合直肠后，经肛置入经肛操作平台直肠镜（图 44.3），将 80mm 的 GelPOINT 凝胶盖盖在此定制平台上。然后从凝胶盖置入机器臂戳卡，准备 taTME 手术。

12mm 或 8.5mm 的戳卡可以置入镜子。手术机器人的器械将插入两个 8mm 的戳卡，其距离至少为 4 cm，并置入 1 个 12mm 的戳卡用于辅助。接下来，达·芬奇机器人放在患者的左髋上方。然后将有孔双极抓取器放置在左侧的手臂 1 中，将单极剪刀放置在右侧的手臂 2 中，并通过 12mm 戳卡放置 30° 镜头。辅助戳卡主要用于辅助组织牵拉或进行抽吸或冲洗（图 44.4）。最好通过 5mm 或 8mm 的无活瓣戳卡使用 AirSEAL 系统（Conmed, Utica, NY, USA）作为充气工具建立稳定的气压。

如果患者未行部分括约肌切除（肿瘤距肛缘 3 cm 以上的患者），则先将 CO_2 直接注入直肠，压力为 8 ~ 10 mmHg。从荷包线的远端对直肠黏膜先单极电灼进行环周标记，

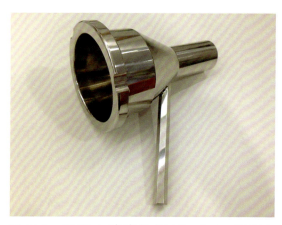

图 44.3　经肛入路直肠镜（Developia– IDIVAL, Santander, Spain）

然后将直肠全层切开。切开后气体充满残余肛管周围的间隙，利于盆腔结构显露和游离。前方沿 Denonvilliers 筋膜从阴道或前列腺后方游离直肠，直到切开腹膜反折，在腹腔镜辅助下经肛进行直肠后方和外侧直肠系膜切除。

结肠进行充分游离后，在腹腔镜辅助下经肛或通过回肠造口部位移除肠管。可以使用切口牵开保护套帮助（Applied Medical Inc., Rancho Santa Margarita, CA）。至于是选择手工端端结肠肛管吻合还是吻合器端端

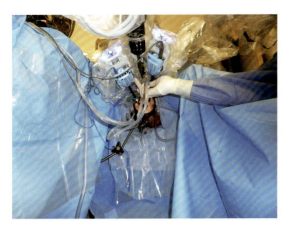

图 44.4 达·芬奇 Si 系统与经肛直肠镜 PAT 对接

结直肠吻合，取决于病例的具体情况和肿瘤的高度。然后行预防性回肠造口，并经腹放置盆腔引流管。

临床结果

2013 年至 2017 年间，笔者单位共完成了 37 例机器人 taTME。其中 1 例（2.70%）中转开腹。56.2% 的患者经肛取标本，37.8% 的患者通过造口处取标本，6% 的患者采用了耻骨上横切口取标本。并发症 C-D 分级如表 44.1 所示。患者平均住院天数为 7.54 ± 5.258 天（表 44.2）。3 名患者出现吻合口瘘（8.1%），其中 1 名为 C 级。

表 44.3 和表 44.4 描述了患者的 TNM 分期和 UICC 分布。收集的淋巴结中位数为 12.6 枚。病理学家评估的 TME 质量达到 94.6% 完整，有 2 例接近完整（5.4%）。所有患者的 DRM 和 CRM 均为阴性。肿瘤距肛缘的平均距离为 5.33cm（2 ~ 9cm）。在随访中，没有患者出现局部复发。

尽管笔者的经验仅限于 37 例，仍未度过 taTME 学习曲线，但把笔者的结果与国际

表 44.1 Clavien-Dindo 并发症情况

Clavien-Dindo 并发症		
	发生数（例）	百分比（%）
无并发症	28	75.7
Ⅰ	3	8.1
Ⅱ	3	8.1
Ⅲ	2	5.4
Ⅳ	1	2.7
总计	37	100.0

taTME 注册中心[25] 上发表的结果进行比较，我们较低的内脏损伤和直肠穿孔的发生率支持机器人 taTME 手术有潜在的优势[51]。为了获得最佳的手术质量，获得最佳的临床、肿瘤学和功能结局，借助外科器械获得出色的视觉和外科解剖学信息是十分关键的。

taTME 可能会提供更好的结果，因为它可以改善手术视野。机器人系统借助特有的仪器有利于手术操作。此外，还可以通过 3D 以及增强现实技术优化手术视野和信息。在盆腔外科手术中使用立体定向导航可通过增加操作精确度来提升安全性和肿瘤学质量的另一个重要步骤[52-54]。机器人和完全计算机化的系统可以利于该技术的实施[55]。

展望：新机器人平台

机器人直肠手术的临床广泛使用主要受经济成本和足够数量的临床经验的门槛限制。

如今技术进步是指数级的。达·芬奇外科手术系统开始机器人直肠手术不到十年，在此期间更新了 4 代系统：S、Si、X 和 Xi。SP 平台最近在泌尿外科中的使用已获得美国食品药品监督管理局（FDA）的批准，并且

表 44.2　平均住院时间（天）

住院时间					
	例数	最少时间	最多时间	平均时间	方差
住院时间	37	4	30	7.54	5258

表 44.3　TNM 分期

		例数	%
T	0	8	21.6
	1	8	21.6
	2	9	24.3
	3	12	32.4
总计		37	100.0
N	N0	32	86.5
	N1a	5	13.5
总计		37	100.0

表 44.4　UICC 分布

		例数	%
UICC	0	3	8.1
	Ⅰ	13	35.1
	Ⅱ A	9	24.3
	Ⅲ A	1	2.7
	Ⅲ B	6	16.2
	完全反应	5	13.5
	总计	37	100.0

可能会在未来 2 年内获得在结肠直肠手术批准。经过尸体实验的初步评估[56]以及香港中文大学（香港）医学博士 Simon Ng 报道的 3 例 taTME 临床使用的初步结果，似乎很有希望。

目前为单孔经自然腔道手术设计的新型机器人平台正在研发中。这些系统增加了可弯曲的柔性操作臂和镜头，这些操作臂和镜头可以由计算机辅助主从式系统部分或完全操作[57]。这样的系统可能会改变结直肠手术领域所特有的对复杂手术或腔镜手术的处理方式，但还需要仔细评估和验证。

2017 年，Flex® 机器人系统和 Flex® 结直肠（CR）驱动器系统（MedRobotics, Corp. Raynham, MA, USA）是一种用于结直肠外科手术的半机器人设备，专门用于经肛腔内应用，如根治性切除术（taTME），已获得美国食品药品监督管理局（FDA）的批准。该平台已经在尸体模型中使用，目前正在临床试验中进行评估[58]。其柔性机器臂的尺寸仅为 3.5mm，但没有机器人辅助，这是其局限性。其他限制包括在超过 15mm 的范围外缝合，Flex® 机器人在整个乙状结肠弯曲处送针和取针不便，会妨碍完成缝合。

其他单切口平台，如 SPORT® 手术系统（Titan Medical, Toronto, Canada）[59] 或多切口平台，如 Cambridge Medical Robotics、Medtronic、Medicaroid 或 Verb Surgicald 也正在为了 taTME 进行机器人研发。其中后者是 Google 和强生公司的合资企业，希望能将手术数字化，从而在计算机辅助技术下最终达到极限精准手术。

（曾子威，康亮，徐维，刘华山　译）

用于 taTME 的下一代机器人 **45**

Jessie Osborne Paull, Abdullah I. Alalwan,
Vincent Obias

引言

尽管近年来结直肠癌的发病率和死亡率都有所下降，主要是由于早期发现和治疗，但结直肠癌仍然是影响人类最常见的癌症之一。此外，最近的研究表明，年轻人的发病率有所上升[1]。直肠癌治疗的目标仍然是在保留直肠和括约肌功能的情况下完全切除肿瘤，多年来这一治疗在改善发病率和死亡率上已经取得了许多进展。

许多外科技术的发展是为了肿瘤的可及性，这是一个特殊的解剖限制和挑战。非线性解剖阻碍了可视化和器械操作，有时会导致手术切缘阴性在技术上更加困难。在 1982 年，Heald 提出了全直肠系膜切除术（TME）[2]，它是基于这样的观点，即直肠和直肠系膜具有相同的胚胎起源，因此共享淋巴和静脉系统，这就使癌症在它们之间扩散。TME 将直肠癌的治疗从 Ernest Miles 医生的经腹会阴联合切除术（1908 年）转变为直肠系膜和直肠完整切除的手术。后来 TME 成为直肠癌治疗的金标准，研究结果表明，5 年无病生存率从 68% 提高到 80%，10 年则从 66% 提高到 78%[3]。

20 世纪 90 年代，随着腹腔镜时代的兴起并占据外科手术的主导地位，腹腔镜手术在直肠肿瘤治疗中与开放手术相比，不同的研究结论并不一致。在随机临床试验中，如 COLOR Ⅱ、COREAN 和 CLASICC，结果表明腹腔镜 TME 具有更好的近期疗效，远期疗效与开放式 TME 相当[4-6]。然而，在最近的研究中，如 ALaCaRT 和 ACOSOG Z6051，它未能证明腹腔镜 TME 与开放手术相比病理结果的非劣性[7,8]。这种失败是由于腹腔镜器械的刚性和直线性，导致操作能力差，尤其是对于局限在非线性管腔内、狭窄的、受限的骨盆内的低位直肠肿瘤。机器人辅助直肠手术的引入是对腹腔镜技术局限性的一种回应。尽管机器人平台以其改进的可视化和易操作性而得到认可，但并未有相关数据加以证实。相反，研究报道了两种方法在肿瘤学和功能方面效果相当，从而提出了成本效益的问题[9,10]。

经肛手术的发展

传统的"自上而下"的直肠癌治疗方法以及所有的外科进展，都将开放式 TME 手术作为直肠癌治疗的金标准。同时，通过探索混合入路，Gerald Marks 博士于 1984 年提出了一种"自下而上"的概念，即采用经肛经腹（TATA）直肠乙状结肠切除合并结肠肛管吻合作为保留括约肌的技术，以行根治性直肠癌切除术[11]。在各种研究中，TATA 成功地避免了患者永久性的结肠造瘘，并为化放疗的低位直肠癌患者提供了极好的肿瘤学治疗效果[12]。

技术设备的引进始于 1980 年，Knight 和 Griffen 引进了低位直肠吻合术的双吻合器技术。两年后，Gerhard Buess 博士开发了经肛内镜显微外科手术（TEM），这是一种由光学立体镜、手术器械和专门的充气系统组成的设备。有些研究表明，在外科手术中应用 TME 比标准的经肛切除术效果更好[13]。而高设备成本和陡峭的学习曲线阻碍了 TEM 的大规模应用。

为了寻找一种学习曲线短、成本低、效果相当的理想方法，经肛微创手术（TAMIS）于 2009 年作为 TEM 的替代品出现在外科手术中，它具有经济性、可及性，而且在直肠腔内的可视性更好（360° 对 TEM 的220°）。它改进了腹腔镜单孔供经肛使用，因此，所有标准的腹腔镜设备也可以经肛使用[14]。

2009 年，Sylla、Rattner、Delgado 和 Lacy 实施了第 1 例经肛全直肠系膜切除术（taTME）[15]。他们从 TATA 的经验中获益，并使用了 TEM 平台（TAMIS 当时仍在开发中）。随后，2013 年对 20 例直肠癌患者进行了一系列研究，取得了令人满意的结果，显示经肛 TME 是安全可行的。尽管 taTME

在世界范围内越来越多地被采用，病例系列中的初步结果也令人鼓舞，但大规模的如 COLOR Ⅲ 和 taTME 验证最佳手术入路的研究仍在进行中。此外，它的适应证、标准化、长期结果和学习曲线的斜率也需要进一步阐明。taTME 的确切适应证和禁忌证尚未确定，在撰写本文时，还不存在正式的关于 taTME 的 NCCN 指南和建议。

经肛机器人技术的初步进展

腹腔镜手术的历史和向机器人技术的转变是一个自然的过程，TAMIS 也同样经历了类似的过程，并进入机器人时代。经肛手术的机器人入路最初是由 Atalah 博士和他的同事使用达·芬奇®外科系统（Intuitive Surgical, Sunnyvale, CA, USA）报道的直肠肿瘤局部切除术（图 45.1）[16]。这是一个自然的步骤，通过机器人平台逐步靠近 TME 手术，以下这些固有的和新颖的特性被认为克服了 TAMIS 和 TEM 在经肛手术中有限的可操作性：

1. EndoWrist® 仪器的运动；
2. 手臂交叉；
3. 灵巧精准；
4. 重新分配控制台中的左侧/右侧控制装置；
5. 具有视频放大功能的三维高清图像。

taTME 机器人平台的临床试验证明了其在中下段直肠肿瘤手术的可行性[17]。2012 年，在第 1 例病例中，Atalah 博士和他的团队使用了达·芬奇®机器人手术系统（Intuitious

图 45.1　达·芬奇
Si 外科机器人操作
系统（图片由 Sam
Atallah 博士提供）

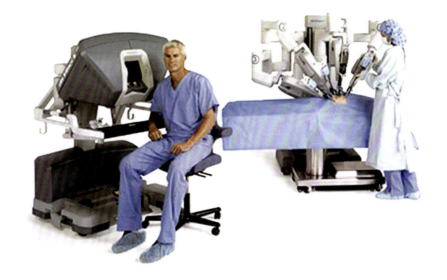

Surgement，Inc.，Sunnyvale，CA，USA）。根据研究者的说法，Single-Site® 达·芬奇® Si port 未用于 RATS-TME，因为使用 5mm 非腕带直形器械，其内部灵巧度较低。鉴于之前的团队经验，GelPOINT "TAMIS port" 被首选为平台，因为它通过刚性圆柱形通道为括约肌提供保护，不受机械臂的影响，可容纳 8.5 mm 的机器人摄像头和工作臂，并允许床边助理操作 5 mm 的抽吸冲洗器设备。这是 1 例 51 岁女性，BMI 为 35.3 kg/m，诊断为家族性腺瘤性息肉病。患者的直肠癌位于距肛门边缘 4cm 处，并伴有结肠肝曲肿瘤。总手术时间为 381min（全结肠直肠切除术联合机器人 taTME 手术）。所有的切缘都是阴性的，根据标准的 TME 分级，全直肠系膜切除术被认为是接近完整的，因为下段有 1.5cm 的缺损。患者于术后第 3 天出院，术后 6 年无病生存。

自从 Atallah 博士的研究小组进行了第 1 例使用 GelPOINT-TAMIS 平台和 5mm 仪器的类似手术装置的 TME 手术，Verheijen 等进行了第 1 例 RATS-TME 手术，患者为 48 岁

女性患者，BMI 为 23.6kg/m²，术前结肠镜检查显示距肛缘 8cm 处有直肠圆形肿瘤[18]。手术时间为 205min，估计失血量为 50mL，术中无机械臂碰撞。患者在术后第 3 天出院，最后的病理报告显示全系膜切除术，切缘阴性，直肠系膜完整。无术后并发症报告。

其他前瞻性研究证明，达·芬奇® Si 平台可成功应用于 RATS-TME。在一个包括 4 名男性和 1 名女性患者的研究中，平均年龄为 57 岁，平均 BMI 为 28 kg/m²，肿瘤平均距肛缘 5 cm，直肠系膜标本的所有边缘均阴性，所有患者在 3 个月的随访中均无疾病[19]。平均手术时间 398min，无术中并发症，平均住院时间 6 天，术后报告 1 例吻合口瘘。

Atallah 博士和他的团队在最初的报告之后，报道了对另外 4 个病例进行的选择性远端直肠癌 TME 手术的经验[20]。病例包括 3 名男性，1 名女性，平均年龄 44 岁，BMI 为 29 kg/m²，肿瘤距肛缘 1 ~ 5cm。手术时间平均 376min，估计失血量为 200mL。患者术后平均住院 4 天，所有最终病理报告均显示直肠系膜标本完整或接近完整，所有病例均行

R0 切除。值得注意的是，每个标本中平均包含 27 个淋巴结（范围 15 ~ 39）。在 9 个月的随访中，1 位患者出现了切口血肿，患者出现了无症状的亚段肺栓塞，另 1 位出现造口大量排泄引起的脱水。在这段时间内均没有复发的迹象。Huscher 博士及其同事在 2015 年进行的另外一系列病例显示了类似的结果 [21]。在他们的系列研究中，7 名患者（3 名男性，4 名女性）接受了 RATS-TME 联合经腹腹腔镜血管结扎和结肠游离。患者平均年龄 63.2 岁，平均 BMI 为 29.9kg/m²，肿瘤位于距肛缘平均 2cm 处。经肛手术时间 55.5min，6 例全系膜切除，1 例接近完全切除，平均每个标本收集淋巴结 14 个（10 ~ 20 个）。1 例患者在术后第 2 天发生直肠出血，需要输血。

迄今为止最大的系列研究包括 15 名患者，他们接受了 RATS-TME 和经腹单孔根治性直肠切除术 [22]。包括 8 名女性和 7 名男性，平均年龄为 60.3 岁，平均 BMI 为 21.97 kg/m²，病变距肛缘平均 3.3 cm，使用达·芬奇® Si 平台和前面描述的 GelPOINT-TAMIS 平台手术装置进行了 RATS-TME 手术。平均手术时间为 473min，估计失血量为 33mL。直肠系膜标本平均有 12 个淋巴结（范围为 8 ~ 18 个），所有边缘均清晰可见。术中无经肛并发症，但有 1 例左输尿管横断发生在经腹操作部分。术后发生 1 例浅表伤口感染，随访 1 个月无死亡。尽管早期数据显示出继续手术的可行性和令人满意的肿瘤结果，但必须注意的是，鉴于这种机器人方法的新颖性，能够证明患者远期预后的改善以及对患者治疗价值提高的大规模临床研究尚未开展。

Flex® 机器人系统

在过去的几年里，为经自然腔道手术设计的新型机器人平台配备了灵活的效应臂和摄像机，已经成功地应用于耳鼻喉科和泌尿外科手术中。其中最引人注目的是 Flex® 机器人系统（Medrobotics，Corp.Raynham，MA，USA）（图 45.2）。自 2015 年首次将该平台应用于经口机器人手术（TORS）以来，已经对良性病变和癌症进行了安全性和有效性测试 [23-26]。关节内镜机器人在肛门直肠区域的非线性解剖结构的实用性得到了认可，2017 年 5 月 4 日，美国食品药品监督管理局（FDA）发表了 Section 510（k），增加了对 Flex® Colorectal （CR） Drive 的批准，特别是用于结肠直肠手术的机器人手术。作为一种经口咽部的工具，该平台最初缺乏保持气动密封的机制，但该技术已采用了无瓣膜的充气系统（namely, AirSEAL®, Conmed, Inc., Utica, NY, USA）。

Medrobotics Flex® 系统是一种操作员控制的计算机辅助柔性内镜，具有远程用户操作功能。它利用了一个带高清晰度显示器的多连接关节镜，允许通过非线性解剖结构（具有近 180° 的灵活性），给传统的腹腔镜和机器人线性摄像机和仪器带来重大挑战（图 45.3）。通过使用充气系统，外科医生能够推进和操控内镜，可以清晰且轻松地到达从肛门到远端乙状结肠的解剖靶点。85° 调节关节的活动器械通过两个 3mm 的操作孔十分便于解剖和缝合（图 45.4）。目前，Flex® 机器人系统可使用 7 种仪器，具有可选的双极和单极电外科功能。该系统可兼容专有的或

图 45.2　Medrobotics Flex 外科机器人操作系统（图片由 Sam Atallah 博士提供）

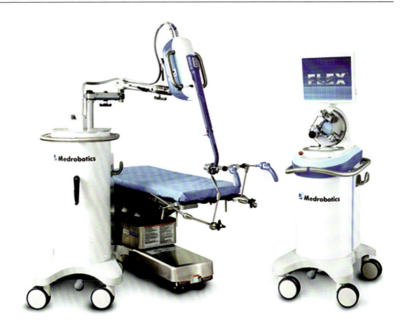

第三方器械。

Flex® CR Drive 在尸体模型和病例中都表现得非常有效，因为它的可及性和可视化，以及相比达·芬奇®Si 和 Xi 手术系统，能减少手术室占地面积[27-29]。鉴于这项技术的新颖性，尚未进行大规模的研究。然而，回顾性研究仍在进行中，并继续证明可视化和非线性进入从肛门到乙状结肠远端的病变的益处，通过使用有触觉反馈的关节外科器械进行治疗[30]。临床前的尸体模型也被用来证明该平台在执行经肛手术中的可行性，并记录了从肛缘沿非线性路径延伸 17cm[31]。

SPORT® 外科手术系统

外科机器人在关节器械和单孔手术的自然结合方面不断发展。最近 SPORT® 手术系统（Titan Medical）的发展证明了这一点。其利用单一的端口位置通过多关节器械和一次性使用的尖端（tips）来处理腹腔内的病变（图

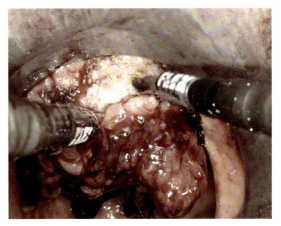

图 45.3　Flex 外科机器人系统用于切除一位女性患者距肛缘 4cm 的 pT1 期直肠前壁肿瘤（图片由 Sam Atallah 博士提供）

45.5）[32]。远程用户控制台包括一个工作站，该工作站配备有一个手动控制的外科医生界面、手术用脚踏板和一个三维高清晰度屏幕，以提高可视性和人体工程学。床边安装了一个移动单臂患者推车，以减少手术室占地面积（图 45.6）。目前有 6 种具有烧灼功能的仪器与该平台兼容。自 2017 年 9 月首次临床前试验以来，SPORT® 手术系统已被证明在

图 45.4 Flex CR 3D 高清摄像头和设备（图片由 Sam Atallah 博士提供）

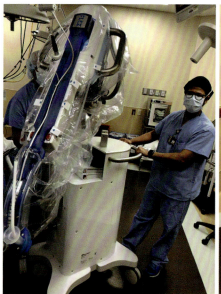
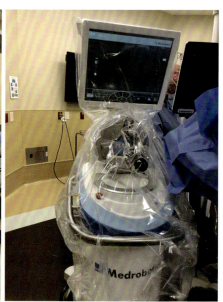

多个外科领域安全可行，包括普通外科、结直肠外科、泌尿外科和妇科手术。机器人平台仍在进行临床前研究，目前正在等待 FDA 批准临床使用。

达·芬奇 SP® 手术系统

与 SPORT® 手术系统相似的另一种手术系统是达·芬奇 SP® 手术系统（Intuitive Surgical, Inc., Sunnyvale, CA, USA）。第四代达·芬奇机器人平台利用 3 个多关节腕部器械和一个三维高清内镜，通过一个 2.5cm 的套管，可以达到 24cm[33]。器械的关节允许从一个 360° 旋转并且器械被三角化以避免手术碰撞，这在前面提到的几个机器人经肛案例系列中已经被报道为一个困难。与所有其他达·芬奇机器人平台一样，手术控制台保持不变，允许那些已经熟悉达·芬奇平台的外科医生保持技能的连续性。然而，达·芬奇 SP 设计了一个导航辅助装置，可以显示每个工作臂的位置。这使得操作者能够持续感知仪器的方向，尤其是不在摄像机镜头直接视野范围内的部分。

自 2014 年以来，达·芬奇 SP® 已在欧洲获准用于泌尿单孔手术，临床前尸体应用以及随后的第一阶段人体试验验证了技术的可行性和安全性[34,35]。此外，在尸体模型中展示了该平台在口咽部的可及性和可视化的能力[36]，国外进行的第一阶段研究已经证明了经口进入鼻咽、口咽、喉和下咽切除良性和恶性病变的安全性和有效性[37]。在尸体模型与达·芬奇 Si® 机器人平台的性能比较中，证明 SP® 在下咽部和口咽部的可视化、可及性和易于解剖和血管控制方面具有优越性[38,39]。由于以前在美国没有使用过，直到 2018 年 5 月，达·芬奇 SP® 手术系统才获得美国食品药品监督管理局（FDA）关于泌尿外科单孔手术的批准。

尽管 FDA 仍未进行对经肛应用的批准，但这种新型机器人平台的优点是显而易见

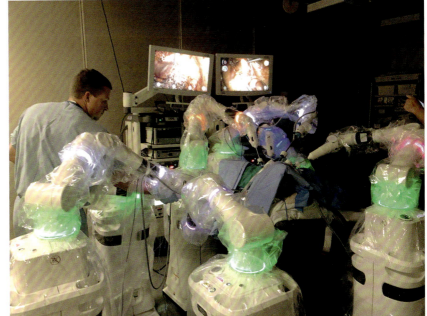

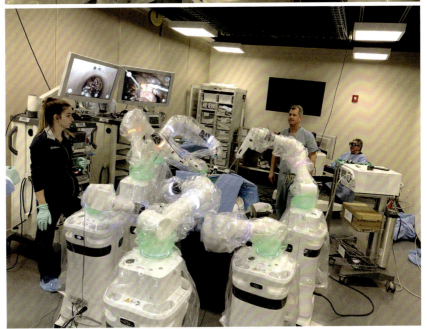

的。单孔（经肛）接入，带 EndoCrist® 三臂器械、远端三角、360° 关节，延伸至 24cm，配上铰接式 3D 高清内镜（达·芬奇机器人系列的新进展），此版本的达·芬奇手术系统能够深入直肠近端和乙状结肠远端到达病变。该平台的另一个进步是 EndoCrist® 器械增加了两个自由度，这为外科医生提供了显著增强的外科控制能力。此外，手术臂允许360° 旋转，使操作者在决定患者体位时具有灵活性。这种人体工程学的自由度和优越的视觉效果在达·芬奇机器人家族中是史无前例的，十分期待它在经肛方面的临床应用。

尸体研究已经证实了TAMIS[40]SP平台的实用

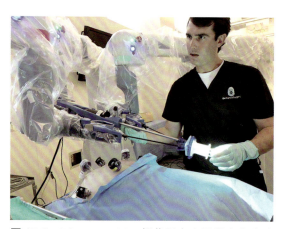

图45.6 Sehance modular 操作平台由机器人和腹腔镜设备混合组成，可以用于机器人 taTME 手术，尽管目前尚处于实验阶段（图片由 Sam Atallah 博士提供）

性，而在2017，Simon Ng（香港）已经开始了利用达·芬奇SP进行taTME手术的试验以及其他结直肠外科中的应用。

机器人进行taTME手术的技术进步持续以越来越快的速度出现，关节器械的人机工程学优势比以前利用刚性的线性器械，如TEM和TAMIS，在通过非线性解剖方面有明显的优势。考虑到结直肠癌的发病率以及年轻人日益增加的风险，开发安全有效的方法来处理这一疾病过程仍然是结直肠外科的一个重要挑战。

（高加勒，姚宏伟　译）

基于视频的培训应用程序及延时直播手术

Joep Knol

引言

在外科培训的进程中，无论是年轻外科医生，还是有经验的外科医生，在学习应用新技术以及进行安全有效的外科手术的实践过程中都受到很多因素的影响。最基本的因素是手术知识、认知和心理运动技能训练，以及在手术所有特定环节中导师的直接指导（图 46.1）[1]。

参与者在培训开始之前最好能完成基础知识的学习和考核，以保证外科培训过程的效率。其次，在尝试对患者进行实际操作和提升学习曲线之前，应该在干湿实验室环境中练习基本的操作技巧[2]。微创外科（minimal invasive surgery，MIS）的引入使得这种训练模式更容易实现，无论是认知技能的训练环节，还是有经验的外科医生的指导环节。在 MIS 过程中，手术操作过程会实时显示在屏幕上，训练者和受训者有相同的视野，有助于指导手术病灶的安全切除。此外，手术可以被全程记录下来，用来回顾检查患者的解剖结构，评估所选择的手术层面，以便有重点地学习和改进技术。于是，"MIS 革命"迫使外科学界重新思考理想的外科培训方式，以及如何适应新技术并将其安全地纳入到实践中。与此同时，外科教育出现了文化变迁，国际小时工作制限制了学员在医院现场进行手术和接受指导的时间，经济情况的现实性也限制了外科医生在实践中访学和学习新技术并将更复杂的手术融入他们的医疗实践中[3-5]。

这一模式转变推动了创新培训方案的探索，更加强调认知技能培训的作用，以加快学员对手术的理解，使手术过程程序化，并减少达到技术能力所需的总体培训时间[6]。

认知技能训练的重点主要集中在刻意练习和模拟上。刻意练习是基于技术提高和专业化依赖于通过刻意的训练来改善手术的特定环节[7]。在许多职业领域，只有经过 10 000 小时的练习才能掌握复杂的专业知识和技能，即"10 000 小时规则"[8]。这条规则同样适用于外科手术。通过增加练习时间可以改善手术操作，这是符合逻辑的。MIS 是在观看视频时进行的，因此优化视频教学有助于提高外科医生的工作表现。获得和掌握腹腔镜手术所需的独特技能的需求推动了基于模拟的培训和技术技能评估的快速发展。作为外科训练途径的一部分，干湿实验室模型是最

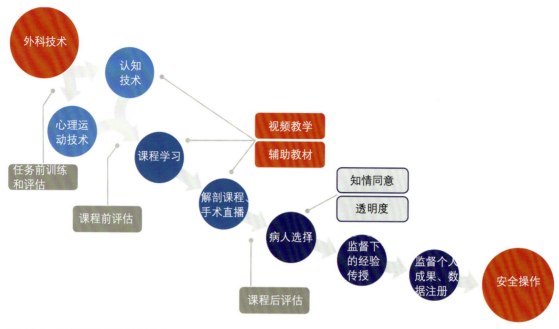

图 46.1 手术技能训练的新途径

常用的。干实验室是提供训练模型的工作环境，如箱式训练器和虚拟现实模拟器（virtual reality，VR），而湿实验室是一个基于动物的平台[9]。然而，在数字时代，手术视频将在这些基于模拟的培训课程中发挥越来越大的作用[10]。培训工具不断被开发出来以满足这些独特的培训需求，甚至有很大的希望迎合不断变化的外科培训大环境。

在本章中，笔者将讨论目前外科培训的新工具的理论和发展，重点介绍认知任务模拟应用程序（apps），并通过可同步提供的多摄像机记录来优化手术模式识别和图像，这被称为延时直播手术（Deferred Live surgery，dLive）。

移动应用

移动应用是为智能手机和平板电脑等手持设备开发的应用程序。一些移动应用会被预装在智能手机上，用户仍然可以从移动应用商店下载其他应用程序。2007 年 6 月，苹果公司在苹果世界博览会上发布了第一部 iPhone。iPhone 将计算范围从以前仅限于台式计算机的活动扩展到结合现代移动生活方式和通过网络获取世界信息的认知能力需求的活动。2008 年，谷歌以基于 Android（操作系统）的智能手机进入市场，最早的 Android 手机是 HTC 梦想手机。在此期间，应用程序及其相关功能持续增长和扩展，以满足消费者需求。现在，十多年过去了，全球移动互联网用户渗透率已经超过世界人口的一半，千禧一代（生于 1980—2000 年）、无名一代（生于 1960—1980 年）和婴儿潮一代（生于 1940—1960 年）从移动设备访问在线内容的每日平均时间达到 185、110 和 43min（资料来源：Statista.com，2018 获取）。

此外，在医学实习生和医疗保健专业人员中，移动互联网用户的数量非常高，估计超过 90% 的人拥有智能手机，并且在他们的设备上安装了医疗智能手机 app[11,12]。事实上，在任何一个社区中，执业医师和医学生是智能手机用户比例最高的群体[13,14]。与访问相关医疗信息的传统方法相比，移动资源一个重要的好处是其容易、即时的访问和更新信息的能力。据报道，在线资源比医学教科书更前沿[15,16]。

由于智能设备的全球可访问性和不断提高的实用性，在线内容的检索方法已经从使用移动网站转向移动应用程序。

此前的调查报告显示，移动用户 86% 的在线时间花在移动 app 上，其余时间花在移动网站上（Flurry Analytics，2014）。正如他们所说："这是一个移动 app 的世界。网络就在其中。"这种明显偏好的原因是多方面的，但对于用户来说，移动 app 相比于移动网站有几个明显的优势（图 46.2）：

1. 下载速度；

2. 提醒；

3. 个性化；

4. 离线使用功能；

5. 参与体验。

移动 app 下载内容的速度比网站快，因此对用户来说更方便。

此外，有了移动 app，更新和事件可以通过推送通知来告知。或者可以通过 app 发送消息，而不是重复发送电子邮件。这些电子邮件往往自动被过滤成"垃圾邮件"，因此永远不会被用户看到。由于移动 app 可以追踪和记录用户参与度，它们可以为用户提

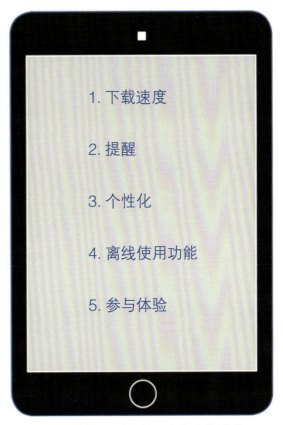

图 46.2 移动应用程序相较于移动网页的优势

供定制的推荐或有意义的地理个性化信息。此外，网站不能被离线访问，然而，大多数移动 app 提供了一个基本功能，即使没有连接到互联网，也可以使用手机移动数据进行访问。

目前，全球最大的两个应用分发平台是苹果公司的"应用商店"（App Store），面向 iOS 用户；谷歌游戏商店（Google Play Store），隶属于同名公司，面向安卓操作系统用户。苹果应用商店于 2008 年 7 月推出，当时包含 800 个应用。谷歌最初于 2008 年 10 月推出了"安卓市场（Android market）"，2009 年 12 月，它被重新命名为"谷歌游戏商店（Google Play Store）"，当时包含 6000 个应用程序（资料来源：Statista.

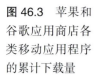

图 46.3　苹果和谷歌应用商店各类移动应用程序的累计下载量

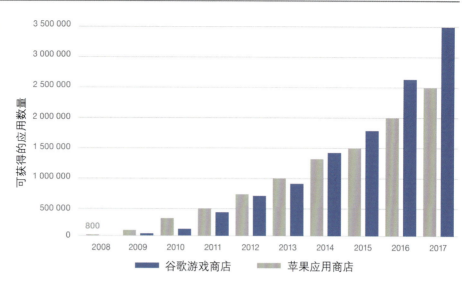

图 46.3　苹果和谷歌应用商店各类移动应用程序的累计下载量

com）。2018 年，据估计谷歌游戏中有 360 万个应用程序，苹果应用商店中有 220 万个应用程序，但随着新产品的推出，这一数字仍在持续增长（图 46.3）。苹果应用商店向它的用户提供各种种类的应用。从下载量来看，最受欢迎的应用依次是游戏类（25.04%）、商业类（9.88%）、教育类（8.47%）和音乐类（2.49%）。医疗应用占所有应用用户总市场份额的 1.84%。在研究生医学教育认证委员会（Accreditation Council of Graduate Medical Education， ACGME）最近的一项研究中，需求量最大的医学应用类型是教科书 /参考资料、分类 / 治疗策略和焦点的通用医学知识指南[17]。

尽管医学相关应用的受欢迎程度持续增长，但仍然缺乏高质量的手机应用。2012 年，Payne 等在苹果应用商店进行了一次搜索，报告称当时面向医生的应用相对较少，没有解决或满足（英国）初级医生的需求[18]。研究者们确信，目前苹果和谷歌的应用商店都缺乏高质量的医疗应用。

最近一项对医学生的调查结果显示，在尝试了一个关于全科医学的教育应用程序原型后，学生们表达了对进一步开发的兴趣，也强调了该应用程序原型在教育和医学实践方面的潜力[19]。医学生和住院医生列举出的手机 app 的优势是便携性、充分利用时间、灵活的通信、强大的应用程序、访问多媒体资源以及快速访问权威的医疗信息。此外，移动 app 可以提供外科手术的关键步骤和要点，以便在择期手术前进行快速回顾[20]。

MIS 的引入促进了外科教学 app 的发展。由于 MIS 是利用液晶显示器来进行的，随着视频教学能力的提高，以及对更先进的外科技术的教学途径的日益重视，通过动态化实现视频教科书的时机已经到来。因此，开发具有适应性内容的 app，包括专家意见、外科手术视频、医学插图、3D 动画和最新的图书馆式资源，是合理的发展趋势。

手机 app 在手术中的发展

手机 app 在外科教育和复杂外科手术的专业教学方面取得迅速发展。目前可用的认知任务模拟 app 包括 iLappSurgery™ 和 dLive™，以及 Touch Surgery®（Digital Surgery, London,UK），它们不受传统限制，可以提供实时、便捷的访问，以促进有效学习。

Touch Surgery 是健康技术 app 的先驱。2013 年，Touch Surgery app 推出代表了面向全球外科医生、医疗从业者和患者的第一款高质量教学手机 app。

Touch Surgery app 数字化程序将患者解剖和手术的 3DCGI 渲染图作为一项认知训练方法（更多信息见 www.touchshooting.com）。该公司最近发布了他们的最新产品"GoSurgery"，这是一种认知工具，可支持手术团队交互协同工作，有助于在正确的时间向正确的团队成员传播正确的程序和仪器信息——从而以协调合作的方式工作，以使患者最大获益为目标。

iLappSurgery 和 taTME 应用程序

iLappSurgery 基金会成立于 2015 年，是一个非营利组织。该组织的目标是开发有关腹腔镜手术先进技术的教育素材（图 46.4）。2016 年 6 月，iLappSurgery 推出了 taTME 应用程序，作为一个试点项目，探索较先进技术的教学需求（图 46.5）。通过 iLappSurgery 外科基金会可免费下载应用"taTME"。该 app 详细介绍了 TME 的历史以及所有与该手术相关的技术步骤，并认识到其缺陷和解决方法，以期成功克服障碍。

用户只需支付象征性的费用，就可以获得额外的内容，以便进一步集中学习。Heald RJ Bill 是该项目的导师之一，自该应用启动以来，他亲切地分享了他在 TME、直肠癌手

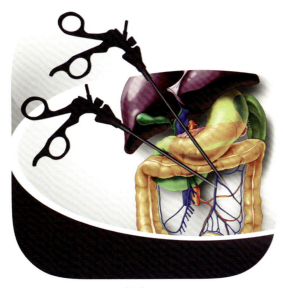

图 46.4　iLappSurgery 标志

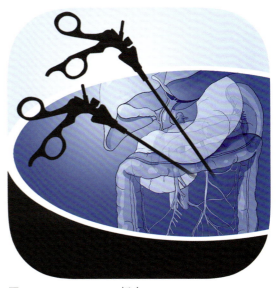

图 46.5　iLapp taTME 标志

图 46.6 自 iLappSurgery taTME App 创建以来的增长曲线

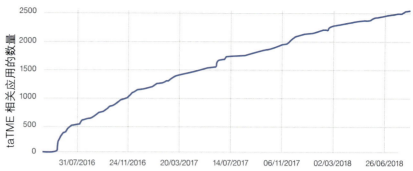

术史和胚胎学重要性方面的经验。他的演讲是以绿色屏幕为背景录制的，随后，他的幻灯片被投影到背景中，以获得更动态的效果。许多其他世界知名的专家也进行了同样的录音和键控，他们为 iLapp 项目贡献了时间和专业知识。此外，关于 taTME 的所有步骤和缺陷的插图是由医学插图画家独家绘制的，并且为模拟患者和手术室设置而开发了 3D 动画。正如笔者小组在关于游离脾脏的视频手稿中描述的那样，我们也在 taTME 过程的程序视频中使用了色彩分级效果，并将其纳入应用程序中[21]。

推出 iLapp taTME 应用程序后，用户数量急剧增加，指标显示，在推出后的 2 周、6 周、6 个月和 24 个月内，分别有 100、500、1500 和 2500 个用户（图 46.6）。在许多课程中，该应用程序已成为 taTME 培训途径和教学课程的一部分，因为它为外科医生代表提供了一个实用的课前和课后认知技能工具（英国和荷兰的培训模式已提交出版）。图书馆和章节内容定期更新，并作为培训工具进行验证。从一开始，taTME 应用程序就被设置为动态文本和视频书籍的形式，其中一些功能至关重要：

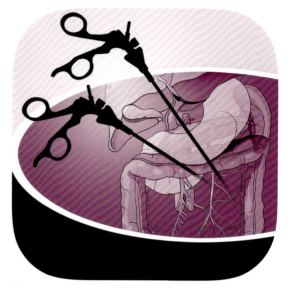

图 46.7 iLappLiver 标识

- 管理界面：轻松添加内容、新闻和事件，并直接在线激活；
- 安全且兼容：符合《通用数据保护条例》（GDPR）和《健康保险可携性和责任法案》（HIPAA）；
- 自适性学习：在实际练习和考试中应用规则的可能性，使内容的传递适应于用户的知识水平；
- 个性化：针对特定用户制订个性化内容的可能性；
- 评估：练习、自测和监督考试；

- 可配置的推送：通知用户新内容、大事和新闻；
- 分析和报告：注册、参与和完成率方面的观点；
- 复制－粘贴结构和概念：未来应用的相同格式。

作为下一个项目，iLapp 基金会为腹腔镜肝脏手术开发了一个应用程序。由于这些手术的技术复杂性、担心影响肿瘤学结局以及缺乏培训机会，腹腔镜肝脏手术的应用最初是缓慢的[22]。在该专业领域专家的帮助下，他们提出了一种以认知技能训练为重点的训练途径。iLappLiver 的格式与 taTME 应用相同，于 2018 年 9 月发布（图 46.7）。

由于视频教学在一般认知技能培训和医疗保健相关的教学应用中扮演着重要角色，因此，无论是通过同步方式（dLive）的多摄像机录制，还是通过虚拟现实（VR），视频教学都将重点放在改善图像和创造类似于手术室的场景上。这些图像将在将来的更新中添加到可用的应用程序中。

画中画

对于 iLappSurgery 基金会来说，有一个专门开发的程序可以作为视频教学的扩展，并进一步增强应用程序的交互式学习体验。它被称为"画中画"（Video-in-Picture，VIP）。最近在一份关于延期实时手术的手稿中描述了该应用程序（VIPicture），可在苹果和谷歌商店免费提供下载[23]。

人们可以通过在应用商店中搜索 VIPicture 或扫描二维码来下载该应用（图46.8）。符合应用程序使用要求的图片以"VIP"的 logo 标识。在您的智能设备上打开 VIPicture 应用程序后，允许手机访问相机，这将激活应用程序中的摄像头，以便识别手稿中的图像，从而使您链接到适当的视频演示。

VIPicture 应用程序也可以用于以下段落的延时直播手术。

延时直播手术

外科手术的技术性质是基于受训者反复仔细观察手术过程的教育。新技术的传统教学包括观摩由外科专家进行的现场手术。

遗憾的是，现场手术有其固有的局限性——很多变量不可预估，包括术前手术指征，手术中的复杂性，以及患者的整体生理状态等。外科课程组织者通常会因招募患者的目的而"放宽"外科手术的适应证，或者

图 46.8　iLapp VIPicture 二维码

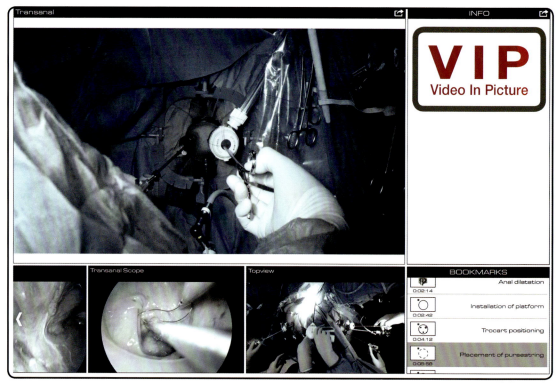

图 46.9   延时直播系统的"画中画"和程序

可以根据主办机构和外科医生的本地实践环境而有所不同 [24]。此外，患者可能需要比平时等待更长的时间，以适应教学的预定时间安排 [25]，这可能对肿瘤患者产生很大影响。

此外，语言障碍会影响治疗手术团队和托管手术团队之间关于知情同意的讨论。许多因素也会影响外科医生的术中表现，包括在不熟悉的环境中与不熟悉的团队一起手术（在许多情况下）、时差反应、手术室的路线、可能分散术中注意力的观众提问以及熟悉的仪器和资源的可用性等。许多关于直播手术的综述已经得出结论，可能导致不良事件的往往是许多附加因素，而不是单一因素 [26,27]。

这些问题和其他问题的存在导致了一种称为延时直播手术（dLive）的替代手术方法的发展。在对手术过程的回顾中，笔者的小组和同事讨论了这种外科教育技术的本质，其中使用多个 4K 同步摄像机来记录外科手术的多面性 [23]。录像和 dLive 主机的同步特性允许演示者完成一个未经编辑的完整手术过程，并能够在不同的摄像机视图之间切换（图 46.9）。这为观众保留现场观摩手术的所有优势，同时降低了传统现场手术演示带来的大部分伦理道德的挑战。可以用所有上述记录设备进行原来的手术，而不用担心影响以患者为中心的手术结果。此外，手术可以按照外科医生通常习惯的速度进行，而不需要任何时间限制。术中不良事件也可以进行管理、记录，并随后用作教学的素材。

此外，高质量的记录和多种术中有利位置允许外科医生暂停、放大和专注于观众特别感兴趣的部分，同时能够在手术室的不同

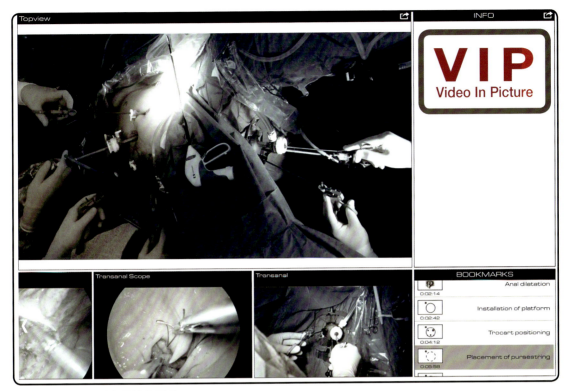

图 46.10 dLive 平台的性能展示

视图之间切换（图 46.10）。这项技术还允许外科医生在手术的非关键步骤时讲述各种各样的细节而无须担心术中其他关键步骤中失去聚焦或分散注意力（在非 dLive 情况下，术者通常会被问到各种问题）。此外，全球各地的用户都可以访问该 app，它具有在各种案例演示和不同病例之间切换以展示不同案例中的特定要点的独特能力。

在越来越复杂的多团队手术中，如 taTME，使用 dLive 技术已经并将继续发挥更大的优势。在这样的手术中，整个手术室对向观众展示至关重要。目前，taTME 手术由 7 台同步摄像机记录，全部采用 4K 质量，包括一台 360° 摄像机，可提供整个手术室的概览。各种护理和外科团队的位置、麻醉师的有利位置以及不同术中信号塔和设备的位置都有助于这些复杂手术的安全实施。此外，除了沟通解剖平面并互相帮助完成切除和胃肠道重建的方法外，可以介绍会阴组和经腹组团队之间的协调性，并提供用于实现特定术中操作的各自手部动作的视图。

dLiveMed 小组还能够将必要的手术操作节点标记为书签。如果观众要求，演示者可以重点展示这些环节，或者在不同案例之间切换。例如，展示消瘦和肥胖患者外侧或前方会阴分离平面的差异。

尽管现场演示手术可能会发挥持久而重要的作用，但笔者认为"dLive"概念是一个额外的工具，它以最佳质量展示手术过程或干预各个方面，并保持现场手术直播的优势，同时也避免了一些正在讨论的伦理问题。它将成为受训者和执业外科医生认知训练途径的重要组成部分，进一步提高将 taTME 等新技术引入实践的安全性。

结语

随着外科培训新工具的迅速发展，将使我们能够提高认知技能培训的质量和可及性。视频教学对于推进 MIS 技术教学具有重要作用。此外，移动设备的便捷将进一步增加学员的可用性。此外，使用多摄像机同步延迟录制，可以以一种争议较少的方式让大量观众容易获得这些外科技能的信息，这种方式被称为延迟直播手术（dLive）。这些新的培训途径具有重要价值，并可作为 taTME 等复杂手术的教育培训的重要辅助手段。

（侯森，郭鹏　译）

经肛全直肠系膜切除导航技术 **47**

Luis Gustavo Capochin Romagnolo,
Arthur Randolph Wijsmuller, Armando
Geraldo Franchini Melani

引言

直肠癌的多模式治疗改善了器官功能和肿瘤学疗效。通过更好地识别解剖平面、解剖标志和肿瘤的解剖边缘，从而实现切缘优化与最小化医源性神经损伤。近年来，立体定向导航技术在经肛微创直肠手术中的应用已有相关报道[1,2]。此外，也有研究评估了与软组织立体定向骨盆导航相关的关键性挑战[3]。正如在其他情况下使用的那样，手术导航系统可以提高直肠癌手术的质量。对于难以或不可能沿解剖平面识别和解剖的盆腔手术，可以提高手术的准确性和效率。

直肠癌的多模式治疗改善了器官功能和肿瘤学疗效。据报道，直肠癌多模式治疗后的长期并发症率高达 1/3，主要源于与神经损伤相关的疾病，如泌尿生殖系统和肠道功能障碍[4-6]。此外，据报道，在相当数量的腹腔镜直肠切除术中，环周切缘的阳性率高达 12%，在低位直肠癌的情况下甚至更高[7-11]。因此，经肛入路进行全直肠系膜切除（taTME）应运而生[12]。这种手术方式的潜在优点包括通过减少环周切缘阳性率、获得更好的标本质量从而取得更好的肿瘤疗效，通过加强括

约肌功能和神经保护从而获得更好的生活质量。另一方面，taTME 伴随着与这种自下而上的骨盆解剖方法相关的新挑战，特别是在进行前方解剖时。自 taTME 诞生以来，已经有关于尿道损伤的报道[13,14]。此外，研究还报道了由于 Walsh 神经血管束水平的前外侧静脉损伤引起的空气栓塞[13]。

与改善肿瘤学疗效和器官功能相关的挑战有一个共同点，即识别解剖平面、解剖标志和手术切缘的重要性，以优化切缘并将医源性损害最小化。因此，如在其他情况下使用的立体定位导航（外科导航的一种）所示，手术导航可以提高直肠癌的手术质量。

立体定向导航是由神经外科医生开发的，他们将医学成像和术中立体定位整合在一起[15]。立体定向导航的功能与汽车导航系统非常相似。两种系统分别确定和追踪仪器或汽车相对于患者或地球的位置。但是，定位技术的类型不同。立体定向导航系统不像在几颗卫星帮助下的全球定位系统那样通过三角测量定位。它借助立体红外发射摄像机定位和追踪反射标记球。随后，通过称为"注册"（registration）的过程，将患者空间中的一个点分配给图像空间中的相应解剖点。

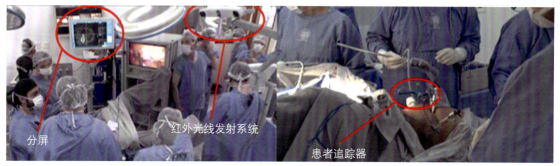

图 47.1　立体红外发射光学系统通过检测由固定在患者追踪器和器械追踪器上的标记球反射的红外光，连续追踪患者和器械。在连接到导航平台的附加屏幕上，仪器终端的位置显示在图像数据集中

据报道，在手术过程中，使用追踪的手术器械和术前图像作为实时指导工具，可以提高安全性并最大限度地减少手术程序的侵袭性。可以帮助外科医生识别正确的解剖结构。这些系统目前主要用于大脑、颅底和脊椎外科手术，此类手术的解剖标记模糊且无法用于定位，现已证明该技术是外科手术的必要辅助设备[16]。

2015 年，Atallah 等首次报道了立体定向导航在经肛直肠微创手术中的应用[1,2]。最近，一项研究评估了立体定向骨盆导航的挑战性，该研究调查了术中截石位与术前仰卧位进行成像时患者解剖结构的潜在差异[3]。结合与患者设置相关的几个方面时，骨盆立体定向导航似乎可以准确地执行。

设备和操作设置

经肛直肠手术中用于立体定向软组织导航的导航系统依赖于几个主要组件（图 47.1）：

- 立体红外发射光学系统：通过检测由固定在患者追踪器和器械追踪器上的标记球反射的红外光来确定手术室中器械和患者骨盆的位置（图 47.1）。
- 患者追踪器：固定在患者或手术台上，并具有固定在其上的标记球，用于通过光学系统连续追踪患者（图 47.2）。
- 仪器追踪器：固定在仪器上，并具有标记球，用于通过光学系统进行连续追踪（图 47.3）。
- 皮肤电极片：在手术前的 CT 扫描中，至少有 4 个电极片固定在患者的皮肤上。最初在手术室中，骨盆的位置是通过一个带有标记球的校准仪器接触这些电极片的中心来确定的（图 47.2）。
- 计算机平台：通过识别电极片，将患者的三维位置与 CT 扫描相匹配。仪器终端在三维图像数据集中的位置被描绘在一个单独的屏幕上。
- 合并软件：将提前进行的、相关解剖结构和肿瘤分割的 MRI 或 CT 扫描与用于确定患者位置的电极片的最新 CT 扫描相结合。

在立体定向导航中，利用红外光学系统

在手术室中获得理想的患者位置定位是非常重要的。为此，在术前 CT 扫描期间，至少要通过 4 个不透射线的电极片来标记覆盖解剖区域的几个皮肤参考点，并在术中将这些电极片保留在原位或改为无菌电极片。既往已发表的研究中，将 12 ~ 18 个电极片放置在骨盆前的皮肤上用以优化注册（registration）过程[1-3]。随后，在将这些术前 CT 扫描图像上传到导航系统后，患者在手术室的位置可以通过使用红外光学系统识别终端位置的校准仪器来识别和记录电极片位置来确定（图47.2）。这是在文献中已经描述的软组织骨盆立体定向导航的唯一注册（registration）选项[1-3]。在注册后，将通过患者追踪器上的光学标记对患者进行追踪，该追踪器将通过克氏针或螺钉固定在手术台或患者的髂前上棘上（图 47.2）。手术器械通过仪器追踪器进行追踪，该追踪器固定在仪器上，可以在导航扫描中确定仪器的终端位置并使其可视化（图 47.3，图 47.4）。使用一种计算机处理程序将患者在手术室中的三维位置与用于导航的术前图像进行匹配。

据报道，3 个外科手术红外光学导航平台已用于立体定向软组织骨盆导航（StealthStation® S7 Surgical Navigation System, Medtronic Inc., Louisville, USA; Stryker Navigation, Kalamazoo, MI, USA; CURVE Navigation System, Brainlab, Feldkirchen, Germany）[1,3,17]。所有系统都依赖于发出红外光的立体相机、计算机平台、患者追踪器和仪器追踪器。

特定的盆腔手术相关的挑战

由于直肠手术中有损伤风险的解剖结构是固定在腹膜后的，与上腹部器官相比，它们似乎很少受气腹和呼吸运动的影响。然而，与神经外科和骨科手术等其他情况下的手术导航相比，骨盆手术面临更多挑战。直肠手术的患者所用体位是不同程度的截石位，而截石位不同于术前获取影像的仰卧位。这种位置改变可能会改变患者的解剖结构，进而导致术前影像学立体定向骨盆导航不准确。另外，皮肤参考点及其带有电极片标记的借助于位置改变的运动可能会妨碍患者在手术

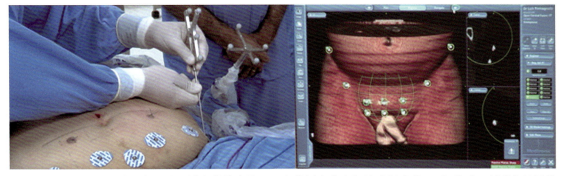

图 47.2 几个电极片放置在骨盆区域之前的皮肤上。在使用这些电极片进行术前 CT 扫描后，所采集的图像数据集将上传到导航系统。这些无菌电极片可在标记后更改为无菌皮肤标记。随后，可通过使用校准的仪器（固定有标记球）识别和记录电极片标记的位置来确定患者位置，该仪器的终端位置可以通过红外光学系统识别。此外，还可以识别固定在患者或手术台上的患者追踪器（带有标记球）

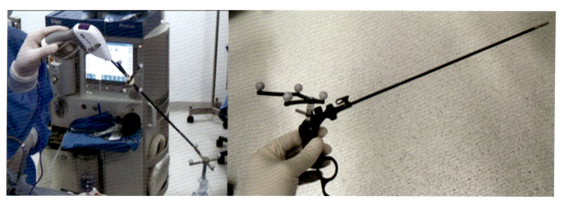

图 47.3 通过固定在手术器械上的器械追踪器，可追踪手术器械的终端。器械追踪器可连接到能量平台或常规手术器械上

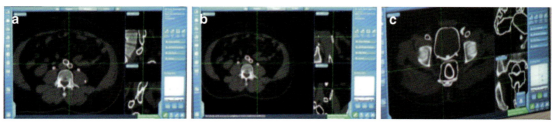

图 47.4 外科手术器械终端的位置显示在图像数据集中。采用腹部入路，定位主动脉分叉处（a）和左输尿管（b）。经肛内镜检查时，定位直肠系膜的边界（c）

室中的位置记录。为了评估这些挑战，笔者进行了一项研究，以确定患者解剖结构、骶骨倾斜度和电极片标记位置在这些患者不同位置之间的差异，并研究立体定向骨盆导航的可行性和最佳设置[3]。4 个连续的人体解剖标本在仰卧位和不同角度的截石位进行 CT 重复扫描。通过图像计算平台比较患者解剖结构、骶骨倾斜度和皮肤电极片位置。在两个标本中，笔者引入了 10° 的楔板，以减少骶骨从仰卧位到截石位的自然倾斜。为了评估立体定向导航的准确性，对腹腔镜和经肛手术进行了模拟。

在不同患者体位之间，患者的解剖结构发生了高达厘米以上的变化。这一观察结果通过使用楔形物被减少到最小。当从仰卧位转换到另一个体位时，无论使用楔板与否，都会发生骶骨后倾。不同体位间有相当大的皮肤电极片运动。当使用相同标本位置的常规 CT 扫描将解剖标本的位置以将腿伸直、无气腹的方式仰卧时，可获得精确的立体定向导航，配准误差最小（1.9 mm）。

笔者的结论是，在使用 10° 楔板时，由于位置改变而导致骶骨倾斜，患者的解剖变化很小，在考虑到某些先决条件时，可以进行精确的立体定向手术导航。在盆腔手术中，点融合（Point Merge）立体定向导航的优化设置应考虑并包括以下方面：患者体位记录应在无气腹的情况下进行，且应与术前 CT 扫描时的体位相似。这是因为患者位置的变化会导致皮肤电极片运动，会妨碍准确的患

者位置记录。首选体位是双腿伸直的仰卧位。患者追踪器应固定在髂前上棘，以便将骶骨倾斜角度的变化与手术导航系统相结合，因为换体位时预计会发生变化。最后，强迫骶骨倾斜似乎可以最大限度地减少患者解剖的变化。

与立体定向导航相关的限制包括需要在导航系统的红外摄像机、患者和仪器追踪器之间保持直接的视线。这条视线可能会被截石位中患者的腿和位于患者两腿之间的外科医生所阻碍。另一个限制是立体定向导航依赖于术前图像进行精确导航。因此，由组织解剖和牵引引起的骨盆解剖实时变化会影响立体定向导航的准确性。

根据早期骨盆器官运动的研究，还应考虑以下因素：直肠及膀胱容积在用于注册/导航的扫描和术中的扫描应相等。因此，膀胱应在扫描前和术中通过放置尿管排空，直肠应通过灌肠排空。如果是经肛全直肠系膜切除术，应在闭合荷包前排空直肠。在扫描过程及术中，骨盆膈肌张力应该是相等的。

临床应用

据报道，立体定向软组织盆腔导航已在体内被用于腹腔镜和经肛入路治疗局部进展期和复发性直肠癌[2,17]。Atallah 等将图像引导实时导航应用于 4 例位于前壁的局部进展期直肠癌患者[1,2]。他们在经肛部分的手术中使用了此种技术，并报告了所有患者均行根治性切除，没有任何术中并发症。在对 3 位患者为期 18 个月的中位随访中，没有局部复

发和远处转移的证据[1]。Atallah 等也在腹腔镜手术中使用这种技术治疗直肠左间隙的囊实性混合瘤，他们对该肿瘤进行了完全切除，没有任何围手术期并发症[18]。Kawada 等报道了立体定向导航在腹腔镜 Hartmann 手术联合远端骶骨切除术治疗复发性直肠癌中的应用[17]，行根治性切除术且没有任何围手术期并发症。

骨盆立体定向导航的发展方向

立体定向导航在肿瘤、相关解剖结构和切缘突出显示时更有效。MRI 是目前描述肿瘤、直肠系膜以及肿瘤与周围结构关系最准确的工具。一项最近的研究对 20 名接受 3T MRI 扫描的志愿者进行人工划定盆腔神经，结果显示，在专用扫描仪下，即使是盆腔神经在高分辨率 MRI 上通常也可见（图 47.2）[19]。当在经验丰富的放射中心进行 CT 扫描时，医疗软件的进步促进了自动三维重建，这为新的前景打开了大门[20]。因为 StealthMerge 软件允许外科医生将三维重建与术前 CT 扫描自动合并，从而记录患者体位，所以这一点更加正确。此外，预计手术导航系统与机器人辅助手术的结合可能会进一步提高导航系统的精密度和准确度[21]。总之，这些进步是朝着数字外科发展的重要一步[22]。

结语

立体定向导航在直肠手术中的应用为提高手术的精确性和质量开辟了新的前景。随着对解剖平面、解剖标志和肿瘤解剖边缘认

识的提高，这些边缘可以得到优化并将医源性损伤降至最低。在适当的情况下，这可能改善器官功能和肿瘤学疗效。此外，立体定向导航可以缩短对技术要求很高的外科手术的学习曲线，如 taTME。与导航系统相结合的最佳患者设置相关的挑战需要在体内研究中进行评估。[22]

（骆大葵，李心翔　译）

经肛全直肠系膜切除术的争议及挑战

48

Shlomo Yellinek, Steven D. Wexner

引言

全直肠系膜切除术（total mesorectal excision，TME）是提高直肠癌根治性手术疗效的基本要求。TME 包含以下要点：获得完整或接近完整而非不完整的直肠系膜标本、肿瘤环周切缘（circumferential resection margins，CRM）阴性、远切缘（distal resection margin，DRM）阴性以及获检 12 枚以上淋巴结。肿瘤的某些临床特征可能阻碍这些目标的实现。直肠癌治疗前薄层磁共振成像（magnetic resonance imaging，MRI）可显示的不良预后因素包括：CRM 受侵和壁外血管侵犯（extramural vascular invasion，EMVI）。根据美国外科医生学会（American College of Surgeons，ACS）、癌症委员会（Commission on Cancer，CoC）、国家直肠癌认证计划委员会（NAPRC）的标准，所有在 NAPRC 中心确诊的直肠癌患者在初始治疗之前均应参加肿瘤多学科（multidisciplinary tumor，MDT）讨论[1]。该标准要求 MDT 中以下学科至少有一名医生参加：外科、病理科、放射科、肿瘤内科以及放疗科。MDT 讨论的目的是就新辅助放化疗策略达成共识，

通过治疗改善不良预后特征，以期达到外科根治性切除的目标。然而还有另一类不易改变的因素可能会增加手术的困难程度，而使 TME 无法达到"完整切除"或"接近完整切除"，或没有达到足够的 DRM 和淋巴结清扫数量。这类与患者相关的特征包括性别、体重指数（body mass index，BMI）和既往放疗史。男性和与超重、肥胖和病态肥胖相关的高 BMI 是导致手术效果欠佳的危险因素，甚至进一步可能会影响其临床结局。虽然机器人手术理论上能降低这些因素带来的手术难度，但不幸的是最近发表的机器人对比腹腔镜直肠癌切除术（ROLLAR）的研究[2]表明这一假设失败了。如下文所述，开腹、腹腔镜及机器人 TME 手术似乎都结果相当。

开腹与腹腔镜手术

Van der Pas 等报道的 COLOR 2 随机对照试验，纳入了 1044 例直肠癌患者，随机分为腹腔镜手术组（n=739）和开腹手术组（n=364）[3]。两组之间的 CRM 和 DRM 阳性率无显著性差异，术后并发症和死亡率也无显著性差异。

Bonjer 等[4] 纳入 1044 例直肠癌患者，其中 699 例行腹腔镜切除术，345 例行开腹切除术。两组的 3 年局部复发率均为 5.0%。3 年无病生存率腹腔镜手术组为 74.8%，开腹手术组为 70.8%。3 年总生存率腹腔镜手术组为 86.7%，开腹手术组为 83.6%。

Boutros 等[5] 回顾性分析了 234 例直肠癌患者，其中腹腔镜手术 118 例，开腹手术 116 例。腹腔镜组淋巴结获检数量略高于开腹组（26 vs 21，P =0.02），两组的 CRM 阳性率、DRM 阳性率和标本完整性等方面无显著性差异。

在 2006 年和 2014 年更新的 Cochrane 系统评价中，Vennix 等[6] 比较了腹腔镜与开腹 TME 手术的短期和长期结果。中等质量循证证据表明，腹腔镜和开腹 TME 手术的局部复发率、5 年无病生存率和 5 年总体生存率无显著性差异。中等到高质量循证证据表明两组之间淋巴结获检数量和手术切缘无显著性差异。

2017 年由 Martinez Perez 等[7] 发表的系统评价共纳入 2989 例直肠癌患者，其中 1697 例行腹腔镜 TME 手术，CRM 阳性率为 7.9%，1292 例行开腹 TME 手术，CRM 阳性率为 6.1%。腹腔镜 TME 组没有达到"完整切除"（包括"接近完整切除"和"不完整切除"）的患者的比率为 13.2%（179/1354），开腹 TME 组为 10.4%（104/998）。两组间 DRM 阳性率、平均获检淋巴结数量、平均远切缘距离及平均距标本环周距离无显著性差异。研究者得出结论，认为与开腹 TME 相比，腹腔镜手术会增加不完整切除的风险，因此对腹腔镜直肠癌 TME 手术的肿瘤学安全性提出了质疑。

然而，Martinez Perez 等[7] 的研究有一个明显的缺陷是他们错误地将"接近完整切除"归为"不完整切除"。目前国际公认的标准应该是将"接近完整切除"归为"完整切除"，并将"完整切除"与"不完整切除"的大体标本进行比较。

Fleshman 等[8] 开展的随机对照实验 ACOSOG Z6051 评估了腹腔镜与开腹直肠癌切除术的病理结果。主要研究结果是比较腹腔镜和开腹直肠癌切除术的成功率。其成功切除的定义是指 CRM 大于 1mm、DRM 阴性及"完整切除"。根据临床相关性评估选择 6% 的非劣效性界限，腹腔镜手术成功率为 81.7%，开腹手术成功率为 86.9%，因此不支持腹腔镜直肠切除术对比开腹手术治疗 II ～ III 期直肠癌的非劣效性。此外，腹腔镜组和开腹组的 3 年局部复发和生存率没有显著差异。因此，ACOSOG Z6051 研究存在的问题不是腹腔镜手术的技术问题，而是在方法学和统计学上采用了从未被使用过且未经验证的综合指标作为首要终点。这个综合评分与实际的无复发生存期之间被显示完全没有相关性，因而不能被推荐使用[9]。

CLASICC 试验[10] 旨在评估腹腔镜手术与开腹手术治疗结肠癌和直肠癌的远期疗效。5 年和 10 年的结果都证实了腹腔镜手术在治疗结肠癌和直肠癌的肿瘤学安全性[11,12]。

腹腔镜与机器人手术

Li 等[13] 在 2017 年发表的一篇 meta 分析纳入了 17 篇病例对照研究总计 3601 例患者

（机器人组 1726 例，腹腔镜组 1875 例）。结果显示两组间 CRM 阳性率、局部复发率及 3 年总体生存率无统计学差异。

Xiong 等 [14] 在 2014 年发表的一篇 meta 分析纳入 8 篇研究总计 1229 例患者（机器人组 554 例，腹腔镜组 675 例）。两组间切缘阳性率及局部复发率无统计学差异。Colombo 等 [15] 将 60 例腹腔镜 TME 手术和 60 例机器人 TME 手术进行了比较，两组在中转开腹率、淋巴结检获数量、DRM 阳性率和 CRM 阳性率等方面无显著差异。

Jayne 等 [2] 近期发表了 ROLARR 随机对照研究的结果。该研究将 471 例直肠癌患者进行随机分配（机器人组 237 例，腹腔镜组 234 例），结果显示两组之间的 CRM 阳性率无显著差异（腹腔镜组 14/224，6.3%；机器人组 12/235，5.1%）。

腹腔镜 TME 与 taTME 手术

taTME 技术起源于经自然腔道内镜手术（NOTES），最早是由 M. Whitford 医生 [16] 提出，并由 P. Sylla 医生 [17] 进行了改进，为远端直肠分离提供了更便捷路径，从而克服盆腔及传统经腹 TME 手术带来的技术难点。随后由 Lacy, P. Sylla、S. Atallah 等医生推广。taTME 的优点包括在直视下横断远切缘，而且可以在极佳的视野下分离直肠以获得 CRM 阴性切除及完整的直肠系膜标本。部分研究的结果将在下文进行综述 [18-25]。

Ma 等 [19] 在 2016 年发表的一篇 meta 分析纳入 7 篇研究总计 573 例患者（经肛组 270 例，腹腔镜组 303 例）。结果显示两组间在 DRM 阳性率和淋巴结获检数量方面无统计学差异。但经肛组的系膜完整度要优于腹腔镜组，并且 CRM 阳性率也要低于腹腔镜组。

Xu 等 [20] 在 2016 年发表的另一篇 meta 分析纳入 7 篇文章总计 466 例患者（经肛组 209 例，腹腔镜组 257 例）。结果显示两组间淋巴结获检数量及 DRM 阳性率无显著差异。但与腹腔镜组相比，经肛组的 CRM 距离更长，CRM 阳性率更低，且系膜完整度更好。

M. Fernández-Hevia 等 [21] 回顾性分析了 140 例接受 taTME 的中低位直肠癌患者，97.1% 的患者达到"完整切除"，2.1% 的患者达到"接近完整切除"。中位随访时间为 15 个月时，局部复发率为 2.3%，远处转移率为 7.6%。

Penna 等 [26] 报道了由 23 个国家的 66 家单位组成的国际 taTME 病例登记协作组（the International taTME Registry Collaborative）的结果，总共纳入了 720 例患者（直肠癌 634 例，良性疾病 86 例），中转经腹或经会阴切除发生率分别为 6.3% 和 2.8%；系膜"完整切除"率为 85%，"接近完整切除"率为 11%，"不完整切除"率为 2.7%；术后死亡率及并发症发生率分别为 0.5% 和 32.6%。

以上研究数据表明，taTME 是一项很有前景的技术，在有资质且经验丰富的医生操作下可以提高手术切除质量。长期随访数据目前正在收集中，这将决定 taTME 这一新技术能否取得成功并被更广泛地应用。

机遇与挑战

　　遵循规范化的 taTME 培训体系是拟开展该技术的外科团队义不容辞的责任，包括尸体解剖、观看手术视频、观看手术直播及在导师监督下手术等。尽管单组操作和双组操作各有优势，但是大部分外科医生更加习惯双组操作，这样在提高中段直肠切除质量的同时也可以加快手术进程。与其他新技术一样，taTME 的结果依赖于筛选合适的病例及对外科医生技术的要求。幸运的是，截至目前，taTME 的短期结果是相当不错的。笔者希望假以时日，这项技术更多的优点会体现出来，届时将会促进 taTME 在全世界范围内的推广应用。外科团队在开展 taTME 之前应该按照 McLemore 医生及其同事[23] 提出的框架训练模式进行强化训练。具体来说，阶段性训练应包括理论知识讲解、尸体解剖和导师指导等阶段。此外，所有数据都应该采集、纳入注册登记系统，以备接受外部同行评价。目前，北美和欧洲的 taTME 研究数据对于参与单位是开放的。

（朱昱州，王自强　译）

经肛全直肠系膜切除术：未来 10 年

Ronan A. Cahill

在剧变时代，善于学习的人将继承未来。而有学问的人将会发现，他们为之完美武装自身的那个世界已经不复存在了。

——埃里克·霍弗

对经肛全直肠系膜切除术目前进展的反思

本书包含许多非常针对性的论述，以及许多与经肛全直肠系膜切除术（taTME）的手术表现切实相关的专家技术数据。但是，把眼光放远并站在一个更高的角度去查看本书的目录，会发现在过去的十年间，我们所取得的成就是在一个已经有了明确的肿瘤治疗框架的专业领域内，对一种常见癌症的全新手术方法进行了想象、描述、开发和验证。这并不是一种新的疾病种类，也不是一种治疗不当或被忽视的病种。对在没有明确金标准的领域中苦苦挣扎的外科医生来说，几乎没有什么约束力。事实上，结直肠癌手术是与肿瘤手术相关领域中最标准化和最易理解的领域之一。

在经肛全直肠系膜切除术出现之前，人们对结直肠癌的手术方法进行了深入的研究，比其他任何常见恶性肿瘤或常见手术都更为详细。其通用的手术方式已成为研究者进行随机试验的主题对象，并对其方法和结果进行了法医检验。taTME 既不是一个亟待应用的、新的、炫酷的、突破性的技术，也不是一项能够增加超凡的新型技术能力并借此为外科治疗开辟新领域的技术。实际上，taTME 所使用的器械往往没有那些在开放和腹腔镜手术中常用的器械复杂。所需器械包括透热器械钩、握钳和缝合线。当时，没有大型医疗技术行业期望以逐步提升肿块切除质量为切入点进行开发和获利；也没有任何一个商业模式意识到有这样一个尚未被满足的需求的存在。实际上，用于经肛路径手术的高端设备已经作为全球两家大型外科技术公司产品目录的一部分存在了相当长一段时间了（分别是 Wolf 公司的 TEM 设备和 Storz 公司的 TEO 设备）。然而，这些进展被束之高阁，远离了腹腔镜手术的主流。除此之外，一家实力雄厚的新公司（Intuitive Surgical 公司）凭借一项令人叹为观止的机电工程技术（达·芬奇机器人）于 21 世纪初横空出世。但这项技术的用途仅仅通过精确负责现有的手术方法来进行全直肠系膜切除术。因此，直到今天，它仍然无法在患者预后方面取得很大进展。最后，虽然经自然腔道内镜手术（NOTES）的出现开辟了新的领域，但当它从概念转变为现实时，却与许多胃肠病学家的期望背道而驰。虽然包括 Johnson & Johnson / Ethicon 和 Medtronic 在内的所有主要医疗技术公司都对其进行了大量投资，但它不再以大肠为目标，也没有开发出颠覆性的技术工具。经自然腔道内镜手术并没有像许多人所想的那样消失，而且它的理论基础观念已经得到了实现。实际上，这正是经肛全直肠系膜切除术的核心。经自然腔道内镜手术和经肛全直肠系膜切除术都没有提出类似于基因组学方面的新见解、分子生物上的新发现或是新的生物学启示。简单来说（当然了，没有什么真正有创意的东西是简单的），外科医生反复进行手术，是因为他们知道自己永远有可能做得更好，并清楚知道真正的进步来自于专家们的努力，而不是那些看似闪亮的小玩意。一直以来，推动经肛全直肠系膜切除术发展的主要驱动力是一群杰出的外科医生，他们充满超常的智慧和理念。他们中许多人都是本书的作者。他们对当下治疗方法中存在的问题有着充分的理解，能够将现存的直肠癌肿瘤学框架视为一个有利的环境，而非创新的障碍，并且可以有效地发挥自己的想象力、勇气和专业知识。这项术式的先驱们，无论是个人还是集体，都为创造这一术式做了极大的努力。这项术式现在已经达到了这样的标准和稳定状态，即可以在专门的教科书中对其加以描述。为了实现这一目标，他们充分利用了包括视频、应用程序和社交媒体在内的各项通信技术，使大家能够齐心协力、有效沟通，从而促进了 taTME 相关的教育和研究。与过去各个独立机构争相成为提出新程序的第一人的情况不同，我们的注册制度允许多个团体合作，并共享对该技术的所有权，包含作者身份。在此次发展变革中，工业界为手术提供了许多支持，并惊奇地见证了他们出于其他目的设计的仪器被创造性地应用到一个新的领域和一种全新的外科手术中的历史。那么，这场进化的下一步又会走向何方呢？

最合适的时机与最佳人选

作为一种可以安全学习和执行的有效手术方法，尽管经肛全直肠系膜切除术已经实现了从理论到现实的转变，但仍需要做进一步的工作来验证它在实践中的地位，并需要进一步的试验以判断它是否可以成为大多数人的首选手术方案。多中心试验（包括随机试验）正在计划筹备中（如 COLOR Ⅲ [1]，ETAP Greccar 11[2] 等），并需要对其进行进一步的总结以得出结论。关于随机试验在外科手术中究竟起何作用的争论由来已久，且将持续存在 [3,4]。此前与新技术和外科手术进展有关的研究结论总是平淡无奇，因此人们对经肛全直肠系膜切除术有争论，这点并不令人意外。究其原因，比如说这些随机试验通常为非劣效设计，另外较长的研究周期也会对试验价值造成负面影响。后者是一个需要考虑的重要因素。因为外科手术在技术工艺和科学技术上都在不断地发展进步，所以在设计试验、开始试验和发表文章的过程中，尤其是当试验中包含了肿瘤学随访这部分内容的时候，该领域的大环境和实践标准都已有所发展进化，导致之前拟定的实验评估方案显得有些多余。

最近，一些人对该试验方法在术前检查中的实用性[5]提出了质疑，而非其在学术研究上的资料匮乏（因为在这方面，该试验方法在数量和质量上都已经有了很大的改善）和已知的结构性缺陷[6]。由于外科手术的质量高度依赖于手术技艺和手术量，因此任何一位外科医生都难以对同一种疾病的任意两种手术方法，都做到真正同等程度的熟练与精通。当然，无论经由何种路径进行手术都对术者的能力有所要求，但大多数（如果不是全部的话）外科医生都有一个"最适合"自己的首选手术方法。一个可供参考的建议是可以进行方法学上的改进，例如在选择外科医生／单位之前而非之后，就将专家随机分入不同的技术分组。然而，不可否认的是，承担与竞争对手同等的举证责任，并真正消除人们对于与新手术路径相关的新问题的担忧，这一点对经肛全直肠系膜切除术来说至关重要。尤其需要确定，在该手术路径所特有的尿道损伤风险[7]以及泌尿生殖障碍这两个问题上，采用此种手术路径是否能凭借更精确的解剖从而降低它们发生风险呢，还是会由于它更倾向于在Denonvilliers筋膜的前侧进行切除[8]，而使事情变得更糟呢？

在确保安全、有效和优势的前提下，下一个需要澄清的问题是哪些特定的患者（包括男性和女性患者之间的比较，以及患有前部肿瘤和后部肿瘤患者之间的比较）最适合经肛全直肠系膜切除术，以及是否有可能将那些从这种新方法中获益最大的癌症患者进

行分层。这不仅是在探究直肠手术作为一种专门的手术是否有别于结肠手术，而且还涉及低位直肠手术与直肠中段手术是否有所区别。另外，其中腹会阴切除术可能是一个完全独立的类别。如果上述任何一个亚组能够在非常大的医学中心表现出优势，那么较小的中心自然就有责任彼此联合或相互参考，以便患者、专科和社会都能在与手术技能和技术进步有关的发展工作中获得投资回报。除了癌症，不断有新证据表明了经肛全直肠系膜切除术在癌症以外的修复性手术（如回肠储袋肛管吻合[9]）以及在结肠直肠手术并发症的患者（如吻合失败）中的作用。这些吻合失败的患者在之前的Hartmann手术后常需要再次入院行肠道重建手术，其直肠残端可能严重邹缩，从上方腹腔入路很难被找到[10]。此外，还有其他途径可以从经肛全直肠系膜切除术经验的增加和完善中获得专业发展，其中包括是否所有的结直肠吻合术都应采用双荷包缝合而非双吻合术这类的主题。

教育进展

经肛全直肠系膜切除术的提倡者采用了新的教育模式，包括视频学习和互动社交媒体，并将其纳入了传统的学术会议之中。如欧洲内镜外科医生协会（the European Endoscopic Association of Endoscopic Surgeons, EAES）、美国内镜外科医生协会、美国胃肠内镜外科医生协会（the Society of American Gastrointestinal Endoscopic Surgeons, SAGES）等组织，以及欧洲结肠直肠外科学会（the European Society of Coloproctology, ESCP）和

美国结肠直肠外科学会（the American Society of Colorectal Surgery, ASCR）等学术大会已经收录了几乎是从经肛全直肠系膜切除术的诞生开始的一系列讲课，在此基础上，他们还纳入了早期的动手技能课程（包括高保真模型和尸体操作）和专家主持的课程。此外，消化系统肿瘤研究中心（IRCAD）和欧洲远程医学研究所（EITS）通过理论课程和实验室课程对经肛全直肠系膜直肠切除术有了更深入的理解和认识。

视频捕获和编辑是一项了不起的进步。与 WebSurg 这个网络平台一样，《结直肠疾病（Colorectal Disease）》等期刊也采用了开放式视频论坛，以便外科医生研究、学习和理解外科技术。YouTube 和 Vimeo 频道的结直肠疾病模块上，经肛全直肠系膜直肠切除术播放列表中有 25 个上传的视频，其内容从教学讨论到手术技巧和窍门研讨，以及并发症管理和先进的技术说明性案例，其中收视率最高的视频现已有 43 000 多次观看记录，总计观看时间超过 125 天。包括《肛肠病学技术（Techniques in Coloproctology）》和《结肠与直肠疾病（Diseases of the Colon & Rectum）》在内的其他期刊也定期收录展示 taTME 进展的开放获取视频。外科学进展组织已采用了新的广播标准来提供未经编辑的实时手术的观看。该组织因其出色而全面的手术外科会议而收获了来自全球的观众[11]。此外，社交媒体的普及，包括推特（Twitter）[12]以及专用的智能手机 / 平板电脑技术应用（如 iLAPP[13]），使年轻一代的外科医生对这项技术的理解深入脑海，这样他们就可以通过点对点的共享网络来讨论、辩论和传播资料。

这种广泛的传播对于那些对经肛途径感兴趣的人来说是一种巨大的学习支持，并将进一步推动经肛全直肠系膜切除术及其应用。

平台的进步

目前最常用于经肛全直肠系膜切除术的接入设备几乎没有任何进展。事实上，它可能几乎不需要，因为通常术式趋向于简单方向发展。经肛通路系统已经非常简洁了（即使价格相对有些昂贵），但也许可以对其做一些其他方面的改进，从而更好地确保安装的简易性和柔软度。柔软灵活的导管可确保牢固安装并规避了过度拉伸或肠道损伤的风险。基于先进的材料制造业，人们还提出了其他一些有趣的建议，包括通过术前核磁共振成像（MRI）等的测量结果定制直肠肠管的长度和直径，并进行 3D 打印制造。除了获取肛管通道外，充气系统是开放通道中运用的另一项工具，包括腔内充气和腔外放气。对经肛全直肠系膜切除术而言，与传统的仅能间歇监测 CO_2 流速和压力的腹腔镜充气系统相比，AirSEAL® 智能气腹系统（康美公司，尤蒂卡，纽约，美国）在排烟和持续性压力维持方面有非常好的效果[14]。如今，AirSEAL® 仍是一项主要用于经肛和机器人手术的应用。如果能有一种更好的气体膨胀方式，那么固定容量、可变流量的送风机（其概念类似于新生儿呼吸机，需要采取类似的但相对不那么复杂的措施以避免气压伤）将得到更广泛的应用，包括在柔性内镜检查和所有腹腔镜检查中的应用。

器械的进步

自从经肛全直肠系膜切除术引入以来，器械改进的总体趋势是对操作仪器进行简化。在手术操作的经肛部分中，钩状透热疗法（hook diathermy）比血管密封装置更受青睐。虽然弯曲器械的应用越来越广泛并可能具有一些优势，但大多数经验丰富的经肛全直肠系膜切除术外科医生仍然喜欢直的、刚性的器械[15]。由于许多外科医生在他们的手术策略中更倾向于使用熟悉的而非多样化的器械，因此主要的手术范例仍是通过使用标准化和已知的腹腔镜技术（通过经肛微创手术平台进行应用）来进行的。

可视化的进步

在经肛全直肠系膜切除术的传播过程中，最有帮助的是普遍高标准的摄像机可视化系统。在摄像头方面，直插式光缆在骨盆相对狭窄的通道中尤其具有优势。而事实上，对于需要行碎石术的患者来说也是如此。此外，一些外科医生发现在经肛全直肠系膜切除术中的经肛部分使用肥胖患者腹腔镜摄像机会有所帮助，因为它可以抵消器械轴的长度，从而减少了相机与器械之间的碰撞。

大多数摄像机光学元件的高清质量极大地提高了对平面通道的观察能力，也为教育和反思性审核提供了高质量的档案。4K 和更高分辨率将进一步改善视图，而 3D 技术在此方法中虽然看似有用[16]，但其影院系统中穿透性较差阻碍了其应用。然而，更切实有效的可视化技术可能会以图像引导手术的形

式出现（见下文）。

经肛全直肠系膜切除术：一个杀手级机器人应用，还是机器人杀手

目前，随着支持者们主张在手术中更进一步伸入男性骨盆并获得更好的标本结果，运用达·芬奇系列机器来进行机器人辅助的情况越来越常见。taTME 在概念上呈现出了同样的优势，虽然为了使用 taTME 所需要学习的不仅是一种新的方法，更是解剖学上的一种新视角，但它不需要人们在炫目的技术上投入数百万美元，也不需要后续高昂的手术成本。然而，大多数机器人全直肠系膜切除术和经肛全直肠系膜切除术的手术经验都是在与腹腔镜或开放式手术经验进行比较，而非两者之间直接的相互竞争（表 49.1）。总的来说，到目前为止，关于这些技术集合的根本差异尚未有太多评论[17]。术者倾向于将机器人应用于经肛的方法，以试图单独提高其灵活性和准确性。预想中的达·芬奇 SP 系统应该重新进行更好的组装以实现经肛手术方法，但是这仍然需要对新环境和从下方进行侵入性手术所带来的新危险有着充分理解。因此，至今仍没有一个机器人能够为与平面定位、边缘半径和正常解剖结构描绘相关的认知解释增加价值。确保外科手术安全有效地实施的关键仍然取决于外科医生，他们通常进行了相当长一段时间的经验学习。虽然只有那些买得起机器人的人才能使用它们，但经肛全直肠系膜切除术常规方法具有一个全球市场优势，即它可以与腹腔镜设备

一起用于任何场景。尽管有些人认为，这种优势对经肛全直肠系膜切除术的发展是有害的，因为它允许潜在的无相关技能的从业者对之进行尝试。但鉴于机器人系统仍然相对稀有、普及率低，这一点其实不大会发生。

表 49.1　机器人全直肠系膜切除术和经肛全直肠系膜切除术的比较

	机器人全直肠系膜切除术	经肛全直肠系膜切除术
实用性	+	+++
成本	+++	+
证据基础	++	++
精度	++	+++
远端边缘识别	+++	+++
环形边缘识别	–	+++
吻合口建立		
与腹腔镜/开放式手术相比技能的可移植性	++	++
教学机会：		
通过行业进行教学	+++	++
通过同行和专业机构进行教学	++	+++
注册机会	++	+++
资格审查机会	++	+

影像引导下手术

经肛全直肠系膜切除术或其他复杂的腹腔镜手术对手术指导或决策影响方面，是技术进步的真正价值体现。对图像的光学解释是所有基于图像的外科手术的基石。现在所有的现代系统都会在屏幕上创建一个数字视频图像，这个图像是由在显示之前对通过计算机的光纤能量进行同化而形成的。虽然像素的质量和数量可以增加视觉清晰度，但观看者仍然需要对图像的含义做出解释，并寻找关于所见事物的解剖学和病理学重要性的可视化线索。

所做解释的可信度和准确性在一定程度上取决于个体的视力，包括对红色、蓝色、绿色敏感度以及观察者（外科医生）的经验，因为许多训练成果都是与训练时长呈正相关的。及早、准确地识别结构有助于加快手术流程，提高解剖精度，提高手术安全性，并通过准确、快速的病灶定位、边缘、平面识别和保存，提高肿瘤的预后，缩短总体学习曲线。在全世界范围内，这都可以改善手术情况和结果，并有助于提高能力标准[18]。

近红外（NIR）腹腔镜和指示染料（disclosing dyes）的使用就是一个例子，说明这种情况已经出现，而且很可能在短期内得到显著改善。传统的内镜和腹腔镜仅将白光用于组织照明。然而，最近人们认识到将光谱能量扩大到近红外范围可以得到更多关于检查中感兴趣区域的重要信息。在近红外波长范围内，能量可以穿入组织到几毫米的深度，而生物组织在这个光谱范围内缺乏反射率。置于组织中的特定信号传导剂可以通过将可检测能量的荧光发射以不同的可用光学显示的波长返回到辐射源，从而指示组织的存在。目前仅有吲哚菁绿（ICG）（图49.1）和亚甲基蓝（MB）获准使用，前者广泛用于绘制淋巴和血管系统的循环图，后者在特定情况下可用于尿路的勾画。两种染料的作用机理取决于正常的生理过程，从中可以推断出特定的信息。

吲哚菁绿与蛋白质高度结合，因此在全身静脉内给药后，吲哚菁绿仍保留在循环系统中，直到它被肝脏彻底清除。因此，根据时间的不同，它可以用作灌注充足的指标和绘制胆道图的指示剂。作为肠道灌注充分性的指标，它已经被证明有助于明确吻合前后肠道的灌注，尤其在体内。前瞻性研究相当一致地表明了近红外可视化改变了近6%病例的手术策略。这种手术策略调整与术后吻合口并发症（尤其是吻合口瘘）的显著减少相关（实际上是2/3）[19]。一项大型、国际性、多中心随机试验正在验证吲哚菁绿的确切用途，并预计将于2020年得出结论[20]。

虽然吲哚菁绿在胆道外科也有应用，但这种将其作为灌注指示剂的使用方法是极具吸引力的，因为它在给药的瞬间就可以给出我们想要的信息，因此外科医生可以很容易地使用它来检查或报告他们的决策，而无须事先考虑操作时长。胆道图的绘制需要进行预处理，因此对结果的解读具有时间依赖性。也就是说，过早地捕捉图像进行判读可能会给出误导性的信息，比如信号可能来自脉管系统而非胆道。如果外科医生没有意识到这一点并将其考虑在内，就可能导致结果的误读。

吲哚菁绿也可用作淋巴示踪剂。这种情况下，在组织间沉积使药剂被淋巴系统吸收，染料被浓缩到引流淋巴结中，从而进行淋巴结识别，这是正常的生理活动。但这并不意味着淋巴结内有任何病理（尤其是癌症）改变。若要对淋巴结进行病理分析，则需要对其进行进一步的组织病理学分析。全身性给药后，亚甲基蓝将由肾脏清除，因此近红外显像可在腹腔镜下显示输尿管的结构走行[21]，这或许对在经肛全直肠系膜直肠切除术中识别男性尿道具有潜在的重要意义[22]。但是亚甲基蓝在这方面并不是一种理想的染料，也并未被批准用于这种适应证。在暴露于强烈的光能下时，它可能会成为自由基的发生器。尽管如此，它依然很好地表明了与近红外-吲哚菁绿相关的应用原理可以通过添加其他染料来进行扩展。有趣的是，也有一些研究小组在经肛全直肠系膜切除术[23]中仅使用近红外能量作为指示腹膜连接部位的方法，并利用其标记淋巴通道，作为指示直肠后系膜筋膜边缘的方法[24, 25]。

这项研究将近红外技术与染料共同应用，并表明它可以很好地融合并协助手术决策与流程。最重要的价值可能在于它提供了一种解决实例中的不确定性的方法，以及一种标准化和完善术中决策制订的方法。新药将提高病理学的特异性，包括癌症特异性靶标和包括泌尿生殖神经在内的正常解剖结构的识别。将两者结合应用，可以提供个性化定制根治性手术范围的方法。此外，淋巴结疾病以及腹膜或隐匿性肝表面沉淀物的原位识别可能有助于改善手术的肿瘤学结局，正确地进行更充分的疾病切除和高质量的R0切除术，并制订术后辅助措施甚至随访策略。

在考虑新型药剂时，要像ICG作为灌注剂时所显示的那样，允许分步实施，并且使用效果要好（表49.2）。有机染料应具备高安全性、低实施成本和广泛可用性等特点。实时成像和评估也是至关重要的。为了使染料在目标区域内充分集中并洗净其他组织中的染料，需要提前尽可能多的时间将弱信号剂进行给药处理。因此，尽管它确实展现了深厚的基础科学的概念和应用能力，但其用途仍然是有限的。能够在相关微环境内快速

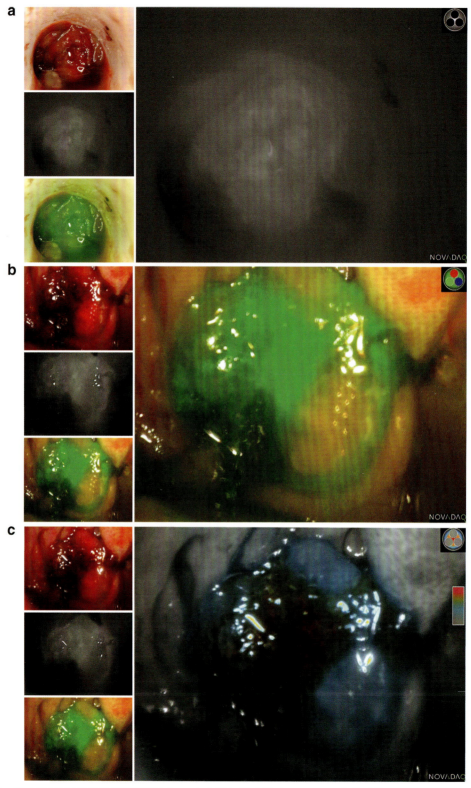

图 49.1　术中照片展示了通过吲哚菁绿（ICG）和近红外内镜（PINPOINT 内镜系统，Novadaq / Stryker 公司）荧光标记的直肠癌病灶。a. 近红外视图。b. 为伪彩色视图。c. 其阈值功能，能为不同的荧光强度级别分配不同的颜色。d. 同一癌灶的近红外显微视图，在高倍视野中展示了与癌细胞隐窝相关的特定荧光库

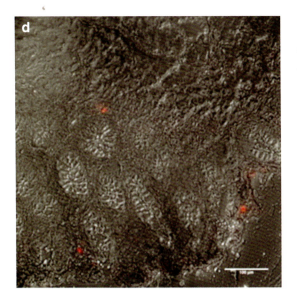

表 49.2　用于外科手术和人工智能视觉处理和反馈系统的新型指示染料应具有的理想品质

指示染料	光学反馈系统
快速信号发送（在给药时间内）	快速处理和显示（瞬间）
高信噪比	适用于所有外科相机系统，刚性和柔性
广泛的适用性	易于理解
易于包含在手术时间表和工作流程中	广泛可用
廉价	决策支持而非指导
安全的毒性反应和过敏率	适用于机器学习（因此会随着时间的推移而完善）
高灵敏度与特异性	可在专用平台之外使用

扩散并发出开关信号的试剂，无论这种微环境是缺血、缺氧还是有癌细胞存在，都引起了人们的极大兴趣，并且正在开发中。对原发和局部直肠系膜淋巴结正确的光学定位可协助从直肠内部准确地切除部分直肠系膜。

认知辅助——智能系统与哑巴机器人

外科学作为一门典型的实时决策专业，要求从业者能够理解并按顺序对手术情况做出正确判断。尤其是考虑到最近的工作定义了手术的认知负担及其困难，添加非信息性的外来资料或需要复杂的大脑处理的数据对实时决策是没有帮助的，特别是对于非专业从业者来说，或者是在遇到意外的复杂病例或并发症的情况下。同时对不同波长的多种染料进行多光谱成像使得所呈现图像的复杂性不断增加。而随着图像复杂性的增加，需要机器辅助来指定置信水平。近红外光谱成像更是如此，因为许多正在开发的药物可能会出现较高的假阳性率和较长的时间范围，从而导致了观察窗口的延迟。

除了像素分析和特征工程（如纹理识别）外，数学算法还有助于提供有关所观察病变性质的分析资料，尤其是将动力学分析与造影剂和指示染料结合运用进行分析的时候。增加的数据、额外的染料、光谱或偏移相机（如 3D 示波器），可以对病变进行深度荧光成像建模，从而避免了表面反射率在当前近红外显示中的优势地位。这使外科医生以及仪器的各种衍生功能（如 3D 渲染成像）能够对病灶进行快速识别。有趣的是，尽管目前光谱成像所提供的信息资料与标准的腹腔镜系统类似，仅供人类解读，但达·芬奇机器人中包含一个具有荧光功能的模块，而美敦力公司（Medtronic）则在最近收购了一家专攻荧光的公司（Visionsense）。近期一台自动缝合机采用了类似的技术来在非干涉监督下可靠地执行组织吻合术。这一仪器的出现指明了一条有趣的短期发展路线。

自主操作

通过完美的图像配准，有希望通过高选择性的组织指示剂与广延图像或多光谱成像相结合提供原位组织参考点，从而实现自主目标识别并明确边缘。实现自主操作的广泛应用可能还需要许多年的时间——那将是一个实现无人驾驶汽车和停车、飞机可以无人飞行、装配线可以自动化运行且具有良好质控的时代。因此显而易见的，如早期直肠癌的原位切除，甚至是原位消融等简单的手术在近期还是经肛腔内入路的一项挑战。图像准确性的提高以及由此带来的靶标识别和理解力的提高，使医生们可以在结肠镜检查时对病变进行诊断，并为黏膜监测和结肠"地形图"绘制找准定位。

专科专家

这本关于经肛全直肠系膜切除术的书中

所详细描述的手术操作已在近十年发展至成熟状态。这得益于各种技术的帮助，这些技术使外科医生能够比以前更轻松地协作和收集证据，并在传统和非传统途径内迅速而广泛地传播其概念和结果。这种传播能力同样可以应用于临床实践的其他领域，使临床专家在标准化的职业生涯期间不断更新和提升技能。技术工艺和科学技术将会迅猛发展，患者应该能够从那些用于他们疾病的有用先进技术中获益，而非不必要的经验主义，也同样不会有手术的延误。这是现代世界的一部分，从业的内科医生和外科医生必须要能跟上外科手术原理和实践中不断涌现的新功能的步伐。用 Stewart Brand 的话来说："当新技术的压路机向你驶来时，如果你不能成为压路机的一部分，那么你就会成为这条路的一部分。"

（金天，陈海燕，丁克峰　译）